中文翻译版

Review of Orthopaedic Trauma

# 创伤骨科学精要

## （原书第2版）

原 著 者　Mark R. Brinker

主　　译　章　莹　夏　虹　尹庆水

副主译　王　非　肖　进　夏远军　李宝丰

译者名单（以姓氏笔画为序）

王新宇　付索超　朱昌荣　李知玻

杨　涛　沈洪园　张　宇　陈加荣

陈旭琼　陈育岳　陈辉强　易红蕾

柯　晋　郭晓泽　谢会斌

科学出版社

北 京

图字：01-2017-3049 号

## 内 容 简 介

全书共分为 3 篇 32 章。其中上篇分为 4 章，主要介绍了创伤治疗的一般原则、骨折治疗的原则、畸形矫正原则，以及生物力学和生物材料，对全书起到了提纲挈领的作用。中篇成人创伤是全书的重点，按损伤发生的部位分下肢损伤、骨盆与髋臼损伤、上肢损伤、脊柱损伤四部分进行阐述。下篇儿童创伤主要介绍了儿童创伤的治疗特点及相关进展情况。全书内容系统，知识点新，语句精练，图文并茂，是目前该领域最新的且较为详尽全面的创伤学精品著作。

本书适合创伤外科医师、创伤骨外科医师、脊柱外科医师、儿童骨科医师、急诊外科医师、运动医学医师阅读并研习，同时也可作为是骨科医师知识更新和晋职晋级的学习用书。

### 图书在版编目（CIP）数据

创伤骨科学精要：原书第 2 版 /（美）马克拉比·布林克尔（Mark R. Brinker) 著；章莹，夏虹，尹庆水主译.
—北京：科学出版社，2018.5
书名原文：Review of Orthopaedic Trauma
ISBN 978-7-03-057155-7

Ⅰ. 创…　Ⅱ. ①马…②章…③夏…④尹…　Ⅲ. 骨损伤—诊疗　Ⅳ. R683

中国版本图书馆 CIP 数据核字 (2018) 第 072943 号

责任编辑：肖　芳 / 责任校对：韩　杨
责任印制：肖　兴 / 封面设计：吴朝洪

Mark R. Brinker：Review of orthopaedic trauma, 2nd ed.
ISBN：978-1-58255-783-0
Copyright © 2013 by Lippincott Williams & Wilkins, a Wolters Kluwer business. All rights reserved.
This is a Chinese translation published by arrangement with Lippincott Williams & Wilkins/ Wolters Kluwer Health, Inc., USA.
本书限中华人民共和国境内（不包括香港、澳门特别行政区及台湾）销售。
本书封面贴有 Wolters Kluwer Health 激光防伪标签，无标签者不得销售。
本书中提到了一些药物的适应证、不良反应和剂量，它们可能需要根据实际情况进行调整。
读者须仔细阅读药品包装盒内的使用说明书，并遵照医嘱使用，本书的作者、译者、编辑、出版者和销售商对相应的后果不承担任何法律责任。

**科学出版社** 出版
北京东黄城根北街 16 号
邮政编码：100717
http://www.sciencep.com

**三河市春园印刷有限公司** 印刷
科学出版社发行　各地新华书店经销

\*

2018 年 5 月第　一　版　开本：889×1194　1/16
2018 年 5 月第 1 次印刷　印张：25
字数：720 000

定价：248.00 元
（如有印装质量问题，我社负责调换）

**Mark R. Brinker，MD**

- 急诊和重建创伤外科主任
  得克萨斯州骨科医院和德伦骨科集团公司
  休斯敦，得克萨斯州
- 骨外科主任医师
  得克萨斯大学健康科学系
  休斯敦，得克萨斯州
- 骨外科主任医师
  杜兰大学医学院
  新奥尔良，路易斯安那州
- 骨外科主任医师
  贝勒医学院
  休斯敦，得克萨斯州

致世上最了不起的三位女士：我的妈妈拉罗尔、我的妻子芬妮和我的女儿斯隆。妈妈给了我生命，妻子和我共享生活，女儿延续我的血脉。我的工作环境充满肢体骨折、感染和不愈合，而她们像闪耀的光芒给我的生活带来了丰富的色彩。

**Daniel T. Altman, MD**
Director of Orthopaedic Spine Trauma
Allegheny General Hospital
Associate Professor of Orthopaedic Surgery
Drexel University College of Medicine
Pittsburgh, Pennsylvania

**Michael B. Banffy, MD**
Orthopaedic Surgeon
Beach Cities Orthopedics & Sports Medicine
Manhattan Beach, California

**O. Alton Barron, MD**
Assistant Clinical Professor of Orthopaedics
Columbia College of Physicians and Surgeons
Senior Attending
St. Luke's-Roosevelt Hospital Center
New York, New York

**James B. Bennett, MD**
Clinical Professor
Department of Orthopedic Surgery and Division of
    Plastic Surgery
Baylor College of Medicine
Houston, Texas
Chief of Staff
Texas Orthopedic Hospital and Fondren
    Orthopedic Group LLP
Houston, Texas

**Mark R. Brinker, MD**
Director of Acute and Reconstructive Trauma
Texas Orthopedic Hospital and Fondren
    Orthopedic Group LLP
Houston, Texas
Clinical Professor of Orthopaedic Surgery
The University of Texas Health Science Center at
    Houston
Houston, Texas
Clinical Professor of Orthopaedic Surgery
Tulane University School of Medicine
New Orleans, Louisiana
Clinical Professor of Orthopedic Surgery
Baylor College of Medicine
Houston, Texas

**Lisa K. Cannada, MD**
Associate Professor
Orthopaedic Traumatology
Department of Orthopaedic Surgery
Saint Louis University School of Medicine
St. Louis, Missouri

**Robert Victor Cantu, MD**
Assistant Professor of Orthopaedic Surgery
Dartmouth-Hitchcock Medical Center
Lebanon, New Hampshire

**Jens R. Chapman, MD**
Professor
Department Chair
Director, Spine Service
Hansjöerg Wyss Endowed Chair
Department of Orthopaedics and Sports Medicine
University of Washington
Seattle, Washington

**Luke S. Choi, MD**
Director
Center for the Athlete's Shoulder and Elbow
Sports Medicine
Regeneration Orthopedics
St Louis, Missouri

**C. Craig Crouch, MD**
Orthopaedic Surgeon
Texas Orthopedic Hospital and Fondren
    Orthopedic Group LLP
Houston, Texas

**Damien Davis, MD**
Orthopaedic Surgery Resident
St. Luke's-Roosevelt Hospital Center
New York, New York

**Kyle F. Dickson, MD, MBA**
Professor of Orthopedic Surgery
Baylor College of Medicine
Houston, Texas

**Gregory N. Drake, MD**
Shoulder Fellow
Fondren Orthopedic Group LLP
Houston, Texas

**T. Bradley Edwards, MD**
Orthopaedic Surgeon
Texas Orthopedic Hospital and Fondren
    Orthopedic Group LLP
Houston, Texas

**Howard R. Epps, MD**
Medical Director
Pediatric Orthopaedics & Scoliosis
Texas Children's Hospital
Associate Professor
Department of Orthopaedic Surgery
Baylor College of Medicine
Houston, Texas

**Michael Fehlings, MD, PHD, FRCSC**
Director
Neural and Sensory Sciences Program
University Health Network
Toronto, Ontario

**R. Jay French, MD**
Orthopaedic Surgeon
Tennessee Orthopaedic Clinics
Oak Ridge, Tennessee

**John T. Gorczyca, MD**
Professor
Department of Orthopaedics
University of Rochester Medical Center
Rochester, New York

**Frank A. Gottschalk, MD**
Professor of Orthopaedic Surgery
UT Southwestern Medical Center
Dallas, Texas

**Robert Greenleaf, MD**
Reconstructive Orthopedics
Moorestown, New Jersey

**Brian Edward Grottkau, MD**
Chief
Pediatric Orthopaedic Service
Department of Orthopaedic Surgery
Massachusetts General Hospital
Pediatric Orthopaedic Surgeon
Assistant Professor of Orthopaedic
    Surgery
Harvard Medical School
Boston, Massachusetts

**Joseph J. Gugenheim, MD**
Associate Professor of Orthopedic Surgery
University of Texas Medical Branch
Galveston, Texas
Texas Orthopedic Hospital and Fondren
    Orthopedic Group LLP
Houston, Texas

**David J. Hak, MD, MBA**
Associate Professor
Denver Health
University of Colorado
Denver, Colorado

**Mitchel B. Harris, MD**
Professor
Department of Orthopaedic Surgery
Harvard Medical School
Chief
Orthopedic Trauma Service
Brigham and Women's Hospital
Boston, Massachusetts

**Christopher C. Harrod, MD**
Orthopaedic Surgeon
The Bone and Joint Clinic of Baton Rouge
Baton Rouge, Louisiana

**Byron Hobby, MD**
Orthopaedic Trauma Fellow
Department of Orthopaedics
UC Davis
Sacramento, California

**Joseph R. Hsu, MD**
Chief of Orthopaedic Trauma
Institute of Surgical Research
Assistant Program Director (Research)
Orthopaedic Surgery Residency
San Antonio Military Medical Center
Brook Army Medical Center
San Antonio, Texas

**Catherine A. Humphrey, MD**
Assistant Professor
Department of Orthopaedics
University of Rochester Medical Center
Rochester, New York

**Kenneth J. Koval, MD**
Director of Orthopaedic Research
Adult Orthopaedics
Orlando Health
Orlando, Florida

**Steven C. Lochow, MD**
Orthopaedic Surgeon
Scott Orthopedic Center
Huntington, West Virginia

**Philip R. Lozman, MD**
Orthopedic Surgeon
Orthopedic Specialists
Aventura, Florida

**William C. McGarvey, MD**
Associate Professor
Residency Program Director
Department of Orthopaedic Surgery
The University of Texas Health Science
    Center at Houston
Houston, Texas

**Thomas L. Mehlhoff, MD**
Orthopaedic Surgeon
Texas Orthopedic Hospital and Fondren
    Orthopedic Group LLP
Team Physician
Houston Astros
Houston, Texas

**Umesh S. Metkar, MD**
Consulting Spine Surgeon
Hartsville Orthopedics & Carolina Pines Regional
    Medical Center
Hartsville, South Carolina

**Mark D. Miller, MD**
S. Ward Casscells Professor of Orthopaedic Surgery
University of Virginia
Team Physician
James Madison University
JBJS Deputy Editor for Sports Medicine
Director
Miller Review Course
Charlottesville, Virginia

**Sohail K. Mirza, MD, MPH**
Chair
Department of Orthopaedics
Dartmouth Hitchcock Medical Center
Lebanon, New Hampshire

**Kris Moore, MD**
Orthopedic Surgeon
Providence Medical Group-Orthopedics
Newberg, Oregon

**William D. Murrell, MD**
Consultant Orthopaedic Sports Medicine
Dubai Bone & Joint Center
Dubai Healthcare City
Dubai, UAE

**Sean E. Nork, MD**
Associate Professor
Department of Orthopaedics and Sports Medicine
Harborview Medical Center
University of Washington
Seattle, Washington

**Daniel P. O'Connor, PhD**
Associate Professor
Department of Health and Human Performance
University of Houston
Houston, Texas

**Steven A. Olson, MD**
Professor of Orthopaedic Surgery
Department of Orthopaedic Surgery
Duke University School of Medicine
Durham, North Carolina

**Nicolas Phan, MD, CM**
Division of Neurosurgery and Spinal Program
Toronto Hospital and Univerity of Toronto Western
    Hospital
Toronto, Ontario

**Robert A. Probe, MD**
Chairman
Department of Orthopaedic Surgery
Scott & White Memorial Hospital
Temple, Texas

**Jory D. Richman, MD**
Clinical Assistant Professor of Orthopaedic Surgery
University of Pittsburgh
Pittsburgh, Pennsylvania

**Dustin Richter, MD**
Orthopaedic Surgeon
Department of Orthopaedics & Rehabilitation
University of New Mexico Medical School
Albuquerque, New Mexico

**Scott B. Rosenfeld, MD**
Assistant Professor of Orthopedic Surgery
Baylor College of Medicine
Pediatric Orthopedic Surgery
Texas Children's Hospital
Houston, Texas

**Peter W. Ross, MD**
Orthopaedic Surgeon
Kenai Peninsula Orthopaedics
Soldotna, Alaska

**Robert C. Schenck, Jr., MD**
Professor and Chair
Department of Orthopaedics
University of New Mexico
Albuquerque, New Mexico

**Roman Schwartsman, MD**
Orthopaedic Surgeon
Boise, Idaho

**Milan K. Sen, MD**
Assistant Professor
Department of Orthopaedic Surgery
The University of Texas Health
    Science Center at Houston
Houston, Texas

**Jerry S. Sher, MD**
Orthopedic Surgeon
Orthopedic Specialists
Aventura, Florida

**Donald S. Stewart II, MD**
Arlington Orthopedic Associates, P.A.
Mansfield, Texas

**Marcus Timlin, MCh, FRCS (Tr&Orth)**
Consultant Orthopaedic Surgeon
Mater Private Hospital
UPMC Beacon Hospital
Dublin, Ireland

**Krishna Tripuraneni, MD**
Orthopaedic Surgeon
New Mexico Orthopaedics
Albuquerque, New Mexico

**Fredric H. Warren, MD**
Director of Pediatric Orthopaedics
Ochsner Children's Health Center
New Orleans, Louisiana

**Ian Whitney, MD**
Resident
University of Texas Health Care
San Antonio, Texas

**Michael W. Wolfe, MD**
Assistant Professor
Department of Surgery
Virginia Tech Carilion School of Medicine
Roanoke, Virginia

我和曾经读过 Mark Brinker 博士《创伤骨科学精要》第 1 版的同仁们都一致认为这是一本极具价值的教科书。现在，Mark Brinker 博士把全新的第 2 版带到了我们面前，第 2 版更新并扩充了章节的内容，同时还加入了数百张全新的图片。

作为综述类书籍，这本书并不以实用性为目的，但却实现了其实用价值。尽管骨折与创伤方面的传统书籍仍为广大读者所喜爱，但是读者们往往难以理解个别作者或个别学术团体在治疗理念及治疗技术上的细节差异。而且，这些书往往热衷于过多地讨论一些未被证实的观点，浪费了读者的时间。

相比之下，既当作者又任编辑的 Mark Brinker，把这本书的重点放在了治疗的进展上，带给读者一份充满治疗核心知识与精髓的营养大餐。除了讲述一些基本知识外，该书更侧重于讲述复合伤治疗的进展、长骨干及关节周围骨折治疗的新知识，以及成人和儿童特定骨骼、肌肉损伤的防治要点及新进展。

Mark Brinker 对书的编委进行精挑细选，并通过排列组合把编委们的能力发挥到了极致。生物力学和畸形的评估及矫正等章节，就很能体现这本书在材料组织上思路清晰、问题叙述上重点突出的特点。每个章节对常见的考试包括临床技能考试、自我评估考试、ABOS 认证及重新认证考试都进行了详细的讲解，使读者的阅读体验进一步提升！

Mark Brinker 是一位很有天赋的外科医师，在业内广为人知，备受推崇。他经常挑战我们这些专业医师所能承受的极限。他给《创伤骨科学精要》这本书注入了同样的能量和激情，把自己的才华与专业知识融为一体。我的建议是，住院医师和主治医师在进行规范化培训前阅读一次该书，然后在他们训练结束不久后再重温一遍。我作为一名具有高级技术职称的创伤骨科医师，深感这本书不仅充实了我的基础知识，更重要的是能使我快速地了解到创伤骨科治疗领域最前沿的进展。

被邀请为《创伤骨科学精要》第 2 版作序真是一种享受。我和 Mark Brinker 既是同事，又是朋友，这让我备感荣幸。

**Andy R. Burgess, MD**

教授及副主席

创伤骨科和矫形外科主任

休斯敦得克萨斯大学健康科学系

# 原书第 1 版序言一

人们可能会问，在大量前沿学术信息都可随手查阅的今天，出版这样一本全面的学术著作的意义何在。也许，在创伤骨科专业，这可能会被认为是多余的。但 Mark Brinker 和他的同事们却会因此获得称赞，因为他们已经确定了一个需要该书的受众群体，他们的目标显然不仅仅是那些志在深入分析问题的创伤骨科专科从业者，还包括一般的骨科医师和住院医师。它以一种类似于记笔记的形式来突出关键问题以便对话题进行简明评述，作者还使用了足够的图表、算法和表格来概述分类系统和治疗计划等。

此外，他们还努力把该书变成一个用户友好的教材，为那些想要获取 OITE、ABOS 认证，甚至包括重新认证考试的人员提供帮助，在相应的章节列出了具体的考试内容，这对于骨科医师的备考非常有用。

当然，Mark Brinker 博士并不是孤军奋战，他引领了许多专家共同参与编写。每一章的风格和主题始终保持一致，使该书极富特色。该书分为 3 篇，上篇是概述；中篇是成人创伤，又被细分为下肢损伤、骨盆髋臼损伤、上肢损伤和脊柱损伤；下篇主述儿童骨科创伤。

很显然，这是一本非常全面的创伤骨科专著。全书内容简洁、易懂且使用方便。在此祝贺 Mark Brinker 和他的同事，因为他们整理了大量的材料并成功实现他们的目标——完成一本真正的创伤骨科专著。在阅读完部分章节，发现其与众不同之处后，我对这部教材的态度也发生了改变，由最初的怀疑变成了充满热情。这是一本非常容易阅读、信息量大且结构合理的教材。我强烈推荐 Mark Brinker 的《创伤骨科学精要》给大家，无论是住院医师还是一般的骨科医师，尤其是那些准备参加 OITE、ABOS 认证考试或换证考试的人群。此外，该书还适合非骨科专业的外科医师（即那些参与创伤治疗的医师）。因此，对于急救室的医生和护士来说，该书是一本非常有用的综述性教材，也可作为普通外科或创伤外科课程的一部分，对创伤的诊断和治疗提供一个快速、简便的参考。

David L. Helfet, MD
创伤骨科主任
纽约特种外科医院

最近有人说我是"骨科综述之王"。我以一种娱乐、谦卑和自豪的心态接受这个称号。现在我荣幸地介绍《创伤骨科学精要》，我相信本书一定会在桑德斯皇家血统里获得一个突出的位置，更何况在你的书架上。Mark Brinker 博士在组织和邀请合适的作者编辑如此精彩的教材中做出了杰出的工作。

我与 Mark Brinker 博士作为同事和朋友已相交 6 年。他在治疗复杂的骨折、骨不连和畸形愈合方面积累了丰富的临床经验，并被公认为骨科教育家。最近，他作为最年轻者入选了美国骨科协会。他将在骨科学上无与伦比的天资展现在整本书中。

你可能会问这本书有什么优点可以使它超越标准的多卷外科教材。很简单，我相信这本书更人性化，更易于使用，并且比其他任何外科教材更能反映前沿进展。Mark Brinker 博士组织编写的这本书，是用来帮助培训骨科医师、住院医师和研究员的。而且我相信对于这些受众，他已经达到了他的目标。我自己也将在临床实践中应用它，事实上，为了应付紧急事件，我已经为它在我的床头柜上留有一席之地。

**Mark D. Miller, MD**

骨科副教授
夏洛茨维尔弗吉尼亚大学

# 译者前言

《创伤骨科学精要》自第 1 版出版以来，在创伤骨科领域广受好评，这是因为此书把创伤骨科基础与临床很好地融合在一起，给读者以很大的启发。我阅读之后，就有了翻译此书并把它介绍给国内同行的想法，为大家提供一本从基础到临床进展都可以查阅的专业著作。

全书共分 3 篇：上篇是概述；中篇是成人创伤，是本书的重点内容，按损伤发生的部位又细分为下肢损伤、骨盆与髋臼损伤、上肢损伤和脊柱损伤；下篇是小儿创伤。全书几乎涵盖创伤骨科所有内容，从总的原则出发，分别叙述了成人创伤与小儿创伤。图文并茂，深入浅出，是目前该领域最新且较为详尽的创伤学专著，给读者留下了很深的印象。

《创伤骨科学精要》由得克萨斯州骨科医院及德伦骨科集团急诊和重建创伤外科主任马克拉比·布林克尔主编，美国创伤骨科各领域知名专家参与编写。这次翻译任务由广州军区总医院尹庆水主任医师、夏虹主任医师牵头组织，我具体负责，参译人员均为年富力强的骨科医院副主任医师、主治医师。我们希望本书的出版，对国内的创伤外科医师、创伤骨外科医师、脊柱外科医师、小儿骨科医师、急诊外科医师、运动医学医师能有所帮助！

感谢每一位译者的辛苦付出！因为水平所限，书中翻译疏漏之处恳请各位同行批评指正！

章 莹

主任医师、教授
广州军区总医院创伤骨科

　　成人的骨架由 200 多块骨骼组成，虽然骨架设计和构建都非常好，但每个人都可能因为灾祸、外伤等原因造成骨骼损伤。我们生活在一个节奏不断加快、竞争愈加激烈的世界。因此，似乎只要有骨骼，就会需要那些能够修补骨组织的技术。

　　在第 1 版的风格之上，《创伤骨科学精要》（第 2 版）用令人愉悦的大纲格式来编排行文，让读者快速获取和吸收必不可少的研究和实践信息。无论是流行病学统计背景、诊断技术、治疗方案的介绍还是并发症的处理，这本书都会因它便于大家快速地理解消化、理论与实践结合组织风格而受到欢迎。第 2 版的成就显著受益于新增章节和全面更新的章节，最大的特点是专门制作了 200 多幅全新彩色插图，可显著提高该教材在教学上的作用。

　　虽然我们的专业未来无疑是光明的，但世界正以不断加快的速度在变化着。每周工作 80 小时的住院医师们的现况要求我们应建立更有效的教育工具。书架上多卷骨科创伤教材的页码编号高达 3000 或更多。虽然这些学术作品包含丰富的临床资料，但作为学习资料的第一来源，这样的数据实在太大了。我们是否应该简单地舍弃它们呢？当然不是。除了这些参考资料，我们的专业还需要全面且具有高教育价值影响力的学习资料，去促进读者快速吸收核心知识，这就是《创伤骨科学精要》的使命！本书作为医学生、住院医师、研究员和执业医师学习的第一手资料，可以进一步提高他们对创伤骨科知识的学习兴趣。

Mark R. Brinker, MD

# 原书第 1 版前言

虽然几经发展，骨科手术学已成为一个独立的子学科，但骨骼肌肉创伤学依然是临床实习医生和研究生教育的一个重点。骨骼肌肉创伤学涵盖人体全身大部分部位的创伤，是一个具有鲜明特性的庞大学科。虽然已有几本质量较好的覆盖骨骼肌肉创伤的教科书陆续出版，但专门讲解骨骼肌肉创伤的教材却仍未面世。

《创伤骨科学精要》是对骨骼肌肉损伤核心知识的精练提取。编者团队成员都是各自领域公认的专家，选择他们是因为他们作为作家和教育家独特的天赋和技能。本书的内容主要来自骨科培训考试和自我评估考试，每位作者回顾了 5 年来与之编写章节有关的主题明确的考点。此外，在编写过程中，我们还回顾了各种教科书、期刊文章和委员会课程教学大纲。

本书将是一本全面涵盖重要临床知识和应对各种创伤骨科考试的教科书。我希望本书将帮助执业骨科医师和护理人员成功通过委员会颁发新证的考试。此外，我还希望本书会对住院医师和研究员们准备骨科培训考试和美国骨科医师委员会认证考试有所帮助。

最后，我衷心地感谢每一章的作者，每一位天赋凛然的作家和教育家的慷慨贡献。感谢得克萨斯州骨科医院骨科研究所的人员 (Lou Fincher、Rodney Baker 和 Dan O'Connor)，他们帮忙准备了教材内容和数据；感谢才华横溢的艺术家和插画家 Michael Cooley 为本书配图；感谢 Michele Clowers 在我追求完美的时刻，她给予了我精神支持和鼓励；感谢在哈科特港健康科学工作的每一个人，他们如此努力把项目完成；还要特别感激我的高级医学编辑 Richard Lampert、我的项目专家 Pat Joiner、我的项目经理 Carol Sullivan Weis、我的设计师 Mark Oberkrom 及我的高级助理编辑 Beth LoGiudice。最后，我想特别感谢本书的贡献者之一 Mark Miller 博士，他也是 W.B.Saunders 评述系列的发起人。

Mark R. Brinker, MD

　　如此大规模的项目不可能没有一个专门的团队。正是因为每一位编者不知疲倦地工作才使这本书得以付诸完成，且拥有巨大的广度和深度。对所有的贡献者，我致以最真诚的感谢，感谢他们愿意与读者分享他们的经验和专业知识。我还想感谢我的员工 Nicole Wunderlich、Amy Shives 及 Glenda Adams，感谢他们在整个过程中提供的所有帮助。我也非常欣赏在 Lippincott Williams & Wilkins 工作的员工，感谢他们对本书所做的努力和对细节的关注。我想特别感谢执行编辑 Robert A. Hurley 和 Brain Brown，高级产品经理 David Murphy，生产项目经理 David Orzechowski，设计经理 Holly Mclaughlin，营销经理 Lisa Lawrence，项目经理 Joel Jones Alerander 和生产经理 Ben Rivera。我也向 Paul Schiffmacher 致以最多的感谢，在本版书中他创造了 200 多幅原创艺术作品，Paul 的图片不仅精美，而且教育内容丰富。最后，真诚地感谢本书的开发编辑 Eileen "Wolfie" Wolfberg，Wolfie 给整个编写过程带来了动力，并做了许多联络作者、出版商、插画师等烦琐工作。Wolfie 的努力和良好的专业知识功底为本书的质量提供了保障。最后，我要感谢我的家人、朋友和德伦骨科集团公司，正是由于大家共同的努力才造就了这本伟大的著作！

Mark R. Brinker, MD

## 上篇　概　述

## 中篇　成人创伤

### 第一部分　下肢损伤

## 第二部分　骨盆与髋臼损伤

# 第三部分　上肢损伤

# 第四部分　脊柱损伤

# 下篇　儿童创伤

上 篇

概 述

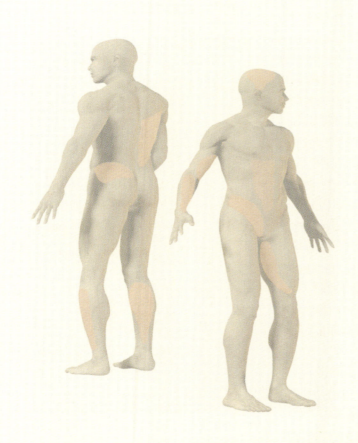

# 第 1 章

# 创伤治疗的一般原则

Joseph R. Hsu

## 一、高级治疗中心创伤生命支持

急诊送达的创伤患者的初步处理程序包括：病情初步评估、复苏、初步评估后辅助措施、再次评估、再次评估后辅助措施、重新评估和确定性治疗。

### （一）病情初步评估

ABCDE 法是优先推荐的系统性评估患者生命功能的方法。威胁生命的病情应当被诊断并同时进行处置。

1. 颈椎损伤风险患者的气道维持　在创伤患者中，气道阻塞可能会立即危及患者的生命，必须视为病情评估的第一要素并进行相应处置。在更详细的评估结果出来前，医护人员必须假定患者存在颈椎损伤的可能，从而对脊髓进行保护。对于伴有意识改变和锁骨近端钝性损伤的患者，更应怀疑伴有颈椎损伤。

2. 呼吸和通气　张力性气胸、连枷胸合并肺挫伤、大量血胸、开放性气胸都会对充足的通气量产生负面影响。这些异常需要在初步评估阶段发现并进行处置。

3. 循环系统与控制出血　大出血是创伤后可预防性死亡的首要原因。创伤后低血压首先必须考虑是由低血容量引起，除非被证实有其他因素。血容量不足的临床症状包括意识水平下降、皮肤苍白和脉搏细促。外出血往往应在这个阶段发现并立即控制。

4. 功能障碍　神经功能状态——潜在神经损伤的快速评估应包括意识水平、瞳孔大小和反应性、定位体征及脊髓损伤的程度（如果存在）。

（1）格拉斯哥昏迷评分（GCS）：GCS 评分是一种快速确定外伤患者意识水平的方法，具有判断预后的价值（表 1-1）。GCS 通过评估睁眼反应、运动反应和言语反应来将创伤患者的神经功能状态进行分类。

（2）意识水平下降的可能原因包括低灌注、脑损伤、低血糖和乙醇（酒精）或药物。应立即进行多重评估并对氧合作用、肺通气和灌注量进行纠正。

同时，应怀疑患者存在直接脑损伤直至排除。

5. 暴露或环境控制　完全脱去患者的衣物，但要防止低体温——创伤患者所有的衣物都必须去除，以方便全面的评估。一旦评估完成，预防体温过低则非常重要。应采用毛毯保暖、外保温设备、温暖的环境和输注预温的静脉注射液体，以防止低体温。

表 1-1　拉格斯哥昏迷评分（GCS）

| 评估内容 | | 分值 |
| --- | --- | --- |
| 睁眼（E） | 自发睁眼 | 4 |
| | 语言吩咐睁眼 | 3 |
| | 疼痛刺激睁眼 | 2 |
| | 无睁眼 | 1 |
| 运动（M） | 按吩咐动作 | 6 |
| | 对疼痛刺激定位反应 | 4 |
| | 对疼痛刺激屈曲反应 | 3 |
| | 异常屈曲（去皮层状态） | 3 |
| | 异常伸展（去脑状态） | 2 |
| | 无反应 | 1 |
| 言语（V） | 正常交谈 | 5 |
| | 言语错乱 | 4 |
| | 只能说出（不适当）单词 | 3 |
| | 只能发音 | 2 |
| | 无发音 | 1 |

轻度昏迷：13～14 分；中度昏迷：9～12 分；重度昏迷：3～8 分

［经许可，摘自 American College of Surgeons. Advanced Trauma Life Support For Doctors: Student Course Manual. 7th ed. Chicago, IL: American College of Surgeons, 2004.］

## （二）复苏

除了气道和呼吸，循环复苏也应优先考虑。首先是控制出血。初始液体复苏应使用 2～3L 乳酸林格液。所有输注的静脉液体都需要在输注前或输注的同时进行预温。如果液体快速灌注无效，就需要输入特定血型的血液。在不能马上获得特定血型血液的情况下，可以使用 O 型阴性血液。补液不足可能导致创伤患者（如有骨盆骨折、多处长骨骨折患者）血压过低。

血清乳酸水平升高（＞2.5mmol/L）提示存在低灌注。进一步对此类隐匿性低灌注患者进行骨损伤内固定手术可能导致显著的围术期并发症，如成人呼吸窘迫综合征。

### （三）初步评估后辅助措施

（1）心电图。
（2）插尿管和胃管。
（3）监护。
1）通气率、动脉血气。
2）脉搏血氧饱和度。
3）血压。
（4）X 线诊断
1）X 线胸片。
2）骨盆前后位 X 线片。
3）颈椎侧位 X 线片：即使是筛查试验，也不能排除颈椎损伤。

### （四）再次评估

再次评估是指完成初次评估并实施复苏治疗后，患者生命体征平稳，立即再进行一次从头到足的彻底检查。

1. 病史
AMPLE：是从患者、家属或入院前其他相关人员处询问病史内容的英文单词首字母缩略词。
1）Allergies：过敏史。
2）Medications currently used：近期药物的使用。
3）Past illnesses/Pregnancy：既往病史及妊娠史。
4）Last meal：最后饮食时间。
5）Events/Environment related to the injury：受伤相关的原因或环境因素。
2. 物理检查 此时进行从头到足的检查。医师需要确定检查下列部分。
（1）头部。
（2）颌面部。

（3）颈椎及颈部。
（4）胸部。
（5）腹部。
（6）会阴、直肠或阴道。
（7）肌肉骨骼。
（8）神经系统。

### （五）再次评估后辅助措施

此时，可进行特定的诊断性检查。这些检查可能包括四肢的 X 线片，头部、胸部和腹部 CT 扫描。此外，还有诊断性操作如支气管镜、食管镜等。在患者的血流动力学状态允许的情况下进行血管造影检查。

### （六）重新评估

重新评估是对外伤患者进行病情评估和处置时的一个持续的过程。损伤可能继续进展而危及患者生命，不明显的损伤可能会被再次发现。

### （七）确定性治疗

不同损伤的确定性治疗是根据损伤的优先级和患者的生理状况来确定的。这就需要协调的多专科治疗。

## 二、休克

休克是导致器官灌注和组织氧合不足的循环系统异常，临床表现包括心动过速、脉压缩小。

### （一）失血性休克

出血是急性循环血容量丢失。血容量减少几乎发生在所有的多发伤患者中。出血是休克最常见的原因。

1. 出血的分类
（1）I 类出血：特点是生理参数（心率、血压、尿量等）无明显的变化，失血量＜15%（＜750ml）。
（2）II 类出血：特点是轻度心动过速（＞100 次/分），血压中度降低，尿量有所减少（每小时 20～30 ml）。代表血液损失 15%～30%（750～1500 ml）。
（3）III 类出血：特点是中度心动过速（＞120 次/分），血压下降并尿量减少（每小时 5～15 ml）。患者通常意识混乱，代表血液损失 30%～40%（1500～2000 ml）。
（4）IV 类出血：特点是重度心动过速（＞140 次/分），血压下降，尿量极少可以忽略不计。患者昏睡。代表血液损失＞40%（＞2000ml）。

2. 主要部位骨折的失血　主要部位骨折，可能导致失血量达到影响患者血流动力学状态的程度。

（1）胫骨、肱骨骨折：多达 750ml（1.5U）失血。

（2）股骨骨折：多达 1500ml（3U）失血。

（3）骨盆骨折：可能多达数升的血液积聚在腹膜后间隙与骨盆骨折连接处。最大的平均输血量发生在前后挤压型骨盆骨折患者中。

### （二）非失血性休克

1. 神经源性休克　可由于颈脊髓损伤患者的心脏及外周血管系统发生失交感神经支配引起。四肢的失交感神经支配将导致血管舒张、静脉回流不畅及低血压。因为对心脏搏动起拮抗作用的迷走神经在低血压时无法诱发心动过速。神经源性休克的临床表现是低血压和心动过缓。一般通过气囊漂浮导管（Swan-Ganz 导管）进行血流动力学状况的监测。

2. 心源性休克　可能是由钝性伤、心脏压塞、空气栓塞或心肌缺血引起心肌功能障碍而导致。辅助检查如心电图、超声和中心静脉压监测对此诊断有意义。

3. 张力性气胸　是由于带有活瓣的气胸导致的胸腔压力增加所致。当空气进入胸膜腔后不能逸出，将导致纵隔移位，继发静脉回流和心排血量受损。临床表现包括呼吸音减弱或消失、皮下气肿和气管偏移。此时不必行 X 线检查，需行紧急减压术。

4. 感染性休克　可能由感染导致。在创伤患者中，这种情况更多发生于远期的腹部穿透伤。

## 三、合并伤

### （一）脑外伤

治疗脑外伤（TBI）患者的指导原则之一是防止继发性脑损伤，如低氧血症和低血容量状态。颅脑损伤患者异位骨化（HO）的风险会增加。

1. 格拉斯哥昏迷评分（GCS）　用于对伴有颅脑损伤患者的损伤程度进行分层分析。

（1）轻度脑损伤（GCS 14～15 分）：轻度脑损伤患者常有短暂的意识丧失（LOC），可能会有失忆。大部分患者恢复良好，但约有 3% 的患者会意外恶化。如果患者意识丧失超过 5 分钟、失忆、严重的头痛、GCS < 15 分和（或）局灶性神经功能缺损，需考虑行头部 CT 扫描。

1）脑震荡：经常被用来描述轻度创伤性脑损伤。

2）运动相关的脑震荡：脑震荡后返回运动场的建议是依据承受震荡程度和次数的分级提出（表 1-2）。

① 1 级（轻度）：无意识丧失（LOC）。遗忘或症状少于 30 分钟。

② 2 级（中度）：LOC 少于 1 分钟。遗忘或症状持续 30 分钟至 24 小时。

③ 3 级（重度）：LOC 超过 1 分钟；遗忘超过 24 小时；脑震荡后症状超过 7 天。

（2）中度脑损伤（GCS 9～13 分）：所有患者需要做头颅 CT、基础抽血检查，并收入神经外科病区。

（3）重度脑损伤（GCS 3～8 分）：重度脑损伤患者需要多学科干预，以确保适当的治疗，其他危及生命的损伤复苏和急诊神经外科处置。

**表 1-2　脑震荡后返回运动场的建议**

| 分级 | 第 1 次脑震荡 | 第 2 次脑震荡 | 第 3 次脑震荡 |
|---|---|---|---|
| 1 | 无症状 1 周可返场 | 无症状 1 周，2 周后可返场 | 本赛季结束。下赛季若无症状可返场 |
| 2 | 无症状 1 周可返场 | 1 个月内不能返场，无症状 1 周可能返场，可考虑结束赛季 | 本赛季结束。下赛季若无症状可返场 |
| 3 | 1 个月内不能返场，无症状 1 周可能返场，可考虑结束赛季 | 本赛季结束。下赛季若无症状可返场 | |

[ 经许可，摘自 Cautu RC. Posttraumatic retrograde and anterograde amnesia：pathophysiology and implications in grading and safe return to play. J Athl Train, 2001，36（3）：244 - 248. ]

2. 脑外伤的解剖分类（图 1-1）

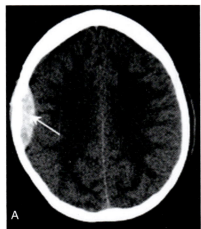

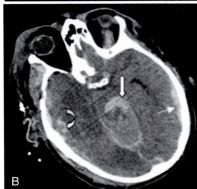

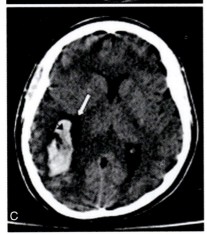

图 1-1　CT 扫描提示硬膜外血肿（A）、硬膜下血肿（B）
（右箭头；该患者在弯曲箭头处也具有实质内挫伤和中心
箭头所示蛛网膜下腔出血）和颅内出血（C）
（经许可，摘自 Pascual JL, Gracias VH, LeRoux PD. Injury
to the brain. In: Flint L, Meredith JW, Schwab CW, et al.
eds. Trauma: Contemporary Principles and Therapy. Philadelphia,
PA: Lippincott Williams & Wilkins，2008.）

（1）弥漫性脑损伤：包括从轻度脑损伤至严重
缺血性脑损伤的广泛损伤。

（2）硬膜外血肿：位于硬脑膜和颅骨之间。通
常继发于颅骨骨折的脑膜中动脉撕裂所致。

（3）硬膜下血肿：位于硬脑膜下，由脑表面小
血管损伤导致。硬膜下血肿相比较于硬膜外血肿常
引起更严重的脑损伤。

（4）挫伤及颅内血肿：颅内挫伤或血肿可以发生在
任何位置，但它们最常发生于额叶或颞叶。挫伤随着时间
的推移可演变为颅内血肿，这时需要紧急行血肿清除术。

3. 脑外伤治疗

（1）初步评估：包括气道、呼吸、循环的评价。

（2）神经系统检查。

（3）诊断程序：颈椎系列 X 线片、颅内状况的
CT 扫描。

（4）静脉输液：维持正常血容量对脑外伤治疗
很重要。低渗液体和葡萄糖溶液都不再推荐使用，
低钠血症需引起警惕。

（5）过度通气：对处于严密监护下的患者，可
以通过过度换气以降低二氧化碳分压、增加血管收
缩，从而降低颅内压。

（6）药物：许多辅助药物可以使用，但需咨询
神经专科医师。

**（二）胸部外伤**

1. 张力性气胸　见本章第二部分中的描述。

2. 开放性气胸　又称为"吸入性胸部创伤"。它
发生时，常有一个大的胸壁缺损。这个通向外部环
境的开口，使胸壁失去产生胸膜腔内负压的能力，
从而无法使肺部膨胀。治疗方法是使用三边粘贴的
闭塞敷料以封闭胸壁缺口。这就形成了一个活瓣，
该活瓣允许空气逸出，但不能通过胸壁缺口进入。

3. 连枷胸　是两处或多处发生两根或多根肋骨骨
折导致胸壁活动严重受损，致该节段在呼吸活动时出
现反常运动。并发的肺挫伤才是在这种情况下临床治
疗的真正挑战。肺挫伤可能导致氧合的严重损害。治
疗方法包括确保足够的通气量和适当的液体输入，避
免受伤的肺部液体超负荷。机械通气可能是必要的。

4. 大量血胸　发生于大量血液（> 1500ml）积
聚在胸腔内。大量血胸可导致肺压缩和通气的损害。
应同时紧急恢复血容量和胸腔引流。对持续出血患
者可能需要行开胸治疗术。

5. 心脏压塞　是由于心包中的流体积聚。诊断
方法被描述为贝克三联征：静脉压升高（颈静脉怒
张）、动脉压降低和心音低沉。创伤超声重点评估
（FAST）或心包穿刺可能有助于确诊。心包穿刺是
诊断，同时也是治疗手段。

6. 简单气胸 可能与胸椎骨折和肩胛骨骨折有关。出现呼吸音减弱和叩诊过清音，直立呼气相 X 线胸片有助于诊断。治疗主要是放置胸腔引流管。

7. 肺挫伤 可导致呼吸衰竭。如果患者出现低氧血症，治疗上包括气管插管和辅助通气。

8. 钝性心脏损伤 可导致心搏骤停（"心脏震荡"）、心脏挫伤、心脏瓣膜的破坏或心腔破裂。

9. 主动脉破裂 通常发生于快速中突然减速所致损伤中。放射线症状包括纵隔增宽，主动脉弓闭锁，气管偏向右侧，肺动脉和主动脉之间的空间闭塞，左主支气管的压低，食管向右侧偏离，气管纹理增粗，椎旁界面增宽，胸膜帽或心尖帽出现，左侧血胸，第 1 肋或第 2 肋或肩胛骨骨折。

10. 膈肌损伤 通常发生在左侧，并且可以在胸部 X 线片上发现。

### （三）腹部外伤

腹部外伤出现频率的不同取决于损伤的机制为穿透性损伤或钝性损伤。腹部钝性损伤可能通过挤压造成内脏的损伤；脾是最常受损的器官，其次是肝。穿透伤，如刺伤和枪伤，直接撕裂或贯穿内脏。

1. 腹部钝性损伤

（1）膈肌：膈肌破裂可在胸部 X 线片上通过半膈影抬高或模糊、异常气体影或鼻胃管进入胸腔来识别。

（2）十二指肠：十二指肠破裂，可能会出现在对腹部的直接打击。在 CT 片上腹膜后空气可能提示这种损伤。

（3）胰腺：如果患者血清淀粉酶水平持续升高应怀疑胰腺损伤。

（4）泌尿生殖器官：所有血尿患者应怀疑有泌尿生殖系统损伤。并发损伤和损伤的机制可能有助于损伤的定位。肾损伤往往与直接侧面外伤有关，而低位的泌尿生殖器官损伤，如尿道和膀胱损伤，与骨盆前环骨折有关。

（5）小肠：对出现横跨腹部"安全带征"或腰椎屈曲分离型骨折脱位的患者应怀疑小肠损伤。

（6）实体器官：肝、脾或肾的撕裂伤可导致威胁生命的大出血。在病情稳定的患者，较少出现这些损伤。有实体器官损伤和持续大出血证据的患者须紧急行剖腹探查术。

2. 腹部穿透伤 有低血压、腹膜炎，伴或不伴内脏脱出的穿透伤患者具有急诊剖腹探查的指征。

3. 评估

（1）病史：确定事故的类型则很重要。在汽车事故，确定是否使用安全带或其他约束物。在穿透伤患者，确定使用的武器类型也很有意义。

（2）体征：肌肉不自主保护性收缩、反跳痛，X 线胸片中膈下游离气体提示腹部损伤。

（3）检查

1）诊断性腹腔穿刺（DPL）：阳性结果为每立方毫升中有超过 100 000 个红细胞，超过 500 个白细胞或革兰染色呈阳性。骨盆骨折可导致诊断性腹腔穿刺呈假阳性，所以应该在这些患者脐上部分进行穿刺。

2）超声检查。

3）CT 扫描。

### （四）胃肠道

胃肠道创伤范围包括肠梗阻（治疗使用鼻胃管和抑酸药）至上消化道出血。术后肠梗阻在糖尿病神经病变患者中更多见。上消化道出血更常见于既往有溃疡病史、使用非甾体抗炎药、创伤和吸烟的患者。胃肠道出血的治疗包括灌洗、应用抑酸药和 $H_2$ 受体阻滞药。更严重的患者可能需要使用血管加压素（胃左动脉）。

### （五）泌尿生殖系统

1. 尿路感染 是最常见的院内感染，已有的尿路感染需要在术前进行处理。手术后 24 小时拔除尿管可减少术后尿路感染率；长期导尿会增加尿路感染发生率。尿路感染可能增加术后伤口感染的风险。

2. 泌尿生殖系统损伤 逆行尿路造影是评估移位骨盆前环骨折患者低位泌尿生殖系统损伤的最好方法。阴囊直接外伤后的鉴别诊断包括挫伤、睾丸破裂、附睾破裂和睾丸扭转。急诊泌尿外科评估和会诊是必需的。

3. 前列腺增生 引起尿潴留；如果病史、体格检查（前列腺）及尿流学检查（每秒峰值流量 < 17ml）提示异常，应请泌尿外科医师会诊。

4. 急性肾小管坏死 在创伤患者可引起肾衰竭。此类患者早期碱化尿液至关重要。

### （六）皮肤及软组织损伤

1. 热损伤

（1）烧伤

1）评估：排除吸入性损伤非常有必要；吸入性损伤的体征包括面部烧伤、面部和头发烧焦、咽部积碳、痰中积碳、除去所有衣物停止燃烧则非常重要。

2）定义：a. 一度烧伤，涉及表皮层；b. 二度烧伤，涉及真皮层；c. 三度烧伤，涉及皮下组织；d. 四度烧伤，涉及深部组织。

3）计算身体烧伤面积：包括"九分法"（图 1-2）。

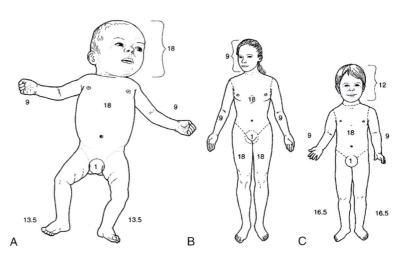

**图 1-2** 婴儿（A）、成人（B）、儿童（C）的"九分法"

（经许可，摘自 Blinman TA, Nance ML. Special considerations in trauma in children. In : Flint L, Meredith JW, Schwab CW, et al. eds. Trauma : Contemporary Principles and Therapy. Philadelphia, PA : Lippincott Williams & Wilkins ; 2008.）

计算结果对评估补液治疗非常重要。

4）补液：共 2 ～ 4ml/kg 的乳酸林格液对应 1% 的烧伤面积，在二度烧伤和三度烧伤第 1 个 24 小时内补充完毕。一半是在第 1 个 8 小时内给予，余量则在接下来的 16 小时补充完毕。

（2）冻伤

1）全身性冻伤：受伤的组织,应迅速在 40℃( 104 ℉ ) 温水浴中升温。给予局部伤口护理和破伤风免疫。寒冷的伤害是双侧上肢和下肢截肢最常见的原因。

2）冻疮：细胞内冰晶形成和微循环闭塞导致组织凝固。治疗主要方法是在 40℃温水中快速升温。

（3）电击伤

1）点火：涉及直接接触部位的烧灼。

2）传导：涉及损伤沿神经、血管结构传播。

3）电弧：涉及高压电流沿着关节屈面传播，并导致挛缩。

4）化学烧伤：化学烧伤程度取决于试剂的量和浓度、接触时间、试剂的组织穿透性和药物灼伤机制。治疗最重要的方面是充分冲洗。

2. 注射损伤　通常由高压喷漆枪或注油枪意外喷射导致。这些损伤看起来属于良性损伤，但仍需要紧急外科手术，因为这些物质可能迅速破坏人体的软组织。

3. 伤口愈合　对损伤或手术后软组织愈合有促进作用的指标是：经皮氧分压 > 30mmHg，至少为 0.45 的缺血性指数（如踝 / 肱收缩期指数）和至少 0.30g/dl 清蛋白水平，以及淋巴细胞总数 > 1500 个 / mm³。这些值可以通过营养支持获得提高，包括口服、静脉输入营养液。富氧的血液是伤口愈合的首要条件。缺血性指数是指多普勒压与肱动脉收缩压的比值；0.45 的指数通常表示术后伤口愈合处于可接受水平。但有周围血管疾病的患者该值可被误导地升高，

因为缺乏弹性和钙化的动脉不遵守此规律。

**（七）骨盆环损伤**

低血压并有骨盆环损伤证据的患者应急诊给予骨盆捆绑带或环绕布单固定。

**（八）损伤严重程度评分**

损伤严重程度评分（ISS）是用来分层分析多发伤患者严重程度的评分。为了计算 ISS，一个简明损伤评分表（AIS）必须指定给受伤的六大身体部位（头部和颈部、面部、胸部、腹部、四肢、外部）的。AIS 从最轻到无法存活（表 1-3）。记录每个身体部位的最高 AIS 值，3 个受伤最严重的身体部位的最高 AIS 分值平方，然后相加。这产生一个 0 ～ 75 分的数值。如果任何部位损伤达到 AIS 得分为 6（不可存活），则 ISS 自动为 75 分。最近的研究表明，另一种新损伤严重性评分（NISS）比 ISS 更具预测价值，特别是在败血症、多器官衰竭、重症监护和死亡患者中。

**表 1-3　简明损伤评分表**

| AIS | 损伤描述 |
| --- | --- |
| 1 | 轻 |
| 2 | 中 |
| 3 | 重 |
| 4 | 严重 |
| 5 | 非常严重 |
| 6 | 不可存活 |

［经许可，摘自 Baker SP, O'Neill B, Haddon W Jr, et al. The injury severity score : a method for describing patients with multiple injuries and evaluating emergency care. J Trauma, 1974，14（3）：187 - 196.］

## 四、其他创伤相关主题

### （一）营养

营养常用的几个指标（如能量板、清蛋白水平、转铁蛋白水平）；臂肌围测量是营养状况的最佳指标。伤口裂开和感染、肺炎和败血症可由营养不良导致。缺乏肠道喂养可导致肠道黏膜萎缩，进而导致细菌易位。不能耐受正常摄入的患者应提供全肠内营养或肠外营养（每天氮 200mg/kg）。通过早期空肠造口术基础喂养可以减少多发伤患者的并发症。肠内蛋白质补充剂已证明对具有进展为多器官功能衰竭危险的患者有效。

### （二）抗生素

在骨科，抗生素可用于预防术后败血症（清洁手术，术前 1 小时使用，术后继续使用 24 小时）。抗生素也用可于开放性创伤早期的伤口处理和已发感染的治疗。Ⅰ型和Ⅱ型开放性骨折患者需使用第一代头孢菌素（一些学者最近提出加用另一种氨基糖苷类或使用第二代头孢菌素）；ⅢA 型开放性骨折患者需使用第一代头孢菌素加氨基糖苷类；对严重污染（ⅢB 型）的开放性骨折患者还可加用青霉素。

### （三）总结

金黄色葡萄球菌仍为骨髓炎和非淋菌性化脓性关节炎的主要原因。一般认为，表皮葡萄球菌感染与内固定材料密切相关。克林霉素在骨内达到最高抗菌浓度（静脉给药后几乎等于血清内浓度）且发挥抑菌作用。为了防止万古霉素耐药菌株的发展，万古霉素不应用于血培养结果为凝固酶阴性非耐甲氧西林金黄色葡萄球菌感染的患者。

### （四）抗生素耐药细菌——存在两种抗生素耐药

1. 内源性耐药　细胞的固有特性，阻止抗生素作用在细胞上（如缺乏代谢途径或酶）。耐甲氧西林金黄色葡萄球菌（MRSA）具有能够产生青霉素结合蛋白 2a（PBP2a）的基因（mecA 基因），它能阻止抗生素的正常酶酰化反应。

2. 获得性耐药　以前敏感的群体中出现一个新耐药菌株［获得性耐药是由质粒（染色体外遗传因素）和转座子介导］。

3. 抗生素的适应证和不良反应　见表 1-4。

4. 抗生素的作用机制　见表 1-5。

### 表 1-4　抗生素的适应证和不良反应

| 抗生素 | 病原体 | 并发症（或其他） |
| --- | --- | --- |
| 氨基糖苷类 | 革兰氏阴性菌、多重感染 | 听觉损害（最常见）和前庭毒性是通过从外淋巴和内淋巴药聚集破坏耳蜗和前庭感觉细胞引起的；肾毒性；神经肌肉阻滞 |
| 两性霉素 | 真菌 | 肾毒性 |
| 氨曲南 | 革兰氏阴性菌，无厌氧菌 | |
| 羧苄西林 / 替卡西林 / 哌拉西林 | 更好地抵御革兰氏阴性菌 | 易出血（羧苄西林） |
| 头孢菌素类 | | |
| 　第一代 | 预防性（手术） | 头孢唑林是首选药物 |
| 　第二代 | 一些革兰氏阳性菌、革兰氏阴性菌 | |
| 　第三代 | 革兰氏阴性菌，少量革兰氏阳性菌 | 溶血性贫血［出血倾向（拉氧头孢）］ |
| 氯霉素 | 流感嗜血杆菌，厌氧菌 | 骨髓再生障碍性贫血 |
| 环丙沙星 | 革兰氏阴性菌，耐甲氧西林金黄色葡萄球菌 | 肌腱断裂；儿童软骨侵蚀；抗酸药减少环丙沙星的吸收；茶碱增加环丙沙星的血清浓度 |
| 克林霉素 | 革兰氏阳性菌，厌氧菌 | 假膜性肠炎 |

| 抗生素 | 病原体 | 并发症（或其他） |
|---|---|---|
| 红霉素 | 革兰氏阳性菌（青霉素过敏） | 耳毒性 |
| 亚胺培南 | 革兰氏阳性菌，一些革兰氏阴性菌 | 耐药，癫痫 |
| 耐甲氧西林 / 苯唑西林 / 奈夫西林 | 耐青霉素酶 | 同青霉素；肾炎（耐甲氧西林）；皮下皮肤脱套（奈夫西林） |
| 青霉素 | 链球菌，革兰氏阳性菌 | 过敏 / 耐药；溶血 |
| 多黏菌素 / 制霉菌素 | 泌尿生殖系统 | 肾毒性 |
| 磺胺类药物 | 泌尿生殖系统 | 溶血性贫血 |
| 四环素 | 革兰氏阳性菌（青霉素过敏） | 渍牙 / 骨（最多 8 岁） |
| 万古霉素 | 耐甲氧西林金黄色葡萄球菌，难辨梭菌 | 耳毒性，快速静脉给药后红斑 |

**表 1-5　抗生素的作用机制**

| 抗生素种类 | 样　品 | 作用机制 |
|---|---|---|
| β- 内酰胺类抗生素 | 青霉素<br>头孢菌素 | 抑制细菌肽聚糖合成（该机制是通过与细菌细胞膜表面的青霉素结合蛋白结合） |
| 氨基糖苷类 | 庆大霉素<br>妥布霉素 | 抑制蛋白质合成（该机制是通过与细胞质核糖体 RNA 结合） |
| 克林霉素和大环内酯类 | 克林霉素<br>红霉素<br>克拉红霉素<br>阿奇霉素 | 抑制核糖体与肽基转移 RNA 在移位过程中解离（该机制是通过结合 50S 核糖体亚基） |
| 四环素类 | | 抑制蛋白质合成（70S 和 80S 核糖体） |
| 糖肽类 | 万古霉素<br>替考拉宁 | 干扰聚糖亚基插入细胞壁 |
| 利福平 | | 抑制细菌 RNA 的合成 |
| 喹诺酮类药物 | 环丙沙星<br>左氧氟沙星<br>氧氟沙星 | 抑制 DNA 螺旋酶 |
| 噁唑烷酮类 | 利奈唑胺 | 抑制蛋白质的合成（阻断 70S 核糖体翻译复合体的形成） |

5. 抗生素释放的不同形式

（1）抗生素链珠或垫片：对于骨髓炎合并骨缺损的治疗，浸渍有抗生素的聚甲基丙烯酸甲酯（PMMA）（通常为氨基糖苷类）可能有用。抗生素粉末与骨水泥粉末混合。微生物种类决定抗生素的种类、聚甲基丙烯酸甲酯及抗生素的用量。妥布霉素、庆大霉素、头孢唑林（ancef）等头孢菌素类、苯唑西林、氯唑西林、甲氧西林、林可霉素、克林霉素、多黏菌素、夫西地酸、新霉素、卡那霉素和氨苄西林已经用于骨水泥抗感染。氯霉素和四环素可能在骨水泥聚合期间失活。抗生素由骨水泥珠流出，2 周内呈指数性下降，并在 6～8 周几乎消失。

这样可比通过全身给药得到高得多的抗生素局部组织浓度。骨水泥的表面积增加（如椭圆形珠子）可增强抗生素流出。链珠在彻底清创后才被置入，最终都将被取出。抗生素粉末以 2g/ 40g 的剂量混合在聚甲基丙烯酸甲酯中不会明显影响骨水泥的抗压强度，但更高的浓度（4～5g 抗生素粉末 /40g PMMA）会显著降低抗压强度。

（2）渗透泵：可提供局部高浓度的抗生素释放。主要用于骨髓炎的治疗。

（3）家庭静脉注射治疗：更划算的替代长期静脉注射抗生素的方法有 Hickman 或 Broviac 留置导管。

（4）浸泡溶液：开放性骨折中，污染的骨组织可以用葡萄糖酸氯己定刷洗和浸泡在抗生素溶液中灭菌（100% 有效）。

### （五）输血

1. 输血反应

（1）过敏反应：为最常见的输血反应，通常发生于输血快结束时，可自行消退。症状包括发冷、皮肤瘙痒、红斑和荨麻疹。有过敏史的患者宜预使用苯海拉明（苯海君）和氢化可的松。

（2）发热反应：也很常见；在最初输注 100～300ml 红细胞后出现。寒战、发热是抗体对抗外源性白细胞引起的。治疗包括停止输血，并给予解热药、抗过敏治疗。

（3）溶血反应：较少见，但最严重。发生在输血早期，其症状包括寒战、发热、心动过速、胸闷和腰痛。治疗包括停止输血，给予静脉输液，进行适当的实验室检查，并在重症监护室监测患者的病情。

2. 输血风险　输血风险主要包括传染肝炎〔乙型病毒性肝炎（1 人 /205 000U 输血）、丙型病毒性肝炎（1 人 /1 935 000U 输血）〕，巨细胞病毒（发病率最高，因为 70% 以上的供血者是阳性的，但临床上不重要），人类嗜 T 细胞淋巴细胞病毒（HTLV-1）（1 人 /2 993 000U 输血）和人类免疫缺陷病毒（HIV）（1 人 /1 125 000U 输血）。

### （六）破伤风

破伤风是由破伤风杆菌产生的外毒素引起的具有潜在致命性的神经麻痹性疾病。预防需要对患者的伤口进行分类（破伤风易发或破伤风不易发）和一个完整的免疫史。破伤风易发伤口为伤口 > 6 小时；外观不规则；深度 > 1cm 或射弹伤、挤压伤、烧伤或冻伤；有失活组织；并被严重污染。有破伤风易发伤口的患者包括未知的破伤风状态，接受少于 3 个疗程的破伤风白喉类毒素免疫接种以及未接种破伤风免疫球蛋白（人）。完全免疫接种患者有破伤风易发伤口，不需要接种破伤风免疫球蛋白，倘若损伤严重或超过 24 小时，并且患者没有在过去的 5 年之内接受过疫苗增强的仍需注射破伤风类毒素。对破伤风不易发伤口的患者免疫史未知或少于 3 个疗程的破伤风免疫接种史，需要注射破伤风类毒素。破伤风患者抽搐时采用地西泮治疗，以控制患者的肌肉疼挛。初始抗生素治疗包括青霉素或多西环素；替代抗生素治疗包括甲硝唑。

### （七）狂犬病

狂犬病是一种急性感染性疾病，特征是中枢神经系统的易激及最终的麻痹死亡。狂犬病病原体是一种嗜神经病毒，可能存在于患有狂犬病的动物的唾液中。在被犬或猫咬伤后，健康的动物应观察 10 天；没有必要开始抗狂犬病治疗。如果动物开始出现症状，伤者应开始应用人狂犬病免疫球蛋白或狂犬病吸收（灭活）疫苗。被已知患有狂犬病的犬和猫咬伤，患者应立即进行疫苗治疗。应考虑臭鼬、浣熊、蝙蝠、狐狸和大多数食肉动物携带有狂犬病病毒，被咬伤的患者应立即接种狂犬疫苗。被小鼠、大鼠、花栗鼠、沙鼠、豚鼠、仓鼠、松鼠、兔、鼠蚁咬伤者，则很少需要抗狂犬病治疗。

### （八）HIV 感染

1. HIV 主要影响淋巴细胞和巨噬细胞系统，降低 T 辅助细胞的数量（以前称为 T4 淋巴细胞，现在称为 CD4 细胞）。

2. 诊断：艾滋病的诊断需要一个 HIV 测试结果阳性加以下两种情况之一：① 发生一次机会致病菌感染（如肺囊虫）；② 一次 CD4 细胞计数 < 200（正常 CD4 细胞计数为 700～1200）。

3. 传播：通过污染的针刺的血清学传染风险为 0.3%（如果暴露的血液量较大，会增加风险）；通过黏膜暴露的血清传染的风险为 0.09%。HIV 经大块冷冻同种异体骨传播的风险 0.001‰；筛选供体是防止病毒传播最重要的因素。

4. 相关的风险：即使无症状，HIV 阳性患者受到骨性损伤（尤其是开放性骨折）或接受确定的骨科手术，似乎也会增加伤口感染的风险和非创伤相关的并发症（如尿路感染、肺炎）。携带 HIV 的患者可以发展为继发性风湿性疾病，如莱特尔综合征。

### （九）肝炎

1. 甲型病毒性肝炎　常见于卫生条件差和公共健康令人担忧的地区，而对于手术传播来说并不是主要问题。

2. 乙型病毒性肝炎　每年约有 20 万人感染乙肝病毒，而目前在美国有超过 1200 万名携带者，在全世界有 3.5 亿名携带者。筛选和接种疫苗可减少医护人员传染的风险。未接种者乙型病毒性肝炎暴露后给予免疫球蛋白。

3. 丙型病毒性肝炎　与输血相关的肝炎（1 人 / 1 935 000U 输血），筛选方法新进展已使丙型病毒性肝炎的风险降低。丙型病毒性肝炎也与静脉注射滥用毒品相关。PCR 是早期检测丙型病毒性肝炎感染最灵敏的方法。

### （十）低温

低温［核心体温＜ 35℃（＜ 95 ℉）］的治疗包括毛毯、衣服、预温静脉输液的被动外部取暖，以及主动的核心复温方法，如重症患者的腹腔灌洗、胸腔灌洗。低温危及生命，手术和麻醉可致其加重；因此，手术应推迟至低温状态被纠正以后。

## 五、多发伤的骨科治疗

### （一）处置时机

1. 稳定的患者　那些血流动力学稳定的患者可得到与特殊伤害一样的及时治疗。由于病情稳定的患者无生理紊乱，他（她）能够在专科医师那儿得到确切的重建治疗（如股骨骨折的髓内钉治疗）。

2. 极端情况　处于"极端情况"的患者有严重的生理紊乱。他（她）可能有低血压、凝血功能障碍和低体温。这些都是危及生命的条件。这样的患者需要紧急停止和（或）逆转引起紊乱（如出血）的原因和充分的复苏。恢复和稳定患者的生理比重建他（她）的非致命伤害更重要。

3. 边缘性患者　在复苏后持续生理紊乱的患者，"损伤控制骨科"是非常重要的。对边缘性患者，更推荐长骨骨折行外固定，而不是确切的固定。

4. 并发的头部外伤　骨科干预应在适当时机进行，使对神经系统有害影响的风险降至最低。术中低血压对并发头部外伤的创伤患者的长期预后有不利影响。

### （二）炎性因子

炎症介质或细胞因子作为机体对创伤和组织损伤的反应，以可测量的水平被释放到血液中。这些介质的升高被认为与损伤的全身炎症反应有关。IL-6 被认为与创伤的全身炎症反应的程度关系最为密切，并且与多器官功能障碍综合征的发展有关。

### （三）开放性骨折的治疗

1. 清创前及清创后的细菌培养　现有的证据表明，开放性骨折清创前和（或）清创后伤口细菌培养结果并不一定有作用。92% 的感染是院内感染。伤口培养几乎不能确定病原体，而且往往骨折已经感染伤口培养结果却呈阴性。

2. 抗生素　抗生素的使用，能使开放性骨折感染风险降低 59%。不幸的是，大多数情况下抗生素的选择及使用时间主要是基于专家意见确定的。最近，外科感染学会的一篇循证医学综述发现有足够的证据支持对开放性骨折短期使用第一代头孢菌素（如头孢唑林）。此期限至少是 24 小时。虽然对扩大覆盖范围使用氨基糖苷类的有效性存在争议，但在 Ⅲ 型开放性骨折中仍推荐氨基糖苷类联合第一代头孢菌素。此外，在农场损伤或血管损伤的患者还推荐联合使用青霉素以发挥抗厌氧菌作用。

3. 冲洗　开放性骨折中推荐使用大量的无菌生理盐水冲洗（3 ～ 9L）。联合冲洗的还包括防腐剂、抗生素和肥皂。防腐剂对人体组织有毒。抗生素局部使用的价值仍存在疑问，还可能存在比肥皂液更高的伤口并发症概率。肥皂液的使用也仍存在争议。

4. 清创时机　最近发表的几份论文对传统的开放性骨折后必须在最初的 6 小时内急诊清创的观点提出了挑战。在不存在血管损伤和骨筋膜隔室综合征的情况下，及时（24 小时内）清创仍被推荐。其他的骨科急症，如髋关节脱位，现在被认为应当优先于开放性骨折的清创。

## 六、创伤相关并发症

### （一）静脉血栓性疾病

深静脉血栓形成（deep venous thrombosis，DVT）和肺栓塞（pulmonary embolus，PE）可能会发生在由于创伤制动和血管内皮损伤的患者中。在美国每年约有 70 万人发生无症状的肺栓塞，其中 20 万人是致命的。

1. 深静脉血栓形成（DVT）

（1）诊断：对于 DVT，临床怀疑往往比体检更有帮助（疼痛、肿胀、Homans 征）。有用的检查包括：①静脉造影（"金标准"），有 97% 的准确率（70% 为髂静脉）；② $^{125}I$ 标记纤维蛋白原（手术部位合成可导致结果呈假阳性）；③阻抗体积描记法（灵敏度差）；④多普勒超声（B 模式），对三叉血管近端的 DVT 有 90% 的准确性；⑤多普勒成像（床旁检查的及时工具，通常最好首先采用）。参与静脉血栓形成的 Virchow 三要素指静脉淤滞、血液高凝状态和内膜损伤。

（2）预防：预防深静脉血栓形成，推荐采用机械、药物或同时两种机制。Stannard 等研究发现（2006），及时的机械预防与延迟性的药物预防 DVT 具有相似的效果。虽然临床支持的数据有限，但在抗凝血药物使用禁忌的患者，可回收下腔静脉过滤器也可能值得推荐。华法林的抗凝血作用机制是抑制肝酶，如维生素 K 环氧化物及维生素 K 还原酶。这种抑制的结果导致维生素 K 依赖性蛋白质的脱羧化，包括凝血因子 Ⅱ（凝血酶原）、凝血因子 Ⅶ（最先受到影响）、凝血因子 Ⅸ 和凝血因子 Ⅹ。华法林抑制维生素 K 依赖性凝血因子的翻译后修饰。利福平和苯巴比妥是华法林的拮抗药。

（3）治疗：对所有大腿深静脉血栓形成患者都建议治疗；然而，对腘窝以下的深静脉血栓形成患者是否需要治疗是有争议的。术前诊断下肢或骨盆外伤患者的 DVT 是下腔静脉滤器置入的适应证。

2. 肺栓塞

（1）诊断：有急性发作的胸膜痛、呼吸急促（90%）和心动过速（60%）的患者应怀疑肺栓塞。初始检查包括心电图（25% 的患者表现为右束支传导阻滞、电轴右偏；也可显示 ST 压低或 Ⅲ 导联 T 波倒置），X 线胸片（透亮罕见），以及血气分析（氧分压正常不能排除肺栓塞）。核医学换气灌注扫描可能会有所帮助，倘若诊断有任何问题，肺血管造影可作为"金标准"以确诊。

（2）治疗：生存最重要的因素是早期诊断和及时开始治疗。治疗可包括通过部分凝血酶原时间进行监控的肝素治疗（连续静脉内输注）、血栓溶解剂、腔静脉过滤器或其他外科手术措施。

**（二）骨筋膜隔室综合征**

骨筋膜隔室综合征是骨筋膜隔室的压力增高到一定水平，从而损害其内的灌注。当进行小腿的四筋膜室切开术时，可能在切开前部和侧筋膜室时损伤腓浅神经。已发现在胫骨骨折髓内钉固定术中持续牵引，可加剧骨筋膜隔室综合征的发展。

**（三）感染**

骨科创伤的感染大多发生在开放性骨折中。如果不进行失活组织和骨的适当的清创，患者可能发展为慢性感染。慢性创伤后骨髓炎的治疗需要清除死骨（坏死骨）以及广泛的清创，可能包括去除内置物。

1. 皮瓣感染  如果在伤后 72 小时内行皮瓣手术，需要皮瓣修复的开放性骨折的感染率和皮瓣手术失败率是最低的。

2. 蜂窝织炎  相比丹毒，皮下组织感染通常更深，边界更加不明显。临床症状包括红斑、压痛、发热、淋巴管炎和淋巴结肿大。A 组链球菌是最常见的病原体，比金黄色葡萄球菌更常见。初始抗生素治疗为针对青霉素耐药的合成青霉素［PRSPs（奈夫西林或苯唑西林）］。替代疗法包括红霉素、第一代头孢菌素、阿莫西林 / 克拉维酸、阿奇霉素、克拉霉素、地红霉素和替加环素。

3. 丹毒  浅表组织感染，特点是逐步扩大，边界清楚，红色，突出，痛性斑块，类似蜂窝织炎，但更表浅。在糖尿病患者中，最常见的病原体是 A 组链球菌、金黄色葡萄球菌、大肠埃希菌和梭状芽胞杆菌。早期或轻症病例的治疗，包括第二代或第三代头孢菌素或阿莫西林。病情严重者可能需要使用亚胺培南、美罗培南或曲伐沙星。糖尿病患者可能需要手术清创，以清除坏死的筋膜炎性组织，并获得确切的病原体培养。

4. 坏死性筋膜炎  感染的肌肉筋膜可进展性地危及生命。其可与基础血管疾病（特别是糖尿病）相关，并且通常发生于手术、创伤或链球菌皮肤感染后。许多急性病例涉及多种微生物；A 组、C 组和 G 组链球菌是最常见的病原体。梭状芽胞杆菌或多种微生物感染（需氧菌和厌氧菌）也可见到，还有耐甲氧西林金黄色葡萄球菌（MRSA）。坏死性筋膜炎需要紧急治疗，广泛的手术清创范围包括表面所有的炎性组织。治疗伊始就静脉给予抗生素：链球菌或梭状芽胞杆菌感染使用青霉素；多种微生物感染使用亚胺培南、西司他丁、美罗培南；如果可疑 MRSA 感染则使用万古霉素。

5. 气性坏疽  伤口被土壤污染可能导致厌氧菌、革兰氏阳性菌、形成孢子的杆菌感染并产生外毒素

（梭菌属），导致气性坏疽。患者的临床表现为败血症、皮下捻发音和 X 线片可见气体阴影的肢体感染，需要紧急手术清创、开放伤口，以及静脉注射抗生素。

6. 中毒性休克综合征（toxic shock syndrome, TSS） 是毒血症的一种，而不是败血症。在骨科，TSS 继发于手术或创伤性伤口（即使轻微外伤）的细菌定植。

（1）葡萄球菌感染：表现为发热、低血压、红斑、皮疹伴有浆液性渗出（革兰氏阳性球菌存在）。受感染的伤口可能看起来并不严重，从而导致对其潜在的危险性发生误判。治疗主要是灌洗和清创，静脉应用抗生素及静脉免疫球蛋白。初始抗生素治疗是合成青霉素（奈夫西林或苯唑西林），如果是 MRSA 感染则用万古霉素。替代疗法包括第一代头孢菌素。患者也可能需要紧急输液复苏。

（2）链球菌感染：涉及 A、B、C 组或 G 组化脓性链球菌的毒素。其临床表现类似于葡萄球菌中毒性休克综合征。初始抗生素治疗是克林霉素加青霉素 G 和静脉免疫球蛋白。替代疗法包括红霉素、头孢曲松和克林霉素。

7. 手术伤口感染　最常见的病原体是金黄色葡萄球菌，但 A、B、C 组和 G 组链球菌及肠杆菌科的情况并不少见。耐 MRSA 的物种感染正在增加，并且耐万古霉素甲氧西林金黄色葡萄球菌（VMRSA）已被报道。MRSA 最好用万古霉素治疗 [ 替代万古霉素包括替考拉宁、甲氧苄啶（复方磺胺甲噁唑）加磺胺甲噁唑、普丁 / 达福普汀、利奈唑胺、达托霉素、万星、夫西地酸、磷霉素、利福平和新生霉素 ]。

8. 耐 VMRSA 感染　治疗采用奎奴普丁 / 达福普汀、利奈唑胺或达托霉素。

9. 咬伤　见表 1-6。

**表 1-6　咬伤**

| 咬伤来源 | 病原体 | 优先抗生素方案 |
|---|---|---|
| 人 | 拟杆菌<br>表皮葡萄球菌<br>草绿色链球菌（100%）<br>棒状杆菌<br>金黄色葡萄球菌<br>消化链球菌<br>艾肯菌 | 早期治疗（尚未感染）：阿莫西林 / 克拉维酸（汀）<br>随着感染的迹象：氨苄西林 / 舒巴坦（unasyn）、头孢西丁、替卡西林 / 克拉维酸（特美汀），或哌拉西林他唑巴坦<br>患者对青霉素过敏：克林霉素或加环丙沙星或甲氧苄啶 / 磺胺甲噁唑<br>艾肯菌耐克林霉素、萘夫西林 / 苯唑西林、甲硝唑，可能对第一代头孢菌素、红霉素耐药；对氟喹诺酮类和甲氧苄啶 / 磺胺甲噁唑敏感；治疗联合头孢西丁或氨苄西林 |
| 犬 | 金黄色葡萄球菌<br>多杀性巴氏杆菌<br>拟杆菌<br>梭杆菌<br>嗜二氧化碳噬细胞菌 | 阿莫西林 / 克拉维酸（汀），克林霉素（成人），或克林霉素加甲氧苄啶 / 磺胺甲噁唑（儿童）<br>考虑抗狂犬病治疗<br>只有 5% 的患者受到感染 |
| 猫 | 多杀性巴氏杆菌<br>金黄色葡萄球菌<br>兔热病可能 | 阿莫西林 / 克拉维酸、头孢呋辛酯或多西环素 |
| 鼠 | 念珠状链杆菌<br>小螺旋菌 | 阿莫西林 / 克拉维酸或多西环素<br>抗狂犬病治疗不推荐 |
| 猪 | 多种微生物（需氧菌和厌氧菌） | 阿莫西林 / 克拉维酸，第三代头孢菌素，替卡西林 / 克拉维酸（特美汀），氨苄西林 / 舒巴坦，亚胺培南—西司他丁 |
| 臭鼬、浣熊、蝙蝠 | 多种 | 阿莫西林 / 克拉维酸或多西环素 |

| 咬伤来源 | 病原体 | 优先抗生素方案 |
|---|---|---|
| 蝮蛇（蛇） | 假单胞菌 | 建议抗狂犬病治疗 |
| | 肠杆菌 | 抗蛇毒血清治疗 |
| | 表皮葡萄球菌 | 头孢曲松钠 |
| | 梭菌 | 预防破伤风 |
| 棕色隐士蜘蛛 | — | 氨苯砜 |
| 鲶鱼刺 | 毒素（可能继发感染） | 阿莫西林/克拉维酸 |

（经许可，摘自 Gilbert DN，Moellering RC，Eliopoulos GM，et al. The Sanford Guide to Antimicrobial Therapy. Hyde Park，VT：Antimicrobial Therapy，Inc.；2006：38.）

10. 足的穿刺伤　透过运动鞋鞋底的钉子所致穿刺伤口产生的最具特征性的病原体是铜绿假单胞菌（除非机体是免疫受损或糖尿病）。假单胞菌（革兰氏阴性菌）感染需要积极清创和适当的抗生素治疗（通常是采用双抗生素方案）。对于一个既定的感染，最初的抗生素疗法应包括头孢他啶或头孢吡肟；另一种初始抗生素治疗方案可能包括环丙沙星（儿童除外）、亚胺培南、西司他丁或第三代头孢菌素。对于一个近期（数小时内）通过运动鞋的鞋底穿刺伤（无感染）预防性使用抗生素仍存在争议。1%～2%受伤的儿童可进展为骨髓炎。

11. 混合咸水或贝类损伤　涉及混合咸水（淡水和海水混合区）或贝类的肌肉骨骼损伤用药应包括第三代头孢菌素（如头孢他啶）。这将提供针对创伤弧菌的抗生素覆盖，如果不进行治疗，可能导致危及生命的全身性感染。

### （四）异位骨化

异位骨化（heterotopic ossification，HO）可由髋、膝、肘外伤导致。对一例创伤性截肢的患者，依据截肢平面及损伤机制可预测 HO 的发展。严重的 HO 甚至可发生于使用股骨远端骨牵引治疗的股四头肌中。HO 也可发生于一系列股四头肌外伤或竞技所致的挫伤。对于有早期 HO 的股四头肌挫伤的治疗是休息和有限范围内运动的练习。此外，膝关节脱位或股骨逆行髓内钉也可能导致膝关节周围 HO 的发展。

### （五）骨不连

骨不连是创伤骨科的常见并发症。它是切开复位股骨颈骨折后最常见的并发症。股骨干骨折髓内钉治疗后出现的骨不连与使用非甾体抗炎药有关。

### （六）隐匿性骨损伤

了解损伤及合并伤的类型可能会降低漏诊隐匿性骨损伤的风险。一个多发伤患者漏诊骨折的最常见原因是四肢未能正确成像。股骨远端骨折最常见的漏诊是股骨外侧髁冠状裂，这里最好采用 CT 诊断。髋关节脱位的患者最常见的合并伤是同侧膝关节受伤。隐匿性股骨颈骨折漏诊可能与股骨干骨折有关。诊断性检查应包括股骨颈的 X 线片。

### （七）创伤后应激障碍

创伤后应激障碍（posttraumatic stress disorder，PTSD）在骨科创伤患者中比较常见（51%）。若患者感觉创伤对感情的伤害比物理伤害更难治疗，提示存在创伤后应激障碍。

## 七、其他肌肉骨骼创伤

### （一）肢体威胁性损伤

最近的研究提示，高能量下肢损伤（high-energy lower-extremity trauma，HELET）接受保肢或截肢治疗后存在类似的治疗结果（Bosse et al，2002；Mackenzie et al，2005）。

1. 肢体损伤严重程度评分　肢体损伤严重程度评分，如肢体破坏严重程度评分（MESS），保肢指数（LSI），预测保肢指数（PSI），神经损伤、缺血、软组织损伤、骨骼损伤、休克以及患者年龄评分（NISSSA）；而汉诺威骨折评分-97（HFS-97）在一项 500 余例高能量下肢损伤的前瞻性评估中未显示临床用途（Bosse et al，2001）。

2. 保肢与截肢的比较　在 LEAP 研究中对骨科医师进行的调查显示，肢体损伤的特点在保肢或截肢的决定中起最重要的因素（MacKenzie et al，2002）。软组织损伤的严重程度和足底感觉对他们的决定影响最大。患者的损伤严重程度评分并没有对他们决定尝试保肢产生影响。

3. 足底感觉　一个下肢损伤患者缺乏足底感觉一直是传统的立即截肢指征。在 LEAP 研究中确定了一组患者同时有高能量下肢损伤与"无知觉的足"。55 例足底无感觉患者中，有 26 例行截肢术和 29 例行保肢术。2 年后，在 SIP 评分或重返工作率上无显著差异。在无知觉保肢组，55% 的患者在 2 年内恢复正常感觉。除了 1 例患者依然无知觉外，其他的患者部分恢复知觉。换言之，在高能量下肢损伤中，无知觉的足可能代表神经失用症。预计可以在 2 年内获得部分恢复。

4. 肢体缺血　肌肉坏死、继发性肌红蛋白血症和酸中毒可发生在肢体缺血或外伤性截肢后血管重建的再生或再灌注阶段。利尿和碱化尿液将减轻由于缺血再灌注损伤所致肌红蛋白血症的影响。

### （二）神经损伤

创伤性神经损伤有 3 种类型：神经失用症、轴突损伤和神经断裂。神经失用症代表牵拉或挫伤所致暂时性神经损伤，数天至数月可恢复。轴突损伤是损伤轴突本身但维持神经鞘的完整性（神经外膜和神经束膜），恢复需要数周至数月，因为神经必须从近端向远端再生。神经断裂是神经的连续性及周围结缔组织层的完全受损。必须手术修复或重建，从而允许神经沿正确的路径再生。决定外周神经损伤手术修复后恢复情况的最重要的因素是患者的年龄。

### （三）枪击性骨折

枪击性骨折代表一种特殊的开放性骨折。简单来说，低速枪击骨折（手枪）通常可以按闭合损伤来处理，而高速枪击骨折（猎枪、军用枪等）应采用开放性骨折的外科清创原则进行处理。

1. 低速枪击骨折　低速的定义为速度 < 2000ft/s。局部伤口护理和短程口服抗生素是这些低速伤的合理处理方式。

2. 高速枪击骨折　高速的定义为速度 > 2000ft/s。建议行正规清创术和静脉注射抗生素。

3. 脊柱损伤　枪弹损伤脊柱一般都是机械稳定的。低速脊柱枪击伤合并腹部脏器受累行清创手术的必要性还存在一定的争议。目前推荐，此类患者即使有椎管受累也不必行清创术，使用广谱抗生素静脉滴注 7 ~ 14 天。颈椎枪击伤可能危及生命，是由于邻近解剖结构如气管和颈部的大血管。对颈椎的枪击伤，ATLS 原则必须优先考虑气道、呼吸及循环。

## 八、总结

骨科创伤治疗的一般原则包括：危及生命情况优先采用 ATLS 指南，骨科干预前的休克及合并损伤的治疗，骨科医师在多发伤患者中需要懂得适当的干预时机，损伤控制骨科及开放性骨折的处理。全面地评估和处理每一个创伤患者，仔细检查并避免并发症都非常关键。

（杨　涛　译，肖进章莹审）

# 第 2 章

# 骨折治疗的原则

Mark R. Brinker, Daniel P. O'Connor

## 一、骨折概述

### （一）软组织

1. 闭合性骨折　骨折未与外界相通。软组织损伤由轻到重（如压榨伤）。闭合性软组织损伤通常按照 Tscherne 法分级。

（1）0 级损伤：为轻微的软组织损伤。

（2）1 级损伤：为覆盖骨折部位的软组织表浅擦伤或挫伤。

（3）2 级损伤：为明显的肌肉挫伤或带有沾染的皮肤挫伤或两者兼而有之。骨创伤在此种损伤中表现的往往较为严重。

（4）3 级损伤：为严重的软组织损伤，常伴有严重的脱套、碾压、骨筋膜隔室综合征或血管损伤。

2. 开放性骨折　骨折与外界相通。软组织受损伤的程度与创伤过程中肢体所遭受的能量大小有关。

（1）分型：开放性骨折通常按照 Gustilo 分型系统加以描述。

1）Ⅰ型开放性骨折:指的是清洁伤口长度＜ 1cm，肌肉损伤小，无明显的骨膜剥脱。

2）Ⅱ型开放性骨折：指的是伤口长度＞ 1cm，没有明显的软组织损伤、皮瓣形成或撕脱伤。

3）Ⅲ型开放性骨折：具有更大的伤口，皮肤、肌肉、骨膜及骨具有更广泛的创伤，枪击伤和农场损伤属于此类骨折中的特殊类别。

4）Ⅲa 型损伤：污染范围广和（或）存在深层软组织的损伤，但具有足够的覆盖骨与神经血管结构的软组织，无须肌肉的转位。

5）Ⅲb 型损伤：具有广泛的软组织损伤，需经旋转的或游离的肌肉转移才能取得骨和神经血管结构的覆盖。通常该型损伤存在广泛的污染。

6）Ⅲc 型损伤：为开放性骨折伴有血管的损伤，需要人工修复。

通常，在急诊室对Ⅰ型、Ⅱ型开放性骨折进行初次的体格检查时便会发现其往往具有明显的骨膜剥脱和肌肉损伤，在连续的清创后需要进行肌肉的转移覆盖。因此，Gustilo 分型似乎有随着时间推进而逐渐严重的趋势。

（2）开放性骨折的抗生素使用：对开放性骨折患者，应预防性使用抗生素 48 ～ 72 小时（对于清洁伤口只需使用 24 小时）。对需要进行连续多次清创的患者，绝大多数骨科医师继续在最后一次清创术后连续使用 48 小时。抗生素的使用原则应按照开放性骨折的严重程度（按 Gustilo 分型）。

1）Gustilo Ⅰ型：第一、第二代头孢菌素（最常用，如头孢唑林）。

2）Gustilo Ⅱ型：第一、第二代头孢菌素（最常用，如头孢唑林）。

3）Gustilo Ⅲa 型：第一、第二代头孢菌素 + 氨基糖苷类抗生素。

4）Gustilo Ⅲb 和Ⅲc 型：第一、第二代头孢菌素加氨基糖苷类抗生素 + 青霉素类［对于开放性浸泡（如沼泽地）］损伤的应额外使用第三代头孢菌素。

（3）破伤风的预防：参见第 1 章，创伤治疗的一般原则。

（4）创伤性截肢：在再植过程中的结构性重建，所推荐的顺序依次是骨折稳定、动脉修复、静脉修复、神经修复及肌肉的缝合。

3. 软组织损伤

（1）概述：伤口的愈合需要氧合作用，启动细胞机制，清洁的无污染和坏死组织的伤口。愈合分为 4 个时相。

1）凝血期（以分钟计）。

2）炎症期（以小时计）。

3）肉芽组织期（以天计）。

4）瘢痕组织形成期（以周计）。

（2）特定组织

1）骨骼肌：典型的肌肉损伤愈合方式是密集的瘢痕愈合。对骨骼肌完全撕裂经外科修复后通常只有肌纤维远端的极少再生，在撕裂端形成瘢痕，约能恢复 50% 的肌肉强度。

2）肌腱：由平行排列成簇的成纤维细胞构成。共分两种类型。

①腱旁组织：有背覆的肌腱（血管化的肌腱）—多条血管供给构成丰富的毛细血管血供。

②带鞘的肌腱：一根肌腱只携有一条血管，供给肌腱的一个节段；无血管区通过血管化节段的弥散来吸收营养。因为血管供给方式的不同，覆盖腱旁组织的肌腱愈合较之带鞘肌腱更好。

创伤后肌腱愈合的启动借由腱鞘来源的成纤维细胞及巨噬细胞，后者启动愈合、重建过程。肌腱修复后第 7 ～ 10 天时强度最弱；在第 21 ～ 28 天时重获初始的大部分强度，6 个月后获得最大强度。

3）韧带：韧带的超细微结构与肌腱组织相似。不过，它们的纤维更多变，弹性蛋白含量也更高。与肌腱不同，韧带具有"同一的微血管化"模式，在长入点接受血供。韧带的愈合得益于关节的正常压力和张力。韧带的早期愈合由 Ⅲ 型胶原参与，随后转化为 Ⅰ 型胶原。无论是未损伤的还是已修复的韧带，制动都将降低韧带的强度（弹性模量减低）。普遍认可的韧带断裂机制是贯穿分布于韧带体部的胶原纤维束相继断裂，而不是局部特定位置的断裂。韧带不会出现塑性变形（它们"宁折不屈"）。韧带实质的撕裂伤常见于成人，儿童多出现韧带撕脱伤，典型的韧带撕脱发生在未矿化和矿化的纤维软骨层之间。

（3）骨折相关的软组织损伤的治疗

1）软组织损伤治疗分期：软组织损伤患者的治疗需经历 3 个不同时期。急性期包括伤口的冲洗、清创、骨骼的重建及关节运动范围的恢复。重建期用来处理创伤带来的后遗症（延迟愈合、不愈合、畸形、感染）。康复期致力于患者心理、社会和职业的回归。

2）急性期治疗的总则

①评估软组织损伤区域：软组织损伤区域往往比骨折本身损伤的范围大得多（图 2-1）。

②评估相关的血管损伤（肢体活力）。

③评估神经损伤。

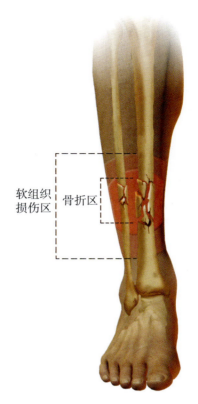

**图 2-1　软组织损伤区的图示**
注意软组织损伤的范围比骨折损伤的范围大得多

④在手术室应使用大量等张液体进行脉冲冲洗，除去坏死组织及异物。

⑤小心仔细地清创，将所有的异物及坏死组织从伤口内清除干净。每 24 ～ 48 小时即进行一次，直至伤口能够闭合或能够形成覆盖。

⑥使用手术刀对开放性伤口进行适当延长，使之能够充分显露深部组织，进行有效的评估和清创。

⑦游离的骨断端应被回纳到伤口内；小的、失活的骨皮质可予以剔除。检查并清理骨髓腔。

3）伤口闭合或覆盖的类型

①一期闭合。

②延期闭合。

③二期愈合。

④中厚皮片移植。

⑤随意皮瓣，如邻指皮瓣。

⑥带血管蒂皮瓣，如腓肠肌皮瓣。

⑦游离皮瓣（图 2-2）：可以是筋膜皮瓣或肌皮瓣。

4）伤口闭合或覆盖的时机：早期的伤口闭合或覆盖（3 ～ 5 天）可取得满意的治疗效果。

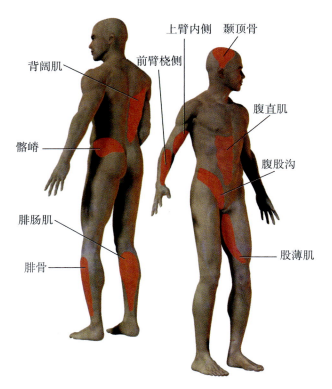

背阔肌
前臂桡侧
上臂内侧
颅顶骨
髂嵴
腹直肌
腹股沟
腓肠肌
腓骨
股薄肌

图 2-2　最常使用的供游离移植供体局部图

## （二）骨

1. 解剖定位　涉及的骨名称。

2. 局部定位

（1）骨干。

（2）干骺端。

（3）骨骺。

1）关节外。

2）关节内。

（4）骺板（骨质不成熟的个体）。

3. 骨折线方向

（1）横形：张力是导致横形骨折的载荷模式。

（2）斜形：压力是导致斜形骨折的载荷模式。

（3）螺旋形：扭力是导致螺旋形骨折的载荷模式。

4. 骨折的情况（图 2-3）

（1）粉碎性骨折：存在 3 个或 3 个以上骨块的骨折。粉碎性骨折通常都源于高能量损伤。

（2）病理性骨折：骨折线通过此前因罹患疾病骨质变差的区域发生的骨折，包括原发骨肿瘤、骨转移瘤、骨的感染、骨质疏松、代谢性骨病及其他。

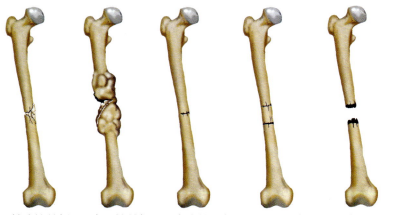

粉碎性骨折　　病理性骨折　　不完全性骨折　　节段性骨折　　骨折伴有骨缺损

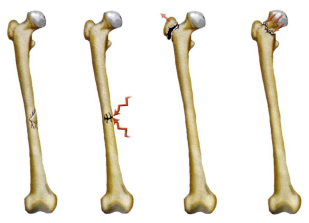

蝶形骨折　　应力骨折　　撕脱骨折　　嵌插骨折

图 2-3　骨折中骨的状态

（3）不全骨折：没有断裂成单独的骨块。

（4）节段骨折：存在远、中、近端骨折块的骨折。中间段骨块的血供常受到影响。这种骨折为典型的高能量损伤，伴有软组织（肌肉及骨膜）从骨上的剥脱，出现骨愈合方面的问题（骨延迟愈合或不愈合）。

（5）骨折伴骨缺损：在开放性骨折时骨块遗留在创伤现场（开放性高能量损伤）；或因为创伤导致失活，需要清除；或是严重的粉碎性骨折，骨折块太碎，以至于出现临床意义上的骨节段的"缺损"。

（6）骨折伴蝶形骨块：与节段骨折相似，但蝶形骨折块没有累及骨的整个横截面。导致这一骨折的损伤机制是折弯暴力。

（7）应力骨折：骨折由反复的载荷引起，比如在新兵（整日行军）和芭蕾舞演员中常易发生。绝经后的跑步者中也容易发生应力骨折。常发生应力骨折的部位包括距骨、跟骨、胫骨（其他部位亦可以发生）。

（8）撕脱骨折：因为肌腱或韧带受到牵拉，导致其在骨的止点发生骨折。应注意与籽骨（手、足等部位）相区分。也不要与未融合的骨化中心相混淆（二分髌骨、足副舟骨、距后三角骨）。

（9）压缩骨折：骨折块受挤压（通常是轴向载荷）。

5. 骨折类型　见表 2-1。

表 2-1　骨的类型

| 镜下观 | 亚型 | 特点 | 举例 |
| --- | --- | --- | --- |
| 板层骨 | 骨皮质 | 结构沿着应力线的方向强 | 股骨干 |
|  | 骨松质 | 比骨皮质更有弹性 | 股骨远干骺端 |
| 编织骨 | 未成熟的 | 不应力导向 | 胚胎骨骨折骨痂 |
|  | 病理性 | 随机的组成转化增加弱富有弹性 | 骨源性骨肉瘤骨纤维结构不良 |

6. 畸形　参阅第 3 章畸形矫正原则。

（1）长度：描述短缩或过长。

（2）成角：描述成角的顶点指向何方（冠状位、矢状位、斜位）。

（3）旋转：描述骨折碎块（或已愈合的骨段）沿骨的长轴的旋转程度。

（4）移位：描述骨折块前后位、内外侧的移位情况，骨折块保持了其与初始位置或其他骨的平行关系。

## 二、骨折的治疗

### （一）非手术治疗

非手术治疗适用于低能量损伤或因为全身因素或局部因素不能手术的患者。

1. 复位　复位分为以下三步。

（1）沿肢体长轴牵引。

（2）骨折块的分离（加重畸形）。

（3）骨折的两端再次对位。

2. 支具技术

（1）三点固定（图 2-4）。

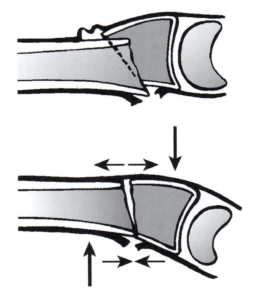

图 2-4　三点固定支具技术

三点支具或夹板固定能通过软组织铰链的张力作用维持复位（经许可，摘自 Court-Brown CM. Principles of nonoperative fracture treatment. In : Bucholz RW, Court-Brown CM, Heckman JD, et al., eds. Rockwood and Green's Fractures in Adults. 7th ed. Philadelphia, PA : Lippincott William & Wilkins, 2010.）

（2）管状骨的持续加压固定技术。

3. 牵引技术

（1）皮肤牵引。

（2）骨牵引。

### （二）手术治疗

1. 外固定　适用于开放性骨折，闭合性骨折伴有严重软组织创伤，骨折（或骨不愈合）伴随感染。

2. 内固定

（1）骨折治疗的 AO 原则：见表 2-2。

（2）折块间加压

1）静态加压：如加压螺钉。

2）动态加压：如非锁定的髓内针、滑动的髋部

螺钉或张力带。

（3）夹板固定：允许在内置物与骨之间有滑动，如髓内针固定。

（4）桥接固定：内置物桥接跨越骨折粉碎区域。

**表 2-2 骨折治疗的 AO 原则的演化**

| AO 原则 | 最初概念 | 目前概念 |
|---|---|---|
| AO 原则第 1 条：解剖复位骨折块 | 骨骺、干骺端及骨干的解剖复位 | 骨骺：关节碎片应解剖复位<br>骨干：长度、力线及旋转的恢复<br>干骺端：通过骨移植进行骨缺损的长度、力线及旋转的恢复 |
| AO 原则第 2 条：坚强内固定 | 所有的骨骺、干骺端及骨干绝对坚强固定 | 骨骺：绝对坚强固定<br>骨干和干骺端：相对稳定（足够促进骨融合） |
| AO 原则第 3 条：保护血供 | 无创外科技术 | 闭合及间接复位技术；使用不影响骨及软组织血供的内固定物 |
| AO 原则第 4 条：早期无痛功能锻炼 | 早期全范围关节运动的锻炼 | 早期全范围关节运动的锻炼 |

3. 间接复位　是一项通过对骨折粉碎区域实施牵引以使骨折碎块通过周围软组织的张力进行复位的技术。牵引力可能源于股骨牵引装置、外固定架、AO 关节张力装置或椎板撑开器。韧带整复术是一种通过对关节周围的韧带和关节囊进行牵拉，使关节内骨折块进行复位的方法。

## 三、成骨和骨折愈合的生物学

### （一）概述

骨折愈合涉及一系列的细胞学事件，包括炎症、纤维组织和软骨生成、软骨内骨化。骨折愈合的细胞学事件受骨折部位的未分化细胞影响，骨诱导生长因子释放到骨折环境中去。

### （二）成骨类型（表 2-3）

**表 2-3 骨形成的分型**

| 骨化分型 | 骨化机制 | 正常机制举例 |
|---|---|---|
| 软骨内成骨 | 骨取代软骨的模式 | 胚胎期长骨形成<br>纵向生长（骨干）<br>骨折骨痂<br>使用去矿化骨基质的骨形成 |

续表

| 骨化分型 | 骨化机制 | 正常机制举例 |
|---|---|---|
| 膜内成骨 | 未分化的间充质细胞集合体分化为成骨细胞 | 胚胎期扁骨形成<br>牵张成骨的骨形成<br>胚基骨 |
| 原位成骨 | 成骨细胞在现有骨上铺设新骨 | 骨膜的骨增厚<br>塑形期的骨重建 |

### （三）骨折修复

骨对创伤的反应被视为连续的组织学过程，从炎症开始，通过修复进行（软骨痂到硬骨痂），最终止于重建。骨折修复是唯一完全没有瘢痕形成的修复。骨折愈合可能受到多种生物学和力学因素的影响（表 2-4）。

1. 骨折修复分期

（1）炎症期：骨折部位及周围软组织的出血形成血肿（纤维蛋白凝块），也成为分泌生长因子的造血细胞的来源。随后，成纤维细胞、间充质细胞、骨祖细胞出现在骨折部位，纤维血管组织形成于骨折断端，从周围成骨前体细胞而来的成骨细胞和（或）

成纤维细胞开始增殖。

表 2-4 影响骨愈合的生物及力学因素

| 生物学因素 | 力学因素 |
|---|---|
| 年龄 | 软组织对骨的附着程度 |
| 代谢性骨病 | |
| 基础疾病 | 稳定性（制动的程度） |
| 功能水平 | 解剖部位 |
| 营养状态（骨折患者每天推荐摄入 1500mg 钙） | 遭受能量水平 |
| | 骨缺损的程度 |
| 神经功能 | |
| 血管损伤 | |
| 激素 | |
| 生长因子 | |
| 软组织包膜的健康状况 | |
| 无菌程度（开放性骨折） | |
| 吸烟 | |
| 用药 | |
| 局部病理情况 | |
| 遭受能量水平 | |
| 所涉及的骨的类型 | |
| 骨缺损的程度 | |

（2）修复期：原始骨痂反应发生在 2 周之内。如果骨折断端未形成连接，则桥接（软）骨痂形成（纤维软骨增生以稳定骨折断端）。软骨痂（纤维骨痂）在此后将通过软骨内骨化的形式被替代，形成编织骨（硬骨痂）。另一种骨痂——髓内骨痂，虽然生长很慢且发生较晚，但其作为桥接骨痂的一种补充形式而存在。骨痂形成的数量与骨折制动的程度相关。骨皮质一期愈合，类似于正常的骨重建，发生在坚强固定和解剖（或近似解剖）复位的基础上（骨折断端连续）。骨折愈合有多种不同的治疗方法（表 2-5）。闭合治疗，"软骨内愈合"通过骨膜桥接骨痂的形成。使用坚强固定的骨折（如使用加压接骨板），骨单位直接形成或一期骨愈合而无骨痂生成。髓内针固定的修复通过膜内骨化和软骨内骨化两个途径完成。

（3）重建：在修复中期启动这一过程，并且持续至骨折临床愈合后很长一段时间（长达 7 年）。按照沃尔夫定律，骨将基于施加给它的应力进行正常结构和形态的重建。通过这一过程，在修复过程中形成的编织骨将被板层骨所替代。当髓腔再通后标志着骨折修复的完成。

表 2-5 基于骨折稳定性的骨折愈合分型

| 制动方式 | 愈合的主要类型 | 评述 |
|---|---|---|
| 支具（闭合治疗） | 骨膜桥接骨痂 | 软骨内骨化 |
| 加压板 | 主要的骨皮质愈合（重塑） | 尖锐的锥状重建 |
| 髓内钉 | 早期——骨膜骨痂 | 软骨内骨化及膜内骨化 |
| | 晚期——髓内骨痂 | |
| 外固定架 | 取决于固定强度 | |
| | 欠坚强——骨膜桥接骨痂 | |
| | 过坚强——主要为骨皮质 | 软骨内骨化失败， |
| 不足 | 肥大型骨不连 | Ⅱ型胶原占优 |

2. 骨折愈合的生化过程 骨折愈合的生化过程分为四期（表 2-6）。

表 2-6 骨折愈合生化分期

| 分期 | 占主导的胶原蛋白类型 |
|---|---|
| 间充质期 | Ⅰ，Ⅱ（Ⅲ，Ⅴ） |
| 软骨期 | Ⅱ，Ⅸ |
| 软骨 – 类骨期 | Ⅰ，Ⅱ，Ⅹ |
| 成骨期 | Ⅰ |

### （四）骨的生长因子

1. 骨形态发生蛋白（BMPs） 骨诱导性；诱导多能干细胞转化为成骨细胞；已报道多达 20 种不同的 BMPs。BMPs 的靶细胞是未分化的血管周围间充质细胞。BMPs 刺激骨的形成，并受到头蛋白和腱蛋白的抑制；拮抗药与激动药间的平衡对于骨折的愈合似乎很重要。跨膜的丝氨酸 / 苏氨酸激酶受体的激活导致细胞间蛋白 SMADs 激活，而后者作为 BMPs 的信号转导介质。BMP-2、BMP-6 和 BMP-9 似乎是促使间充质干细胞向成骨细胞分化的重要因子，然而大多数的 BMPs 在成熟的成骨细胞中诱导骨的形成。

2. β - 转化生长因子（TGF-β） 诱导间充质细胞产生Ⅱ型胶原蛋白和蛋白多糖。同时也诱导成骨细胞合成胶原蛋白。TGF-β 存在骨折的血肿中，被认为在骨痂中起调节软骨和骨形成的作用。软骨细胞和成骨细胞有合成 TGF-β 的作用。细胞外骨基质是 TGF-β 的重要来源。

3. 胰岛素样生长因子 Ⅱ（IGF-Ⅱ）刺激 Ⅰ 型胶原蛋白、细胞增殖、软骨基质合成和骨的形成。

4. 血小板源性生长因子（PDGF）骨折后从血小板中释放；它吸引炎症细胞及骨祖细胞到达骨折部位（趋化作用）。

5. 生长激素　胰岛素样生长因子 Ⅰ，引起生长板不成熟地增殖，导致骨的线性生长。

### （五）激素在骨折愈合中的作用（表 2-7）

表 2-7　激素在骨折愈合中的作用

| 激素 | 作用 | 机制 |
| --- | --- | --- |
| 生长激素 | 正性 | 增加骨痂量 |
| 甲状腺激素 | 正性 | 骨重建 |
| 甲状旁腺激素 | 正性 | 骨重建 |
| 降钙素 | 正性？ | 未知 |
| 可的松 | 负性 | 减少骨痂量 |

### （六）超声与骨折愈合

（1）临床研究表明，低强度脉冲的超声加速骨折愈合且能增强骨痂的机械强度，包括抗扭力和刚度。

（2）推测这一过程的可能机制是负责骨折愈合的细胞对超声信号传递的机械能进行了积极应答。

### （七）电刺激与骨折愈合

1. 定义

（1）应激诱发电位：作为调节细胞活性的信号，压电效应和流动电位是诱发电位的代表。

（2）压电效应：组织中的电荷在机械力的作用下发生位移。

（3）流动电位：当带电荷液体越过带有固定电荷的组织（细胞膜）时产生流动电位。

（4）跨膜电位：由细胞代谢产生。

2. 骨折愈合　软骨与骨的电性能取决于它们所带的电荷数。通过改变细胞活性刺激骨折修复的装置已研制成功。

3. 电刺激的分型

（1）直流电（DC）：刺激炎症反应。

（2）交流电（AC）："容量耦合生成器"。影响环腺苷酸胶原合成以及在修复过程中的钙化。

（3）脉冲电磁场（PEMF）：启动纤维软骨的钙化（不能诱导纤维组织钙化），增强 BMPs 和 TGF-β 的表达。

### （八）辐射对骨的作用

（1）骨损伤后受大剂量辐射的远期变化是哈佛系统的改变，全部的细胞结构均遭到破坏。

（2）异体骨经大剂量辐射（90kGy，病毒灭活剂量），将明显破坏其结构的完整性。

## 四、骨移植物

### （一）概述

骨移植物在骨折、延迟愈合、不愈合治疗中起重要的辅助作用，骨移植物有 4 个重要的属性。

### （二）骨移植物属性（表 2-8）

1. 骨传导基质　骨生长时好像脚手架或是框架。

表 2-8　骨移植物特性

| 移植物 | 骨传导 | 骨诱导 | 成骨细胞 | 结构完整性 | 其他 |
| --- | --- | --- | --- | --- | --- |
| 自体骨松质 | 优 | 良 | 优 | 差 | 快速吸收 |
| 自体骨皮质 | 可 | 可 | 可 | 优 | 缓慢吸收 |
| 同种异体骨 | 可 | 可 | 无 | 良 | 新鲜骨具有高度免疫原性；冻干骨具有最小的免疫原性，但也是最低的结构完整性（最弱）；新鲜冷冻骨保留了骨形态发生蛋白（BMP） |
| 陶瓷 | 可 | 无 | 无 | 可 | |
| 去矿化骨基质（DBM） | 可 | 良 | 无 | 差 | |
| 骨髓 | 差 | 差 | 良 | 差 | |

（经许可，摘自 Brinker MR，Miller MD. Fundamentals of Orthopaedics. Philadelphia，PA：WB Saunders；1999：7.）

2. 骨诱导因子　生长因子，如 BMP 和 TGF-β，促进骨的形成。

3. 生骨细胞　包括原始间充质细胞、成骨细胞和骨细胞。

4. 结构完整性

### (三) 具体的骨移植物类型

1. 移植物分类

（1）骨皮质移植物：通过新生骨沉淀（重新恢复强度）的重吸收过程（这将使移植物强度下降），现有的哈佛系统缓慢塑形并与宿主结合。重吸收仅限于骨单元的边界，间质的板层状结构被保存下来。相对于骨松质，骨皮质的骨转换慢，常被用于结构性缺损。

（2）骨松质移植物：骨松质移植通常用来治疗骨不连和骨空腔缺损，因为它的重建和结合发生得快（通过爬行替代的方式）。骨松质快速地再血管化，成骨细胞在旧的骨小梁上沉积新骨，随之进行重建（"爬行替代"）。

（3）带血管蒂的骨移植物：虽然技术上难度较大，但通过保留绝大多数的细胞能够实现快速的融合。血管化的移植物最适合应用于组织遭受辐射或当组织存在广泛缺损时［然而，获取带血管蒂的移植物可能存在供区并发症（如带血管蒂腓骨移植）］。

（4）骨关节（骨软骨）移植物：其越来越多地应用于肿瘤手术中。这些移植物具有免疫原性［软骨易受到免疫反应炎症介质的损害（来源于抗体及淋巴细胞的细胞毒性损伤）］；关节软骨保存于甘油或二甲亚砜中；低温保存的骨移植物仅存有很少的有活性的软骨细胞。经组织配型的新鲜骨软骨移植物具有最小的免疫原性，能与宿主骨良好结合。

（5）去矿物化骨基质（Grafton）：兼具骨诱导及骨传导作用。

（6）骨髓细胞。

2. 移植骨来源

（1）自体移植骨：从患者自身获取的骨。

（2）异体移植骨：从捐赠尸体获取的骨。所有移植骨必须经过无菌技术获得，供体必须通过有关传染病的筛查。

（3）合成骨移植物：钙、硅或铝的复合物。

1）含硅酸盐移植物：这些移植物以硅酸盐的形式结合有硅元素（二氧化硅）。

①生物活性玻璃。

②玻璃 - 离子交联聚合物骨水泥。

2）含磷酸钙移植物：具有骨传导及骨诱导的能力。这些材料具有很慢的生物降解速率。许多是以陶瓷形式出现［磷灰石晶体加热熔成晶体（烧结）］。

①磷酸三钙。

②羟基磷灰石［如 Collagraft Bone Graft Matrix（Zimmer, Inc., Warsaw, IN, USA）；纯化的牛真皮胶原纤维复合陶瓷羟基磷灰石颗粒和 β - 磷酸三钙颗粒］。

3）硫酸钙：骨传导性［如 OsteoSet（Wright Medical Technology Inc., Arlington, TN, USA）]。

4）碳酸钙（化学性质未改变的海底珊瑚）：它可以被骨再吸收并替代（骨传导性）（如 Biocora; Inoteb, France）。

5）珊瑚羟基磷灰石：碳酸钙骨架经过热交换处理转化成磷酸钙（如聚孔质 200 和聚孔质 500；Interpore Orthopaedics, Irvine, CA, USA）。

6）其他材料

①氧化铝：因为内置物与骨之间的压力和张力可以产生反应，氧化铝陶瓷与骨发生结合。

②硬组织：被用作高聚物的替代品。

### (四) 移植物制备

同种异体移植物可通过多种方法制备。

1. 新鲜骨（因为细胞表面的糖蛋白使得免疫抗原性增加）。

2. 新鲜冷冻骨：与新鲜骨相比，免疫原性减少，且新鲜冷冻异体骨保存有骨形态发生蛋白（BMPs）。与其他成分相比，同种异体移植骨的骨髓细胞能引起最大程度的免疫原性反应。

3. 冻干骨：失去了结构完整性并缺少 BMPs。冻干异体骨具有最小的免疫原性及单纯的骨传导作用，同时病毒传播的可能性也降到了最低。冻干骨通常被称为"油炸面包块"。

4. 骨基质明胶：是被消化的 BMPs 源。

## 五、牵张成骨技术

### (一) 定义

牵张成骨技术（图 2-5）是使用牵张的方法刺激骨形成。

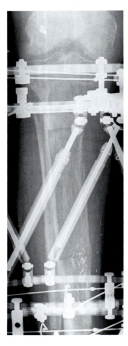

**图 2-5　胫骨远端大段缺损行骨搬运患者的 X 线片**
胫骨近端的前后位 X 线片显示使用牵张成骨技术的骨再生；通过膜内成骨形成骨组织

#### （二）临床应用

1. 肢体延长。
2. 肥大性骨不连。
3. 畸形矫正（通过差异性的延长）。
4. 节段性骨缺损（通过骨搬运）。

#### （三）生物学

1. 在最佳稳定条件下，骨通过膜内成骨。
2. 在不稳定条件下，骨形成通过软骨内骨化或在极度不稳的情况下将会形成假关节。

#### （四）组织学时相

1. 潜伏期（5～7 天）。
2. 分离期［典型的为每天 1mm，每个月约 1in（1in=2.54cm）］。
3. 巩固期（典型的为分离期 2 倍的距离）。

#### （五）牵张成骨过程中的最佳骨形成条件

1. 低能量的骨皮质切开术或截骨术。
2. 在骨皮质最少的截骨部位软组织剥离（保护血供）。
3. 稳定的外固定以消除旋转、剪切和弯曲力矩。
4. 5～7 天的潜伏期（不予以延长）。
5. 每次牵张 0.25mm，每天 3～4 次（每天 0.75～1.00mm）。

6. 在巩固过程中固定间距保持不变（无牵张）。
7. 肢体正常的生理性活动，包括负重。

## 六、影像学

#### （一）核医学

1. 骨扫描　$^{99m}$锝磷酸复合物能显示血流和代谢增加，并且在骨感染、创伤及肿瘤形成的部位被吸附到羟基磷灰石晶体上。不仅可以获取全身影像，还可获取带有更多细节的针孔影像。其特别适用于细微骨折、缺血性坏死［低灌注（血流减弱）早期，在修复相上出现摄取的增加］，以及骨髓炎（特别是当三相研究结合了铟或镓的扫描）的诊断。三相（甚或四相）研究可能有助于评估复杂的局域疼痛综合征和骨髓炎。骨扫描的 3 个时相如下。

（1）第一相（血流相，即刻）：该时相显示血流通过动脉系统。

（2）第二相（血池相，30 分钟）：该时相显示示踪剂在血管系统的均衡分布。

（3）第三相（延迟相，4 小时）：该时相显示示踪剂聚集的部位。

2. 镓扫描　因为有示踪的血清蛋白渗出，$^{67}$镓柠檬酸盐聚集于炎症反应及肿瘤可能存在的部位。需要观察延迟相（通常指 24～48 小时甚至更久）。镓扫描时常联合应用于骨扫描——"双示踪"技术。镓与锝相比较少依赖于血流，可以聚集于其他检查所忽略的病变。在镓扫描上难以区分蜂窝织炎与骨髓炎。

3. 铟扫描　$^{111}$铟标记的白细胞聚集于炎症反应区，但不在肿瘤区聚集。铟扫描适合于对急性感染（如骨髓炎）的评估。

4. 锝标记的白细胞扫描　同铟标记的白细胞扫描类似。

#### （二）磁共振成像

1. 概述　磁共振成像（MRI）是一种评价软组织和骨髓的极好方法，常用于骨坏死、肿瘤、感染和创伤的评价。磁共振提供轴位、矢状位的影像。对于安装了起搏器、脑动脉夹或特定部位有弹片、硬金属物的患者，禁行磁共振检查。

2. MRI 的具体应用

（1）骨坏死：对于骨坏死的早期检测，磁共振是最敏感的手段（检测早期的骨髓坏死和血管化的间充质组织长入）［X 线断层摄影是诊断骨坏死分期的最佳方法（髋部疾病）]。MRI 具有高度特异性（98%），能可靠地评估疾病的阶段和程度。$T_1$ 影像显示病态的骨髓是暗色的。MRI 可以直接评估软骨。

（2）感染及创伤：磁共振对于游离水增加具有良好的灵敏度，能显示感染和新鲜出血的区域（在 $T_1$ 像呈黑色，在 $T_2$ 像上呈白色；若强化的 $T_1$ 加权抑脂像显示明亮的骨髓信号涉及周围的脂肪组织，提示骨髓炎）。对于评价隐匿性骨折（特别是老年人髋部骨折），MRI 是一种极好的方法（具有高度的精确性及敏感性）。

### （三）计算机断层扫描（CT）

对骨科领域而言，CT 扫描一直是一项重要的技术。CT 比其他任何方法都能更好地显示骨的解剖结构。CT 能够良好地显示髋关节脱位闭合复位后关节的不匹配。最近，使用更多的 X 线光束的多探头的 CT（MDCT）能产生更高分辨率的图像。

### （四）骨密度的测量（非侵袭技术）

一些技术方法可用于骨密度的测量和评估骨折的风险。这些方法在伴有骨密度减低的老年骨折患者中尤为适用。

1. 单光子吸收测量法 此项技术的基本原理是被测定的骨皮质的密度与穿过它的光子数量成反比。对于单光子吸收测量法，最好用于测量四肢骨骼（桡骨干部或远干骺端）；对于中轴骨，这些测量结果则不可靠（缘于软组织深度发生了改变）。

2. 双光子吸收测量法 与单光子吸收测量法类似，双光子吸收测量法是基于核素手段进行骨密度的测量。然而，双光子吸收测量法可以进行中轴骨及股骨颈密度的测量（该方法能将叠加在脊柱和髋部之上的软组织信号进行弱化）。

3. 定量计算机断层扫描 可以对骨小梁的骨密度进行选择性测量（这些骨存在早期代谢性改变的高风险）。该技术包括对于已知骨密度区域的同步光子扫描，以建立一个标准化矫正曲线。精度非常好，准确度在 5% ~ 10%。

4. 双能 X 线吸收测量法（DEXA） DEXA 通过发射两个不同能级的 X 线束测量骨矿物含量及软组织成分，这将在不同组织中存在不同的吸收。通过对两种不同光束吸收差异的评估，定量靶组织（如骨）的存在和密度。DEXA 是可信度和精确度最高的预测骨折风险的方法，较之定量 CT 具有更小剂量

的辐射。

## 七、骨折并发症

### （一）延迟愈合

延迟愈合主要表现为骨折没有在预期的时间范围内愈合，但仍具有某些生物学活性。

### （二）不愈合

不愈合（图 2-6）表现为骨折没有临床或放射学愈合的证据（没有证据表明具有继续骨愈合的能力）。

1. 萎缩性骨不连 这类骨不连系无血管化且缺少愈合的生物学能力。典型表现为骨断端狭窄（像铅笔尖样），并且是无血管的。治疗萎缩性骨不连在于激发局部生物学活性（如使用骨移植物或骨皮质切除骨搬运术）。

2. 肥大性骨不连 这类骨不连存在过度血管化且具有生物学能力，但缺少机械稳定性。典型的骨断端过度生长，并且给人的印象是骨折已经"尝试愈合"。肥大性骨不连的治疗在于增加进一步的机械稳定性（比如使用接骨板及螺钉的固定）；骨移植物不是必需的。肥大性骨不连对于接骨板固定的最初生物学反应是纤维软骨的矿化。

3. 营养不良性骨不连 具有充足的血供，却几乎没有骨痂形成。营养不良性骨不连是由于骨折断端移位复位不充分所致。营养不良性骨不连的治疗在于复位，使之获得断端的接触和机械稳定性。

4. 感染性骨不连 伴有慢性感染的骨不连。感染性骨不连的治疗重点，首先是清除感染灶；其次是促进骨折愈合。

### （三）畸形愈合

畸形愈合见第 3 章畸形矫正原则。

### （四）骨感染

1. 引言 骨髓炎是骨及骨髓感染的一种疾病，它可以是开放性创伤伤口直接沾染，也可以是病原体经血源性途径播散（血行性）所致。仅基于临床表现及发病年龄，不可能推测是哪一种病原体导致的骨髓炎。因此，做多点深层取样培养以明确微生物诊断是十分必要的（在静脉系统培养出的病原体不能准确地代表伤口深层及骨内的微生物）。

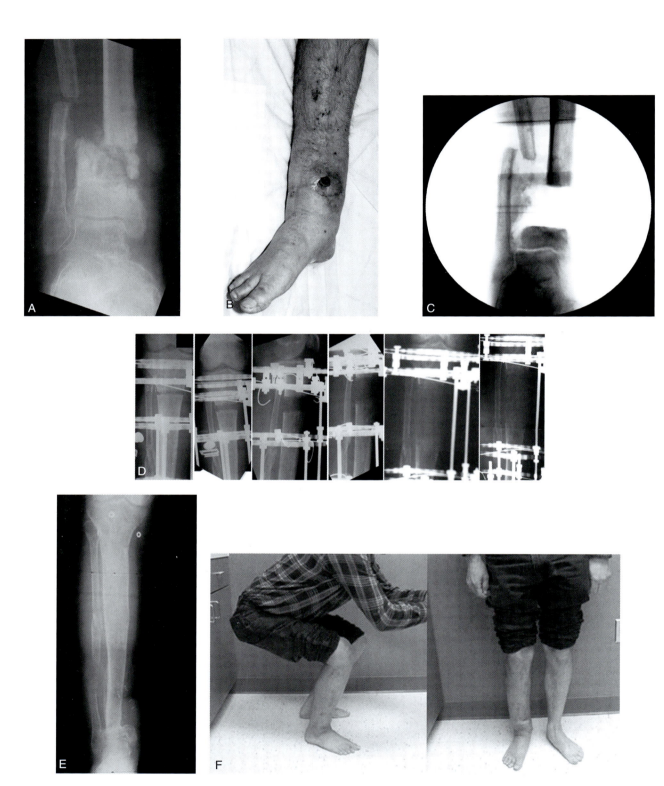

图 2-6  骨折不愈合

A. 前后位 X 线片；B. 59 岁的男性患者伴有右胫骨远端的严重感染性骨不连；C. 节段性感染和坏死骨切除后的术中 X 线片；D. 由近至远的骨搬运序列 X 线片；E. 最终 X 线片显示牢靠的骨性愈合；F. 临床照片显示完全负重和膝关节与踝关节优良的活动范围

2. 急性血源性骨髓炎 骨及骨髓通过血源微生物感染。儿童经常受累（男孩比女孩易感）。在儿童中，感染好发于长骨的干骺端或干骺，下肢比上肢多见。急性血源性骨髓炎的放射性改变包括软组织肿胀（早期）、骨质脱钙（10～14 天），以及出现死骨（死骨周围包绕着肉芽组织）及随后的包壳（骨膜形成的新骨）。

（1）成人，21 岁及以上者：最常见的微生物是金黄色葡萄球菌，但是，被分离出来的其他各种微生物也已经证实有致病性。最初的经验治疗药物包括萘夫西林、苯唑西林或头孢唑林，万古霉素可以作为替代药物。

（2）镰状细胞贫血：沙门菌是典型的病原微生物。初始治疗可选用一种氟喹诺酮类药物（仅在成人中使用），替代治疗可选用一种第三代的头孢菌素。

（3）血液透析的患者及静脉注射吸毒者：金黄色葡萄球菌、表皮葡萄球菌及铜绿假单胞菌是常见的病原微生物。治疗药物选择青霉素酶耐受的半合成青霉素（PRSPs）加环丙沙星，替代治疗药物是万古霉素加环丙沙星。

3. 急性骨髓炎（继发于开放性骨折或开放复位内固定术） 临床表现与急性血源性骨髓炎相似。治疗上包括积极地灌洗、清创，必要时取出骨的内置物。开放伤口可能需要旋转或游离皮瓣覆盖。最常见的侵袭性微生物是金黄色葡萄球菌、铜绿假单胞菌及大肠埃希菌。在确定的培养结果出来之前，经验性治疗用萘夫西林加环丙沙星。替代治疗药物是万古霉素加第三代头孢菌素。那些患急性骨髓炎同时血管生长不充分、免疫受损的患者，通常表现为多重微生物感染。

4. 慢性骨髓炎 可能源于急性骨髓炎没有得到恰当治疗、创伤或软组织的播散，特别是 Cierney C 型的老年患者，以及免疫抑制、糖尿病和静脉吸毒者。慢性骨髓炎可以按照解剖部位分型（图 2-7）。皮肤及软组织经常受累，窦道偶尔会演变成鳞状细胞癌。静止期（感染的）之后常伴有急性发作。核医学检查对于判断病情的活动性有一定的帮助。对于鉴定病原微生物，手术获取深部多点标本是最为精确的方法。通常来说，使用第四代头孢类抗生素（基于深层培养结果）、外科手术清创、进行骨移植和软组织覆盖是必要的。不幸的是，仍然有些患者要行截肢术。金黄色葡萄球菌、大肠杆菌及铜绿假单胞菌

是最常见的难治微生物。治疗建立在细菌培养及药物敏感试验的基础上，经验性治疗在慢性骨髓炎中并不推荐。

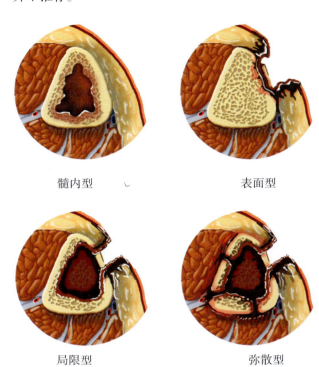

髓内型　　　　　　　　表面型

局限型　　　　　　　　弥散型

图 2-7　成人慢性骨髓炎 Cierny 解剖分型

5. 亚急性骨髓炎 通常在患者痛性跛行且无全身症状（且常常不限于局部）和体征，而在行放射学检查时发现。亚急性骨髓炎可能发生于经局部治疗的急性骨髓炎或偶尔由骨折血肿进展而来。与急性骨髓炎不同，慢性骨髓炎患者白细胞计数和血培养结果可能总是正常的。红细胞沉降率（血沉）、骨培养以及摄 X 线片检查常常是有意义的。亚急性骨髓炎不同于急性骨髓炎，其经常影响的是股骨和胫骨；甚至在大龄的儿童中其能够穿透骺板。

6. 慢性硬化性骨髓炎 一种不寻常的感染，主要涉及青少年的骨干。特征是骨膜强力增生导致骨性沉积，这可能是由于厌氧微生物的作用。本病起病隐匿，X 线片上密度渐增的硬化、局部的疼痛和敏感是很常见的症状。必须先排除恶性肿瘤。手术治疗和应用抗生素治疗通常无效。

7. 慢性多病灶骨髓炎 源于感染性介质，在儿童似乎没有全身性的症状。实验室检查除红细胞沉降率升高以外，其余都是正常水平。放射学检查显示多处干骺端骨溶解性改变，特别是在锁骨内侧、胫骨远端和股骨远端。由于该病是自限性的，一般

只推荐对症治疗。

8.罕见微生物感染的骨髓炎　一些罕见微生物存在于特定的临床背景。放射线摄片显示梅毒的特征性改变（梅毒螺旋体）（存在于干骺端的肉芽组织导致的放射透亮线）以及骨结核的改变（在关节的两端均存在关节的破坏）。组织学检查对诊断是有帮助的（如结核合并肉芽肿）。

### （五）复杂区域性疼痛综合征

复杂区域性疼痛综合征是一种以疼痛、感觉过敏、肢体敏感、局部的血流不规律、出汗、水肿为特征的疾病。这种疾病包括自主神经系统的异常，通常发生在创伤和手术之后。早期的临床表现包括烧灼痛和过敏，可能超过了创伤及手术带来的程度。远期改变包括皮肤及软组织的营养不良，这些改变呈进行性且不可逆。所涉及肢体的放射学检查显示弥散性的骨量减少。治疗包括早期发现、积极理疗，必要时行交感神经阻滞。

### （六）异位骨化（HO）

在软组织中异位骨的形成，最常见于对创伤或是外科手术的反应。骨化性肌炎是异位骨化发生在肌肉中的一种特殊形式。伴有颅脑损伤的患者更易发生异位骨化，如果神经损害严重，行手术切除后容易复发。创伤后异位骨化的常见位置包括肘关节、髋关节和大腿。膝关节脱位患者损伤严重程度评分与异位骨化的形成具有相关性。辐射［通常用700rad的剂量（1rad=0.01Gy）］可阻止原始间充质细胞的增生和分化成骨祖母细胞，后者能成为成骨组织。口服二磷酸盐可抑制类骨质矿化，但不能阻止类骨质基质的形成。当口服二磷酸盐的治疗终止后，将发生异位骨化形成的矿化过程。

### （七）骨筋膜隔室综合征

骨筋膜隔室综合征见第1章。

### （八）神经血管损伤

因为解剖部位的不同而异（参阅具体章节）。神经血管损伤可能是创伤本身造成的，也可能是损伤的手术治疗过程中造成的。

### （九）缺血性坏死

缺血性坏死发生率因损伤的类型和解剖部位而不同（参阅具体章节）。

（付索超　译，肖　进　章　莹　审）

# 第 3 章

# 畸形矫正原则

Joseph J. Gugenheim Jr.

## 一、下肢畸形的后果

1.退行性关节炎有多种病因，肢体畸形是其中的一种；肢体畸形导致退行性关节炎的原因有：①关节处的偏心力；②关节处的剪切力。

2.肢体不等长会导致：①增加步态的能量消耗；②可能对臀部和脊柱产生不利影响（有争议）。

## 二、畸形矢量的构成要素

1.骨骼畸形是一个矢量，和所有矢量一样，畸形矢量也有三大构成要素：幅度、方向、位置。

（1）矢量幅度：骨骼畸形的矢量幅度有 6 个组成部分。

1）3 个成角：在 xyz 三维坐标系统，①在冠状面上，内翻和外翻成角；②在矢状面上，顶点前和顶点后成角；③在横截面上，内旋和外旋成角。

2）3 种移位：依照骨科惯例，根据肢体近端部分确定远端部分移位方向。①在冠状面上，内侧和外侧移位；②在横截面上，延长和短缩移位；③在矢状面上，前、后移位。

3）畸形可能包含 1 个、2 个或 3 个平面的复合畸形。①存在 1 个以上平面的畸形，并不是 2 个平面或 3 个平面的畸形；它是一个斜形平面上的畸形；②该倾斜平面畸形的幅度大于该部分在 3 个任意垂直平面的最大畸形幅度。

（2）方向（或方位）。

（3）位置。

2.检测畸形的幅度、方向和位置，必须采用标准化的影像学技术。

3.引起畸形的原因可用以下 3 个要素进行描述。

（1）骨折畸形愈合。

（2）骨折。

（3）继发性和先天性病变。

## 三、矫正畸形必需的因素

为了精确地矫正畸形，以下因素必须充分矫正。

1.下肢前后位的机械轴线。

2.所有 3 个垂直平面的关节方向的成角。

3.肢体不等长。

## 四、下肢力线

1.下肢力线，在前后位放射片中为从髋关节中心到踝部中心的连线（图 3-1）。

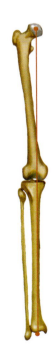

图 3-1 正常下肢力线位于膝关节中心内侧 0 ～ 10mm
（经许可，改编自 Brinker MR, O'Connor DP. Principles of malunions. In : Bucholz RW, Court-Brown CM, Heckman JD, et al., eds. Rockwood and Green's Fractures in Adults. 7th ed. Philadelphia, PA : Lippincott Williams & Wilkins ; 2010.）

2. 正常的下肢力线在膝关节处相交于胫骨髁间嵴中心点或内侧最大偏移 10mm。

3. 从胫骨髁间嵴中心点到下肢力线的距离（以毫米为单位）为下肢力线轴偏移（MAD）（图 3-2）。

（1）内侧 MAD 为内翻。

（2）外侧 MAD 为外翻。

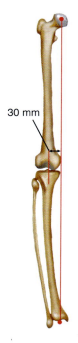

30 mm

图 3-2　机械轴内侧偏移

（经许可，摘自 Brinker MR，O'Conner DP. Principles of malunions. In：Buckolz RW，Court-Brown CM. Heckman JD，et al，eds. Rockwood and Green's Fractures in Adults. 7th ed. Philadelphia，PA：Lippincott Williams & Wilkins，2010.）

4. 标准化射线成像技术以确保精确性和可重复性，需满足以下要求。

（1）一个带有可变网格的 51in×14in 的暗格，使髋关节、膝关节及踝关节可视化。

（2）一种从光束源到胶卷 10in 的距离，以尽量减少放大率和失真率，同时光束正中对准膝关节。

（3）患者负重，体重均匀分布在双足（图 3-3）。

1）髌骨直行。

2）膝关节完全伸展。

3）如果肢体不等长，在短肢下垫放物块来平衡骨盆，并保持膝关节伸展，重量均匀分布。

（4）通过在骨水平固定一个 30mm 的球轴承和用卡尺测量球的图像，可以精确地计算放大倍数。

在暗盒中放置一个球轴承或不透射的刻度尺，由于它们较骨离胶片更近，所以将利于放大倍数的测量。

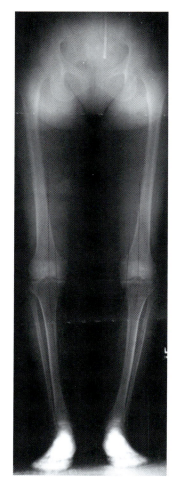

图 3-3　双侧负重时 51in 前后位 X 线片

（经许可，摘自：Brinker MR，O'Connor DP. Principles of malunions. In：Bucholz RW，Court-Brown CM. Heckman JD，et al. eds. Rockwood and Green's Fractures in Adults. 7th ed. Philadelphia，PA：Lippincott Williams & Wilkins，2010.）

5. 在矢状面（侧面观），因为在步态周期中膝关节周期性的弯曲和伸展，所以没有类似定义的机械轴。然而，采用以下技术获得了一个前后位（AP）垂直相交的图像（图 3-4）。

（1）髌骨朝向侧方，前后（AP）观 90°的位置。

（2）只有一侧下肢可以在 51in×14in 的胶片上成像。

（3）骨盆稍微转动，以避免双下肢重叠。

（4）在最大扩展时膝关节成像。

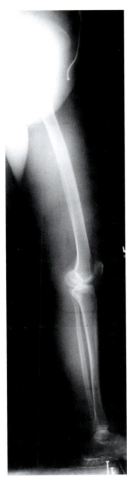

图 3-4　侧位 X 线片

（经许可，摘自 Brinker MR，O'Connor DP. Principles of malunions. In：Bucholz RW，Court-Brown CM. Heckman JD，et al. eds. Rockwood and Green's Fractures in Adults. 7th ed. Philadelphia，PA：Lippincott Williams & Wilkins，2010. ）

## 五、股骨和胫骨力线

1. 股骨和胫骨前后位力线　除了下肢力线外，还有股骨和胫骨力线。在正常下肢中，股骨和胫骨力线与下肢力线是一致的。正如正常的下肢力线（髋关节、膝关节、踝关节三者的共线性），对精确的畸形矫正是必要但不充分的；股骨和胫骨力线与下肢力线相重叠，对精确的畸形矫正也是必要但不充分的。

（1）前后位（AP）的股骨力线是从髋关节中心到膝关节中心的连线（图 3-5）。

（2）前后位（AP）的胫骨力线是从膝关节中心到踝关节中心的连线（图 3-6）。

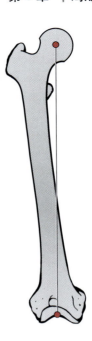

图 3-5　长骨力线的定义是穿过近端和远端关节中心的连线，股骨力线如图示

（经许可，摘自 from Brinker MR, O'Connor DP. Principles of malunions. In：Bucholz, RW, Court-Brown CM, Heckman JD, et al., eds. Rockwood and Green's Fractures in Adults. 7th ed. Philadelphia, PA：Lippincott Williams & Wilkins, 2010. ）

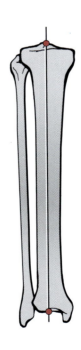

图 3-6　胫骨力线

（经许可，摘自 from Brinker MR, O'Connor DP. Principles of malunions. In：Bucholz, RW, Court-Brown CM, Heckman JD, et al., eds. Rockwood and Green's Fractures in Adults. 7th ed. Philadelphia, PA：Lippincott Williams & Wilkins, 2010. ）

2. 股骨和胫骨解剖轴　所有长骨的解剖轴均由骨干一系列的中间点组成，是髓内钉放置的位置。

（1）股骨前后位解剖轴：在正常成人中，股骨前后位解剖轴是一条起于梨状肌窝的直线，在骨干向远侧延伸，止于膝关节中心偏内侧约 10mm（约在髁间窝与股骨内侧髁突的交叉点）（图 3-7）。

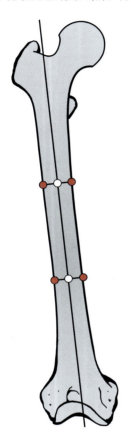

图 3-7　股骨前后位解剖轴

（经许可，摘自 Brinker MR, O'Connor DP. Principles of malunions. In：Bucholz, RW, Court-Brown CM, Heckman JD, et al., eds. Rockwood and Green's Fractures in Adults. 7th ed. Philadelphia, PA：Lippincott Williams & Wilkins, 2010.）

（2）胫骨前后位解剖轴：胫骨前后位解剖轴是由一系列骨干中点所形成的直线。它平行于胫骨外侧皮质，力线内侧 2～5mm。由于前后位的胫骨力线和解剖轴十分接近，因此它们可被认为是相同的（图 3-8）。

（3）股骨侧位解剖轴：由于在外侧平面有一正常股骨弓，因此一系列骨干中点不会限定在一条直线上。为了畸形分析，可在股骨近节段或远节段拟合出最佳直线。在股骨近节段和远节段的交点形成一个 10° 的顶前角。

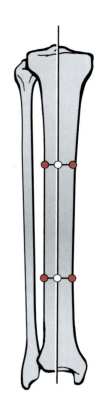

图 3-8　胫骨前后位解剖轴

（经许可，摘自 Brinker MR, O'Connor DP. Principles of malunions. In：Bucholz, RW, Court-Brown CM, Heckman JD, et al., eds. Rockwood and Green's Fractures in Adults. 7th ed. Philadelphia, PA：Lippincott Williams & Wilkins, 2010.）

（4）胫骨侧位解剖轴：胫骨外侧解剖轴线是平行于胫骨外侧骨皮质的一系列骨干中点连线。侧位的胫骨力线和解剖轴可认为是相同的。

3. 区分前后位股骨解剖轴和力线很有必要　为了分析畸形，在不区分解剖轴和力线的情况下，股骨侧位轴、胫骨前后位轴、胫骨侧位轴可被认为是同一系列骨干的中点所形成的直线。

## 六、关节方向

正常关节方向，正如通过关节角来衡量关节方向，对畸形矫正也是必要但不充分的。关节方向角是由关节方向与骨的轴线（解剖轴或力线）的交叉点形成的。

1. 关节方向定位线

（1）正位

1）股骨近端：大转子顶点到股骨头中心（图 3-9）或股骨颈的纵向轴线（图 3-10）。

2）股骨远端：一条与股骨髁相切的直线（图 3-11）。

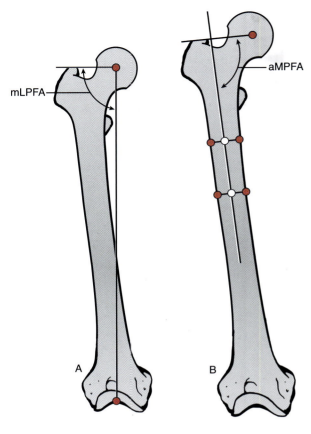

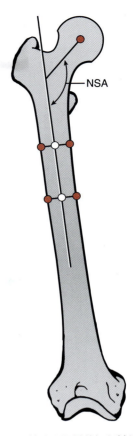

图 3-9 A. 从大转子顶点到股骨头中心的关节方向线和股骨的机械轴线描述股骨近端外侧力学角；B. 从大转子顶点到股骨头中心的关节方向线与股骨解剖轴线描述股骨近端内侧解剖角。

mLPFA. 股骨近端外侧力学角；aMPFM. 股骨近端内侧解剖角
（经许可，摘自 Brinker MR，O'Connor DP. Principles of malunions. In：Bucholz，RW，Court-Brown CM，Heckman JD，et al.，eds. Rockwood and Green's Fractures in Adults. 7th ed. Philadelphia，PA：Lippincott Williams & Wilkins，2010.）

3）胫骨近端：一条从中间角到胫骨平台外侧角的直线（图 3-12）。

4）胫骨远端：一条通过踝关节软骨下骨的直线（图 3-13）。

（2）侧面

1）股骨近端：颈干角在侧位中很少被用到。

2）股骨远端：连接股骨远端干骺端或闭合骨骺前的连线与股骨解剖轴线之间的夹角（图 3-14）。

3）胫骨近端：胫骨平台软骨下骨的直线与胫骨解剖轴线之间的夹角（图 3-15）。

4）胫骨远端：胫骨前、后角的连线与胫骨机械轴线的夹角（图 3-16）。

2. 关节取向角

（1）角度简称由 5 个字母缩写组成。

图 3-10 股骨颈纵向轴线和股骨的解剖轴线描述内侧颈干角。

NSA. 内侧颈干角
（经许可，摘自 Brinker MR，O'Connor DP. Principles of malunions. In：Bucholz，RW，Court-Brown CM，Heckman JD，et al.，eds. Rockwood and Green's Fractures in Adults. 7th ed. Philadelphia，PA：Lippincott Williams & Wilkins，2010.）

1）第 1 个字母是小写字母 a 和 m，分别指解剖或机械。

2）第 2 个字母是 M（内侧）、L（外侧）、A（前面）或 P（后面），其指角相对骨轴线所在的位置，以使正常关节取向角的值是 90°或更小。这种命名法不用于股骨颈干角，是因为采用长期存在的传统测量股骨颈和股骨干两者之间关系的方法会使这个部位的两个辅助角偏大。

3）第 3 个字母为 P（近端）或 D（远端）。

4）第 4 个字母是 F（股骨）或 T（胫骨）。

5）最后的字母是 A，"角"的缩写。

6）通常 a（解剖）或 m（机械）只用在股骨远端，其中 aLDFA 和 mLDFA 相差 7°。

（2）正常值和正常范围

1）前后面（机械轴）

①股骨近端外侧机械角（mLPFA）= 90°（范围 85°～ 95°）（图 3-9）。

②股骨远端外侧机械角（mLDFA）=88°（范围
85°～90°）（图3-11）。

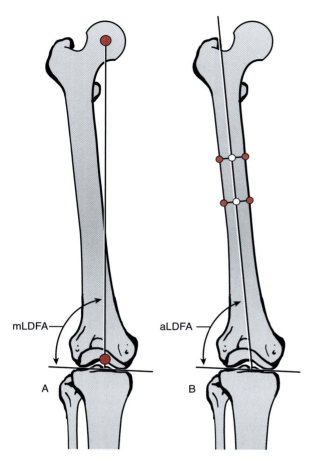

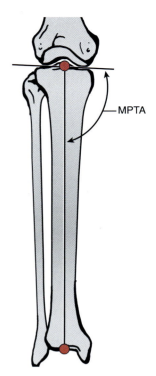

图 3-11　A. 股骨远端关节方向线与股骨的机械轴线描述
股骨远端外侧机械角；B. 股骨远端关节方向线和股骨解剖
轴线描述股骨远端外侧解剖角

mLDFA. 股骨远端外侧机械角；aLDFA. 股骨远端外侧解剖角
（经许可，摘自 Brinker MR, O'Connor DP. Principles of malunions.
In：Bucholz, RW, Court-Brown CM, Heckman JD, et al., eds.
Rockwood and Green's Fractures in Adults. 7th ed. Philadelphia, PA：
Lippincott Williams & Wilkins, 2010）

③胫骨近端内侧角（MPTA）=87°（范围85°～
90°）（图3-12）。

④胫骨远端外侧角（LDTA）=89°（范围86°～
92°）（图3-13）。

2）前后面（解剖轴）

①内侧颈干角（NSA）=130°（范围124°～
136°）（图3-10）。

②股骨近端内侧解剖角（aMPFA）=84°（范围
80°～89°）（图3-9）。

③股骨远端外侧解剖角（aLDFA）=81°（范围
79°～83°）（图3-11）。

图 3-12　胫骨近端关节的方向线和胫骨的机械轴线描述
胫骨近端机械角

MPTA. 胫骨近端内侧角
（经许可，摘自 Brinker MR, O'Connor DP. Principles of malunions.
In：Bucholz, RW, Court-Brown CM, Heckman JD, et al., eds.
Rockwood and Green's Fractures in Adults. 7th ed. Philadelphia, PA：
Lippincott Williams & Wilkins, 2010.）

④在胫骨，解剖和机械关节方向角可以考虑是相
同的。

3）矢状面

①股骨近端关节方向角很少使用。

②股骨远端后位角（PDFA）=83°（范围79°～
87°）（图3-14）。

a. 虽然该角度由股骨解剖轴与股骨远端关节方
向线所形成，但由于股骨远端后位角是不用的，所
以前面没有加 a（解剖）。

b. 通常情况下，解剖轴与股骨远端关节方向线
相交于前面的骨皮质层后在股骨远端关节方向线前、
后骨皮质的 1/3（图3-14）。

4）胫骨近端后位角（PPTA）=81°（范围77°～
84°）（图3-15）。

通常情况下，解剖轴线与胫骨近端关节方向线
相交于前面的骨皮质层后，在胫骨近端关节方向线
上的前、后骨皮质的 1/5（图3-15）。

5）前胫骨远端前角（ADTA）=80°（范围78°～
82°）（图3-16）。

通常情况下，解剖轴线与胫骨远端关节角相交于前、后骨皮质的中线上（图 3-16）。

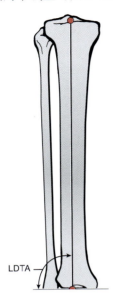

图 3-13 胫骨远端关节的方向线和胫骨的机械轴描述胫骨远端外侧角

LDTA. 胫骨远端外侧角

（经许可，摘自 Brinker MR, O'Connor DP. Principles of malunions. In：Bucholz, RW, Court-Brown CM, Heckman JD, et al., eds. Rockwood and Green's Fractures in Adults. 7th ed. Philadelphia, PA：Lippincott Williams & Wilkins, 2010.）

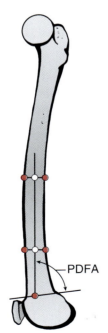

图 3-14 股骨远端关节方向线与股骨的解剖轴线描述股骨远端后位角（侧面观）

PDFA. 股骨远端后位角

（经许可，摘自 Brinker MR, O'Connor DP. Principles of malunions. In： Bucholz, RW, Court-Brown CM, Heckman JD, et al., eds. Rockwood and Green's Fractures in Adults. 7th ed. Philadelphia, PA：Lippincott Williams & Wilkins, 2010.）

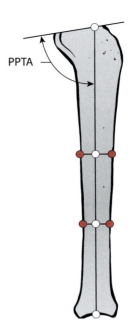

图 3-15 胫骨近端关节方向线与股骨的解剖轴线描述胫骨近端后位角（侧面观）

PPTA. 胫骨近端后位角

（经许可，摘自 Brinker MR, O'Connor DP. Principles of malunions. In：Bucholz, RW, Court-Brown CM, Heckman JD, et al., eds. Rockwood and Green's Fractures in Adults. 7th ed. Philadelphia, PA：Lippincott Williams & Wilkins, 2010.）

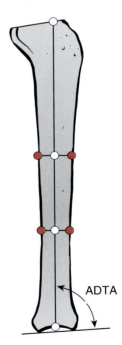

图 3-16 胫骨远端关节方向线和胫骨的解剖轴线描述胫骨远端前位角（侧面观）

ADTA. 胫骨远端前位角

（经许可，摘自 Brinker MR, O'Connor DP. Principles of malunions. In：Bucholz, RW, Court-Brown CM, Heckman JD, et al., eds. Rockwood and Green's Fractures in Adults. 7th ed. Philadelphia, PA：Lippincott Williams & Wilkins, 2010.）

3. 其他注意事项

（1）前后位：股骨和胫骨关节方向线应该是平行或外侧相交（外翻）2°或更小［关节会聚角（JCA）］（图3-17）。

（2）侧位：随着膝关节的最大延伸，股骨的轴线（或前皮质向远端延伸）和胫骨的轴线（或前皮质向近端延伸）应成为0°的角［外侧胫股角（LFTA）］。

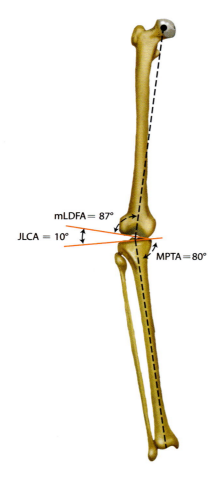

图3-17　在病理情况下，关节线的汇聚角为内10°（正常≤2°横向）

mLDFA. 股骨远端外侧机械角；JLCA. 膝关节关节面连线夹角（或膝关节关节线的汇聚角）；MPTA. 胫骨近端内侧角

## 七、识别存在的下肢骨骼畸形

存在的下肢骨骼畸形，应遵循以下步骤进行识别。

1. 在51in×14in前后位X线片上，绘制下肢力线，从股骨头的中心到踝穴的中心。

2. 测量MAD，即膝关节中心到机械轴之间的水平距离。

（1）MAD表明畸形存在。

（2）缺乏MAD并不表示不存在畸形。在以下情况，机械轴可能正常。

1）在髋关节、膝关节、踝关节处有关节角（异常关节方向角）。

2）补角畸形。

3. 在前后位X线片上，绘制股骨力线、股骨解剖轴线和胫骨力线。

4. 绘制关节方向线。

（1）股骨近端

1）大转子顶点到股骨头中心。

2）股骨颈轴。

（2）股骨远端。

（3）胫骨近端。

（4）胫骨远端。

5. 测量前后位关节方位角和前后位关节汇聚角。

（1）内侧颈干角（NSA）、股骨近端外侧机械角（mLPFA）、股骨近端内侧解剖角（aMPFA）。

（2）股骨远端外侧解剖角（aLDFA）和股骨远端外侧机械角（mLDPA）。

（3）胫骨近端内侧角（MPTA）。

（4）胫骨远端外侧角（LDTA）。

（5）关节汇聚角（JCA）。

6. 测量有效总长度的差异：在容易可视的四肢的两个标志物（股骨头、骶髂关节或髂嵴）作垂直于胶片的水平线，通过测量水平线之间的垂直距离，来测量有效总长度差异。

7. 测量股骨的长度：从股骨头突出面到股骨远端关节方向线。

8. 测量胫骨的长度：从胫骨髁间棘中心到足踝的中心。

9. 在侧位X线片上，绘出股骨和胫骨的轴线。

10. 在侧位X线片上，绘出关节定位线。

11. 测量外侧关节的方向角。

（1）股骨远端后位角（PDFA）。

（2）胫骨近端后位角（PPTA）。

（3）胫骨远端前位角（ADTA）。

12. 测量LFTA。

13. 如果具有以下任何一点，表示存在关节畸形。

（1）从膝关节的中心，MAD偏外或偏内＞10mm。

（2）异常关节方向角（s）。

（3）异常JCA。

（4）异常LFTA。

## 八、测量成角畸形：幅度、位置、CORA 概念

1. 成角畸形的畸形分辨点称为角的旋转中心（CORA）。

（1）畸形的 CORA 和顶点可能不相同（图 3-18）。

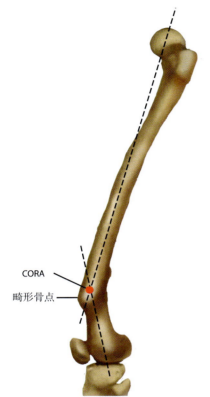

**图 3-18**　由于远段后移，畸形的顶点和 CORA 不同
CORA.（畸形）成角旋转中心

（2）如果有平移和（或）1 个以上的成角畸形，则 CORA 不同于顶点。

2. CORA 是畸形骨的近端轴和远端轴的交点（图 3-19）。

3. 近端轴和远端轴交叉所形成的角是该平面成角畸形的大小。

4. 在 CORA 中轴相交的水平位置是畸形的水平位置。

5. 在 3 个正交平面，3 个角的大小决定斜面合成角的大小。

6. 畸形角的互补角的平分线上的任何一点是一个 CORA（图 3-19）。

（1）畸形凹面上的点是缩短 CORAs。

（2）畸形凸面上的点是延长 CORAs。

（3）骨干中的 CORA 是一个中立的旋转中心角。

7. 垂直于畸形的平面且穿过 CORA 的轴线，被称为角的校正轴（ACA）。当使用铰链外固定架纠正角度，ACA 是铰链的轴线（图 3-20）。

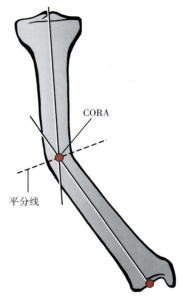

**图 3-19**　胫骨内翻成角畸形的 CORA 和平分线
CORA. 成角旋转中心

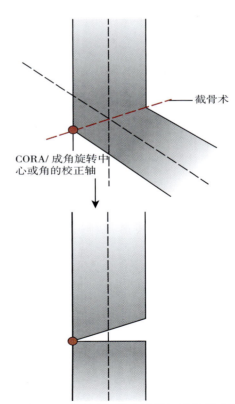

**图 3-20**　当 ACA 穿过凸面骨皮质的开放楔形 CORA 时，形成开口的楔形成角

（经许可，摘自 Brinker MR, O'Connor DP. Priciples of malunions. In: Bucholz, RW, Court-Brown CM, Heckman JD, et al., eds. Rockword and Green's Fractures in Adults. 7th ed. Philadelphia, PA : Lippincott Williams & Wilkins, 2010.）

## 九、前后位畸形角的测量

### （一）股骨

在正位，即冠状面，采用力线或解剖轴的双重测量方法。从理论上讲，这两种方法所测量的畸形大小应该完全相同。一定不能混合使用这两种方法来测量冠状面畸形角，比如畸形角用股骨远侧的力线与股骨近端解剖轴测量，或使用股骨远端解剖轴与股骨近端机械轴进行测量，反之亦然。由于畸形矫正的两个目标（见本章"三、矫正畸形必需的因素"的 1 和 2）之一是恢复力线，如果可能优先选择力线测量的方法。如果简携 X 线片不包括整个股骨全长或是单纯的骨干畸形，如骨干骨折畸形愈合，可使用解剖轴线法。

1. 股骨正位面——力线法

（1）画出股骨近端轴。

1）如果对侧股骨正常，从股骨头的中心向远侧延伸，画一直线，以形成一个 LPFA，该角等于正常股骨的 LPFA。

2）如果对侧股骨异常，从股骨头的中心向远侧画一条直线，以形成一个股骨远端外角，该角等于 90°（正常值）。

3）如果股骨头或股骨颈异常，或患者大转子处的骨骼发育不全，画一条通过股骨头中心的直线，并平行于解剖轴线向远处延伸。然后从头中心横向达第一线通过股骨头中心的线，两者之间形成 7° 的角（解剖远端关节方向角和机械远侧关节取向角之间的差值）。后者代表股骨近端的力线。

（2）画出股骨远端力线。

1）如果同侧胫骨正常，向近端延伸胫骨力线。

2）如果同侧胫骨异常，且对侧股骨正常，从髁间窝中心向近端画一直线，以形成股骨远端外侧机械角，该角等同于对侧下肢的 mLDFA。

3）如果同侧胫骨和对侧股骨均不正常，从髁间窝中心向近端画一直线，以形成股骨远端外侧机械角，该角等于 88°（标准值）。

（3）近端轴和远端轴的交点是畸形旋转中心角。轴线交叉所形成的角决定畸形成角的程度。该轴线交叉的水平位置决定畸形成角的位置。

2. 股骨正位面——解剖轴法

（1）绘制近端解剖轴线。

1）长节段：画一条连接一系列骨干中点的直线。

2）短节段：如果股骨近端（股骨头、股骨颈和大转子）是正常的，采用以下方法。

①如果对侧股骨正常，从股骨近端关节方向线向远端延伸画一直线，以形成胫骨近端内侧解剖角，该角等于对侧股骨的 aMPTA。

②如果对侧股骨异常，从股骨近端关节方向线向近端延伸画一直线，以形成股骨远端内侧解剖角，该角等于 84°（正常值）。

③如果近节段过短而不能在骨干中点画一直线，且股骨近端异常，则采用力线法。

（2）绘制远端解剖轴。

1）长节段：画一条连接一系列骨干中点的直线。测量股骨远端外侧解剖角以确定是否存在近关节的畸形。

2）短节段：如果远侧段太短而不能画一条连接一系列骨干中点的直线和（或）股骨远端外侧解剖角异常，采用以下方法。

①如果对侧股骨正常，从股骨远端关节方向线向近端延伸画一直线，起于髁间窝中点，止于对侧股骨，以形成股骨远端外侧解剖角，与对侧股骨相同。

②如果对侧股骨异常，以髁间窝中点偏内 1cm 为起点，沿股骨远端关节线向近端延伸，以形成股骨远端外侧解剖角，该角等于 81°（标准值）。

（3）近端轴和远端轴的交点是畸形旋转中心。

### （二）胫骨

由于胫骨的力线和解剖轴基本相同，不必要叙述两种不同的测量方法。

1. 绘制近端轴

（1）长节段：连接一系列的骨干中点绘制一条直线。测量膝关节胫骨近端内侧角，以确定是否隐藏有近关节的畸形。

（2）短节段：如果近段太短而不能连接一系列骨干中点画一条直线和（或）胫骨近端内侧角异常，使用以下方法。

1）如果同侧股骨正常，向远端延伸，股骨远端机械轴通过胫骨近端。

2）如果同侧股骨异常，且对侧胫骨正常，从胫骨髁间嵴中心向远侧延伸画线，以形成与对侧相等的胫骨近端内侧角。

3）如果同侧股骨异常，且对侧胫骨异常，从胫骨髁间嵴中心向远侧延伸画线，以形成大小为 87° 的胫骨近端内侧角（标准值）。

## 2. 绘制远端轴

（1）长节段：连接一系列的骨干中点画一条直线。测量膝关节胫骨远端外侧角，以识别是否隐藏有近关节的畸形。

（2）短节段：如果远节段太短而不能连接一系列骨干中点画一条直线和（或）胫骨远端外侧角异常，使用以下方法。

1）如果对侧胫骨正常，以踝关节为中心向近端延伸作一直线，以形成与对侧相等的胫骨远端外侧角。

2）如果对侧胫骨异常，以踝关节为中心向近端延伸作一直线，以形成大小为 89° 的胫骨远端外侧角（正常值）。

3. 近端轴和远端轴的交点是旋转中心

## 十、测量侧面成角畸形

### （一）股骨

1. 近端轴　连接一系列近节段和远节段骨干中点画一直线。因为在矢状面有一个正常股骨弓，所以这些线被绘制成最佳拟合线。正常相交顶角前为 10°。

2. 远端轴

（1）长节段：连接一系列的骨干中点画一条直线。测量股骨远端后位角以确定是否存有额外隐藏的近关节的畸形。

（2）短节段：如果远节段太短而不能连接一系列骨干中点画一条直线和（或）股骨远端后位角异常，使用以下方法。

1）如果对侧股骨正常，在股骨远端关节线水平，起于股骨宽度的 1/3 处，从股骨远端关节线向近端延伸作一直线，以形成与对侧相等的 PDFA。

2）如果对侧股骨异常时，按上述方法，从关节线方向向近端延伸作一直线，形成大小等于 83° 的股骨远端后位角（标准值）。

3. 近端轴和远端轴的交点是旋转中心

### （二）胫骨

1. 近端轴

（1）长节段：连接一系列的骨干中点作一条直线。测量膝关节处胫骨近端后位角以识别是否存在额外的近关节的畸形。

（2）短节段：如果近节段太短而不能作一个骨干中点的连线和（或）胫骨近端后位角异常时，采用以下方法。

1）如果对侧胫骨正常，在关节线水平，始于胫骨平台宽度的 1/5，从胫骨近端关节线方向向远端延伸作一直线，以形成与对侧相等的胫骨近端后位角。

2）如果对侧胫骨异常，按上述方法，向远端延伸画线，以形成等于 81° 的胫骨近端后位角（标准值）。

2. 远端轴

（1）长节段：连接一系列的骨干中点作一条直线。测量胫骨远端前位角以识别是否存在额外的近关节的畸形。

（2）短节段：如果远节段太短而不能作一个骨干中点的连线和（或）胫骨远端前位角异常时，采用以下方法。

1）如果对侧胫骨正常，在胫骨远端角处，起于胫骨远端前后角中点，从胫骨远端关节线方向向近端延伸作一直线，以形成一个等同于对侧的胫骨远端前位角。

2）如果对侧胫骨异常，在胫骨远端角处，起于胫骨远端前后角中点，从胫骨远端关节线方向向近端延伸作一直线，以形成一个大小为 80° 的胫骨远端前位角（标准值）。

3. 近端轴和远端轴的交点是旋转中心

## 十一、水平面成角畸形测量（轴向旋转）

1. 影像学方法　计算机断层扫描。

2. 临床方法　体检检查。

（1）股骨

1）患者俯卧，髋部延伸，测量髋部旋转度。

2）在正常的成年人中，内旋和外旋大致相等。

3）股骨轴向旋转，内旋约是外旋角度的一半。

4）髋关节内关节病变或股骨远端近关节处和胫骨近端成角畸形可能会影响这种方法的准确性。

（2）胫骨 – 足 – 股骨角（从患者俯卧和膝部屈曲 90° 的角度看）是估计胫骨旋转。

## 十二、平移的测量

1. 以毫米为单位计量平移的幅度。平移幅度是从一个节段的轴线（力线或解剖轴）向另一节段轴的端点作垂直线的长度（图 3–21）。

（1）在骨折测量中，第一个节段上所作的垂直线所通过的点通常是骨折远节段的近轴端点，按照惯例，骨折畸形被描述为远端片段相对于（参考）近节段。

（2）用骨折近节段的远端轴点作骨折远节段（参考）轴线的垂直距离也可测量平移。

2. 如果成角也存在，平移幅度将会改变，这取决于选择的参考节段或被测量的位置。当采用六足外固定架时（泰勒空间支架）时，参考节段的选择与平移的幅度相关。

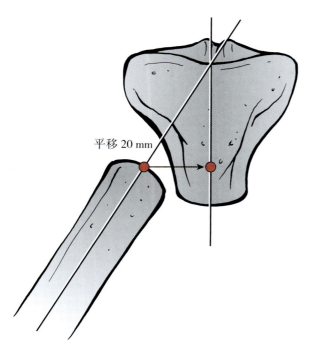

平移 20 mm

图 3-21　用于测量平移畸形幅度的方法

这个例子中，成角和平移，平移畸形的幅度是从近段的解剖轴末节到远段解剖轴的近端的水平距离

（经许可，摘自 Brinker MR, O'Connor DP. Principles of malunions. In：Bucholz, RW, Court-Brown CM, Heckman JD, et al., eds. Rockwood and Green's Fractures in Adults. 7th ed. Philadelphia, PA：Lippincott Williams & Wilkins, 2010.）

## 十三、畸形方向的测量：斜面畸形

如果成角畸形和（或）平移畸形存在于冠状面（正位）和矢状面（侧位），畸形是一个斜面畸形，而不是一个双平面畸形。畸形是在一个单一的平面上，而不是同时在冠状面和矢状面上。畸形所在的平面是畸形最大时所在的平面。这个斜面决定畸形的取向，通过测定这种斜平面和冠状面（正位）之间的夹角来表示成角大小。有一个平面正交（垂直）最大畸形所在的斜面，在这个正交平面没有畸形。

### （一）斜面成角畸形

1. 大小　斜平面成角畸形的幅度可以由图示或三角函数的方法决定。

（1）图示法

1）根据勾股定理，$\theta = \sqrt{\theta_{AP}^2 + \theta_{lat}^2}$

其中 $\theta$ = 在斜面真实或者合成得到的成角幅度大小

$\theta_{AP}$ = AP 面成角畸形的大小

$\theta_{lat}$ = 侧面成角畸形的大小

2）使用图示法，$\theta$ 可无须任何通过绘制两个垂直线测量计算其大小。水平线的长度表示在 AP 面成角畸形的幅度。垂直线的长度表示侧侧成角畸形的大小。斜面成角畸形的幅度是合成线的长度，合成线即由两个垂直线所形成的矩形对角线（图 3-22 和图 3-23）。

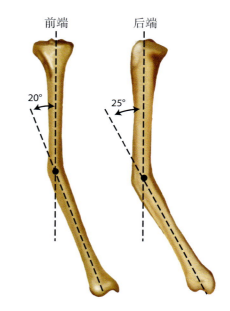

前端　　　后端

20°　　　25°

图 3-22　图示法表示成角畸形

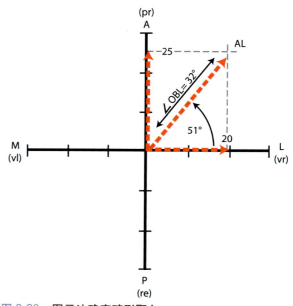

图 3-23　图示法确定畸形取向

（2）三角函数法

1）在斜面上获得成角畸形的准确幅度。

2）通过公式计算

$$\theta = \tan^{-1}\sqrt{\tan^2\theta_{AP} + \tan^2\theta_{lat}}$$

其中，$\tan^{-1}$= 反正切

$\tan$ = 在 AP 面和侧面成角畸形的正切

3）图示法更容易获得一个近似值，它通常处在真实畸形到生理成角畸形之间。

2. 方向　斜面（最大成角所在的平面）可由图示法和三角函数法确定。

（1）图示法：类似于斜面成角幅度，通过图示法计算的方向是一个近似值，但在生理范围内是相当精确的。

类似于前面讨论的测量 $\theta$ 的方法，$\alpha$ 可通过图示法被测量，不用通过绘制两条垂直线来计算。所得对角线和水平线之间的夹角是斜面畸形的方向（图 3-23）。

（2）三角函数法：获得斜面精确的畸形方向，通过以下公式计算

$$\alpha = \tan^{-1}\frac{\tan\theta_{lat}}{\tan\theta_{AP}}$$

### （二）斜面平移畸形

1. 平移畸形的幅度大小

（1）如果可在 AP 面和侧面见到平移畸形，那么在最大畸形平面有平移畸形。在该平面 90° 以内的平面内无平移。

（2）与斜面成角畸形计算不同，图示法所得的斜面平移畸形不是一个近似值，而是一个确切大小。

（3）图示法公式是基于勾股定理：

$$t = \sqrt{t_{AP}^2 + t_{lat}^2}$$

其中，$t$= 真实平移（以 mm 为单位）

$t_{AP}$= 正面观平移（以 mm 为单位）

$t_{lat}$= 侧面观平移（以 mm 为单位）

（4）使用图示法，$t$ 可无须画两条垂直线来测量计算。水平线的长度表示平移的幅度。垂直线的长度表示侧向平移。斜面平移的幅度是所得线的长度，即所述两线所形成矩形的对角线。

2. 斜面平移定向

（1）可从以下公式计算得到

$$\beta = \tan^{-1}\frac{\tan_{lat}}{\tan_{AP}}$$

其中，$\beta$ = 平移畸形斜面的方向，斜面和 AP 平面之间的夹角。

（2）$\beta$ 角可以不通过按上文中所述的绘制两条垂直线来测量。$\beta$ 角是所得的对角线和水平线之间的夹角。

（3）斜面成角畸形伴有或不伴有斜面的平移畸形，反之亦然。

（4）斜面成角畸形的方向 $\alpha$ 和斜面平移畸形的方向 $\beta$ 可能不同，特别是在高能量创伤。

## 十四、畸形矫正常识

1. 任何成角畸形（伴或不伴平移）都可通过绕 CORA 旋转 ACA 被精确地校正。

（1）在 CORA 同一水平的截骨只需要成角，不需要平移。

（2）在非 CORA 同水平的截骨和截骨部位绕 ACA 旋转时，必须在截骨部位进行成角和平移，以实现精确校正。在非 CORA 的截骨水平如下所述。

1）在 CORA 处的软组织病理学。

2）外固定设备或内固定置入物等硬件因素。

（3）当截骨点与 CORA 的距离增大，平移量也必须增大。

（4）平移的量可通过以下计算得到

$$t = \frac{2\pi r\theta}{360}$$

其中，$r$ = 从 CORA 到截骨点的距离

$\theta$ = 角度的大小

该方程可简化为 $t=0.017r\theta$。

（5）如果截骨术是在 CORA 处进行，但绕轴旋转而不是在 CORA（即轴不是 ACA），医源性二次平移畸形将会发生。

2. 如果 CORA 没有"意义"，还有：

（1）除成角畸形之外还有平移畸形。

（2）超过一个成角畸形。

（3）（1）和（2）都有。

（4）一个畸形的示例并没有意义，包括：① CORA 是在 AP 正位 X 线片和侧位 X 线片的不同水平。② CORA 不在成角畸形的顶点。③当骨干没有成角畸形时，CORA 在骨干上。④该 CORA 是骨的近端或远端。

3. 任何一个平移畸形都可以分为两个成角畸形（图 3-24）。

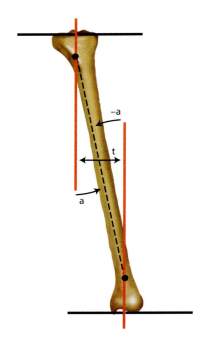

图 3-24    在同一平面上两个相等但相反的成角畸形（α）对平移畸形（t）具有相同的效果

4. 任何一个成角畸形（伴或不伴有平移）都可分解为 2 个或 2 个以上的成角畸形。

（1）1 个或多个附加的轴线可相交轴的近端或远端以形成 2 个或更多个成角畸形。

（2）根据近端轴和远端轴交叉点选择附加线的位置，在该部位进行截骨。

（3）在纠正弯曲或多样畸形是有用的。

5. 平移畸形

（1）只存在于因外伤（骨折或畸形愈合）或先前手术造成的畸形。

（2）未出现在先天性发育畸形。

（3）成角畸形或平移畸形可单独表现，也可共存。

（4）成角畸形和平移畸形的方向可存在相同或不同平面上，后者发生在高能量损伤中。

（5）当成角畸形和平移畸形共存时，平移的方向可增强或减小对 MAD 的效果（图 3-25）。

6. 在 CORA 畸形角度的大小是楔形角，必须在闭合楔形截骨时移除或在分散截骨时移除。成角畸形的大小不是关节取向角与正常值之间的相差程度。

7.CORA 的位置（水平）决定对关节的取向角和 MAD 效果，畸形靠近膝关节（股骨远端或胫骨近端）较畸形远离膝关节、靠近股骨近端或胫骨远端，具有更大的影响。如果有平移畸形和成角畸形，平移方向也会影响 MAD。

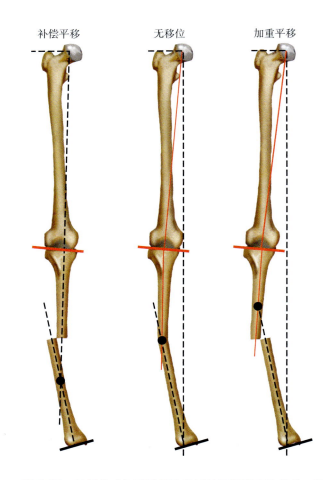

补偿平移    无移位    加重平移

图 3-25    胫骨的成角畸形导致机械轴不同程度的偏差，这取决于成角的程度、畸形愈合情况及相关平移畸形的大小和方向

这 3 个内翻畸形不同点只在于平移成分畸形的大小和方向。中间例子只有单纯的成角畸形，没有骨远端的移位。左侧的例子向凸面畸形的凸面平移，有相同程度的成角畸形。右侧的例子向凹面平移，有相同的成角畸形。注意 3 个例子机械轴线的偏差。机械轴线偏差减小，当向凸面平移，平移加重时，机械轴线偏差增大。注意胫骨近端和远端机械轴线的交点。当没有平移时，交点位于畸形水平。当有补偿性的平移时，交点在畸形的远端。当有加重的平移时，交点在畸形的近端。交点被认为是成角畸形或平移畸形的真实顶点，而畸形被认为是明显顶点

（经许可，改编自 Paley D，Tetsworth KD. Deformity correction by the Ilizarov technique. In：Chapman MW，ed. Operative Orthopaedics. 2nd ed. Philadelphia, PA：J.B. Lippincott Company；1993）

（夏远军  译，章  莹  王  非  审）

# 第 4 章

# 生物力学和生物材料

Frank A.B. Gottschalk

## 一、生物力学

骨骼肌系统生物力学是研究力对骨骼肌系统的影响，力可由肌肉收缩产生或源于外部所施加的力。当施加一个外力时，可产生加速度，从而发生肢体运动。外力可用牛顿运动定律来解释，材料的外部载荷及其效果是由材料所受的应力和应变所决定。

1. 定义

（1）生物力学：是研究力对骨骼肌系统的影响。

（2）静力学：是物理学的一个分支，是分析静态平衡状态下物理系统的载荷（力＝力矩／力臂）。

（3）运动学：是动力学的一个分支，是描述物体运动而不考虑导致物体运动的因素，运动可以是在体内（关节运动），亦可以是在步态中。

（4）标量：标量有大小，但没有方向，包括质量、年龄、时间和高度。

（5）向量：向量具有大小和方向，包括力、速度、加速度、力矩、应力和张力。向量可以分解为相互垂直的两个分向量，一个正常垂直于一平面，另一个则平行于该平面。

2. 牛顿定律　牛顿定律是形成生物力学原理的基础，具有如下特点。

（1）物体将一直保持静止或匀速直线运动状态，直至受到外力的作用。

（2）物体的加速度与物体所受的合力成正比，与物体的质量成反比，加速度的方向与合力的方向相同（力＝质量 × 加速度）。

（3）力的作用是相互的，每一个运动都有一个大小相等、方向相反的反作用力。

3. 力

（1）力是改变物体运动速度和（或）方向的矢量（即矢量具有大小和方向）。力的大小等于物体的质量乘以物体的加速度。力的单位是（kg·m）/s²，称牛［顿］（N）。

（2）力、应力和张力能在任何平面的任意结构的作用点上被分解为正向应力和剪切应力。

1）正向应力：意为垂直一个特定平面的力，正向应力可以是压力或拉力。

2）剪切应力：意为平行于特定平面的力。

4. 力矩

（1）力矩是改变角速度的物理量，促使一个物体围绕一个轴线做旋转运动。

（2）力矩是矢量，力矩的大小等于力乘以从转动轴到着力点的距离；即等同于物体的质量惯性矩和它的角加速度，其单位是牛顿米（N·m），用右手法则确定力矩的方向。

5. 平衡

（1）静态平衡的概念被用于解决骨科生物力学的相关问题。

（2）在静态平衡系统中，不产生加速度（系统处于静止或匀速运动状态）。

（3）持物：用手举重物在肘部产生一个力矩，其力矩的幅度大小，可通过计算物体作用在手处力的大小乘以力的作用线和关节旋转中心之间的距离得到（图 4-1）。

（4）站立：单腿站立时，力在髋关节处起作用，其包括身体的重力。外展肌力来对抗身体的重力，以及这些力在髋关节处作用的矢量和关节的反作用力。外展肌力通过经本体重力较短的力矩起作用；因此，外展肌力的大小大致是体重力的 2 倍，关节的反作用力是体重的 3～4 倍。使用拐杖通过提供一个与重力相反的关节反作用力，从而降低外展肌力。

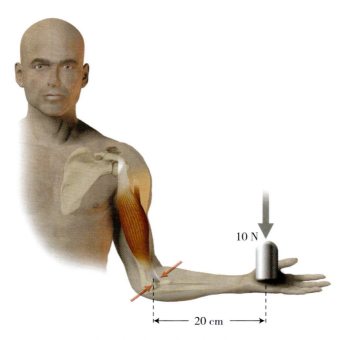

图 4-1　10N 的重量拿在手中会在肘部产生一个 2 N·m 的力矩

（5）爬楼梯：爬楼梯时膝关节少量屈曲可减少身体重力的力矩。

6. 线弹性

（1）线弹性是材料的一种行为特性，其有 3 个基本假设：①应力和应变相互之间成正比；②该比例常数为弹性系数 $E$（杨氏模量）；③同时，当撤除应力后应变是可逆的，该系数与施加载荷无关。如果绘制应力和应变的关系图，所计算的应力和测量的应变之间呈线性关系，因此应力与应变的比是恒定的。应力与应变的比取决于被测试的材料本身，而不是被测试的结构形状。

（2）应力 = 弹性系数 × 应变。应力是对外部施加力（或力矩）的内部反应，该外力分布在材料横截面（$\sigma = E\varepsilon$）。通常是采用轴向拉伸载荷对材料进行测试，载荷是材料横截面表面的内部抵抗力。在小块横截面的应力被定义为内力，该内力被它所作用的表面面积所划分；也就是，应力 = 力 / 面积。应力单位为 N /m²，1 N /m² 是 1 帕斯卡（Pa）。垂直横截面的力被称为正应力。不垂直于横截面的施加载荷，会产生平行于横截面表面的力，这时会产生剪应力。

（3）应变：应变是材料对施加应力的内部变形；应变 = 变化尺寸 / 原尺寸（图 4-2）。这也可按如下所示表达：正应变 = 变化长度 / 单位长度。如果是正值，表示拉伸，而如果是负值，表示压缩。应变是没有单位的比，并表示为一个百分比或微型应变。

当两个相邻的垂直表面之间的角度发生变化时，产生剪切应变。剪切应变用弧度单位表示。

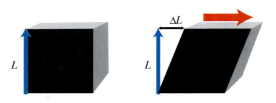

图 4-2　当平行载荷被施加于立方体材料的表面，该立方体变形，从而使立方体的边缘不再是直角。变形（约等于 $\Delta L$，用 $L$ 表示弧度）的是剪切应变，其中 $L$ 是长度

7. 几何性质　截面积在抵抗轴向载荷（拉伸或压缩）时起到非常重要的作用。

（1）轴向载荷是物体结构所受到的最简单的加载方式。例如，支持韧带受力紧张，这就是所谓的轴向拉伸载荷，韧带伸长是因为弹性纤维发生变形（图 4-3）。

1）材料的刚度是其在载荷受力情况下保持其原有形状结构的能力，结构刚度可通过改变其几何形状或弹性模量来改变。

2）结构强度被定义为在最大载荷下，该物体材料可以承受且不被破坏的能力。

（2）质心是面积或体积的几何中心。

（3）弯曲载荷在物体上产生应力（如骨通过其结构分布载荷）。

1）对矩形结构施加弯曲载荷会导致物体轻微变形，这就使得在物体的凸侧面产生张力，在物体的凹侧面产生压缩力。该物体的中间部分（中性轴）无拉伸应力或压缩应力（图 4-4）。

2）在矩形结构中，远离中性轴的物质结构较中性轴处的物质（无应力）承受更高的应力。

3）关节中轴线的质量分布采用惯性矩区域来对其进行描述（$I$）。其计算方法是，物质结构所增加的横截面积乘以横截面的增量到中轴距离的平方。$I = (1/12)wd^3$。其中 $w$ 是宽度，$d$ 是厚度。倍增矩形结构的厚度可增加 8 倍的抗弯曲强度。

4）梁的强度是梁所能承受最大弯曲力矩，且不超过引起应力的一个关键限值。在生物结构和置入物中进行循环弯曲载荷，其关键限值是材料的疲劳强度。

5）弯曲载荷施加到长骨上，由于骨的对称性，通常导致所产生压缩应力与拉伸应力强度相等。骨在受张力（拉伸载荷）状态时的强度比压缩（压缩载荷）状态时要弱，因此，骨损伤多发生在拉伸应力最高处。

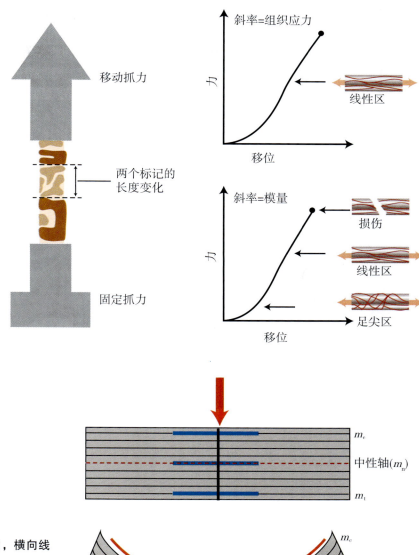

图 4-3　髌骨韧带经受单向拉伸试验

该刚度是所得的力——位移图中线性部分的斜率。如果载荷被转化为应力和应变位移，那么应力 – 应变曲线的斜率是弹性韧带组织的弹性模量。该强度是韧带断裂之前所能承受的最大应力

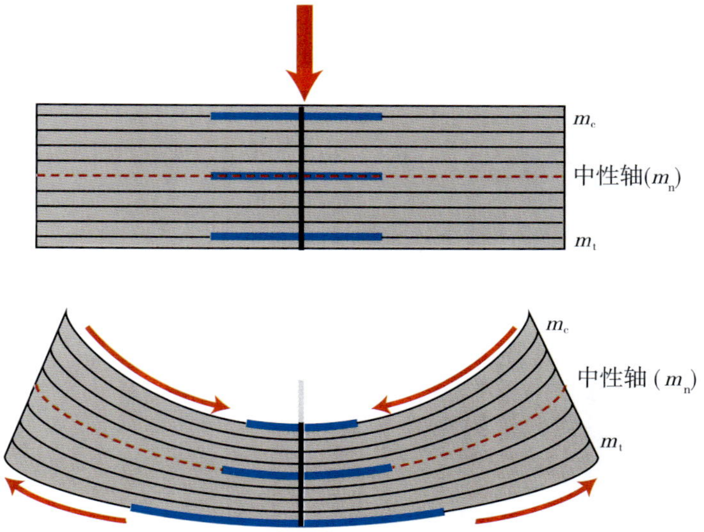

图 4-4　在弯曲载荷的影响下，纵线弯曲，横向线不再是平行的。线段 $m_t$ 延长，$m_c$ 缩短，$m_n$ 长度不改变。然而，面应力模式呈线性分布。远离中性部位较中性轴部位承受更高的应力，中性轴处无应力

（4）扭转载荷是另一种载荷模式。扭转载荷产生的力矩，往往扭曲物体的结构。

1）胫骨的扭转载荷屡见不鲜，常发生在滑雪时。施加的垂直于骨撬尖端的载荷会产生扭转力矩，导致胫骨外旋。运用静态平衡法，有一个施加在胫骨内部截面的力矩，该力矩大小几乎等于施加的外部力矩，但两者的方向相反。内转矩一般是沿着胫骨长轴，这与弯曲力矩不同，是随着骨的长度变化的。

2）扭转载荷施加到梁或圆柱上会产生一端相对另一端的转动，表面的纵向直线将被扭转成螺旋状，形成一螺旋角 $\alpha$，总变形（$\theta$）与所施加的转矩和结构的长度（$L$）成正比。扭矩和变形角度（扭转刚度）之间的比例常数取决于材料的属性和几何结构。材料属性即剪切模量，在金属合金中，与弹性模量相关，如不锈钢 316 L 的弹性模量是钛的 2 倍，因此不锈钢的剪切模量是钛的 2 倍。

3）抗扭强度也取决于材料属性和截面特性。材料属性是极限剪切应力，截面特性是极端转动惯量与圆柱半径的比率（图 4–5）。

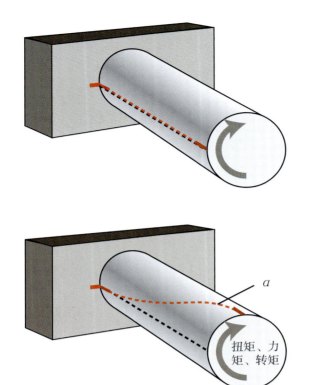

图 4-5　圆柱固定在一端，并于另一端施加扭矩，扭矩导致标杆成角旋转

（5）极惯性矩（$J$）是测量材料每个微小部分到扭转轴的垂直距离的平方的平均值。它始终是正值，重点用来描述抗扭转的能力。

对于一个实心圆柱，$J = 1/2 \pi r^4$，其中，$r =$ 圆柱的半径，倍加圆柱的半径使抗扭转能力增加 16 倍。

（6）重心是该区域或体积的几何中心。由于截面的强度取决于半径，扭转骨折始发于最接近重心的横截面表面位置（半径最小的部位）。

8. 骨的应用　扭转暴力最常造成胫骨远端 1/3 骨折。这是因为胫骨的中间和近端部分离胫骨轴线更远，能够更好地抵抗扭转力。另外，因为胫骨近端的直径大于远端，与胫骨近端 1/3 相比，胫骨远端 1/3 的针或螺钉孔，明显削弱此骨的抗扭转的能力。弯曲载荷施加在胫骨中段较弯曲载荷施加在胫骨近端产生更大的应变，从而增加骨折风险。如果一个孔位于所受弯曲载荷的部位，弱化效果更明显。

9. 骨科置入物　所有的骨科置入物将在某些点与骨接触，以便能够发送或接收载荷。载荷力可大面积或局部一点进行传导。载荷传导可能是载荷共享或载荷转移。

（1）接骨板抗弯曲的能力与立方体的厚度成正比，因此倍加钢板的厚度可增加钢板 8 倍的抗弯曲

能力。接骨板抗张力，应放在骨的张力侧，也可以用于压缩或对移植起支撑作用。螺钉放置在靠近骨折的部位，以减少钢板不受支撑的长度。

（2）骨螺钉有一个主要直径和次要（根）直径及节距（距离线程）。骨上螺钉的孔隙取决于螺钉的主要直径和节距，螺钉的强度取决于次要直径。

（3）髓内装置将材料分布远离轴线载荷来抗扭转；置入物越大抗扭转能力越好。钻孔影响骨折的生物愈合，粉碎性骨折和置入物直径影响骨折的稳定性。实心的髓内装置较开放（开槽）设备更硬。

（4）从股骨头到侧板或髓内装置处的力矩臂，使髋螺钉受到弯曲载荷。髓内装置的弯曲力矩更小。压缩髋螺钉，依据侧板的角度，可对骨折断端产生一定的影响。叶片钢板抗扭转，但不提供骨折嵌塞，最好用于反向倾角股骨转子间骨折。

（5）外固定器通过骨折端之间的相互作用，能为骨折端提供最佳的稳定性。改善稳定性的其他因素是增加针直径（第 2 个最重要的因素），弯曲度与直径的 4 次幂成正比；额外的针，降低骨棒距离（针的刚度与骨棒长度的 3 次幂成正比）；针在不同的平面上（堆叠棒）增加针之间的距离。

（6）圆形外固定器使用细 1.8mm 克氏钉张力下固定。在环上置入物的最佳方向是在彼此之间的 90°。半钉在骨干骨提供更好的把握度。因为框架是圆形的，框架的抗弯曲的刚度不依赖于载荷的方向。张力克氏针应彼此之间相对放置，而不是放在环的同一侧。增强环形外固定器稳定性的方法包括使用较大直径的克氏钉或半针、更小内径的环、橄榄针、交叉 90° 的克氏针，增加克氏针张力高达 130kg，使两个中心环的位置接近骨折部位，减少相邻环之间的间隔和使用多个环。

## 二、生物材料

术语"生物材料"是指用于增强或替换组织及其功能的合成材料。

### （一）材料的力学性能

1. 广义的胡克定律，是指在一个特定的方向上，应力与应变成正比。该比例常数为材料在该方向上的弹性模量。

2. 使用标准化的标本来测量材料的属性，通过机械测试机检测材料的张力、压力和剪切力（扭矩）。

（1）应力 - 应变曲线描述材料的行为，力 - 位移曲线描述结构变化。

（2）在实验条件下，转换力 – 位移曲线和应力 – 应变曲线并不总是可行的。

### （二）材料属性

各向同性材料的应力 – 应变关系以弹性模量和泊松比为特征。在材料的力学性能研究中，"各向同性（isotropic）"是指在所有的结点方向上具有相同的属性值（源于希腊文：iso 意为"平等"和 tropos 意为"方向"）。泊松比为在材料的比例极限内，由均匀分布的纵向应力所引起的横向应变与相应的纵向应变之比的绝对值。

1. **弹性模量或杨氏模量（$E$）** 是应力 – 应变曲线的初始直线部分的斜率，是特定材料的应力与应变之间的比值（图 4-6）。弹性模量是材料的本质特性，且不随材料本身之外的特性改变而改变。

2. **泊松比（$\nu$）** 指在张力样本上，横向应变与轴向应变的比率（见上文）。

$\nu$ =（变化直径 / 原直径）/（变化长度 / 原长度），若 $\nu = 0$，表示该材料是高度可压缩的；若 $\nu = 1$，则表示该材料不可压缩。

3. **屈服点（或区域）** 指在该点处材料由弹性形变转为塑性变形（图 4-6）。一旦超出屈服点发生塑性变形，则该应变是不完全可逆的。

4. **破裂点** 指在该点时材料发生破坏（图 4-6）。

5. **延展性** 指材料在发生破裂前产生塑性变形的能力。

6. **弹力** 指当材料发生弹性形变时，应变恢复所释放能量的大小。在图 4-6 中为应力 – 应变曲线的线性下面积。

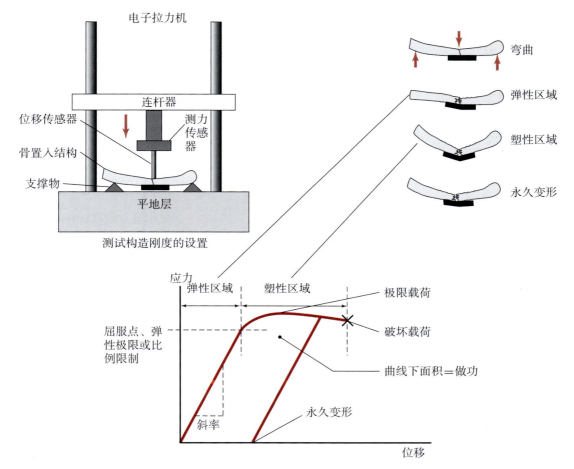

图 4-6　左上：一个固定装置( 骨—固定—骨 )放于力学测验机上。在这个例子中,长骨采用长板固定,并承受弯曲应力。右上：在弹性区域、塑性区域载荷期间的结构变化,并产生永久变形。底部：根据测验机将所测得的值,绘制应力 – 位移曲线图,该图证实,在弹性区域,构建体的表现就像一个弹簧,当负荷撤离后返回到其初始形状;在塑性区域,该板可以发生永久弯曲;在破坏载荷的情况下，固定失败

（经许可，改编自 Tencer AF. Biomechanics of fractures and fracture fixation. In: Bucholz RW，Court-Brown CM，Heckman JD, et al. eds. Rockwood and Green's Fractures in Adults. 7th ed. Philadelphia，PA：Lippincott Williams & Wilkins；2010.）

7. 韧性 指在破裂前材料所能承受的单位体积能量的大小。在图 4-6 中为整个应力－应变曲线下的面积。

8. 疲劳 是材料的属性，指在多次相对的低能量载荷后发生材料破裂，并且其载荷通常低于引起材料一个周期内发生破裂的载荷。几乎所用生物材料都可因疲劳而破裂。

极限耐力是应力的理论上限，是材料不发生失效疲劳的能力。疲劳是一个累积的现象，并通过腐蚀加速。骨重塑以防止骨材料的破坏，骨材料损伤是疲劳的结果。

9. 各向同性 是指材料属性不随载荷方向改变而改变，应力－应变的关系属性以材料的弹性模量和泊松比两个特性来描述。

10. 各向异性 是指材料属性随着载荷方向改变而改变，应力－应变关系难以描述。

11. 正交特性 意味着该材料属性在特定方向上不发生明显改变。骨皮质被认为是具有正交特性，在一个特定的骨样品中，在轴线方向及与轴线垂直的横截面的直径方向上均不发生性能的改变。

12. 黏弹性 是指材料随着加载的速率而变化的性能。加载曲线和卸载曲线不相同，并且不是所有的载荷期间所施加到材料的能量在力卸载后都得到恢复。应变能量损失（以热的形式）被称为滞后性。

13. 蠕变（冷流） 是材料表现所受压力（变形）越来越大的一种现象。当载荷移除后会发生应力松弛，并经过一段时间后同排量的应力减小。蠕变和应力松弛描述的是相似的行为。这些发生蠕变材料的例子包括椎间盘、聚乙烯、骨、皮肤和玻璃。

14. 黏度（$\eta$） 是一种液体的流动阻力，类似于弹性模量。黏性（$\eta$）= 剪切应变 / 剪切速率。

（1）牛顿流体：黏度独立的剪切速率（如水和血浆）。

（2）非牛顿流体：黏度取决于剪切速率。

1）剪切增稠或胀流性液体表现为黏度增加和剪切速率增加（如乳液）。

2）剪切变稀或触变流体表现为随着剪切速率增高黏度降低（如滑液、血液）。

## （三）材料结构影响材料性能

1. 金属具有晶体结构和金属键。它们可以是工业纯金属（如钛）或是合金（两种或更多金属的混合物，如 Ti-6Al-4V）。

2. 聚合物是分子以共价键结合在一起，次级键可以是氢键或范德华力。

3. 陶瓷是金属或非金属饱和离子键结合材料（氧），其坚硬、结实、易碎（如铝氧化物、锆）。

4. 复合材料涉及材料的力学结合，可能发生化学、物理或真力学结合（如层压板、骨）。

## （四）摩擦学

1. 摩擦是力 / 施加载荷的系数 $\mu$ = 摩擦力 / 施加载荷。静态系数是描述物体在静止状态下的情况，动态系数是描述物体已开始移动时的摩擦情况。摩擦特性取决于特定材料的接触面、润滑剂和相对速度。

2. 润滑作用

（1）流体动力学：表面被润滑剂完全分离，润滑剂的黏度是主要因素。

（2）流体静力学：润滑剂加压以保持表面的分离。

（3）边界层：一个薄而光滑的表面黏附层，最大限度地减少接触，在表面完全分开的情况下可发生高磨损。

（4）流体弹性动力学：表面弹性使得表面发生不规则的改变，固有较厚的润滑剂膜可不发生塑性变形，降低磨损率，除非材料破坏发生下表层的疲劳损伤（如膝关节聚乙烯）。

（5）渗透：液体受力的作用由内向外渗出表面多孔结构（如正常的关节）。

3. 磨损机制

（1）黏合剂：每个轴承表面的颗粒可黏附在其他表面上。

（2）研磨：较硬的材料磨损较软材料的表面。

（3）转移类似于黏着磨损，但伴有材料的薄膜从一个转移到另一个。

（4）较软材料的疲劳性通常由下层面的应力所决定，它发生时伴有聚乙烯分层。

（5）当不同来源的颗粒散布在两个受力面之间时，第三体发生磨损（如黏合质在充满整个髋关节或膝关节）。

（6）当电化学反应发生在一个支承表面时，发生腐蚀性磨损。

（7）微动磨损伴有循环载荷与非常小的振荡（如螺钉头与板接触）。

## （五）腐蚀

腐蚀是指材料因其所处的化学反应微环境而发

生的逐渐分解的过程，这就意味着与水和氧反应的金属电子的丢失。腐蚀可以集中局部，形成一个坑或裂纹，或者广域扩展，以产生普遍退化。

1. 金属是可腐蚀降解的。

2. 聚合物发生化学降解，通常观察其变色。

3. 陶瓷也可发生腐蚀，但这通常是一个非常长而缓慢的过程。

4. 钝化是腐蚀产物在金属的表面自发地形成的薄膜，充当屏障以防止进一步氧化。此层在 ≥ 1μm 后停止增厚，在一定情况下可以用来尽量减少表面磨损。纯钛和某些不锈钢自发形成钝化层，置入物制造钝化层以适应弱酸溶液。

5. 腐蚀的类型

（1）均匀腐蚀：是在材料整个表面上的持续均匀退化。这些材料不适于置入（如铁）。

（2）电偶腐蚀：当两种不同的金属直接在电解质溶液中接触时，会发生电偶腐蚀。只要存在导电通路和离子导电通路电偶腐蚀就有可能发生。两种金属中，一个是释放电子的阳极，并通过氧化还原；另一个金属是阴极，被保护。故其他金属与不锈钢的组合可能形成电偶腐蚀。

（3）缝隙腐蚀：是一种发生在空间的局部腐蚀，在这个空间中工作流体形成的环境间的接触是受限的，是金属离子（正）和氯化物或氢离子（负）相互集中的结果。

（4）点腐蚀：是发生在局部的腐蚀，类似于缝隙腐蚀，通常见于钝化过程的破坏。

（5）晶间腐蚀是在金属内的腐蚀，发生在金属粒之间的边界，常作为局部自发电池的结果。金属中存在碎片是一个促进因素。用于外科手术的低碳钢应用铬碳化合物来降低沉淀和最小化晶间腐蚀。

（6）应力腐蚀开裂：是材料在腐蚀性环境中开裂。应力产生裂纹可能加速腐蚀过程，循环加载可干扰材料再形成钝化层的能力。

### （六）骨科材料力学性能

1. 弹性模量（图 4-7）：值从最低到最高排名。骨松质的弹性模量最低，接着是聚乙烯和聚甲基丙烯酸甲酯，最高为氧化铝。

2. 材料的极限强度见图 4-8。值从最低到最高排名，从骨松质到钴镀铬。

3. 弹性模量和极限强度的值见表 4-1。由于试验条件可能发生变化，所以这些值是近似值。

4. 骨材料

（1）复合材料：骨形成的主要成分为 I 型胶原，且具有羟基磷灰石的矿化矩阵。

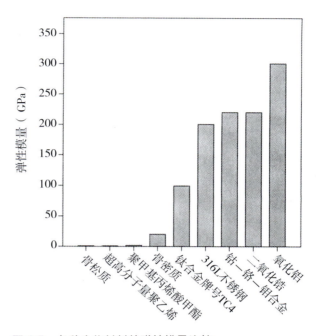

图 4-7 **各种生物材料的弹性模量比较**
显示的值是不确切的，请参见表 4-1 近似值

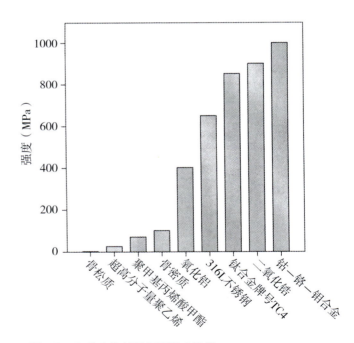

图 4-8 **各种生物材料极限强度比较**
所示骨水泥的聚甲基丙烯酸甲酯（PMMA）值是抗压强度；所示二氧化锆和氧化铝的值是抗弯曲强度。显示的值不确切，请参见表 4-1 近似值

（2）非均质性：骨建模为横观各向同性，并具有持续矿物质的吸收和沉积重塑。通过重塑过程最

小化了疲劳损伤。

（3）矿物成分：随着时间的推移，骨的矿物成分在不断变化。

（4）结构自适调整试图补偿骨质弱化。股骨内、外骨皮质的直径随着年龄的增长而增大。从物理学的角度，由于矿物质含量的降低造成骨质弱化而增大结构的抗屈曲能力，同时降低骨的抗扭转能力。

（5）强度和模量都大致与密度的平方成正比。使用定量 CT 和双能 X 线平扫对骨矿物质进行测量。

（6）骨折沿着哈弗管、接合线、骨穴发生。当应变率非常高时，骨折模型变得随机。每提高 10 倍的应变率，骨折的概率增加 10%。粉碎性骨折源于骨折前骨储存能量的释放。

（7）骨折模型可能表明载荷导致骨折机制。

1）横形骨折模式表示拉伸载荷。

2）螺旋形骨折模式表示扭转载荷。

3）横形骨折伴有蝶形骨块模式表示弯曲负荷，如行人被撞，汽车保险杠导致的胫骨骨折。

4）斜形骨折模式表示压缩载荷。

**表 4-1　材料属性不同的生物材料的弹性模量和极限强度**

| 材料 | 弹性模量（GPa）[a] |
|---|---|
| 骨松质 | 0.5～1 |
| 聚乙烯（超高聚合度） | 1 |
| 聚甲基丙烯酸甲酯骨结合剂 | 2 |
| 骨密质 | 15～20 |

续表

| 材料 | 弹性模量（GPa）[a] |
|---|---|
| 钛合金牌号 TC4 | 100 |
| 316L 不锈钢 | 200 |
| 钴—铬—钼合金 | 220 |
| 二氧化锆 | 220 |
| 氧化铝 | 300 |

| 材料 | 极限强度（MPa）[a] |
|---|---|
| 骨松质 | 2 |
| 聚乙烯（超高聚合度） | 25 |
| 聚甲基丙烯酸甲酯骨结合剂 | 70（抗压强度） |
| 骨密质 | 100 |
| 氧化铝 | 400（弯曲强度） |
| 316L 不锈钢 | 500～800 |
| 钛合金牌号 TC4 | 850 |
| 二氧化锆 | 900（抗压强度） |
| 钴—铬—钼合金 | 650～1100 |

注：数值仅供参考，允许测量误差

[a] SI 的压力单位帕斯卡（Pa）。1 GPa=$10^6$ Pa；1 MPa=145 psi（磅／平方英寸）

（王新宇　译，章　莹　王　非　审）

# 中 篇

## 成人创伤

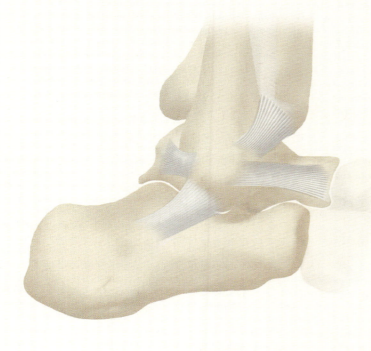

# 第5章

# 股骨颈和股骨转子间骨折

Robert Victor Cantu，Kenneth J. Koval

## 一、介绍

骨质疏松及其继发的股骨颈骨折对于经济和社会可产生显著的影响。据估计，在全球范围内，3.23 亿人患有骨质疏松。而到 2050 年，患骨质疏松的人数预计为 15.55 亿，同时 2050 年估计髋部骨折的人数将达到 630 万。尽管患者护理和手术技术已进步了很多，但髋部骨折仍占据一大笔医疗保健支出。

## 二、股骨颈骨折

### （一）概述

股骨颈骨折，是指发生在股骨头关节面到股骨转子间的关节囊内骨折。股骨颈骨折在人群中呈双峰分布，大部分骨折发生在低能量跌倒的老年人中，小部分发生在高能量损伤的年轻人中。在这两个人群中，股骨颈骨折的治疗方法却不一样。对于年轻人，几乎所有的股骨颈骨折均尝试进行复位固定。然而在老年人中，大部分发生移位的股骨颈骨折需要进行关节置换。

### （二）评价

1. 体格检查　如果怀疑患者有股骨颈骨折，在获得股骨近端影像学检查结果之前，应避免进行髋关节活动，以免发生骨折移位。移位性股骨颈骨折患者的患肢处于外旋短缩位。非移位性股骨颈骨折患者，患肢没有这些明显的畸形。

（1）老年人：对于因摔倒导致髋部骨折的老年患者，应明确导致摔倒的原因。一些摔倒的非机械

因素如晕厥、先兆晕厥（presyncope）、心肌梗死和脑卒中都是可能的病因。需对这些患者进行其他可能损伤的评估。桡骨远端和肱骨近端是骨质疏松高发区，应评估这些部位的潜在骨折。

（2）年轻人：年轻人的髋部骨折通常是高能量损伤导致的。这些患者需要完整的初步检查和复查，应特别注意是否存在同侧股骨干骨折。约 2.5% 的股骨干骨折与同侧股骨颈骨折有关。

2. 放射学评价　对于怀疑存在髋部骨折的患者，标准的影像学检查包括骨盆和髋部的正位（前后位）X 线检查及侧位 X 线检查（仰卧水平投照）。骨盆正位 X 线片可与健侧髋关节进行对比，有可能显示轻微的嵌插骨折或骨折移位。仰卧水平投照侧位 X 线片优于蛙式侧位 X 线片，因为后者可能增加患者疼痛及加重骨折移位。从理论上说，拍摄髋关节的正位 X 线片时，髋关节应处于 15° 内旋状态，以抵消股骨颈解剖前倾的影响，这可以提供股骨近端的正面观。这种视角有利于诊断非移位性骨折。如果所有影像学检查结果正常而临床上仍高度怀疑髋关节骨折时，应进行骨扫描或 MRI 检查（图 5-1）。MRI 对 24 小时内的隐匿性髋关节骨折敏感，而骨扫描需要骨折时间 48 ～ 72 小时，甚至更长时间才能显示骨折。

### （三）损伤分型

Garden 分型在临床普遍使用，由 4 型组成（图 5-2）：Garden Ⅰ 型是不完全骨折或嵌插骨折。Garden Ⅱ 型是完全骨折，骨折端无移位。Garden Ⅲ 型是部分移位骨折。Garden Ⅳ 型是完全移位骨折。

Garden Ⅲ型和 Garden Ⅳ型骨折发生骨不连或骨坏死的风险显著增高。Pauwel 分型依据的是骨折线与水平线所形成的角度：Ⅰ型，Pauwel 角< 30°；Ⅱ型，Pauwel 角 > 30°，< 50°。Ⅲ型，Pauwel 角 > 50°（图 5-3）。骨折线越垂直，Pauwel 角越大，通过骨折线的剪切力越大。

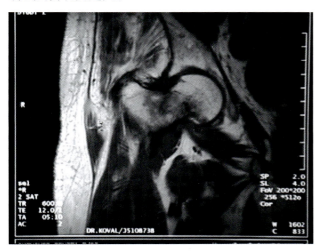

图 5-1　MRI T$_1$WI 显示非移位性股骨颈骨折

### （四）合并损伤

1. 老年人　在老年人中，脑血管意外或心肌梗死可能促成摔倒，进而导致骨折。常见合并损伤包括桡骨远端骨折和肱骨近端骨折。闭合性颅脑损伤如硬膜下血肿也可由跌倒所造成。

2. 年轻人　在年轻患者中，高能量的损伤可导致如同侧胫骨、股骨和骨盆或髋臼的损伤。头部、胸部及腹部的损伤也很常见。

### （五）治疗方案及理由

1. 非手术治疗　非手术治疗通常仅限于无法行走且手术风险太高或活动时有轻微疼痛的老年患者。对于这些患者，治疗目标应该是尽快从卧床状态转换至轮椅活动，以减少长期卧床的并发症，如肺不张、血栓栓塞性疾病、尿路感染和压疮。

2. 手术治疗

（1）手术时机：只要患者病情稳定，应尽快接受手术治疗。对于老年患者，手术应延期至患者的体液和电解质紊乱得到纠正后。最近研究表明，骨

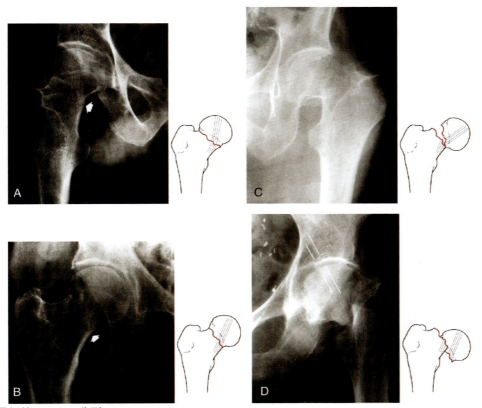

图 5-2　股骨颈骨折的 Garden 分型

A.Garden Ⅰ型；B.Garden Ⅱ型；C.Garden Ⅲ型；D.Garden Ⅳ型

（经许可，摘自 Keating J. Femoral neck fracture. In: Bucholz RW，Heckman JD，Court-Brown C，et al.，eds. Rockwood and Green's Fracures in Adults. 7th ed. Philadelphia, RA: Lippincott williams & Wilkins；2010.）

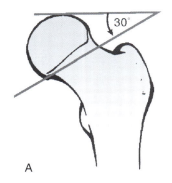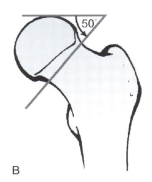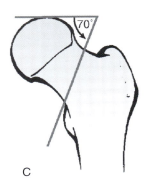

A　　　　　　　　　　B　　　　　　　　　　C

**图 5-3　股骨颈骨折的 Pauwel 分型**

Pauwel 分型依据的是骨折线与水平线所形成的角度。从Ⅰ型到Ⅲ型，骨折线越来越垂直。理论上，通过骨折部位的剪切力也随之增高

A．Ⅰ型；B．Ⅱ型；C．Ⅲ型

（经许可，摘自 Keating J. Femoral neck fractures. In：Bucholz，RW，Heckman JD，Court-Brown C，et al.，eds. Rockwood and Green's Fractures in Adults. 7th ed. Philadelphia，PA：Lippincott Willams & Wilkins；2010.）

科和老年医学科联合治疗这一模式对于减少发生像谵妄这样的并发症和提高生存率有优势。对于年轻患者，移位性股骨颈骨折需要进行急诊手术，为了降低骨坏死的风险，应进行切开复位内固定术。

（2）麻醉注意事项：对于无法接受早期手术的患者，可考虑放置股神经阻滞导管以辅助控制疼痛并减少老年患者麻醉药品的使用。对于全身麻醉和局部麻醉，围术期死亡率的差异性在研究上并没有得出一致的结论。

3. 非移位性股骨颈骨折　非移位性股骨颈骨折的推荐治疗包括多个拉力螺钉平行的内固定。建议使用 3 枚或 4 枚螺钉。如果使用 3 枚拉力螺钉，可呈倒三角形排列。倒三角形排列下方的螺钉应紧贴股骨颈下部。后上的 2 枚螺钉应紧贴股骨颈后方。

关节囊切开：一些学者建议治疗非移位性股骨颈骨折时切开关节囊。他们的理论是切开关节囊可以降低囊内血肿所形成的压力，进而降低骨坏死的风险。对于关节囊切开是否能真正降低骨坏死的风险确实存在争议，然而这一技术仍有它的支持者，特别是针对年轻患者时。手术前，保持患肢处于屈曲、外展、外旋位已被证实可以减少关节囊内的压力。

4. 移位性股骨颈骨折　移位性股骨颈骨折的治疗方式大部分取决于患者的年龄及活动能力。对于年轻患者，可进行闭合复位或切开复位内固定术（图 5-4）。手术目标是解剖复位，手术入路可以采取 Smith-Petersen 入路或 Watson-Jones 入路以达到恰当的复位。对于年龄更大、活动更少的患者，大部分学者建议行人工股骨头置换术。对于老年人中接受切开复位内固定术和股骨头置换的两组患者，临床研究表明股骨头置换组在提高预后和降低手术翻修率方面有显著优势。

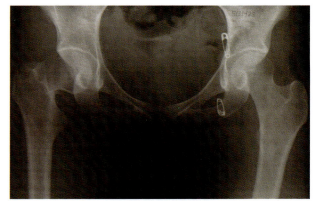

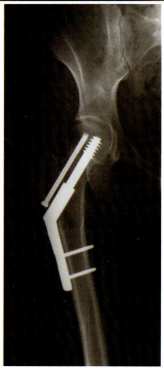

**图 5-4　26 岁男性，因移位性股骨颈骨折行切开复位内固定术，术前、术后 3 个月随访的 X 线片**

（1）内固定：当选择进行内固定时，为了尽量降低骨不连和骨坏死并发症的风险，解剖复位是必要的。如果尝试进行闭合复位不能达到解剖复位，则应行切开复位，通常使用多枚平行的拉力螺钉实现固定。对于股骨颈基底部骨折，也可以使用动力髋螺钉。

（2）人工股骨头置换：人工置换要么选择股骨头置换的方式，使用双极假体或单极假体，要么选择全髋置换术。双极假体相对于单极假体有一个理论上的优势，双极假体的第 2 个关节可以减少髋臼磨损。然而在临床上，双极假体的第 2 个关节经常失去功能，最终双极假体变为单极假体。另外，不像单极假体，双极假体通常有一个金属 – 聚乙烯关节，如果这个关节像设计那样发挥功能的话，可导致髋臼磨损和骨质溶解。对于大部分要求不高的老年患者来说，假体材料推荐使用单极假体（图 5-5）。

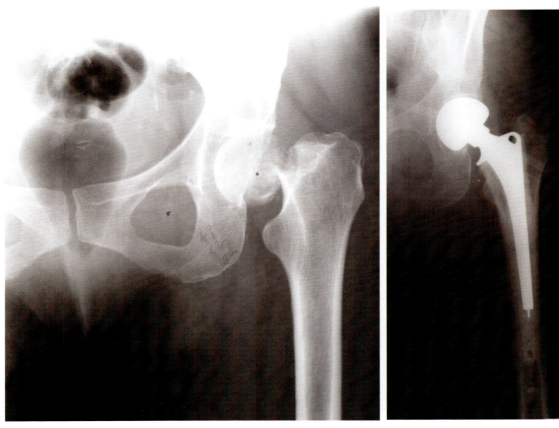

图 5-5　因移位性股骨颈骨折接受股骨头置换的老年患者术前与术后的髋关节 X 线片

（3）全髋关节置换：既往患有髋关节退行性疾病（如类风湿关节炎、Paget 病、骨关节炎）的患者发生股骨颈骨折时，应考虑行全髋关节置换术。一些研究表明，即使在那些无关节炎的老年患者中，在疼痛控制和功能改善方面，全髋关节置换术也优于股骨头置换术。另一方面，在不能遵从髋关节脱位预防措施警示的痴呆患者中，全髋关节置换术有着更高的脱位概率。像帕金森或瘫痪之类神经系统疾病的患者脱位的概率更高，通常采取股骨头置换术治疗。

5. 术后管理　股骨颈内固定术后的负重范围是由完全无负重到患者可以承受的负重。生物力学研究表明，即使患者无负重，由于肌肉收缩，髋关节和膝关节之间实际上仍存在肌肉收缩的反作用力。许多老年患者无法耐受关节不负重。基于此，老年患者为避免长期卧床的并发症，可以承受一定的负重，以辅助行动。对于年轻患者，只有在骨折内固定存在问题时，才考虑限制负重。

**（六）股骨颈骨折的并发症**

1. 骨不连　股骨颈的骨不连发生率很大程度取

决于骨折的移位。非移位性股骨颈骨折或嵌插骨折在行内固定术后，发生率约为 5% 或更少。而移位性骨折在行切开复位内固定术后的骨不连发生率接近 30%。对于接受了切开复位内固定术的年轻患者，骨不连是最常见的并发症。增加骨不连风险的其他因素，包括非解剖复位和需透析肾衰竭这样的病理状态。骨不连通常表现为腹股沟或大腿的疼痛。大多数股骨颈骨折患者骨不连时需要再次手术。对于年轻患者，需要尽量保留股骨头，可采取转子间的外翻截骨钢板内固定术；对于老年患者，可行股骨头置换术。

2. 骨坏死　由于逆行的血供，在股骨颈骨折后股骨头容易形成骨坏死。类似于骨不连，骨坏死的概率很大程度上与骨折移位的角度相关。非移位性股骨颈骨折或嵌插骨折发生骨坏死的概率为 8% 或更低，然而 Garden 4 型骨折骨坏死率＞30%。在显示骨坏死的早期征象上，MRI 比 X 线片更敏感。晚期改变 X 线片也可显示，包括软骨破坏和股骨头退变。症状通常为腹股沟或大腿的疼痛，约有 33% 的患者将来需要手术治疗，为了尝试重建股骨头的血供，可考虑钻孔和骨移植。对于继发骨坏死的老年患者，治疗通常为假体置换。

3. 死亡率　在大多数研究中，老年髋部骨折患者在医院的死亡率通常为 3%～5%。髋部骨折的 1 年死亡率通常高于进行年龄匹配的对照组，范围在 20%～40%。死亡的危险因素包括既往患有心肺疾病、认知受损、肺炎和男性。

4. 血栓栓塞性疾病　即使有所预防，髋部骨折后血栓栓塞性疾病的发生率仍很高，一些报道显示高达 23%。许多医院使用包括低分子肝素、华法林、阿司匹林及气动加压靴来预防深静脉血栓（DVT）和肺栓塞（PE）。对于怀疑发生 DVT 的患者，超声是创伤最小的检查。为了诊断 PE，螺旋 CT 已经很大程度上取代了肺通气/灌注检查而成为主要的检查手段。

### （七）并发症的治疗

1. 内固定失败　内固定失败的危险因素包括骨量减少、粉碎性骨折和非解剖性复位。患者通常表现为腹股沟疼痛、臀部疼痛或两者都有。治疗手段包括内固定翻修术、外翻截骨术、股骨头置换或全髋关节置换。翻修术或截骨术通常应用于年轻患者，而假体置换通常倾向应用于老年患者。

2. 股骨粗隆骨折　股骨粗隆骨折发生的原因包括股骨外侧多个未使用的钉孔和骨折内固定的起始钉孔在转子的末端。股骨粗隆骨折的治疗方法包括使用长滑动板和滑动鹅头钉来进行翻修或将内固定更换为髓内钉。两种方法都需要实现股骨颈解剖复位。

3. 关节置换失败　关节置换失败归因于无菌性松动、感染或髋臼磨损。切口表面感染可通过外科清创和使用第四代头孢类抗生素治疗。而深部感染可能需要分期手术或取出假体。髋臼磨损在单极假体或双极假体中都可能发生。许多研究表明，双极假体在 1 年内基本上相当于单极假体。股骨头置换术后继发的髋臼磨损通常表现为腹股沟疼痛，治疗上通常更换假体为全髋关节。临床出现大腿疼痛前，可在影像学上显现出股骨干松动的迹象。

### （八）特别要点

1. 股骨颈应力性骨折　在骨质减少的患者中，股骨颈应力性骨折可发生在正常活动的反复负荷中。对于骨质健康的年轻患者，应力性骨折常产生于过重的负荷，如军队的征兵或长跑运动员。应力性骨折可导致新出现的腹股沟疼痛。X 线片可能无法精确地显示骨折。如果诊断存在疑问，可以选择 MRI 或骨扫描。

2. 同侧股骨颈骨折和股骨干骨折　在股骨干骨折中，约 2.5% 的患者合并有同侧的股骨颈骨折。如果股骨颈骨折是非移位性的，为了防止移位，在置入髓内钉前应确保股骨颈稳定固定。在股骨干骨折使用逆行扩髓髓内钉固定时，滑动鹅头钉可用于股骨颈骨折的固定。对于年轻患者的移位性股骨颈骨折，通常需要切开复位。为了确保解剖复位，手术入路可选择 Smith-Petersen 入路或 Watson-Jones 入路。

3. 神经损伤　对合并有像晚期帕金森病、卒中后瘫痪或痴呆这样的严重神经系统疾病的患者，行股骨头置换时，可考虑采取髋关节的前入路。这样既可以预防切口感染，也可以防止由于无法遵从医嘱而导致的髋关节脱位。对合并有显著的内收肌挛缩的患者，行股骨头置换术时，应同时行内收肌松解。

4. 慢性肾病　处于肾衰竭终末期的患者，骨质较差，不适合行内固定术。对于这些患者，即使是非移位性骨折，也最好采取股骨头置换的方式治疗。

5. Paget 病　Paget 病患者股骨近端容易出现畸形，并且手术时失血量会增多。如果骨折涉及髋臼，治疗时应考虑全髋关节置换。

6. 病理性骨折　病理性骨折是内固定的禁忌证。在进行手术前应评估患者是否有肿瘤转移，可通过全骨盆和全股骨的影像学检查来判断。手术前，应清楚骨折的原因是原发肿瘤还是转移瘤，因为这两者的治疗方法差别很大。

### 三、股骨转子间骨折

#### （一）概述

大多数股骨转子间骨折发生在低能量损伤的老年人中。股骨转子间位于关节囊外，大、小转子之间。这个区域的骨头主要是骨松质，具有良好的血供，因此骨不连的风险要低于股骨颈骨折。股骨距是股骨嵴的近端延续，位于股骨颈和股骨干连接部的后方。在站立负重时，股骨距持续承受应力，将应力从髋关节传导至股骨干。

#### （二）评估

股骨转子间骨折患者的体格检查和影像学检查与股骨颈骨折患者一样。股骨转子间骨折的患者往往在大转子间有更明显的压痛。

#### （三）创伤分型

股骨转子间骨折的 Evans 分型于 1949 年提出，它着重强调后外侧皮质的完整性对于取得稳定复位的重要性。这个分型并没有良好的重复性，也许简单地将骨折分为稳定骨折或不稳定骨折是一个更好的分型方法。不稳定骨折包括后中部骨皮质粉碎、转子下骨折和反转子间骨折。

#### （四）合并损伤

在老年患者中通常合并的损伤包括桡骨远端骨折、肱骨近端骨折、硬膜下血肿、心肌梗死和脑血管意外。

#### （五）治疗

1. 非手术治疗　非手术治疗通常仅限于无法行走且手术风险太高或活动时仅轻微疼痛的老年患者。如果选择非手术治疗，尽早让患者从早期卧床过渡到轮椅活动，以减少长期卧床的并发症（如血栓栓塞性疾病、肺不张、肺炎）。如果骨折已畸形愈合，而患者的身体状况较前改善，可考虑行重建手术。另一种选择是给予患者持续的骨牵引，以确保在骨折愈合期间保持骨折的对线。后一种治疗方法在护理上非常困难，并且需要承担长期卧床发生的各种并发症的风险。

2. 手术治疗　事实上，手术治疗适用于几乎所有可耐受手术的患者。只要患者的各项生理状态包括心肺功能、体液和电解质紊乱得到评估和治疗后，就可以进行手术。

（1）历史：最早用于治疗转子间骨折的工具是固定角度钉板固定，如 Jewett 三翼钉。这些装置可以提供骨折的固定，但骨折端无法加压。失败原因通常为螺钉穿入髋关节，螺钉从股骨头切出或内固定断裂。为了解决不稳定骨折的高失败率，在尝试重建后内壁骨质中，复位技术得到了发展。如 Hughston-Dimon 内移截骨术、Sarmiento 外翻截骨术、Wayne County 侧移复位术。下一代的内固定物如 Massie 钉，就像现在的滑动鹅头钉，使得螺钉固定在股骨头中，在滑动钢板的滑槽中压缩。这样的设计提高了骨的接触，但由于股骨头的固定质量较差和螺钉锋利的边缘，仍存在螺钉切出的风险。现代的滑动鹅头钉通过大直径的拉力螺钉外螺纹提高了股骨头的内固定强度（图 5-6）。

（2）滑动鹅头钉：在置入滑动鹅头钉前，应先取得骨折的复位。这通常在牵引床上通过患肢持续牵引完成。下肢处于内旋位，通过正侧位的 X 线片来检查复位情况。应注意避免旋转不良、内旋对线和下沉。下沉可通过在髋关节下放置支撑物或手术中使用提升装置来纠正。复位后，经外侧入路到达股骨近端。接下来进行拉力螺钉的置入，应特别注意的是，螺钉的位置在正位和侧位应同时位于股骨头中心。螺钉应放置在软骨下骨质 1cm 以内，尖顶矩 > 2.5cm 时，内固定失败风险增大。钢板角度通常为 130°～150°。钢板角度增大的优点是可增加螺钉与滑槽间的滑动及减少成角运动。缺点包括螺钉置入股骨头中心难度增高，螺钉的放置所致远端皮质压力增高。最常使用的 135° 钢板可以提供合适的螺钉放置，并且可以降低皮质的应力增加。新一代的置入物可以调整钢板的角度来适配患者的解剖结构。下一步是置入滑动钢板。尽管生物力学研究已经表明两孔的滑动钢板也许能提供足够的固定强度，但这是假定两个螺钉都能够把持住骨质。如果存在任何疑问，应使用 4 孔钢板。如果大转子出现粉碎或移位，复位和固定可通过张力带技术达成。如果大转子没有复位，外展功能可能需要代偿，这会导致 Trendelenburg 步态。

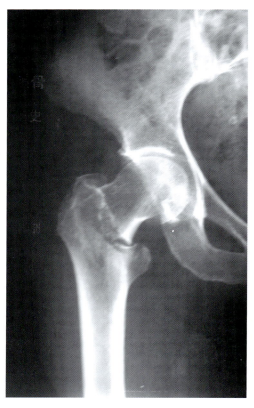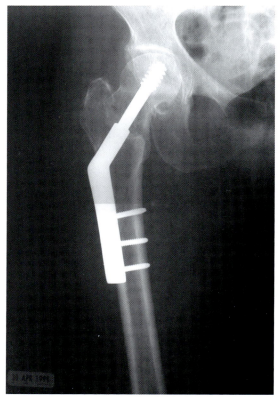

图 5-6　因稳定转子间骨折接受滑动鹅头钉固定，术前和术后 3 个月随访的 X 线片

（3）髋关节髓内钉：髋关节髓内钉由 1 个滑动髋螺钉搭配 1 个髓内钉构成。理论上的优势包括有限的骨折部位暴露和较滑动鹅头钉更小的屈曲力矩。研究表明，髋关节髓内钉与滑动鹅头钉在手术时间、失血量、感染率、螺钉切出率或螺钉移位上没有显著差异。最近的研究显示，针对股骨转子间骨折，髓内钉的使用率迅速增加。髓内钉在钉尖或远端锁定螺钉进针点处发生股骨干骨折的风险增高。

（4）假体置换术：假体置换术已用于粉碎性、不稳定的转子间骨折。假体置换术是一种创伤更大的手术，失血量更多，同时也存在髋关节骨不连的风险。对于某些患者，特别是那些患有严重骨质疏松的患者，常见于终末期肾衰竭患者，假体置换相对于切开复位内固定术有一个更好的预期。假体置换也可以作为内固定失败的补救措施。

（5）术后管理：术后患者应尽早活动，并且通常允许患者的髋关节适当负重。在患者可以下床行走前，应持续进行预防血栓的治疗。

**（六）损伤并发症**

在血栓栓塞性疾病和死亡率方面，转子间骨折基本上和股骨颈骨折相同。由于转子间具有良好的血供，骨坏死和骨不连的风险比股骨颈骨折明显要低。

**（七）并发症的治疗**

1. 股骨近端的外翻移位　股骨近端的外翻移位通常发生在那些缺乏对后内壁进行重建的不稳定骨折中。这可能导致置入物断裂、螺钉切出、螺钉穿入关节或钢板外侧与股骨的分离。导致这种并发症的潜在原因包括螺钉放置偏前上、不当的扩髓而导致形成第 2 个钉道、缺乏稳定的复位、骨折的极度塌陷（超过内固定装置的滑动极限），以及由于严重骨质疏松而导致的螺钉固定不牢。处置方式包括切开复位内固定翻修术、关节置换术或患者接受无痛关节融合、畸形愈合。

2. 旋转畸形　远端的骨折块过度偏内或过度旋转都可以导致旋转不良。在不稳定骨折复位过程中，应避免过度内旋远端骨折块，并且进行内固定时应确保下肢处于中立或轻度外旋位。

3. 骨不连　使用滑动鹅头钉治疗转子间骨折发生骨不连的概率约为 2%。症状包括臀部或腹股沟的疼痛。治疗可进行内固定翻修手术或关节置换。

4. 螺钉－套筒脱离　螺钉－套筒脱离是一个罕见的并发症，如果螺钉－套筒的接触不充分，可使用加压螺钉来避免发生螺钉－套筒脱离。如果加压螺钉停留在原位，则可能发生螺钉退出的风险，引起相应的症状，需要再次手术取出螺钉。

5. 失血　行转子间骨折内固定手术，当采用股骨近端的外侧入路时，出血常发生在切开股外侧肌时，出血最有可能来自股深动脉的分支。

### （八）注意事项

1. 股骨颈基底部骨折　股骨颈基底部骨折是发生在关节囊外的骨折，更接近于转子间骨折。可以使用空心螺钉或滑动鹅头钉固定。如果使用滑动鹅头钉固定，股骨头存在旋转的倾向，特别是在骨质良好的患者中。为了对抗旋转，在置入拉力螺钉前，应在拉力螺钉导丝上方置入防旋螺钉。

2. 反转子间骨折　反转子间骨折的骨折线为内上斜向下外（图 5-7）。在反转子间骨折中，髋关节螺钉的滑动轴线与骨折线平行，这与转子间骨折滑动轴线垂直于骨折线正好相反。正因为如此，滑动鹅头钉无加压的作用，并且近端骨折块相对于股骨干可能发生潜在移位，这使得滑动鹅头钉成为一种次优的内

固定方式。这种形式的骨折更适宜采取髓内钉或固定角度装置，如 95° 动力加压髁螺钉或角度钢板。

3. 严重骨质疏松　存在严重骨质疏松的情况下，股骨头和股骨干的内固定强度可能不够。甲基丙烯酸甲酯已被用于强化内固定强度。可以使用股骨近端的锁定钢板。另外，可以行关节置换术来代替内固定。

4. 大转子骨折　仅大转子发生骨折比较罕见，通常发生在大转子承受持续直接击打的老年患者中。患者通常表现为站立负重或活动髋关节时，髋关节外侧或臀部产生疼痛。这种骨折通常采取非手术治疗，通过辅助装置来使得患肢有限负重。手术治疗通常仅适用于骨折移位程度较大的年轻患者。

5. 小转子骨折　小转子骨折可发生在青少年中，当髂腰肌强力收缩时可导致小转子撕裂。通常对症治疗。在老年患者中，小转子骨折应被视为股骨近端病理性损害的特殊征象。治疗应以患者的病变性质和范围为依据。如果不涉及病理性改变，治疗主要是对症治疗。

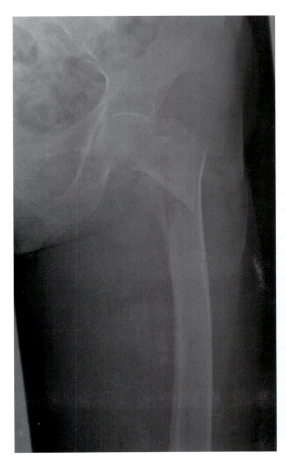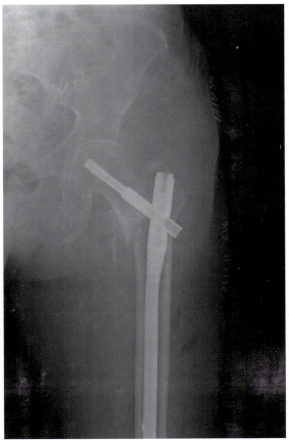

图 5-7　因反转子间骨折接受髓内钉治疗的术前、术后 X 线片

（沈洪园 译，章 莹 王 非 审）

# 第 6 章

# 股骨干骨折和股骨粗隆下骨折

Sean E. Nork

## 一、概述

### （一）股骨的分区

股骨大致分为 5 个解剖区域：头颈部区域、转子间区域、转子下区域、股骨干区域、髁上 / 髁间区域。

1. 转子下区域　指小粗隆下至其 5cm 内的区域，这个区域的骨折通常被定义为粗隆下骨折，即使它的骨折线向上或向下超出了这个范围。

2. 股骨干区域　指上起自股骨峡部顶端，下至股骨干骺连接处，一个模糊的过渡区与相邻的髁上区。

### （二）受伤的机制

1. 粗隆下骨折　粗隆下骨折可以发生在各个年龄层次的人群中，这种骨折在统计学上是一种年龄与性别不对称的双峰分布形式，即典型的成年男性高能量损伤和老年女性低能量损伤，其常见于老年人低能量损伤所致的髋部骨折，年轻人更多是因为高能量的车祸伤、高处坠落伤以及贯通伤。尽管不常见，其有时作为并发症继发于股骨颈骨折选用 3 枚呈"顶点向上三角形"排列的螺钉固定，特别是螺钉的进针点低于转子下区域。

2. 股骨干骨折　其发生机制与转子下骨折一样，也发生在各个年龄层次的人群当中。然而，年轻患者一般是继发于高能量的钝性伤，大多数患者（70%）为平均年龄在 30 岁以下的男性，这类患者当中，横形骨折或斜形骨折较为多见。而老年人尤其是女性，发生股骨干骨折则是因为摔倒这种低能量的损伤，螺旋形骨折较为多见。

### （三）解剖学特点

股骨粗隆下及股骨干周围都包绕有丰富的肌肉组织，肌肉附着点决定着骨折初始移位的方向，粗隆下骨折典型的表现是近端骨折块呈屈曲、外展、外旋畸形，粗隆下骨折和股骨干骨折都会出现短缩畸形，股骨近端由于解剖的变异表现出较多的变化，如股骨颈的前倾角为 13°±7°，即颈相对于股骨干向前了 1～1.5cm，颈干角在女性当中为 133°±7°，男性则为 129°±7°，成年人的股骨呈一向前的弧，其平均的曲率半径为 109～120cm，股骨粗线是股骨干后侧坚厚的皮质，其是肌肉的附着处，且有加强股骨干坚固性的作用。

## 二、评估

### （一）早期处理

年轻人大多是由于高能量的创伤造成，且常伴有其他部位的损伤，因此需要参照严重创伤治疗指南的原则，需要紧急进行心肺复苏和补充血容量（一侧股骨骨折将会导致超过 3U 的红细胞丢失），对于低能量所致的老年骨折患者，则需要排除有无病理方面的因素。

### （二）体格检查

典型的体格检查所见主要包括疼痛、肿胀和畸形，其他伴发的受伤容易被忽视。对四肢、骨盆、脊柱的视诊及触诊要重视，需检查同侧的髋关节、膝关节以排除有无骨折或韧带损伤。股骨粗隆下骨折表现为短缩、前屈（髂腰肌收缩牵拉近端骨折块）及内翻畸形（髋部肌群收缩牵拉近端骨折块使其外翻外旋）。而股骨干的骨折则表现为肢体短缩和旋转畸形。

### （三）急诊处理

急诊治疗首先尽可能选用支具或石膏固定患肢，这样可以避免骨折断端周围的软组织进一步损伤，减轻肌肉的痉挛，减少出血，缓解疼痛。对于开放性伤口，需要充分清洗并尽可能闭合，两侧肢体的脉搏应该是对称的，两侧肢体的踝臂指数（ankle-arm index，AAI）是相同的，若一侧的 AAI ＜ 0.9，意味着血管或动脉损伤。

### （四）放射学检查

应摄股骨干正、侧位 X 线片，还应包括同侧的髋关节、膝关节。同时，无论是股骨干骨折或是粗隆下骨折，还应仔细观察股骨颈有无骨折，此时摄骨盆正位 X 线片或 CT 检查，条件允许则同时行两项检查，通过正、侧位 X 线片可以很好地了解股骨骨折的类型、移位程度及骨丢失情况、骨的质量和股骨髓腔的直径，在多段或粉碎性骨折时摄健侧股骨干的 X 线片可帮助我们治疗时预测旋转和长度。

## 三、骨折分型

### （一）股骨粗隆下骨折

到目前为止，股骨粗隆下骨折有多种分类方式。

1.Russell-Taylor 分型　这种分型目前应用较为广泛（图 6-1），因为其是从生物力学和生物学的角度指导如何选用合适的内固定物。

2.AO 分型

（1）32-A1.1 型、32-A2.1 型、32-A3.1 型为简单骨折（螺旋形骨折、斜形骨折和横形骨折）。

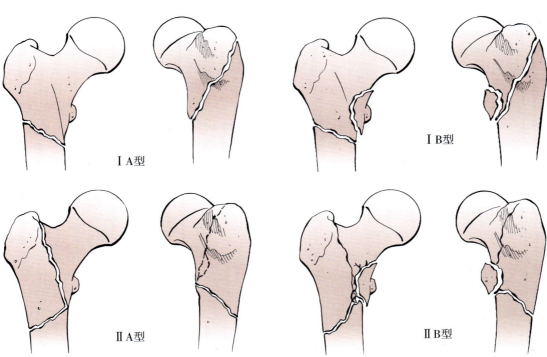

**图 6-1　股骨粗隆下骨折 Russell-Taylor 分型**
Ⅰ A 型，骨折线未涉及梨状窝及小粗隆；Ⅰ B 型，骨折线未涉及梨状窝，但涉及小粗隆；Ⅱ A 型，骨折线涉及梨状窝，但未涉及小粗隆；Ⅱ B 型，骨折线既涉及梨状窝，同时也涉及小粗隆
（经许可，引自 Haidukewych G, Langford J. Subtrochanteric fractures. In: Bucholz RW, Heckman JD, Court-Brown C, et al, eds. Rockwood and Green's Fractures in Adults. 7th ed. Philadelphia, PA : Lippincott Williams & Wilkins ; 2006.）

（2）32-B1.1 型、32-B2.1 型、32-B3.1 型有蝶形的骨折碎块（螺旋楔形骨折、弯楔形骨折和粉碎楔形骨折）。

（3）32-C1.1 型、32-C2.1 型、32-C3.1 型为粉碎性骨折。

3.Fielding-Magliato 型

（1）Ⅰ型：骨折位于小粗隆的平面。

（2）Ⅱ型：骨折位于Ⅰ型下方 1in 内（1in ＝ 2.54cm）的位置。

（3）Ⅲ型：骨折位于Ⅰ型下方 1 ～ 2in 的位置。

4.过去的分型　包括 Seinsheimer 分型、Waddell 分型、Boyd-Griffin 分型。

### （二）股骨干骨折的分型

股骨干骨折的分型则是根据骨折的位置和软组织损伤的情况来划分，股骨干一般分为近段 1/3、中段 1/3 和远段 1/3；另外，股骨干峡部骨折也可作为一种类型。

1.AO 分型　这种分型（图 6-2）是基于骨折的形态和受伤的机制。A 型骨折形态上简单，分为螺旋形骨折、斜形骨折和横形骨折，B 型骨折有一大的蝶形骨折块，C 型骨折是粉碎性骨折。

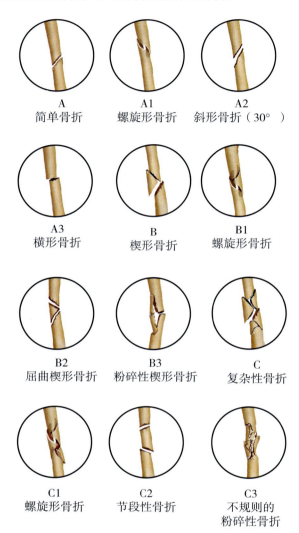

|A<br>简单骨折|A1<br>螺旋形骨折|A2<br>斜形骨折（30°）|
|B<br>楔形骨折|B1<br>螺旋形骨折|
|B2<br>屈曲楔形骨折|B3<br>粉碎性楔形骨折|C<br>复杂性骨折|
|C1<br>螺旋形骨折|C2<br>节段性骨折|C3<br>不规则的<br>粉碎性骨折|

**图 6-2　股骨干骨折的 AO 分型**

2.Winquist-Hansen 分型　这种分型是基于骨折块的粉碎程度是否需选用锁定螺钉装置（图 6-3），0 级和 I 级骨折轴向稳定，不需要使用锁定螺钉装置；III 级、IV 级、V 级骨折轴向不稳定，需要使用锁定螺钉装置，从而避免短缩和对位不正。然而，由于不可预知的骨折粉碎程度以及静力锁定髓内钉系统的应用，这种分型运用得较为广泛。

### （三）开放性骨折分型

开放性骨折合并的相关软组织损伤根据 Gustilo 系统分型。虽然不完全适用于股骨，但其仍被使用。

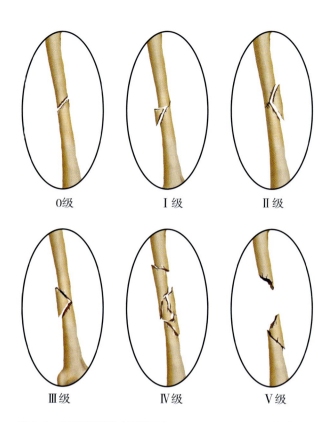

0 级　I 级　II 级

III 级　IV 级　V 级

**图 6-3　股骨干粉碎性骨折的 Winquist-Hansen 分型**

0 级为无粉碎性骨折；I 级为有一小的蝶形骨折块；II 级为有一较大的蝶形骨折块（骨折的远、近端保持 50% 以上的皮质接触）；III 级为有一大的蝶形骨块（骨折的远、近端少于 50% 以上的皮质接触）；IV 级为节段性粉碎性骨折；V 级为骨缺损

1. I 型是一个开放的骨折，伤口干净，长度不超过 1cm。

2. II 型是一个开放的骨折，伤口超过 1cm，无广泛的软组织损伤、皮瓣或撕脱。

3. III A 型开放性骨折，尽管有广泛的软组织裂伤，但是有足够柔软的皮瓣覆盖骨组织，这其中就包括开放性粉碎性骨折和枪伤造成的骨折。

4. III B 型意味着骨膜剥离，无足够的软组织覆盖骨。

5. III C 型则是开放性骨折合并需要修复的血管损伤。

### 四、合并伤

1. 开放性骨折　开放性骨折可能是由间接损伤（如车祸）或穿透性创伤造成（如枪击伤）。这些损伤通常由高能量损伤的机制引起，同时合并血管损伤。髓内固定仍是治疗开放性骨折的首选治疗方法。例外情况就是污染较重，不能充分地清创或是延迟治疗。在这种情况下，骨骼牵引的同时反复清创直至软组织的情况良好，再行髓内固定。由低速子弹造成的软组织创伤较小的枪伤在放置髓内钉前并不需要进行开放性清创，没有异物已进入弹丸的伤口。Brumback 曾报道 62 例 Gustilo Ⅰ 型、Ⅱ 型、Ⅲ A 型的开放性骨折无感染的病例，在 27 例 Ⅲ B 型受伤的病例中只有 3 例感染（其中 2 人延迟治疗）。格罗斯报道了 115 例开放性股骨干骨折的病例，只有 3 例感染，所有这些病例都在早期选用髓内钉进行治疗。

2. 同侧股骨干和颈部同时骨折　同侧的股骨颈同时合并股骨干骨折发生的概率为 3%～10%。有 30%～50% 的患者股骨颈骨折没有移位，同时也容易被遗漏。最常见的是，股骨颈骨折的位置通常在股骨颈基底部（55%），约有 35% 的患者属于囊内型。由于有较高的漏诊率，因此应对所有患者仔细进行所有可用的影像学检查和摄髋关节的 X 线片。治疗应根据患者的总体状况进行先后排序。股骨颈应优先治疗。

3. 浮膝伤　浮动膝关节损伤（同侧股骨和胫骨骨折），这种受伤应早日处理，最好用髓内钉固定。先固定股骨。在某些情况下患者的生命体征不稳定，不能耐受两处手术，但至少股骨固定后可允许患者坐直（减少肺部并发症的风险），并减轻疼痛。胫骨骨折的存在不影响髓内固定的方法或方向（顺行或逆行髓内固定）。

4. 脂肪栓塞　脂肪栓塞常见于长骨骨折患者，但通常无临床表现。在年轻患者中，髓内固定的延迟治疗与临床脂肪栓塞综合征的发病率增加有关。

5. 膝关节韧带半月板损伤　患侧膝关节韧带及半月板损伤通常与股骨干骨折相关联。查体发现，韧带松弛的患者约占 50%，约有 30% 的患者半月板撕裂。骨折固定后，在麻醉状态下可以很好地评估韧带的稳定性。

6. 神经损伤　神经损伤很少发生，贯穿伤时容易出现。

7. 血管损伤　合并血管损伤是罕见的，但需要外科急诊处理。下肢的血供应在 6 小时内重新建立，可最大限度地提高保肢率。如进行骨折固定后超出了时间范围，仍需要对血管进行修复。在大多数情况下，股骨固定可以和血管修复同时进行。

8. 双侧损伤　相比较单侧股骨骨折的病例，双侧股骨骨折的患者总体预后较差，死亡率较高。这可能是由于失血量增加，发生呼吸窘迫综合征的风险较高，以及合并相关损伤的概率较高。对于那些双侧骨折的患者最好是在患者病情稳定的情况下进行髓内针固定。

9. 合并颅脑外伤　在合并颅脑外伤的股骨骨折患者中何时固定股骨仍存在争议。主要关注的是术中低血压（缺氧）对这些患者神经功能恢复的影响。而在固定过程中出现低血压、低脑灌注压是常见的，这些与神经损伤的关联还有待证明。由于颅脑损伤，股骨骨折的手术治疗推迟，这也增加发生肺部并发症的可能性。

10. 骨骺未闭　骨骺未闭的患者需要改变治疗方式。通常，股骨头骨骺未闭时禁忌在梨状窝内进行扩髓。年轻患者（根据患者的体重和断裂位置）可选择弹性髓内钉固定。外固定和内固定的使用取决于患者的合并伤和骨折的类型。

## 五、治疗方式和治疗原则

### （一）概述

股骨干骨折和粗隆下骨折的治疗都需要制动。然而，牵引固定治疗容易引起许多问题，包括膝关节僵硬、畸形愈合（短缩、成角、旋转排列不齐），长时间卧床容易引起肺部感染。几乎所有的股骨干骨折和粗隆下骨折手术治疗才是标准。

### （二）多发伤

合并有股骨干骨折的多发伤患者治疗的时机和形式仍存在争议。股骨干的早期固定是有必要的。然而，固定的方式却要依赖多种因素，包括任何相关的胸部、头部或其他伤害。在大多数患者中，早期和晚期的固定都可以选择髓内固定。在 1989 年的骨科期刊中，一个前瞻性随机研究对早期固定（< 24 小时）和晚期固定（> 48 小时）进行比较。早期固定可降低那些损伤程度评分（ISS）> 18 分患者的急性呼吸窘迫综合征（ARDS）、脂肪栓塞和肺功能障碍的发病率，缩短重症监护病房和医院的住院时间，降低住院费用。然而，可能存在一些被称为"边缘"的患者或极端情况下，早期进行外固定治疗，在随后的时间（一般为 5～7 天以后）变更为内固定治疗，这对于这些患者是有益的。这已被证明为一种安全的方法，可用于一些肺相关损伤或不能耐受较长手术时间的患者。

### （三）股骨干骨折的髓内钉治疗

大多数股骨干骨折都可以进行髓内钉固定，因为它通常可以在闭合状态下进行，从而保持骨折断端间血肿和相关软组织的完整性。扩髓、顺行、静态锁定髓内钉治疗股骨干骨折的结果表明，骨折的愈合率在94%～100%。在Winquist和Hansen进行的520例股骨干骨折病例研究中，髓内钉固定治疗的愈合率是99%，且感染率<1%。最近，Wolinksy等报道的551例骨折病例中，髓内固定骨折愈合率为94%。经过二次手术的微调或更换髓内钉，99%的骨折患者最终取得愈合。

#### （四）股骨干骨折的替代疗法

虽然髓内钉被认为是股骨干骨折的最佳治疗，替代治疗方法也是必不可少的，这种选择受置入物、透视效果、髓腔的大小和其他因素的影响。

1. 骨牵引和夹板　通常在较为少见的情况下或患者不能耐受外科手术，通过一段时间的牵引、支具固定等方法来治疗。婴幼儿可通过一段时间的牵引后辅以石膏治疗。

2. 外固定架　对于成年患者，选用外固定支架作为确定性治疗也较为少见。然而，外固定支架适用于重伤患者或那些有重度污染、必须二次彻底清创的患者，一般在适当的时间（优选在2周）更换为髓内钉固定。

3. 钢板固定　对于股骨干骨折，用钢板固定的相对适应证包括：①同时合并同侧股骨颈骨折；②髓腔直径较小，不适合应用髓内钉固定；③合并骨折畸形愈合、骨骺发育不成熟等。

4. 弹性髓内钉　弹性髓内钉一般适用于骨骺发育未成熟的骨折患者。可以逆行或顺行插入，尽可能避免损伤生长板。

#### （五）股骨粗隆下骨折的固定

大多数粗隆下骨折的病例一般用股骨髓内钉进行固定。然而，要依据骨折的位置和类型来确定髓内钉的类型和交锁螺钉的位置。对于骨折线位于小转子下方（IA型骨折）水平的骨折，已证明顺行交锁髓内钉固定较适用。对于涉及小粗隆或后内侧壁的骨折（IB型），股骨头下固定髓内钉（髓内钉的近端锁钉直接斜行进入股骨头下）通常更为合适。对于粗隆下骨折延伸到梨状窝内的情况，髓内钉的使用可能会更复杂。虽然使用股骨头下固定髓内钉（粗隆入路或梨状窝入路皆可）能有效固定，但要注意置钉以前首先要保证近端骨折块复位（通常采用开放技术）。另外，钢板螺钉系统也适合这种类型的损伤。角钢板、动力髁螺钉和锁定钢板可用于复杂或简单形式的骨折。股骨近端锁定钢板、间接复位技术，避免过多地骚扰软组织，能获得较高的愈合率。钢板螺钉固定这些骨折并不需要一期行骨移植。有经验的医师用95°钢板治疗股骨转子下骨折已获成功。从Kinast等长期的随访研究中来看，通过避免广泛剥离、间接复位技术和早期不植骨能有效降低骨折的不愈合率（从16.6%降至0）。治疗上无论是选择钉板固定或髓内钉固定，手术的目标是相同的，包括恢复股骨干的长度、对线，纠正旋转畸形，恢复正常的颈干角。

## 六、解剖生物力学的注意事项与外科技术

### （一）解剖注意事项

粗隆下骨折，由于近侧骨折断端受肌肉牵拉作用使得纵向牵引难以复位。近侧骨折断端通常呈屈曲、外展和外旋畸形，而远侧骨折断端通常缩短，并向内侧移位。这对使用髓内钉时定位点的判定增加了难度。而股骨干骨折畸形的程度有许多种，这依赖于肌肉的起止点和骨折的位置。

### （二）生物力学方面

重点包括髓内钉曲率的半径（相对于股骨弓）、进钉点（见外科技术部分）、髓内钉的刚度和强度。

1. 髓内钉的曲率　正常股骨具有一弯曲半径约为120cm的前弓。髓内钉的设计有一半径更大的曲率（即较少弯曲的设计），范围为150～300cm，因此，尤其是在近侧股骨干骨折或股骨粗隆下骨折时，在插钉的过程中要避免穿透远端前方皮质。在老年患者中尤其要注意髓内钉和股骨解剖之间有无明显不匹配。

2. 髓内钉的刚性　随着髓内钉的直径增加，髓内钉的弯曲刚度、钉体的厚度和锁定能力也相应增加。与开放髓内钉相比，闭合髓内钉扭转刚度更大。刚度也是髓内钉的重要功能之一：钢比钛更硬。

3. 小直径的钉子　使用小直径的髓内钉，通常需要放置小的锁定螺钉。这种螺钉疲劳断裂的风险较高。

4. 髓内钉断裂　大直径的髓内钉的主钉配套大直径的锁定钉，降低断钉的发生率。然而，随着置入物的设计生产方法改进，在置入物与骨髓腔的直径相匹配时早期疲劳失效罕见。广泛的扩髓以便置入较大的髓内钉的方法现在已很少使用。钉的疲劳断裂通常是不愈合的指征。理想情况下，锁定的位

置应远离骨折断端 5cm 以上，但这不是绝对的，这取决于患者复位的情况以及股骨的大小。

5. 钢板 因为相对于股骨的机械解剖轴线，钢板位于偏心位置，因此与髓内钉相比，钢板需要承受更大的机械应力。其结果是，钢板通常要求负重限制，而这些往往在髓内钉治疗的病例当中是不必要的。

### （三）外科技术

1. 髓内钉 患者可采取仰卧位或侧卧位，便于顺行髓内钉插入，仰卧位则适用于逆行髓内钉。另外，受伤的腿一般放置在便于透视的床上。多发伤的患者一般采取仰卧位，便于腹部和胸部需要手术探查。股骨髓内钉放置的位置与患者冠状面上外翻畸形程度相关，特别是位于股骨峡部远端的骨折。

（1）以梨状窝为起点顺行进入：梨状窝是由 Johnson 和 Tencer 确定的最为理想的起点，因为它与髓腔的中轴线重合。进针点如前移超过 6cm，则会产生高环形压力，可能导致股骨皮质破裂，髓内钉穿出。这在使用大直径的髓内钉时尤其要注意，进针点如向外侧和内侧偏移，则易引起相应的内翻和外翻畸形，特别是在股骨近端或粗隆下骨折。由于头部固定的髓内钉不具有侧向弯曲，在保证髓内钉与髓腔对线的同时，使近侧锁定钉与股骨颈一致则较为困难。股骨颈相对于股骨干的位置偏前，对于粗隆下骨折的患者尤其是那些骨折延向近端的情况，近侧骨折断端分散了环形应力，进针点可能偏前 5mm。

（2）顺行粗隆部的进针点：由于确定梨状窝较为困难，因此粗隆髓内入点的钉设计有 4°～10° 的特定横向弯曲。如果进针点过于偏向外侧，则股骨端容易出现内翻畸形。

（3）逆行进针点：适当的进针点位于后交叉韧带之前的髁间窝内，与股骨的髓腔呈一条线，在 X 线片的侧位像上，这是 Blumensaat 线的延长线。入口应与股骨的纵轴呈一条直线，而不是垂直于该膝关节的股骨关节面（这是在外翻）。屈膝 35°～50° 时寻找进针点，近侧髓内钉应放置在股骨小粗隆水平的上方。

（4）扩髓：应使用尖锐的、深凹槽铰刀和一个细软弹性轴，以减少热损伤及髓内压升高的风险。扩髓后的髓腔直径一般要比髓内钉大 1～1.5mm。无必要过度扩髓。

（5）锁定：所有的股骨骨折应静态锁定。无证据表明动态锁定可以提供更好的愈合。此外，由于无法识别的粉碎骨折块，有时不得不进行短缩。

2. 锁定板 对于粗隆下和股骨干骨折锁定板的

运用，扩大显露和微创小切口技术都是有益的。不管应用哪种技术，应尽可能地减少对软组织的损伤。对于股骨的开放入路，经股外侧肌下入路，向前牵开外侧肌间隔。应识别和结扎股动脉深支。对于粉碎性骨折，利用桥接钢板的生物学原理间接复位骨折断端。通常一个宽的、大片骨折段需要加压板，使用长钢板有一些优势，骨皮质螺钉固定的层数没有钢板的长度那么重要。

3. 外固定架 股骨外固定架可使用 5mm 或 6mm 针进行单边固定。该针分别在骨折的两端从外到内各放置 2 枚。也可放在前外侧和前侧。由于外固定架通常是一个临时的、最终治疗前的治疗措施，如果高位的股骨粗隆下骨折需要用外固定架固定，股骨近端不能穿钉，可以选择跨髋关节近端固定到骨盆上。

## 七、急性外伤并发症

1. 肺部并发症 脂肪栓塞综合征（FES）、急性呼吸窘迫综合征、肺功能障碍都与股骨干骨折相关。尤其是伴随胸肺部创伤的多发伤。早期骨折固定可降低脂肪栓塞综合征的发生率。

2. 大腿骨筋膜隔室综合征 大腿骨筋膜隔室综合征罕见。但是，由于潜在遗漏的可能，早期诊断是关键。临床症状和体征包括：严重肿胀，被动关节活动时出现疼痛，不成比例的疼痛。然而，这些体征都存在于任何股骨骨折的患者中，这使得诊断更加困难。如诊断有疑问或无意识的患者可直接测量骨筋膜隔室的压力。大腿骨筋膜隔室综合征的治疗就是切开减压。

## 八、治疗的中长期并发症

1. 肺功能障碍或脂肪栓塞综合征 插装髓内钉的过程，无论是用髓内置入物、铰刀或是起锥，骨髓或脂肪颗粒都有可能进入静脉循环引起栓塞。虽然有争议，但这已被假设为可造成肺功能障碍，特别是在患者的胸部或肺有损伤的情况下。然而，一项由 Bosse 等进行的回顾性研究表明，在两家医疗机构的患者中选择用钢板固定和髓内钉固定所合并的肺部并发症情况没有区别。

2. 神经损伤 医源性神经损伤是股骨髓内钉治疗较为罕见的并发症。主要包括股神经、坐骨神经、腓总神经和阴部神经。在定位牵引患者时，由于从会阴后直接加压，会伤害会阴神经。应避免持续牵引。过度手法复位容易损伤坐骨神经。

3. 肌萎缩　在顺行股骨钉过程中，可能损伤插钉的髋外展肌和外旋肌。虽然目前还没有研究显示髓内钉的插入会增加髋部外展功能障碍的风险。股四头肌损伤常见于股骨骨折，这可能是由于受伤引起而非治疗引起。

4. 膝关节僵硬、膝关节疼痛、髋部疼痛　膝关节僵硬常见于股骨干骨折的治疗。特别是钢板内固定治疗容易导致膝关节僵硬，虽然有几个大的研究未能确定这种关系。逆行髓内钉的治疗可能与膝关节僵硬有关，尽管有几个前瞻性随机研究都未能证明这一点。膝关节疼痛与逆行进钉有关，髋部疼痛与顺行进钉有关，顺行进钉发生髋部疼痛的概率在10%～40%。逆行进钉发生膝关节疼痛的概率在30%～40%。

5. 异位骨化（HO）　顺行进钉出现异位骨化的可能性为9%～60%，然而临床上显著的异位骨化则比较罕见，据报道，只有5%～10%的患者发生异位骨化。异位骨形成与男性性别、手术延迟、长期置管、相关的头部损伤有关。扩髓髓内钉比不扩髓髓内钉发生异位骨化的概率高。

6. 再次骨折　放置钢板出现再次骨折非常罕见，通常这也是不愈合的迹象。骨折可发生在钢板的一端，但这通常需要受到较大的损伤。

7. 置入物并发症　断钉，随着髓内钉设计的进步，骨折愈合之前出现疲劳断钉越来越少。髓内钉断裂预示着骨折不愈合，断钉的取出具有一定的挑战性。

8. 成角畸形　成角畸形通常被定义为与冠状面或矢状面成5°夹角。这在近端骨折或远端骨折较为普遍，髓内置入物和股骨峡部之间的没有紧密压配。近端骨折，骨钉的进钉点是确保位置合适的关键。在髓内钉治疗股骨粗隆骨折时，力线方向应当纠正和保持整个过程（从通过放置互锁螺钉起点的标识），以确保正确地进入。

9. 旋转畸形　轻微的股骨旋转畸形患者可以耐受且不易察觉，当旋转度＞15°则会有不适的症状。判断股骨有无旋转，术中可行放射学检查或临床检查来确定。骨皮质厚度对称非常有用，但不可靠。小转子的形状和外观（与未受伤的股骨比）是确定该股骨有无旋转的可靠方法。关于旋转如仍有疑问，可行CT扫描。将双下肢绑住，扫描股骨的近端和远端比较其相对旋转（近端与远端的受伤和未受伤的一侧）。

10. 股骨髓内钉的取出　股骨骨折愈合后取出髓内钉的必要性和时机尚不清楚。在取出以前确定影像学骨折愈合和符合临床治愈的标准。取出髓内钉可能仅限于有不适症状的患者。在一项超过100例患者髓内钉取出后2年的研究随访中，超过20%的患者没有更好或更坏。

## 九、骨不愈合

股骨干骨折和股骨粗隆下骨折选用髓内钉固定，发生骨不愈合较为罕见。然而，发病率很可能比一些研究的结果要高。几个较大的研究表明，延迟愈合或不愈合的发生率为6%～12%。治疗方法包括更换髓内钉、更换钢板的同时植骨或不植骨。还没有研究证明动态化是股骨骨不连的常规治疗。更换髓内钉的过程包括取出髓内钉、扩髓，并插入一个直径更大的髓内钉，标准是比之前的钉直径大1～3mm。骨折愈合率也不尽相同，从53%～96%。Bellabarba等报道，更换钢板，同时是否植骨取决于不愈合的类型，超过90%的患者能成功。最后，在髓内钉周围放置一枚钢板来强化具有更高的成功率。这主要是由于增加了扭转稳定性，弥补了骨折/骨折不愈合髓内钉治疗这方面的不足。

## 十、畸形愈合

相比于开放复位治疗，闭合治疗更易出现成角畸形愈合。然而，股骨粗隆下骨折比股骨干骨折更难以精确地复位和固定，从而导致成角畸形愈合的发生率更高。畸形愈合可能导致双下肢不等长。纠正成角畸形通常需要用股骨截骨治疗。肢体不等长的治疗包括延长患肢或缩短正常的肢体。任何位置的骨折都有可能引起旋转畸形。如果旋转角度＞15°，可考虑矫正。

## 十一、其他问题和特殊的思考

1. 病理性骨折　股骨可由病理性原因（如代谢、肿瘤）最终导致骨折。头下髓内钉特别适用于病理性股骨骨折的治疗，因为这些置入物同时稳定股骨干和股骨颈。

2. 假体周围骨折　关于假体周围骨折有几种分型，最常用的是温哥华分型，其考虑了断裂的位置、所述假体的完整性，以及任何需要处理的骨缺损。在一般情况下，髋关节假体周围的骨折需要对髋部周围的骨进行良好的复位和固定，这种技术能获得假体周围稳定固定。

（柯　晋　译，肖　进　王　非　审）

# 第 7 章

# 股骨髁上骨折

Milan K. Sen

## 一、评估

### （一）病史

与其他的四肢伤一样，对股骨髁上骨折的早期评估必须包括损伤的机制、合并症、受伤部位有无手术史、受伤前有无症状及受伤前的功能水平。通常，将这些患者分为两类。

1. 跌倒或扭转等低能量损伤导致骨量减少的患者或老年人骨折。

2. 车祸或高处坠落等高能量损伤导致年轻、健康的成年人骨折。

在这两种情况下，外力通过弯曲的膝关节传递到股骨。其他表现可通过体格检查和 X 线检查获得。医师将这些信息汇总在一起然后做出判断，查找相关的损伤、预防并发症发生。

### （二）体格检查

在多发伤的情况下，初步检查包括 ATLS 指南，ABC（气道、呼吸及循环）优先。这一评估完成后，进行四肢的评价。应注意膝关节及其周围的畸形、青紫、肿胀、有无开放性伤口。此外，神经、血管的检查也非常关键。

1. 神经　评价并记录胫神经和腓浅神经及腓深神经的运动功能和感觉功能，通常情况下，检查会受到疼痛、意识情况、镇静或神经损伤程度的限制，这些也应记录在病历中。

2. 血管　脉搏是评价肢体灌注的良好指标。如果未触到脉搏，则需行多普勒超声检查。使用牵引和夹板固定有助于恢复脉搏和肢体的灌注。如果两侧的脉搏不相等或在多普勒检查未检测到的情况下，应考虑踝肱指数（ABI）或动脉造影，ABI < 0.9 需要进一步的处理。如果在肢体复位后无脉搏，务必行动脉造影检查，以排除内膜撕裂，因为这可能会导致血栓形成。

3. 软组织　首先关注开放性的伤口，随后注意腿部后侧的情况以免出现遗漏。对于开放性骨折患者，需要早期应用抗生素预防革兰氏阳性菌所致的感染，污染较大的伤口同时需要预防革兰氏阴性菌的感染，污染伤口需要预防厌氧菌感染。

4. 骨筋膜隔室综合征　一般四肢伤的患者有发生骨筋膜隔室综合征的可能。重点关注那些意识不清或使用镇静药的多发患者，若临床查体提示骨筋膜隔室综合征，则需要紧急行筋膜切开减压处理，若临床检查不明确，可监测骨筋膜隔室内的压力。如果患者接受血管手术，可预防性切开减压以避免缺血再灌注损伤。

5. 合并伤　特别是多发伤患者，合并伤易被忽视。大多数情况下，这些伤在二次查体时不明显，在第 3 次检查或在手术室麻醉状态下必须正确评估，骨骼肌损伤的同时常合并有同侧肢体的损伤，包括胫骨骨干的骨折（浮膝）、股骨颈骨折或髋部脱位、髌骨骨折和膝关节韧带损伤或膝关节脱位，高处坠落时还容易导致跟骨骨折或 Pilon 骨折、骨盆骨折、髋臼骨折、脊柱骨折。

### （三）影像学检查

1. 需同时对髋部、股骨、膝关节行正侧位的 X 线检查，并仔细观察关节内的骨折情况，排除有无股骨后髁骨折（Hoffa 骨折）（图 7-1）。

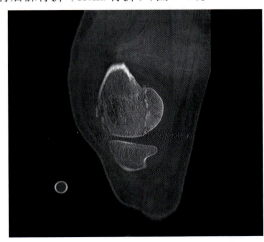

图 7-1　CT 矢状位显示 Hoffa 骨折，这在 X 线片上容易被忽略

2. 大多数的粉碎性骨折及延伸到股骨干的骨折都是由高能量的损伤所致，因此，术者应谨慎对待。

3. 关节内的骨折应行 CT 检查，特别是临时复位用石膏、夹板或外固定架固定后。

4. 如果怀疑膝关节脱位或膝关节的韧带损伤，则需要请骨科专家会诊或优先行 MRI 检查。

5. 如果怀疑有血管损伤，通常合并膝关节脱位，需行 CT 血管造影。

**（四）AO 分型（图 7-2）**

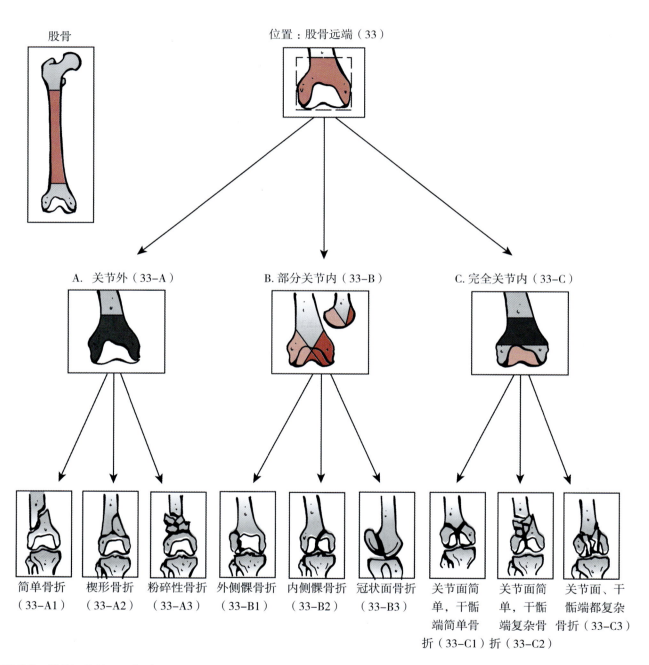

股骨

位置：股骨远端（33）

A. 关节外（33-A）    B. 部分关节内（33-B）    C. 完全关节内（33-C）

简单骨折（33-A1）　楔形骨折（33-A2）　粉碎性骨折（33-A3）　外侧髁骨折（33-B1）　内侧髁骨折（33-B2）　冠状面骨折（33-B3）　关节面简单，干骺端简单骨折（33-C1）　关节面简单，干骺端复杂骨折（33-C2）　关节面、干骺端都复杂骨折（33-C3）

**图 7-2　股骨远端的 AO 分型**

这种分型是通过字母、数字代码来区分骨折的类型：33（代表股骨远端），紧随其后的是英文字母，代表骨折块的情况。33-A 是指股骨远端区域关节外骨折；33-B 是指股骨远端区域部分关节内骨折，但关节面完整；33-C 是指股骨远端完全的关节内骨折，关节面不平整。另外，还可以进行更进一步的分类

（经许可，引自 Collinge CA, Wiss DA. Distal femur fractures. In: Bucholz RW, Court-Brown CM, Heckman, JD, et al, eds. *Rockwood and Green's Fractures in Adults*. 7th ed. Philadelphia, PA: Lippincott Williams & Wilkins, 2010.）

## 二、早期处理

1. 对于单纯的股骨髁上骨折，利用牵引、夹板临时复位固定已经足够，骨牵引现在并不常用。

2. 当明确的软组织损伤或污染严重时可行超膝关节的外固定架固定，理想状态下 2 周内更换为内固定系统可以减少钉孔的感染。

## 三、标准治疗

### （一）切开复位内固定治疗的原则

切开复位内固定治疗的目标就是恢复下肢的力线、提供坚强的固定和良好的软组织环境，便于早期活动。具体的过程如下。

1. 关节面的解剖复位 涉及关节内的骨折，首要目的就是恢复关节面的一致性，最好是使用 3.5～6.5 mm 的小折片螺钉、空心螺钉。有时用小螺钉来固定小的骨折碎块（一般为 2.0～3.0mm），必须要注意这些螺钉与髓内钉进钉点的位置、路径或保持钢板与螺钉之间有一定的间距。另外，还需要注意股骨远端的三维立体结构，避免股骨髁间窝、股骨髁中心的螺钉侵及窝内的软组织、韧带等结构。

2. 机械轴的复位 通过钢板螺钉或髓内钉（如髁上髓内钉）可恢复股骨干的轴线。在一系列的关节内骨折的病例中，钢板和螺钉系统往往是首选，以避免置换关节。最终，选择哪种置入物取决于外科医师的经验和习惯。

### （二）切开复位钢板螺钉内固定

虽然角钢板能够维持良好的复位固定，但是以对软组织的损伤大为代价。

1. 钢板一般放在股骨的外侧。在简单骨折中，通过骨折断端之间的加压固定能提供足够的稳定性，但是在复杂骨折中，通过这种复位却不能提供稳定的固定。

2. 锁定钢板对于复杂骨折的固定能起到一个非常重要的作用，角钢板对于粉碎性骨折能提供稳定的固定，从而可避免使用中和板，而且使用起来更方便（图 7-3）。

3. 有限切开技术对于钢板的设计提供了更多的帮助。

### （三）切开复位髓内钉固定

髓内钉能够恢复下肢的力线，但也有一些缺陷。

1. 从理论上讲，髓内钉的置入可能会对关节面造成损伤。

2. 髓内钉的远端固定孔未达到股骨远端，因此固定强度有限，不能控制其在冠状面上的稳定，造成"雨刷效应"。

3. 定制的"髁上髓内钉"则能使用，它能提供足够的强度去固定，锁定钉能提供足够的支持（图 7-4）。

### （四）重点注意事项

1. 假体骨折 当出现股骨远端假体周围骨折的情况时，第一时间需要考虑假体是否有松动。如果有松动，则需要排除是否为感染。如果使用的是不保留十字韧带的全膝关节假体，无论是钉板系统或是髁上髓内钉都适用（图 7-5）。如果使用的是保留十字韧带的膝关节假体，所述股骨假体将不允许使用髁上髓内钉系统。同样，股骨假体也会阻碍锁定螺钉的行进轨迹，因此需要考虑置入物的选择和固定角度钢板的位置。如果假体松动，最好采纳关节专家的意见。

2. 膝关节关节炎 既往患有膝关节炎的骨折患者可直接行初次膝关节置换，但要考虑关节炎症状的严重程度和持续时间，还要考虑骨折的类型是否适合这种治疗方式。一般这种情况下，直接行膝关节置换有一定难度，因为在股骨干骺端稳定的情况下假体才能稳定。对于骨量减少的患者来说，关节内的粉碎性骨折比关节外骨折更适合关节置换手术。在大多数情况下，恢复股骨轴的力线，尽可能多地保留骨量以便未来需要时可行关节置换手术。

3. 开放性骨折
（1）在急诊室就要开始进行抗生素治疗。
（2）排除有无破伤风。
（3）彻底的清创手术最重要，切除所有受污染和失活的组织（包括骨）和异物。扩创去除所有的骨碎屑，适当的清创显露骨组织。应用抗生素不能替代清创。
（4）若伤口较为清洁且软组织能够覆盖，可考虑急诊切开复位内固定。

（5）在大多数情况下，最好间隔 48 小时再次进行清创。创面干净后，二期再行切开复位内固定

处理。负压治疗或抗生素链珠可用于清创时临时伤口覆盖。

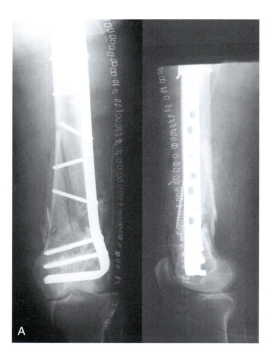
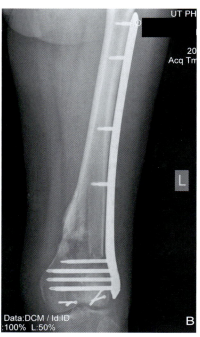
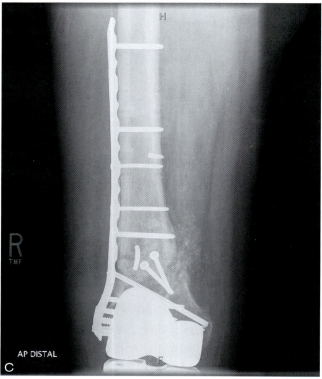

图 7-3　A. 正侧位 X 线片示股骨髁上骨折选用 95° 钢板固定；B. 正位 X 线片示股骨髁间骨折选用有限切开钢板固定（LISS系统）；C. 正位 X 线片示假体周围骨折不愈合选用股骨髁锁定钢板

（经许可，摘自 Collinge CA，Wiss DA. Distal femur fractures. In：Bucholz RW，Court-Brown CM，Heckman，JD，et al，eds. Rockwood and Green's Fractures in Adults. 7th ed. Philadelphia，PA：Lippincott Williams & Wilkins，2010.）

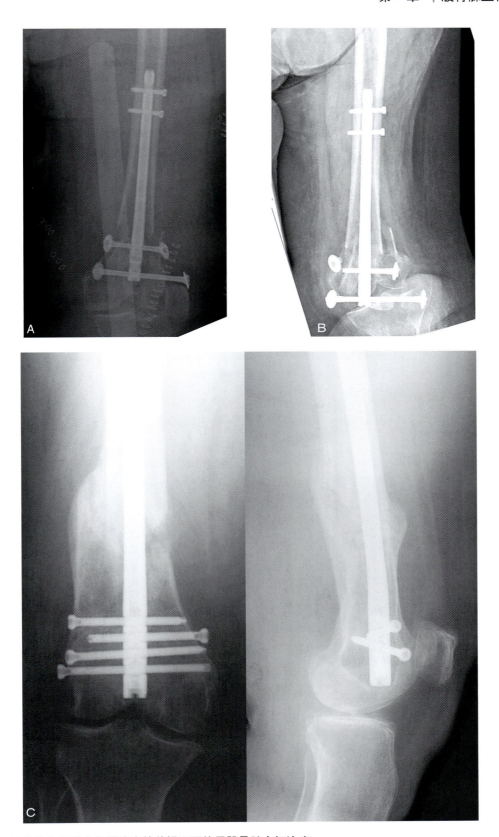

图 7-4　股骨远端结构复位后在位置稳定的前提下可使用股骨髓内钉治疗

A. 提示股骨髁上骨折小切口髓内钉固定，由于稳定性不够，就像铅笔插在垃圾桶里；B. 显示的也是个固定失败的例子，正确地使用髓内钉多点固定能提供良好的稳定作用；C. X 线片提示使用新型髓内固定系统在维持力线方面能提供良好的稳定作用

（ 经 许 可，C 图 摘 自 Collinge CA，Wiss DA. Distal femur fractures. In：Bucholz RW，Court–Brown CM，Heckman，JD，et al，eds，*Rockwood and Green's Fractures in Adults*. 7th ed. Philadelphia，PA：Lippincott Williams & Wilkins，2010.)

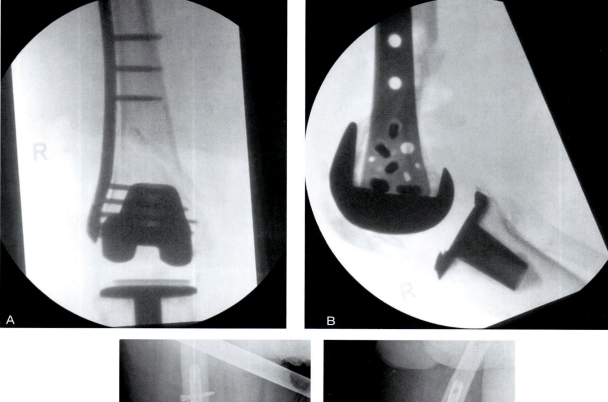

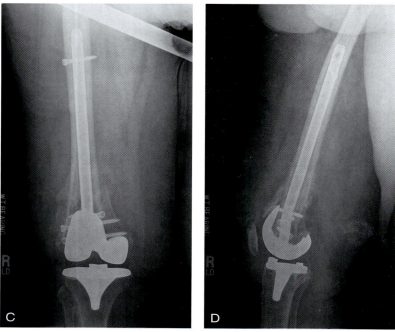

图 7-5　A. 正位 X 线片；B. 侧位 X 线片示假体周围股骨髁上骨折选用锁定钢板固定；C、D. 正位 X 线片（C）和侧位 X 线片（D）假体周围股骨髁上骨折选用髓内钉进行固定

## 四、术前计划

### （一）使用仪器和器材设备

确保你需要的时候所有的设备都已准备好。这包括以下仪器和设备。

1. 理想的置入物：锁定钢板或髓内钉。

2. 备好拉力螺钉，以免遇到关节内骨折。

3. 各种复位工具，包括用于关节周围的把持钩。

4. 克氏针。

5. 可用来透视的手术台。

6. C 臂机。

7. 如条件允许，备一套外固定架。

8. 股骨牵引器可以帮助股骨复位。当跨越膝复位时，牵引器可大大提高关节面的可视程度。

## （二）定位

1. 患者取仰卧位。

2. 在股骨远端骨折处的最高水平下方放置垫子，使之抬高凸起。这有助于通过膝盖弯曲减少后凸畸形，并减轻对腓肠肌的牵拉，牵拉远侧骨折断端使其恢复张力。它也提升了股骨骨折的位置，便于侧位透视。

3. 另外，可将毛毯叠层放置在胫骨下方，可使胫骨升高并与水平面平行（图 7-6）。使用预制的"三角形"材料也能达到一样的目的。

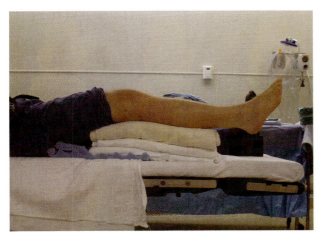

图 7-6  毛毯叠层放置在胫骨下方以减少后凸畸形，同时也提升腿的位置便于侧位透视

4. 未受伤的腿也要进行消毒，便于术中参考对比，特别是可用来评估旋转情况。

## （三）显露

1. 选用钉板系统固定，侧位显露股骨远端和膝关节非常关键，术中关节内的透视也非常关键。一个切口，从股骨外侧髁至 Gerdy 结节以曲线方式延伸。在半月板水平纵向切开关节囊。将关节囊向前牵拉，可提升髌骨和更好地显露伸肌装置下方的股骨远端关节面。

2. 如果能闭合复位，骨折可通过闭合髓内针来固定治疗。另外，膝关节适当屈曲可更好地改善对线。特别是在选择髓内钉进针点时，如果膝关节屈曲程度不够，则无法选择正确的进针点。如果膝关节过度屈曲，髌骨下极可能会阻碍进钉，可通过髌骨内侧支持带切口进入。要么选择劈开髌腱进入。切口的大小要满足髓内钉置入。一些外科医师倾向于较大的切口，以便充分去除关节内的碎骨片。在正位 X 线片上，理想的进针点在髁间窝正中；在侧位 X 线片上，进针点位于 Blumenstat 线前方 1～2mm，避免损伤后交叉韧带止点。

## （四）微创技术

通常，MIPO 技术和原则适用于切开复位钢板螺钉内固定。

1. 选择外侧入路。显露要充分，通过直接和间接复位技术恢复关节面的解剖位置和股骨力线。干骺端区域的粉碎骨折线往往不需要暴露。

2. 在透视状态下，将锁定板通过股外侧肌的深部逆行插入。远端固定是通过手术伤口直接进行，而近端的固定则是通过使用导向器连接到板上而获得。这就要求螺钉固定近端时通过微小的切口完成（图 7-7）。完成该操作时需要透视。

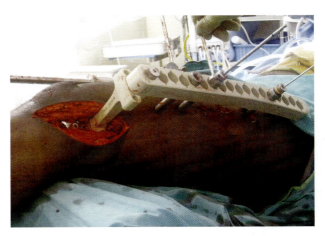

图 7-7  MIPO 技术治疗股骨远端骨折，外固定瞄准系统通过小切口即可完成锁定螺钉的置入

3. 钢板在股骨髁外侧的前一半的定位是必要的，以避免远侧骨折断端螺钉过于集中。钢板必须被定位，避免股骨出现内、外翻畸形。

4. 在侧位像上必须谨慎确保钢板的近端位于股骨外皮层的中心（图 7-8）。避免钢板向前后漂移，导致钢板和螺钉偏心，这可能导致不稳，固定失败。

## （五）术后治疗

1. 术后患者应立即开始行髋、膝、踝关节 ROM 训练。这对于关节软骨的营养尤其重要；它也有助于受伤的关节运动。

2. 膝关节康复训练时和夜间睡眠时应佩戴超膝关节的支具，有助于膝关节伸直和防止关节挛缩。

3. 铰链式护膝有时对防止膝内翻 / 外翻是有用的

4. 建议使用气压装置和常规预防血栓治疗。

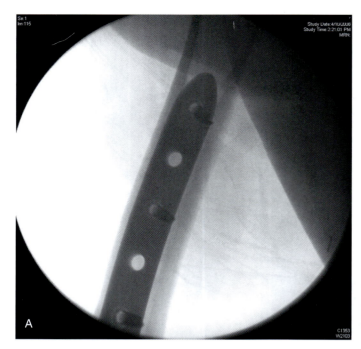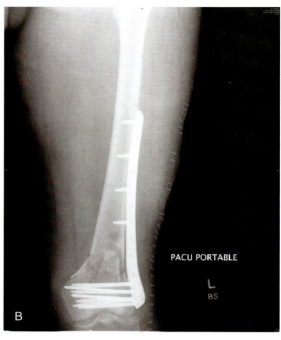

图 7-8　A. 术中侧位透视示股骨远端外侧钢板位置适中；B. 另一患者的正位 X 线片示锁定钢板位置合适

## 五、并发症的预防

### （一）感染

1. 软组织感染

（1）手术切口有一个妥当的软组织覆盖。在挫伤、水肿或水疱破裂的情况下，手术应推迟，直到这些状况改善。

（2）减少对软组织的损伤。去除失活的骨碎片，避免其成为感染病灶。

（3）开放性骨折正确清创：开放性骨折，必须广泛清创。这包括骨折部位的显露和清创。切开复位内固定应推迟到伤口清洁，无坏死组织及异物后。

2. 早期发现和治疗　早期术后伤口感染往往在术后 7 ~ 14 天。浅表伤口感染，如果早期使用口服抗生素能获得理想的效果。

### （二）运动功能丧失

1. 稳定的固定　无论选择何种固定方式，主要目标之一就是获得足够的稳定性以允许早期的运动。

2. 早期的活动范围　应避免关节僵硬，所以，主动活动和被动辅助运动对于膝关节活动范围的恢复至关重要。膝关节运动也有助于营养关节软骨。

3. 支具　夜间使用静态延伸支具，帮助防止膝关节屈曲挛缩。

### （三）骨不愈合

1. 预防感染（见上文）。

2. 保持软组织的附着：采用间接复位技术和细致处理软组织防止骨失活，否则可能导致骨不连。

3. 稳定的固定：骨折部位固定不牢、过多的运动可导致骨不连，尤其是简单的骨折类型。

### （四）骨折畸形愈合

1. 周密的术前计划必不可少

（1）通过 X 线片仔细观察所有骨折线和骨折块。

（2）对侧的 X 线片可用来重建和对照。

（3）关节内骨折应 CT 扫描。

（4）术前描绘手术的步骤、设计复位技术和选择合适的置入物非常有必要。

2. 术中评估

（1）和未受伤的腿做比较，患肢能获得一个较好的力线，尤其是旋转骨折。这可以通过消毒两条腿来实现。

（2）术中透视容易出现失真，认为力线不正确，可通过术后摄 X 线片验证力线。

3. 熟悉置入物　如今有特定的方法和技术来评估置入物的使用。熟悉这些内固定物、所用的工具和置入物设计的细节将会帮助主刀医师更好地使用，同时也会减少复位不佳、固定失败等问题。

（柯　晋译，肖　进　王　非审）

# 第 8 章

# 膝关节脱位、骨折脱位、韧带损伤

Bryon Hobby，Kris Moore，Krishna Tripuraneni，Dustin Richter，Robert C. Schenck Jr.

## 一、概述

膝关节损伤的程度与损伤的能量有关，经典的运动损伤往往是低速度、低能量伤，交通伤往往是高速度、高能量伤。通常来说，这种基于能量或速度的损伤区分是模糊的，因为损伤类型在两组间通常是交错的。严重的复合损伤，如软组织损伤（开放性损伤或闭合性损伤）、骨折、神经或血管损伤，多见于交通伤，但也可出现于运动损伤。脱位及骨折脱位的表述比较含糊，但鉴别诊断很重要。经典的胫骨平台骨折往往韧带无损伤，骨折合并脱位通常是胫骨或股骨髁骨折的同时存在韧带损伤，膝关节脱位（KDs）常意味着单纯韧带损伤。这些区别有重要的临床意义，尤其是合并发生血管损伤的时候。另外，约20%的膝关节脱位会自发复位，因此普通的 X 线检查难以诊断。麻醉下检查的概念（EUA）和早期或晚期处理膝关节韧带损伤的观念（修复、止点固定或重建）在膝关节外伤的处理非常重要。

## 二、膝关节脱位

### （一）引言

膝关节脱位包括单纯的膝关节韧带损伤（也包括韧带的撕脱）和胫股关节损伤瞬间的完全移位。起初，人们认为膝关节脱位必然合并前、后交叉韧带同时撕裂，但实际上，脱位可伴有前交叉韧带或后交叉韧带完好无损（图 8-1 和图 8-2）。

### （二）分类

常用分类方法有 3 种：①根据关节脱位后的位置分类；②根据受伤的速度或能量分类；③根据损伤的解剖结构分类。这 3 种分类方法各有优缺点。

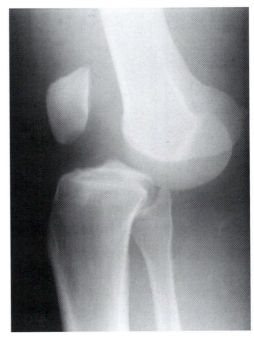

图 8-1  侧位 X 线片示已通过轴间牵引复位后的膝关节前脱位

髌骨与股骨之间的距离增加是膝关节脱位合并前交叉韧带和后交叉韧带损伤的特征。胫骨相对股骨明显前移

（经许可，摘自 Stannard JP, Schenck RC Jr, Fanelli GC. Knee dislocations and fracture-dislocations. In：Bucholz RW, Heckman JD, Court-Brown C, et al., eds., Rockwood and Green's Fractures in Adults. 7th ed. Phila-delphia, PA：Lippincott Williams & Wilkins；2006.）

1. 关节脱位后的位置分类法  Kennedy 首先提出了这一分类方法，该方法是根据胫骨相对于股骨的移位方向进行分类的。共分 5 种类型：①前脱位，占40%；②后脱位，占33%；③内侧脱位，占4%；④外侧脱位，占18%；⑤旋转脱位，占5%。这是一常用的膝关节脱位分类法，脱位方向与从事的运动相关。旋转脱位通常合并后外侧脱位［ACL、PCL或内侧副韧带（MCL）撕裂］，这种脱位较复杂，常需开放复位，伴腓神经麻痹且软组织坏死的风险大。

超过 20% 的膝关节脱位会自发复位，因此无法按此方法进行分类。另外，这一方法很难确定什么韧带撕裂，而治疗方案取决于韧带和肌腱损伤的情况，因此，这一分类法有其局限性，特别是在指导韧带治疗方面。

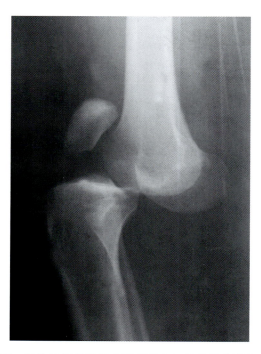

**图 8-2 侧位 X 线片示后交叉韧带完好的膝关节脱位**
注意观察髌骨与股骨之间的距离与图 8-1 相比没有增宽（经许可，摘自 Stannard JP, Schenck RC Jr, Fanelli GC. Knee dislocations and fracture-dislocations. In : Bucholz RW, Heckman JD, Court-Brown C, et al., eds., Rockwood and Green's Fractures in Adults. 7th ed. Philadelphia, PA : Lippincott Williams & Wilkins ; 2006. )

2. 损伤速度或能量分类法 高能量、高速的交通伤占所有膝关节脱位的 50% 以上，低能量、低速度的运动损伤约占 33%（1/3）。运动伤导致的膝关节脱位与交通伤导致的脱位相比，严重程度和血管损伤风险较低。两种类型的关节脱位都存在腘动脉损伤的风险，因此必须在最初的临床评价中予以甄别。

3. 解剖结构损伤分类法 Schenck 提出根据韧带损伤的情况进行分类，这一方法有助于指导治疗。解剖结构损伤分类需要标准的韧带检查来确定是哪条韧带损伤（表 8-1）。该分类系统采用前后交叉和内、外侧角的组合来描述哪些结构损伤。损伤结构越多，通常意味着受伤的能量越大。分 4 类 5 型：Ⅰ 型，有一条交叉韧带完整的膝关节脱位，如 PCL 完整的膝关节脱位（ACL 和后外侧角是撕裂的），或 ACL 完整的膝关节脱位（胫骨向后脱位，PCL 撕裂），这种类型少见。Ⅱ 型，ACL 和 PCL 撕裂而侧副韧带完整，这种类型罕见。Ⅲ M 型，ACL、PCL、MCL 撕裂合并后内侧角损伤，外侧结构正常，这型最常见，Ⅲ L 型，ACL、PCL 及后外侧角撕裂，而内侧结构正常。Ⅳ 型，ACL、PCL、MCL、LCL 4 条韧带均撕裂，这型致伤的能量最高。临床上区别这几种类型往往需要在麻醉下检查，如 Ⅲ M 型在 MRI 表现上可能会有细微的后外侧角损伤改变，但麻醉下检查 LCL 是完整的，就不能判别为 Ⅳ 型。损伤结构的增加意味着致伤能量更大。常用 "C" 和 "N" 来表示动脉或神经损伤（"C" 即 Gustilo Ⅲ C 型损伤，"N" 即神经损伤）。这一根据损伤的解剖结构进行分类的方法对于治疗和手术显露很有用（图 8-3）。

**表 8-1 膝关节的体格检查**

| 检 查 | 方 法 | 意 义 |
| --- | --- | --- |
| McMurray 试验 | 外旋 / 内旋并内翻 / 外翻 | 半月板病变 |
| 内翻或外翻应力试验 | 屈膝 30° | MCL 或 LCL 松弛（Ⅰ～Ⅳ级） |
| 内翻或外翻应力试验 | 0° | MCL 或 LCL 松弛，PCL 或后关节囊松弛 |
| Apley 试验 | 屈曲位压缩 | 膝关节退变或半月板损伤 |
| Lachman 试验 | 屈膝 30° 胫骨前移 | ACL 损伤 |
| 改良 Lachman 试验 | 检查者大腿置于患者膝下行 Lachman 试验 | ACL（使用改良 Lachman 试验来检查 PCL） |
| Finacetto 试验 | 胫骨半脱位下行 Lachman 试验 | 严重 ACL |
| 前抽屉试验 | 屈膝 90° 胫骨前移 | ACL |
| 内旋抽屉试验 | 足内旋位前抽屉试验 | 前外侧旋转不稳 |

续表

| 检　查 | 方　法 | 意　义 |
| --- | --- | --- |
| 外旋抽屉 | 足外旋位前抽屉试验 | 前内侧旋转不稳 |
| 轴移试验 | 内旋外翻下屈曲膝关节 | 前外侧旋转不稳 |
| 屈曲旋转抽屉试验 | 轴向加压下轴移试验 | 前外侧旋转不稳 |
| Slocum 试验 | 仰卧侧屈轴移试验 | 前外侧旋转不稳 |
| 轴移 Jerk 试验 | 内旋外翻下伸直膝关节 | 前外侧旋转不稳 |
| 后抽屉试验 | 屈曲 90° 后推胫骨 | PCL |
| 胫骨塌陷试验 | 屈膝 90° 观察 | PCL |
| 90° 股四头肌活动度检查 | 屈膝 90° 伸膝 | PCL |
| 外旋畸形检查 | 拿起踇趾 | 后外侧旋转不稳 |
| 反向轴移试验 | 外旋外翻下伸直膝关节 | 后外侧旋转不稳 |
| 30°、90° 外旋试验 | 外旋角度增大 | 后外侧旋转不稳 |
| 后外侧抽屉试验 | 后抽屉，外侧大于内侧 | 后外侧旋转不稳 |

MCI. 内侧副韧带；LCL. 外侧副韧带；PCL. 后交叉韧带；ACL. 前交叉韧带

经许可，摘自 Modified from Miller M. *Review of Orthopaedics*. 3rd ed. Philadelphia, PA：W B Saunders；2000.

### （三）合并伤

膝关节脱位通常合并多种损伤，如血管损伤、神经损伤、骨折、软组织损伤、肌腱损伤、半月板损伤、韧带损伤等。

1. 血管损伤

（1）腘动脉：腘动脉处于膝关节正后方内收肌腱裂孔与比目鱼肌腱弓处，膝关节脱位可以造成腘动脉损伤甚至完全断裂。损伤后小腿的血供会受到严重影响。如果膝关节脱位引起腘动脉损伤，要立即修复、重建血管，6～8 小时进行修复是保存肢体的黄金时间。膝关节脱位伤患者中腘动脉损伤的总发生率为 20%。低能量膝关节脱位的动脉损伤发生率较低（约 8%）。

（2）临床检查：对膝关节脱位患者进行血管检查十分必要（图 8-4）。即使有脉搏搏动也不能排除血管损伤。如果脉搏消失则要引起高度重视，应立即进行关节复位，紧急重建血供。最近的研究证明，临床检查对于判断动脉损伤是安全的、有效的。当然，必须进一步进行辅助检查，如超声或动脉造影检查。

（3）动脉造影：进行动脉造影的适应证仍具争议，但动脉造影仍是诊断动脉损伤的金标准。既往决定是否采用血管造影，通常取决于临床判断是否脉搏波动不正常。目前，临床观察及动脉血管超声检查发现踝肱指数是一个比较可靠的判断血管是否损伤的指标。踝肱指数＜ 0.90 往往提示血管损伤。然而，动脉造影仍十分重要，尤其是对于多发伤患者或合并颅脑损伤的患者。

（4）骨筋膜隔室综合征：膝关节脱位患者如果存在小腿剧痛和感觉异常，意味着存在骨筋膜隔室综合征。应进行骨筋膜隔室压力检测，如果压力＞ 35mmHg（1mmHg=0.133kPa），考虑骨筋膜隔室综合征，应行筋膜切开减压术。

2. 神经损伤　膝关节脱位可引起神经损伤。最常见的是牵拉伤，完全断裂的情况比较少见。腓总神经损伤最常见（占所有膝关节脱位的 20%），常见于外侧损伤或后外侧的膝关节脱位（Ⅲ L 型）。胫神经损伤罕见，偶见于腘动脉损伤时。如果胫神经损伤严重导致足的感觉功能丧失，可能预后不良，有的患者最终需要截肢。相比之下，腓总神经损伤常导致足的运动功能异常。

3. 骨折　发生胫骨或股骨关节表面骨折的膝关节脱位可归类为膝关节骨折脱位。膝关节脱位合并韧带止点撕脱很常见，处理也比较简单。

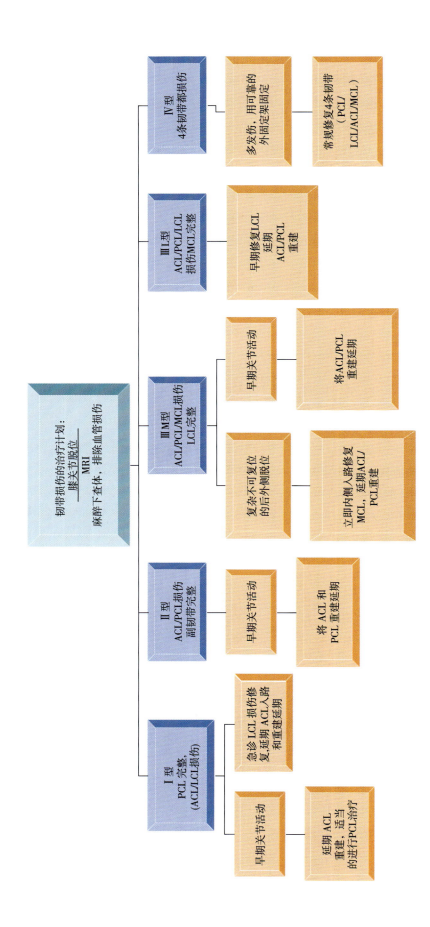

图 8-3 基于解剖分类系统的韧带重建计划，延迟手术通常于伤后 6～8 周进行或膝关节活动范围恢复正常后进行。当同时重建前交叉韧带（ACL）和后交叉韧带（PCL）时，应先固定后交叉韧带；如果先固定前交叉韧带，则可能会导致术后膝关节向后半脱位

MCL. 内侧副韧带；LCL. 外侧副韧带

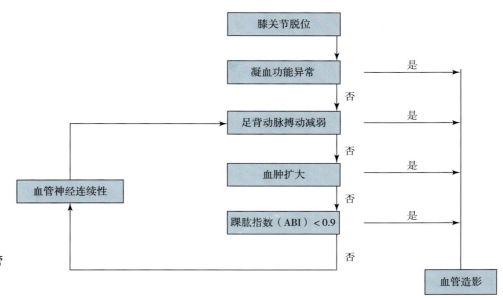

图 8-4　膝关节脱位时血管评估检查流程

（1）膝关节脱位通常发生在多发伤中，当有多个复杂的损伤时可能会忽略膝关节脱位。如前所述，在膝关节脱位自行复位患者中就可能会忽略韧带损伤，应注意评估膝关节韧带的情况。多发性外伤时，如果存在膝关节肿胀要考虑脱位的情况。在多发性创伤情况下不容易行无创检查，因此，如果怀疑血管损伤，应尽可能行动脉造影检查。此外，对于因颅脑损伤而不能配合的患者，推荐临床医师要采用动脉造影来评估膝关节脱位导致的血管损伤。骨骼、肌肉、软组织的损伤要优先处理，韧带的治疗可以推迟几天到几周之后。膝关节脱位的多发伤也可采用稳定的外固定，这有利于患者在转运的同时进一步观察伤情。

（2）微骨折：即骨裂，常需要行 MRI 检查才能观察到这类骨折，因此过去报道的这类损伤很少。慢性损伤容易造成微骨折，一般采用非手术治疗，除非存在累及关节面的骨折。

4. 软组织损伤　主要包括软组织损伤和半月板损伤。

（1）软组织损伤：通常发生在高能量交通伤。软组织质量评估非常重要，即使是闭合性的膝关节脱位，膝关节表面软组织损伤也可以非常严重，可发生软组织皮下分离、剥脱等。另外，软组织损伤时，进行开放性韧带修复手术也比较困难，如果软组织条件不好，使用外固定架固定并修复软组织是个不错的选择。开放性膝关节脱位损伤的处理要十分小心，需要严格的清创，并给予关节稳定性固定如使用外固定，韧带的修复重建可以二期处理。

（2）半月板损伤：膝关节脱位合并韧带损伤时往往可见半月板损伤。半月板损伤的类型有桶柄样撕裂、边缘裂、不可修复的复合裂等，需详细评估半月板受伤情况，尽可能修复内、外侧半月板及板股韧带。

5. 肌腱损伤　膝关节周围的腱性结构损伤也很常见。如髌腱、股二头肌肌腱、髂胫束、腘肌肌腱等。股二头肌肌腱、髂胫束、腘肌肌腱损伤常发生在外侧结构损伤时。髌腱损伤如果漏诊则后果很严重，髌腱检查方法包括抗阻力伸膝、X 线片、MRI 检查等。有时也可见到股四头肌肌腱断裂，通常与膝关节的开放性损伤相关。

6. 韧带损伤　严格地讲，韧带损伤并不是膝关节脱位的合并伤。合并韧带损伤的膝关节脱位通常更复杂，处理起来更困难。

（1）特殊损伤：如前所述，膝关节脱位涉及许多韧带，膝关节脱位可以存在一个完好无损的后交叉韧带或前交叉韧带。因此，临床评估韧带是否损伤十分重要，经常需要在麻醉状态下才能很好地进行检查。

1）交叉韧带损伤：临床上常见两种类型的损伤，一种是止点撕脱，另一种是中段撕裂（这种类型更多见），侧副韧带损伤往往同时出现。

①止点撕脱：在高能量创伤中经常见到。止点撕脱常合并撕脱的骨块，通常韧带是从股骨端止点撕脱的，特别是后交叉韧带止点，这种撕脱伤也被形象地称为"剥离伤"（表 8–2）。韧带撕脱后可以在止点附近再次附着，因而有些患者不一定需要重建韧带。后交叉韧带止点撕脱早期治疗可以采用结实的、不可吸收编织缝线，应用 Krackow 缝合技术进行修复（图 8-5）。这种修复可以在关节镜下进行，当然，切开处理更加便于进行骨道钻取、铆钉固定等操作。MRI 在鉴别这种损伤方面非常有用，特别是对于手术的规划很有意义。

表 8-2　膝关节脱位时前后交叉韧带撕脱情况

| 作者（年） | 膝关节数量（个） | 合并撕脱伤的病例数（个） | |
| --- | --- | --- | --- |
| | | ACL | PCL |
| Sisto，Warren（1985） | 16 | 10（63%） | 14（88%） |
| Frassica 等（1991） | 13 | 6（46%） | 10（77%） |
| 总数 | 29 | 16（55%） | 24（83%） |

经许可，摘自 Schenck RC Jr. Burke RL. *Perspect Orthop Surg*. 1991；2：119-134.

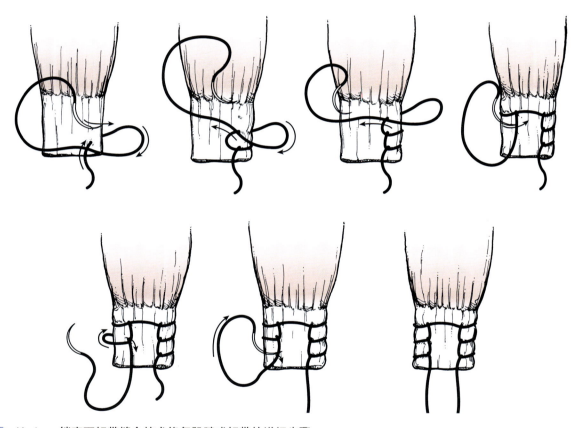

图 8-5　Krakow 锁定环韧带缝合技术修复肌腱或韧带的详细步骤

②中段撕裂：常见于单纯的前交叉韧带撕裂，也可见于膝关节脱位。如果前、后交叉韧带同时撕裂，重建手术难度较大，需要具有一定的技术并且需要选择合适的移植物。一般来说，建议锻炼膝关节活动范围基本正常后采用同种韧带进行重建。Noyes 研究表明，非常缓慢的韧带长度变化（每秒 0.67% 韧带长度）导致止点撕脱，而快速的韧带长度变化（每秒 67% 韧带长度）往往产生韧带中段的断裂。临床上，韧带中段撕裂伤往往见于运动损伤，而韧带止点撕脱伤多见于高能量伤如交通伤。当然，损伤时韧带长度的变化情况很难在实验室进行模拟。

2）侧副韧带与关节囊损伤：与 ACL 和 MCL 损伤不同，膝关节脱位时外侧副韧带与关节囊的损伤往往是完全断裂、损伤严重，需要手术治疗。临床检查对于确定部分损伤或完全损伤十分重要，可以在膝关节伸直位和屈曲 30° 位检查内翻或外翻试验。MRI 检查对于评估这些韧带损伤很有意义，特别是合并内侧副韧带、外侧副韧带和腘肌腱同时损伤时。虽然 MRI 可以诊断侧副韧带损伤，但在麻醉下进行体格检查是确定处理方案的主要手段。手术探查并重建或修复关节囊、侧副韧带、腘肌腱等结构很有必要，通常需要切开手术（图 8-6）。大多数的治疗方法推荐早期重建外侧副韧带，从而可以早期进行功能锻炼。

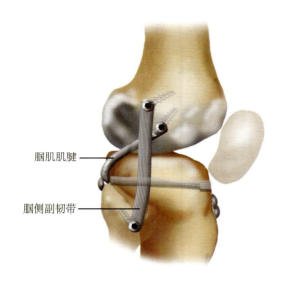

**图 8-6** 使用异体肌腱解剖重建后外侧角（腘肌、腘腓韧带、外侧副韧带）

（2）体格检查：仔细的查体非常重要，包括血管和神经的检查、软组织覆盖情况、伸屈膝装置、韧带的检查等。膝关节肿胀很常见，当影像学检查结果正常而膝关节明显肿胀时要警惕膝关节脱位自动复位的情况。体格检查通常需要在伸直位、屈膝30°位检查。后抽屉试验对于后交叉韧带损伤特异性高，但在非麻醉状态下检查患者比较疼痛而不能有效配合。相比之下，伸直位和屈膝30°位检查患者膝关节内翻和外翻稳定性，患者不会感觉明显的疼痛和不适，能较易接受。Lachman 试验和敏感性更高的改良 Lachman 试验（检查者左大腿支撑患者的右膝或右大腿支撑患者的左膝）使得检查前、后交叉韧带时可以评价终末点的软硬度，从而判断是否完全断裂。改良 Lachman 试验对于患者难以放松配合检查时十分有用。因为检查者的大腿支撑了患者的膝关节，从而使患者可以很好地放松。伸直位内侧或外侧明显开口试验阳性意味着前、后交叉韧带断裂，以及侧副韧带、后方关节囊损伤。伸直位内翻、外翻稳定性好于屈膝30°位，意味着前交叉韧带或后交叉韧带是完整的。

1）麻醉状态下查体：麻醉状态下查体对于判断韧带是否损伤或是否完全损伤，以及决定是否需要手术都是非常重要的。而且，确定后交叉韧带的完整性对术中处理后交叉韧带、前交叉韧带的手术先后顺序很有必要。对于后交叉韧带完整的膝关节脱位，早期重建前交叉韧带后膝关节的活动范围可恢复正常。对于交叉韧带合并外侧副韧带损伤的患者，抽屉试验的结果与单纯交叉韧带损伤特异性差，需要综合分析。做抽屉试验时，要根据股骨髁的解剖关系

确定一个胫骨相对股骨的中立位，这样才能得出较准确的结果。前交叉韧带和后交叉韧带完全损伤，膝关节脱位时行抽屉试验检查通常会有 20mm 的位移。Lachman 试验、抽屉试验、内外翻应力试验对于膝关节脱位的检查是必需的。膝关节脱位时不常采用轴移试验进行检查，因为可能会导致膝关节再次脱位。

2）影像学检查：影像学检查对于判断是否复位、排除关节面骨折、判断撕脱伤如 Segond 骨折（意味着至少一条交叉韧带完全撕裂）或 Gerdy 结节撕脱（意味着髂胫束撕脱）都很有必要。影像学上胫股关节间隙的增大可能是膝关节脱位自动复位的一个征象。而且 X 线检查对于评价膝关节半脱位也有参考价值。此外，术中行 X 线检查对于判断膝关节脱位的复位情况也很重要。

3）MRI 检查：术前 MRI 检查可以确定韧带损伤及损伤的类型（止点撕脱还是中段断裂）、半月板损伤、侧副韧带损伤的位置（股骨端、胫骨端、腓骨端）、肌腱损伤（髌腱、腘肌肌腱）、骨挫伤、微骨折等情况（图 8-7～图 8-9）。对于膝关节脱位患者，MRI 会发现许多异常表现。可见经典的后交叉韧带从股骨止点撕脱（图 8-8），内侧副韧带从胫骨止点撕脱（图 8-7），以及前交叉韧带中段撕裂。MRI 影像上后交叉韧带从股骨止点撕脱意味着临床上后交叉韧带在股骨关节表面的损伤。MRI 检查对于髌腱的完整性十分必要，如果发现髌腱受损要早期修复。MRI 可以发现半月板撕裂并交锁，这也常需早期手术干预。MRI 检查不能代替临床体格检查，但对于评估撕脱骨折、韧带损伤、肌腱损伤及后遗症都十分有用。

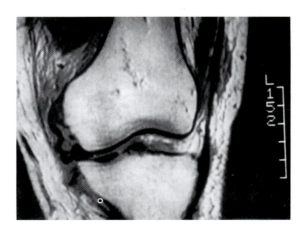

**图 8-7** MRI 图像显示膝关节脱位患者内侧副韧带胫骨止点撕脱

[ 经许可，摘 自 Schenck RC Jr. Orthopaedic Special Edition. 1998；4（3）：1 - 4. ]

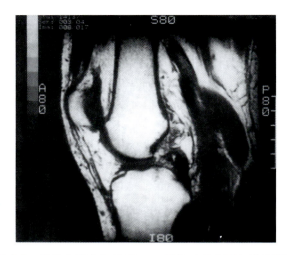

图 8-8　膝关节脱位复位后 MRI 图像示后交叉韧带从股骨止点撕脱，后交叉韧带从内侧髁上剥离下来，无骨性撕脱。通常有一部分透明软骨连着韧带剥离下来

[ 经许可，摘自 Schenck RC Jr. Orthopaedic Special Edition. 1998；4（3）：1‐4. ]

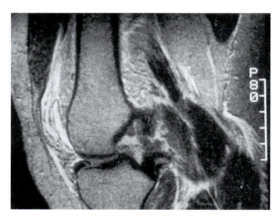

图 8-9　低能量膝关节脱位（Ⅲ M 型）MRI 像示前交叉韧带和后交叉韧带中部撕裂

[ 经许可，摘自 Schenck RC Jr. Orthopaedic Special Edition. 1998；4（3）：1‐4. ]

## （四）治疗

膝关节脱位的治疗已经有很长的历史了。正如前面提到的，血管损伤应立即处理以挽救肢体。相比来讲，韧带修复的处理不那么紧急。对于合并血管损伤的患者，需要评估下肢稳定性以便为血管修复提供稳定性。韧带修复需要评估采用非手术治疗或开放性手术处理的效果、并发症及预后。对于韧带损伤采用哪种治疗措施，通常取决于外科医师的经验和患者的要求（表 8-3）。

1.非手术治疗　虽然大多数文献认为非手术治疗不够妥当，但目前还没有比较非手术治疗和开放性手术治疗的前瞻性随机对照实验研究。在一个 1972 例患者的回顾性研究中，评估了非手术治疗和开放性手术治疗的疗效，结果非手术治疗效果令人满意。开放性手术治疗往往只在合并血管损伤时才进行，因此开放性手术治疗的结果与非手术治疗的结果无法进行直接比较。自 19 世纪 70 年代以来，关节镜技术的发展、对韧带的解剖结构认识为手术重建和修复韧带创造了良好的条件。长期膝关节制动的非手术治疗会带来诸如骨质疏松、肌肉萎缩、纤维化等并发症，然而，当多发伤合并膝关节脱位时，对脱位膝关节采取非手术治疗也是一个适宜的措施。Wong 等报道 11 例膝关节脱位非手术治疗与 15 例膝关节脱位切开手术治疗的患者关节活动度相比无统计学差异，但手术治疗组患者的膝关节 IKDC 评分更高。

2.开放性手术治疗　随着对膝关节韧带手术的认识，逐渐有学者报道开放手术可以改进膝关节脱位的术后关节稳定性。Meyers 和 Harvey 最早报道了非手术治疗效果差，而手术治疗效果良好。Sisto 和 Warren 也认为手术效果更好，但有少部分手术患者

表 8-3　膝关节脱位：文献回顾

| 作者（年） | 病例数（个） | 内　容 |
| --- | --- | --- |
| O'Donoghue（1955） | 5 | 主张韧带手术 |
| Quinlan 和 Sharrard（1958） | 5 | 讨论了后外侧脱位的损伤机制 |
| Hoover（1961） | 14 | 报道 9 例血管损伤中有 8 例需要截肢 |
| Kennedy（1963） | 22 | 讨论了分类、尸体研究、主张手术治疗 |
| Shields 等（1969） | 24 | 主张手术治疗 |
| Reckling 和 Peltier（1969） | 15 | 讨论了相关合并伤 |
| Meyers 和 Harvey（1971） | 18 | 主张手术治疗 |
| Taylor 等（1972） | 41 | 对于简单膝关节脱位主张非手术治疗 |

续表

| 作者（年） | 病例数（个） | 内　容 |
|---|---|---|
| Meyers 等（1975） | 53 | 反复强调要进行手术治疗 |
| Green 和 Allen（1977） | 41 | 探讨了膝关节脱位腘动脉损伤的发生率 |
| Jones 等（1979） | 22 | 强调了通过外周脉搏评估血管损伤不可靠 |
| Moore（1981） | 132 | 膝关节骨折脱位分类 |
| Sisto 和 Warren（1985） | 19 | 主张手术治疗，强调韧带撕脱很常见 |
| Frassica 等（1991） | 17 | 主张手术治疗 |
| Kendall 等（1993） | 32 | 讨论膝关节脱位临床检查、血管造影的重要性 |
| Walker 等（1994） | 13 | 主张基于解剖分型系统的手术治疗 |
| Fanelli 等（1996） | 20 | 讨论二期关节镜下双韧带重建 |
| Wascher 等（1997） | 50 | 双韧带损伤相当于膝关节脱位 |
| Fanelli 等（2002） | 35 | 主张关节镜下修复前交叉韧带或后交叉韧带损伤 |
| Twaddle 等（2003） | 60 | 定义损伤模式和合并伤 |
| Mills 等（2004） | 38 | 建立评估血管损伤的重要指标踝肱指数（ABI） |
| Harner 等（2004） | 31 | 主张急性期外科手术 |
| Tzubakis 等（2006） | 44 | 主张急性期外科手术 |

术后会出现关节僵硬。目前对于膝关节脱位韧带损伤，有学者建议早期修复（伤后 7～10 天），也有学者建议早期练习活动范围，二期手术处理韧带。首先应考虑保住肢体的问题，必须仔细排查、处理血管损伤，然后才考虑韧带手术。任何下肢的创伤，在制订处理方案时必须考虑合并伤。对于膝关节脱位，可以将重点放在韧带的处理上，但必须先集中精力判断和处理血管、神经、软组织损伤。韧带损伤的鉴别相对治疗来讲更加重要。一个后交叉韧带正常的膝关节脱位与一个前交叉韧带、后交叉韧带、后外侧结构损伤的膝关节脱位的治疗完全不同。同时，韧带损伤的处理要根据损伤的类型（止点撕脱、中段撕裂）来决定。如果后交叉韧带正常，早期功能锻炼至膝关节活动度正常后再处理前交叉韧带损伤会更好。手术方式的选择和时机取决于韧带损伤的情况，而不取决于脱位的情况。临床检查（通常需要在麻醉下进行）、X 线片和 MRI 检查结果综合决定治疗方案（图 8-3）。由于膝关节脱位后关节囊的损伤会导致关节液外渗的风险，因此早期手术（伤后 7～10 天）应尽量避免使用关节镜。早期推荐切开手术，二期关节镜下重建手术。对于后外侧角的损伤最好早期切开手术处理。对于韧带修复顺序的基本原则是：首先重建后交叉韧带和后侧角，再处理前交叉韧带。后交叉韧带是膝关节稳定的基石，对于膝关节脱位合并前交叉韧带和后交叉韧带损伤的患者必须先处理后交叉韧带。在固定后交叉韧带之前，如果拉紧重建的前交叉韧带会使得胫骨相对于股骨向后半脱位。许多膝关节脱位患者后交叉韧带是完整的（包括部分损伤），对于这部分患者可先锻炼膝关节活动度，二期行前交叉韧带重建术。

（1）切开手术：对于后外侧结构损伤合并前交叉韧带和后交叉韧带损伤的患者，推荐早期行切开手术。目前，对于后外侧结构损伤的争议在于是修复为主还是进行重建。大多数学者支持对后外侧结构进行修复。对于多发伤的患者，前交叉韧带、后交叉韧带和后外侧结构损伤最好先用外固定架临时固定膝关节，二期再进行修复。因为膝关节脱位交叉韧带损伤手术成功也取决于多发伤情况，对于只有 1～2 个合并伤的患者膝关节脱位后韧带重建效果更好。

（2）延期关节镜手术：关节镜手术通常是在膝关节活动范围正常后进行。重建后交叉韧带和后外侧结构后延期使用关节镜重建前交叉韧带已经有许多成功的报道。然而，大多数外科医师更愿意遵循 Fanelli 和 Wascher 等的建议。Fanelli 和 Wascher 建议膝关节活动范围正常后二期同时重建前交叉韧带、后交叉韧带，同时重建需要在胫骨上钻取两个骨道，这两个骨道之间要保留合适的骨桥。早期前交叉韧带和后交叉韧带同时重建会带来更好的结果，最理想的做法是关节活动度正常及关节炎症消退后马上进行重建。

（3）慢性脱位：慢性脱位通常发生于膝关节后外侧脱位（前交叉韧带、后交叉韧带、内侧副韧带损伤）合并髌股关节脱位被漏诊的病例，常合并腓总神经损伤，需要切开手术治疗。也有采用外固定架治疗的报道，但手术效果不理想。

3. 非手术治疗与切开手术治疗　Taylor 等报道了非手术治疗与手术切开治疗膝关节脱位的结果，认为非手术治疗效果更好。仅在开放性膝关节脱位、复杂膝关节脱位或膝关节脱位合并血管损伤时才建议采用手术切开治疗。然而，大多数研究认为，对于膝关节脱位合并前交叉韧带和后交叉韧带完全断裂的治疗切开手术效果更好。无论是早期修复还是延期重建前交叉韧带，先进行功能锻炼至膝关节活动度基本正常后再重建前交叉韧带是最好的。在后交叉韧带正常的膝关节脱位患者中，也证实先进行功能锻炼再重建前交叉韧带的效果良好。对于多发伤合并膝关节复杂脱位（血管损伤、开放性膝关节脱位）的患者，采用外固定架治疗是一个不错的选择。固定 4 ～ 6 周后移除外固定架，采用关节镜进行膝关节松解，术后 CPM 机功能锻炼 48 ～ 72 小时。后期如果膝关节不稳定再进行手术重建。

4. 并发症　膝关节脱位的并发症很常见，且与受伤的严重程度有关。常见并发症有膝关节不稳、骨关节炎、关节粘连、长期腓总神经麻痹等。

（1）僵硬：Sisto 和 Warren 指出，任何针对膝关节的手术操作都可导致膝关节僵硬。因此，开放手术之后必须立即开始关节活动度锻炼；否则，软组织损伤、关节脱位、术后制动等综合因素可能会导致膝关节的永久性僵硬。屈曲位僵硬是一个特别麻烦的并发症，功能往往很差。伸直位僵硬也很常见。非手术治疗的僵硬并发症发生率低。早期膝关节活动度锻炼和延迟交叉韧带重建手术是预防术后膝关节僵硬的一个较好的方法。在膝关节脱位手术治疗病例中，约 20% 的患者术后因为僵硬需要在麻醉下再次处理。

（2）血管损伤和肢体缺失：血管损伤和肢体缺失是一个灾难性的并发症。如果早期发现血管损伤

进行探查和修复、筋膜切开减压等处理，一般不会导致截肢。DeBakey 和 Simeone 指出，如果腘动脉损伤后 6 ～ 8 小时没有进行修复，将会有约 80% 的肢体需要进行截肢。修复血管需要维持关节的稳定性，一个简单的外固定架就可以做到维持关节的稳定以保证修复的血管恢复功能。

（3）神经损伤：腓总神经损伤导致的长期麻痹很常见。Sisto 和 Warren 报道膝关节脱位合并腓总神经损伤的 8 例患者进行神经松解，术后只有 2 例功能有明显恢复。腓总神经损伤最常见于膝关节外侧损伤脱位，这时有必要进行探查修复。胫神经损伤非常少见，偶见于一些严重的血管损伤或开放性损伤。如果发现有任何的感觉神经或运动神经受累，应考虑是否发生了骨筋膜隔室综合征。

（4）骨关节炎：膝关节脱位也常导致骨关节炎，这与脱位时造成的软骨挫伤有关。膝关节脱位常发生于 40 岁以下的患者，一旦发生严重的骨挫伤并发骨关节炎将非常麻烦，因为这么年轻的患者不适合进行膝关节置换。

（5）晚期不稳定：僵硬和晚期不稳定是一对互相矛盾的并发症。早期手术的常见并发症是僵硬。交叉韧带修复不良、不恰当的功能锻炼、韧带愈合不良等常导致晚期膝关节不稳定，表现为步态异常。后交叉韧带损伤或后外侧结构损伤晚期处理非常麻烦，要尽早治疗，以降低晚期关节不稳定的发生率。

5. 预后　预后与膝关节脱位的严重程度有关，主要表现为膝关节功能受限、活动度下降、关节炎及膝关节不稳定。可根据损伤的类型来预测患者的预后。Walker 等指出，ⅢL 型膝关节脱位要比ⅢM 型膝关节脱位预后差，而Ⅳ型膝关节脱位预后最差。

## 三、膝关节骨折脱位

### （一）引言

骨折脱位或骨折半脱位是膝关节损伤的一个重要部分。Tillman Moore 最早描述了膝关节骨折脱位的概念，认为这对于认识膝关节骨折合并韧带损伤有重要的意义。Robertson 等报道合并骨折的膝关节脱位的发生率是 16%。骨折脱位意味着外科医师需要处理骨折和韧带两方面的问题。

### (二) 胫骨端的骨折脱位

1. 分类 (图 8-10) Moore 等将胫骨段骨折脱位分为 5 型。1 型和 2 型涉及胫骨内侧髁骨折 (类似于 Schatzker IV 型损伤)。1 型: 侧位 X 线片上可见内侧髁的冠状位劈裂; 2 型: 涉及整个胫骨髁, 通常是内侧髁 (也可以是单纯的外侧髁骨折); 3 型: 又称 "边缘骨折", 是指胫骨平台边缘的撕脱, 比如 Gerdy 结节骨折或 Segond 骨折; 4 型: 又称 "边缘压缩", 通常涉及胫骨外侧边缘的压缩骨折和内侧副韧带撕裂; 5 型: 是指胫骨双侧髁骨折、髁间棘撕脱骨折合并胫骨髁与胫骨干部的骨折分离 (相当于 Schatzker V 型)。受伤能量越大、创伤越严重, 分级就越高, 预后就越差。

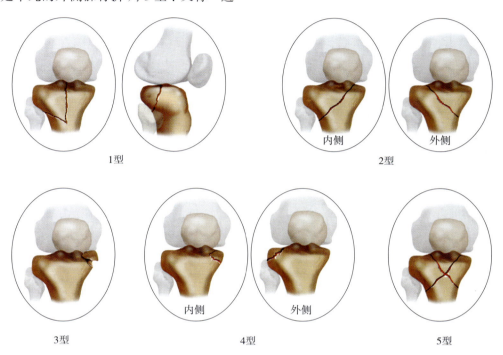

1型　　　　　　　　2型

　　　内侧　　　外侧

3型　　　　　　　　4型　　　　　　　　5型

　　　内侧　　　外侧

图 8-10　膝关节骨折脱位胫骨侧骨折的分型

2. 血管损伤　膝关节骨折脱位发生血管损伤的风险非常大, 应受到足够的重视, 特别是对于合并胫骨髁骨折的膝关节骨折脱位。血管损伤的风险取决于骨折脱位的类型。Moore 指出, 1 型膝关节骨折脱位血管损伤率为 2%, 2 型约为 12%, 3 型为 30%, 4 型为 13%, 5 型高达 50%。膝关节骨折脱位通常需要造影检查来排除血管损伤。临床体格检查也非常重要, 特别是发生骨筋膜隔室综合征时要严格检查腘动脉情况。血管重建的原则与膝关节脱位时血管重建的原则一样, 重建血管时要对膝关节进行稳定性重建手术 (无论是内固定还是外固定)。

3. 治疗　手术治疗包含胫骨髁内固定术和韧带的修复术。韧带受损情况取决于骨折脱位的类型。1 型和 2 型损伤膝关节不稳的发生率是 60%, 3 ~ 5 型损伤膝关节不稳的发生率高达 90% ~ 100%。最好在处理骨折的同时进行韧带修复手术。1 型和 2 型损伤可采用标准的 AO 钢板螺丝钉技术进行固定 (如果软组织严重肿胀, 可以考虑空心螺钉、外固定等手段)。单独采用空心螺钉固定可能会发生骨折移位或膝关节内翻畸形, 手术时应考虑是否需要采用内侧支撑钢板进行固定。直接后入路或后内侧入路可修复 1 型损伤。3 型损伤需要修复撕脱的骨块和韧带。4 型损伤涉及外侧平台的压缩骨折, 常需处理外侧平台压缩, 同时要对内侧副韧带进行修复。5 型损伤是高能量损伤, 常合并血管损伤和软组织损伤。因此, 制订手术方案时要综合考虑, 必要时可采用空心螺钉加外固定架技术以减少对软组织的进一步破坏。5 型损伤的髁间棘骨折可导致韧带止点撕脱, 需要二期重建韧带。锁定钢板技术对于胫骨近端骨折来讲是个不错的选择 (图 8-11, 图 8-12)。

4. 预后和并发症　Moore 认为, 几乎所有的膝关节骨折脱位患者都会遗留一定程度的并发症。1 型损伤预后最好, 因为几乎不合并神经、血管及韧带的损伤。5 型损伤血管的损伤率非常高, 因此预后最差。Moore 指出, "膝关节骨折脱位的预后比单纯脱位要好, 但比单纯胫骨平台骨折的预后要差"。

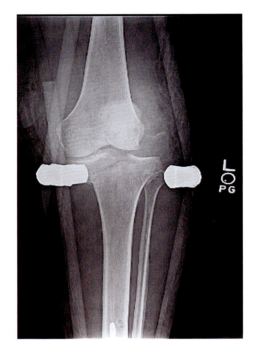

图 8-11　术前 X 线片示 2 型膝关节骨折脱位（胫骨内侧髁骨折）

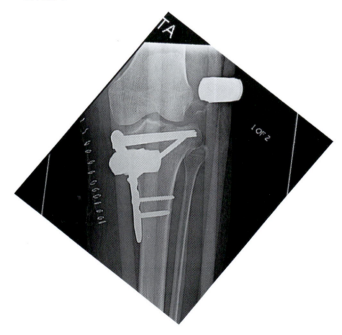

图 8-12　2 型膝关节骨折脱位胫骨内髁骨折切开复位内固定术后 X 线片

外固定是用来矫正膝关节脱位的

### （三）股骨端骨折脱位

股骨端骨折脱位包含股骨髁在 Blumensaat 线水平的骨折以及合并的韧带损伤，发生率低，偶见于高能量膝关节损伤患者。这些高能量伤可以导致膝关节开放性损伤以及伸膝装置的损伤。诊断和治疗

类似于胫骨端骨折脱位，要注意是否合并血管损伤，处理骨折的同时要关注韧带的修复。内固定的方法包括空心钉及锁定钢板技术。

股骨干骨折：有报道膝关节脱位韧带损伤可以合并股骨干骨折，由高能量创伤导致。治疗包括固定股骨干骨折、评价膝关节韧带稳定性、处理韧带损伤。

## 四、上胫腓关节脱位

### （一）引言

上胫腓关节脱位非常罕见，经常漏诊。如果早期发现，治疗非常简单。上胫腓关节脱位分为急性脱位和慢性脱位。

### （二）损伤原因

1. 解剖结构　上胫腓关节是腓骨头和胫骨外侧髁之间的滑膜关节。Ogden 将上胫腓关节分为两型：水平型与倾斜型（以 20° 作为两型之间的界限）。其中水平型关节对旋转力量抵抗力强，不易脱位。上胫腓关节关节囊在前后方分别形成胫腓韧带。上胫腓关节的稳定性主要由腓侧副韧带承担，其他稳定结构还有股二头肌肌腱、腘肌肌腱、弓状韧带、腘腓韧带等。试验表明，当膝关节屈曲 > 80° 时腓侧副韧带呈松弛状态，易发生上胫腓关节脱位。

2. 分类　Ogden 将上胫腓关节脱位分为 4 型。Ⅰ型是半脱位，腓骨头相对胫骨前后活动度增加，这型在儿童和青少年多见且随着年龄的增长会自愈。Ⅱ型是前外侧脱位，这型最常见（占所有脱位的 85%），多发生在体育运动员身上（图 8-13，图 8-14）。损伤机制是腿部外旋的同时足跖屈内旋情况下屈曲膝关节。Ⅲ型是后内侧脱位，是由腓骨头造成直接的暴力导致。Ⅳ型是向上脱位，往往是由高能量损伤导致。

3. 诊断　上胫腓关节脱位的诊断主要依靠临床检查和影像学资料。一般的膝关节正、侧位 X 线片就足够了，有时需要对侧 X 线片进行对照，必要时进行 CT 扫描检查。

4. 治疗　大多数上胫腓关节脱位可以闭合复位处理，将膝关节适当弯曲，按照腓骨脱位的反方向将腓骨进行复位。上脱位（Ⅳ型，罕见）需要手法将腓骨头向远端推进行复位。上胫腓关节脱位经过手法复位后，一般稳定性都很好，不需要手术处理。对于闭合复位失败者，可以进行切开复位内固定治疗。对于慢性上胫腓关节脱位或合并腓总神经损伤者，要进行腓骨近端切除术。

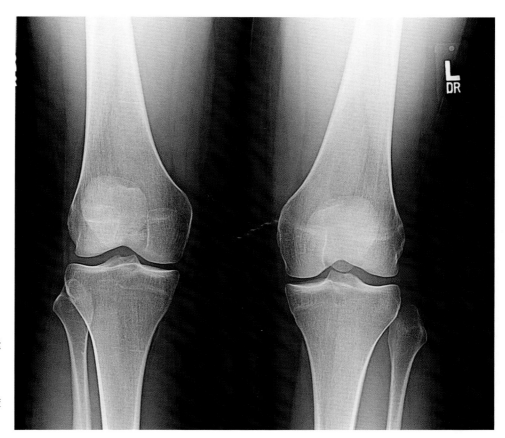

图 8-13 一名大学垒球运动员的左膝上胫腓关节 Ⅱ 型脱位 X 线片
显示左膝上胫腓关节间隙较右膝明显增大

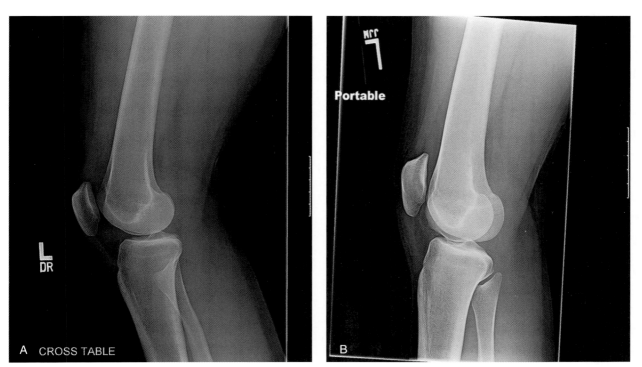

图 8-14 A. 图 8-13 中那名运动员左膝上胫腓关节复位前侧位 X 线片，注意观察胫腓关节前脱位；B. 采用自体韧带重建上胫腓关节之后的 X 线片

（李宝丰 译，章莹 王 非审）

# 第 9 章

# 膝关节伸膝装置损伤

Luke S. Choi, Peter W. Ross, Mark D. Miller

## 一、髌骨骨折

### (一) 解剖

髌骨是人体中最大的籽骨，位于皮下，易受直接撞击（如跌落伤、仪表盘伤）的伤害。髌骨近端背侧面的 3/4 覆盖着人体中最厚的关节软骨，其关节面被中央隆起的嵴分为内侧面和外侧面。大部分股四头肌肌腱直接止于髌骨上极，通过髌骨内、外侧延伸至胫骨前面。剩余的小部分在髌骨前与髌腱融合，还有一部分连接股骨上髁与髌骨形成髌股韧带。

### (二) 生物力学

膝关节的初级伸膝装置包括股四头肌的肌肉和肌腱、髌骨和髌腱，次级伸膝装置包括髂胫束和髌内、外侧支持带。髌骨相当于膝关节伸膝装置的杠杆支点，可增加近 30% 的力量。通过髌骨，股四头肌对胫骨施加了前向的转化力，胫骨承受了包括拉伸、屈曲和压缩等负荷。这些力的大小随膝关节屈曲的角度而变化，在屈曲 45°～60° 时张力达到最大值。上下楼梯时，髌股关节的接触力达到人体重量的 3.3 倍，下蹲时达到 7.6 倍。在膝关节的大部分运动范围里，髌股关节接触面积为 2～4cm$^2$，相当于关节面大小的 13%～38%。

### (三) 分型

髌骨骨折最常见的是根据骨折形态分类（图 9-1）。最常见的损伤机制包括直接撞击（如仪表盘伤）、间接创伤（如膝关节在股四头肌处于极大收缩状态时突然、快速屈曲），或者两者皆有。直接撞击通常导致轻度移位的粉碎性骨折，而间接创伤通常会导致横形骨折。软骨损伤多见于髌骨脱位时，常累及髌骨内侧关节面，由关节面和股骨外侧髁的外侧嵴碰撞造成，有时也见外侧髁嵴软骨撕脱。

无移位　横型　下部下极　粉碎无移位

粉碎移位　垂直　软骨骨折

**图 9-1　髌骨骨折分型**

（经允许，摘自 Bedi A, Karunakar MA. Patella fractures and extensor mechanism injuries. In：Bucholz RW, Court-Brown CM, Heckman JD, et al, eds. Rockwood and Green's Fractures in Adults. 7th ed. Philadelphia, PA：Lippincott Williams & Wilkins, 2010.）

### (四) 评估

1. **病史**　有膝前部直接外伤或股四头肌收缩时被动快速屈膝史，表现为膝前疼痛，无法主动伸膝。

2. **体格检查**　应检查患者是否伸膝力量减弱或不能伸膝。膝前软组织由于常在膝关节直接损伤中累及，也应当检查。还需要检查膝部和下肢有无合并伤。

3. **影像学检查**　在前后位 X 线片中难以辨别髌骨骨折，在侧位 X 线片中髌骨骨折容易辨别，而且还可以评估关节面塌陷和分离的程度。轴位 X 线片可以用来评估微小的骨折或少见的垂直骨折。当怀疑是二分髌骨时，应拍摄双侧 X 线片，因为二分髌骨一般都是双侧（图 9-2）。一般不需要 CT 检查，MRI 可用于判断软骨损伤情况，骨显像对诊断隐匿性骨折很有帮助。

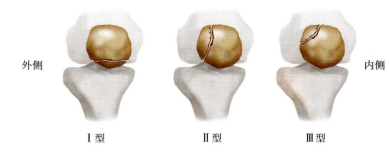

外侧　　　　　　　　　　　　　　　　　　　　内侧

Ⅰ型　　　　　　Ⅱ型　　　　　　Ⅲ型

图 9-2　Saupe 髌骨骨化中心分型
Ⅰ型：下极，占 5%；Ⅱ型：侧缘，占 20%；
Ⅲ型：外上极，占 75%

### （五）治疗

尽管大多数髌骨骨折的非手术治疗和手术治疗都有良好的效果，但经常会有膝关节屈曲受限及髌股关节病等后遗症。

1. 非手术治疗　非手术治疗适用于无移位的骨折（分离 < 3mm；关节面不平 < 2mm）。治疗方法包括长腿管型石膏固定患肢 4 ～ 6 周，然后进行股四头肌力量训练。几乎 90% 的患者会恢复至正常或接近正常的功能。

2. 手术治疗　手术治疗适用于移位骨折。手术目标是保留髌骨功能和解剖复位关节面。推荐使用膝正中纵切口，因为纵切口可用于其他膝部手术。膝内、外侧韧带的损伤通常可以一并处理。关节面的复位不能靠髌骨前皮质来判断，相反，可以通过内侧髌旁小切口或关节镜辅助检查关节面复位情况。应当减少对软组织的再次损伤，如果髌前血肿导致皮肤张力大，手术应当延迟进行。内固定方法有以下几种（图 9-3）。

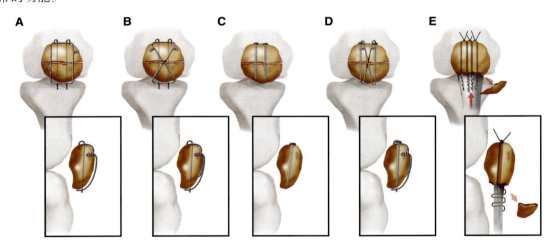

A　　　B　　　C　　　D　　　E

图 9-3　髌骨骨折固定技术
A. 采用圆环形改良张力带固定；B. 采用"8"字形改良张力带固定；C. 拉力螺钉固定；D. 拉力螺钉联合张力带固定；E. 髌骨部分切除术，注意将髌腱固定于髌骨的关节面一侧

（1）改良张力带钢丝内固定：经国际内固定研究学会（AO/ASIF）推广，改良张力带钢丝内固定适用于上下极骨折、横形骨折和部分粉碎性骨折。用两根 2.0mm 克氏针固定骨折，然后用 18G 钢丝绕过克氏针经髌骨前面充当张力带加强固定。钢丝可以采取"8"字形或环形固定。张力带可以将前方的分离力转化为向髌骨关节面的压力。这种方法可以早期运动以发挥张力带作用。最常见的手术失败的原因是张力带没有与髌骨两极直接接触，导致骨折移位。

（2）拉力螺钉内固定：拉力螺钉可用于稳定粉碎性髌骨骨折的骨碎片，从而使骨折适用于张力带钢丝固定。有研究报道，拉力螺钉可以用来替代张力带钢丝。但它属于"相对稳定"固定，单独使用这种方法，必须用于骨质良好的骨折。有研究表示，单独使用拉力螺钉内固定早期不能承受弯曲应力。

（3）张力带钢丝联合拉力螺钉内固定：近来，有报道采用张力带钢丝联合拉力螺钉固定髌骨骨折的新技术。先将骨折处用 2 枚 4.0 ～ 4.5mm 的空心拉力螺钉固定，再将一条 18G 钢丝穿过空心螺钉中心作为张力带固定于髌骨前部。该技术比单独使用拉力螺钉或张力带更稳固。

（4）髌骨部分切除术：髌骨部分切除术适用于无法进行内固定的骨折，通常指远端粉碎性而近端完好的骨折。切除无法修复的碎片，将髌腱缝合于骨折近端。髌腱应固定于紧靠关节表面处，以防止术后髌骨倾斜。可用钢丝穿过髌骨与胫骨结节之间拉紧以减少髌腱的张力。这个手术的缺点是术后低位髌骨、股四头肌力减弱、患者满意度不高。

（5）全髌骨切除术：当发生严重的粉碎性髌骨骨折，甚至没有一块较大的骨折块时，全髌骨切除可能是唯一的选择。切除后遗留的缺损可通过荷包缝合纵向或横向闭合。此外，还可通过股四头肌皮瓣加强修复（图 9-4）。术后常见并发症包括活动度受限、伸膝迟缓、股四头肌无力及术后不适等。

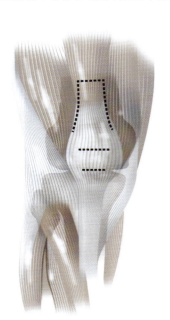
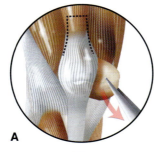
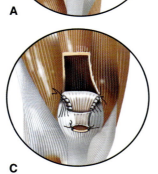
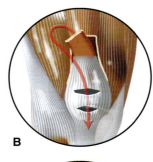
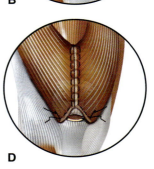

图 9-4　Miyakawa 髌骨全切技术
A. 髌骨外缘轮廓及股四头肌切口示意图；B. 将股四头肌腱部分切开后向远端翻转；C. 股四头肌腱翻向远端至髌骨的位置；D. 采用股四头肌内侧头和外侧头缝合重建股四头肌近端

### （六）术后管理

术后管理包括早期制动及随后的负重训练。研究表明，当患者行走中抬腿离地时，张力带发挥作用。因此，我们主张在固定允许的范围内早期行走。张力带固定的一个重要原则是早期进行活动，对减少术后僵硬很重要。可采用膝关节支具进行保护，每 2 周根据患者耐受性、活动度及股四头肌肌力的恢复情况调整支具的角度。

### （七）并发症

1. 感染　感染很少见，软组织损伤及患者个人因素会增加感染的风险。

2. 固定失稳　固定失稳多发生于远端粉碎性骨折的病例。如早期发现，可通过制动改善。若已发生明显移位，必要时可行部分髌骨切除术。

3. 关节活动度受限　轻度活动受限很常见，可靠的内固定后早期活动可减少这一并发症的发生率。

4. 创伤性关节炎　创伤性关节炎比较常见。一项长期的研究显示，髌骨骨折后患侧关节炎的发生率为 70%，而健侧关节病的发生率仅为 31%。

5. 骨不连　骨不连多见于非手术治疗的髌骨骨折（高达 55%）。而手术治疗的髌骨骨折术后骨不连发生率 < 1%。

6. 症状性障碍　症状性障碍多继发于髌骨皮下位置不当。

## 二、髌腱断裂

### （一）引言

髌腱断裂较为少见。其高发人群为年龄 < 40 岁的年轻人，这点与股四头肌肌腱断裂相反。髌腱断裂与跳跃运动（如篮球）有关，可能是由反复劳损或慢性髌腱退化导致。一项大型的研究显示，97% 的髌腱断裂患者病变组织活检结果发现退行性变，如黏蛋白退化等。断裂常见于髌腱近端，多为单膝，但有时也可发生双膝髌腱断裂，多见于伴有胶原强度异常的患者（如风湿性关节炎、系统性红斑狼疮、糖尿病、慢性肾功能不全等）以及接受全身糖皮质激素治疗的患者，也可见于接受过局部封闭治疗的患者。髌腱断裂的另一个常见原因是直接创伤，如发生摩托车车祸时。此外，髌腱断裂也可见于全膝关节置换术后，由于韧带松解后缺血或锻炼不当导致髌腱断裂。

## （二）解剖

髋腱中部厚约 4mm，其在胫骨结节处的止点厚 5 ～ 6mm。从近端到远端逐渐变窄。股内侧肌、股外侧肌的远端膨大形成了内、外侧副韧带。髋腱 70% ～ 80% 由胶原组成，其中 90% 为 I 型胶原，10% 为 III 型胶原。其血供源于内、外侧膝动脉及胫动脉的返支，穿过脂肪垫进入髋腱的近端和中部。髋腱近端和远端的止点血供相对较差，最容易断裂。

## （三）生物力学

上楼梯时当膝关节屈曲 60° 时髋腱承受的张力最大，约为体重的 3.2 倍。髋腱止点的张力是其中部的 3 ～ 4 倍。

## （四）分型

髋腱断裂可按撕裂的形态、位置及时间进行分型。基于撕裂时间的分型有助于判断预后及选择治疗方案。2 周内的急性撕裂可即时修复且预后很好。相反，2 周以上的陈旧性撕裂则手术难度较大且预后较差。

## （五）评估

1. 病史　急性期，大多数患者有膝关节最大限度屈曲史，可有锐痛感或听到响声，随即不能负重。慢性期，患者多有乏力、膝关节不稳及不能完全伸直膝关节等症状。

2. 体格检查　急性期可发现关节腔积液、高位髋骨、伸膝障碍。慢性期，可出现显著的股四头肌萎缩及患肢异常步态。

3. 影像学检查　侧位 X 线片对诊断很有帮助（图 9-5）。也有学者通过超声影像诊断髋腱撕裂，但准确性与操作者的经验有很大关系。如考虑合并其他关节内损伤或诊断困难时可行 MRI 检查。

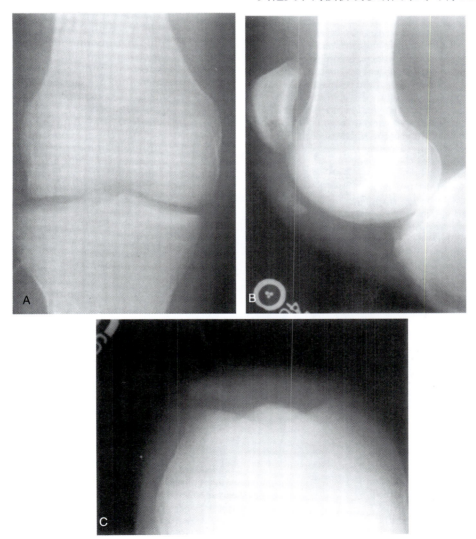

图 9-5　A、B. 膝关节前、后位和侧位 X 线片示髋腱断裂后髋骨上移，注意髋骨下极的撕脱骨折；C. 膝关节轴位 X 线片可见股骨滑车沟内髋骨缺失

### （六）治疗及基本原则

髌腱断裂应行手术治疗。非手术治疗难以完全恢复正常的功能。

1. 早期修复　早期修复很重要，因为大多数的髌腱断裂可直接修复。早期修复有利于最大限度地恢复功能及改善预后。

手术技巧：沿中线纵行切开皮肤，充分显露断裂处，并根据断裂位置显露髌骨下端或胫骨结节。显露韧带撕裂处，采用 Bunnell 或 Krakow 法，用 5 号不可吸收缝线穿过骨道缝合修复髌腱（图 9-6）。先摄侧位 X 线片确定髌骨的最佳位置，再最终收紧缝线。韧带撕裂也应一并修复。之后用 18G 环扎线（McLaughlin 线）或 PDS 线穿过胫骨结节处的骨洞进行加固（图 9-7，图 9-8）。

2. 二期修复　二期修复手术难度大且效果不好。如果受伤超过 6 周，那就错过了早期修复的机会。如果损伤数月后才进行修复，往往需要一段时间的髌骨牵引以对抗股四头肌挛缩。随着时间的推移，可能发生髌股关节的退变以及髌腱回缩、瘢痕形成，需要重建髌腱（图 9-8，图 9-9）。

### （七）术后管理

术后即开始逐步的被动活动范围锻炼，2 周后开始主动屈曲活动，3 周后开始主动伸直锻炼。6 周后进行支具保护下全负重锻炼，采用铰链式膝关节保护支具。术后 4～6 个月后已完全愈合、股四头肌的力量达到正常侧的 90%，这时可进行自由活动。

### （八）并发症

膝关节僵硬和股四头肌萎缩是最常见的并发症。可通过良好的功能康复计划来增加膝关节活动度和加强股四头肌肌力。其他并发症包括关节腔积血、髌腱再断裂、高位髌骨等。

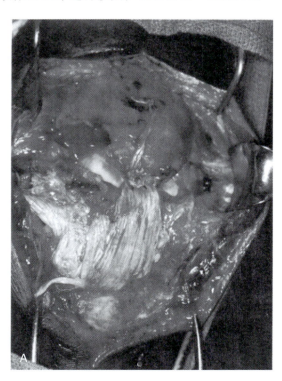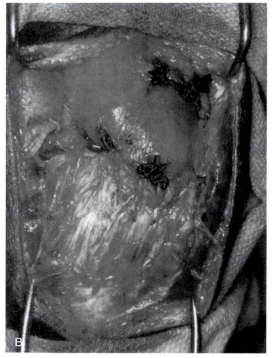

**图 9-6　髌腱修复术**
A. 正中纵行切口显露髌腱断端和残端的内侧和外侧；B. 采用大号、不可吸收缝线通过髌骨骨道将髌腱重新固定到髌骨的下极

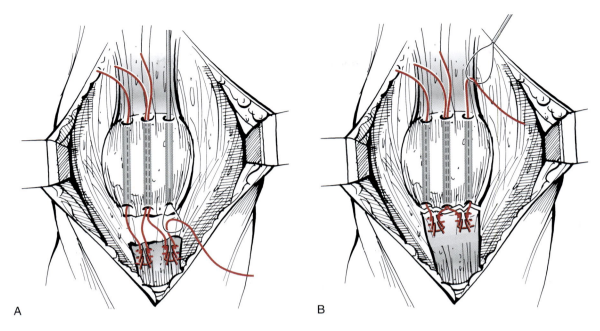

**图 9-7　髌腱修复缝合技术**

A. 采用缝合导引线引导髌腱上的缝合线通过髌骨上的钻孔；B. 将缝线在髌骨的上端系紧

（经许可，摘自 Bedi A，Karunakar MA. Patella fractures and extensor mechanism injuries. In：Bucholz RW，Court−Brown CM，Heckman，JD，et al，eds. Rockwood and Green's Fractures in Adults. 7th ed. Philadelphia，PA：Lippincott Williams & Wilkins，2010.）

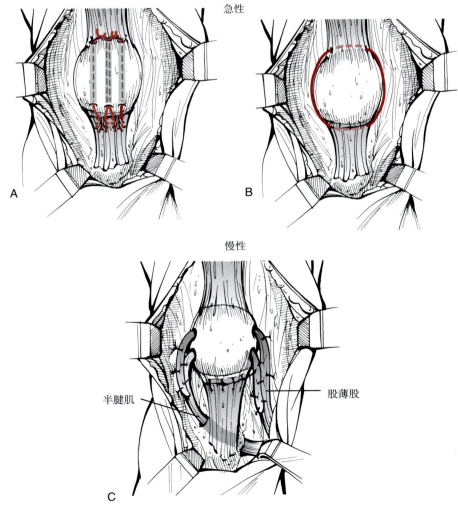

**图 9-8　髌腱修复术**

A. 通过髌骨上的钻孔修复髌骨下极；

B. 采用环形钢丝保护修复的肌腱；

C. 采用半腱肌 – 股薄肌移植修复慢

性髌腱撕裂

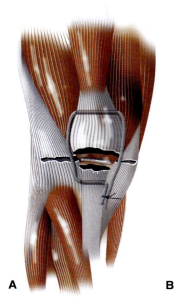 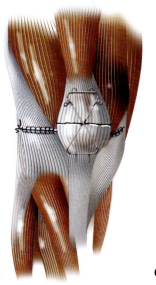 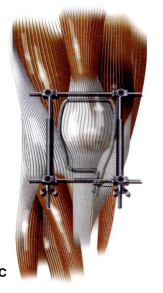

A　B　C

图 9-9　A. 采用半腱肌 – 骨薄肌肌腱编织移植通过髌骨和胫骨结节钻孔重建髌腱；B. 使用髌腱和附着髌骨和胫骨的软组织修复慢性髌腱断裂；C. 采用外固定架（2 个矢氏针和 1 个固定夹）连接髌骨和胫骨结节，以保护缝合修复的髌腱

## 三、股四头肌肌腱断裂

### （一）概述

股四头肌肌腱断裂常发生在 40 岁以上的患者，通常股四头肌肌腱存在变性改变。这种肌腱质量的改变可能与重复跳跃运动的微损伤有关（如打篮球）。撕裂的位置也与年龄有关。75% 的腱、骨交界处撕裂的患者年龄＞ 40 岁，而的 71% 腱部撕裂的患者年龄＜ 40 岁以下。双侧股四头肌肌腱断裂往往与应用激素和一些慢性病病有关，如糖尿病、关节炎、慢性肾衰竭等。

### （二）解剖

股四头肌肌腱是由股四头肌在末端形成的腱膜组织。股直肌肌腱直接连接髌骨近端形成股四头肌肌腱的最浅层，并延伸到髌骨与髌腱相连。股四头肌外侧头和股四头肌内侧头分别连接到髌骨的上外侧缘和上内侧缘，构成股四头肌肌腱的中间层。股中间肌以及其余 3 个头的深面部分共同形成股四头肌的深层。正常人群股四头肌肌腱 MRI 扫描可见肌腱层数不同，约 10% 的人群有 4 层，60% 的人有 3 层，剩下 30% 的人只有 2 层结构。

### （三）生物力学

见髌骨骨折相关章节。

### （四）评估

1. 病史　患者的发病史类似于髌腱断裂的患者：突然伸膝时出现一声脆响或疼痛，不能站立行走，往往有慢性炎症病史。

2. 体格检查　急性期表现为膝关节广泛肿胀、髌骨上极触痛、膝关节无法抗重力伸直、屈曲膝关节会导致低位髌骨等。偶尔伸膝功能尚可，但膝关节上方有巨大的血肿，这时也要仔细评估股四头肌肌腱是否断裂，不要漏诊。

3. 影像学检查　对于完全撕裂的患者，X 线片可见髌骨向下移位。肌腱钙化往往提示存在慢性炎症或肌腱退变。髌骨前表面的骨膜反应（又称"牙齿征"）也代表慢性炎症。也可见到撕脱性骨折。当诊断不明确时要进行 MRI 或超声检查来明确诊断。

### （五）治疗及基本原则

与髌腱断裂的处理一样，股四头肌肌腱的断裂也需要行手术治疗来恢复肌腱的完整性、伸膝功能及股四头肌功能。对于部分撕裂和拉伤可行非手术治疗。长期治疗效果满意，但经常会有股四头肌肌腱炎导致的持续性疼痛，如果有髌股关节炎也会影响疗效。

### （六）手术技巧

修复股四头肌肌腱通常采用大号、不可吸收缝线穿骨道将股四头肌肌腱缝合于髌骨近端（图 9-10）。要注意将肌腱缝合于髌骨的近关节面端以防止术后出现髌骨与滑车槽的不匹配。Scuderi 修复技术（图 9-11）建议采用类股直肌腱膜或扩筋膜的生物材料加强缝合。有学者报道使用人工移植物环绕髌腱及股四头肌肌腱加固以保护修复的股四头肌肌腱，并允许早期康复锻炼。二期修复可能需要采用 V－Y 术来延长股四头肌肌腱（Codvilla 肌腱延长术），二期修复的预后较差。

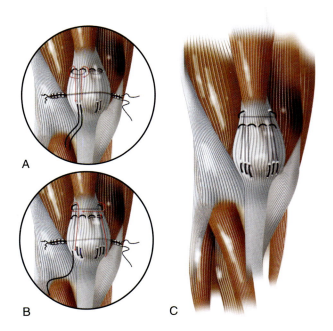

**图 9-10 Marti 股四头肌肌腱修复技术**

采用缝线缝合股四头肌肌腱，通过髌骨上的纵行钻孔将缝线打结固定在髌骨下极。缝合修复支持带

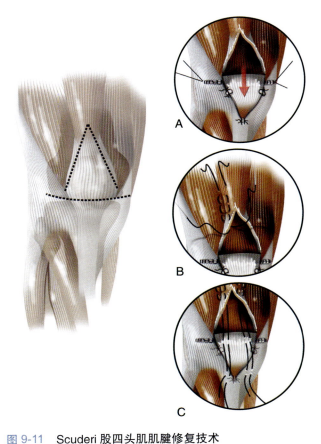

**图 9-11 Scuderi 股四头肌肌腱修复技术**

A. 翻转一个三角形的股四头肌肌腱加固修复；B. 用缝线缝合腱的内、外侧；C. 缝合上方残余的股四头肌肌腱

### （七）术后管理

术后 5～6 周需要用支具保护，3 周内避免患肢负重，3 周后允许逐步负重。然后在铰链式支具保护下允许膝关节 0°～50° 活动，随后每周增加 10°～15°。需要制订一个积极的股四头肌康复计划。

### （八）并发症

并发症包括术后血肿、再断裂、股四头肌萎缩（75%）、股四头肌无力（53%）、关节活动度差等。

## 四、胫骨结节骨折（幼儿）

### （一）概述

胫骨结节骨折占所有骨骺损伤的 1%～3%。常见于 14～16 岁接近骨成熟的爱好运动的男孩。受伤机制通常是伸膝时股四头肌强烈收缩，如跳跃运动。也可发生在膝关节急性屈曲时，如跳跃后着地时或跌倒后。好发因素包括低位髌骨、腿部筋膜挛缩、Osgood-Schlatter 病或骨骺异常。

### （二）解剖和生物力学

胫骨结节骨骺与胫骨平台相连续，在 14～16 岁时发生从后向前的逐步骨骺闭合，此时最为脆弱。胫骨结节的骨化中心依靠纤维软骨连接到干骺端，在骨骼成熟过程中纤维软骨逐渐被更脆弱的柱状软骨所取代，这时候抗牵拉力最弱。

### （三）分型

胫骨结节骨折根据骨折移位和片状撕脱分型。

1. Watson-Jones 分型 Ⅰ型，小片状撕脱向近端移位；Ⅱ型，次级骨化中心与胫骨近端骨骺重合的位置骨折；Ⅲ型，骨折线通过胫骨骨骺并和关节相通。

2. Ogden 分型 是改良的 Watson-Jones 分型，根据骨折移位和粉碎的程度将每一型分为 A、B 亚型（表 9-1）。

**表 9-1 根据 Ogden 的胫骨结节撕脱骨折分型**

| | |
|---|---|
| Ⅰ A 型 | 骨折线经过结节中心无移位 |
| Ⅰ B 型 | 骨折块向前方及近侧移位 |
| Ⅱ A 型 | 骨折线经过胫骨近侧的骨化末端（干骺端）和结节之间的连接处 |
| Ⅱ B 型 | 结节粉碎性骨折 |
| Ⅲ A 型 | 骨折线延长至膝关节，导致关节面不平整 |
| Ⅲ B 型 | 结节粉碎性骨折 |

## （四）评估

患者通常伸膝受限、迟滞。因为内侧支持带止于胫骨干骺端，超过了胫骨结节骨折的位置，因此，即使存在高位髌骨和伸直迟滞，胫骨结节骨折后膝关节仍可以伸直。典型体征是胫骨结节区的肿胀和压痛，通常有一个明显的凹陷，有或无血肿。如果骨折移位严重，可形成高位髌骨。摄膝关节正、侧位 X 线片可明确诊断，摄片时轻微内旋下肢更好，可以将偏外侧的胫骨结节摆正以利观察。

## （五）治疗及基本原则

1. 非手术治疗　适用于 ⅠA 型胫骨结节骨折，手法复位后采用长腿石膏固定 4～6 周，然后采用膝关节后方夹板继续固定 2 周。逐步行股四头肌功能锻炼和膝关节活动度锻炼。

2. 手术治疗　适用于 ⅠB 型、Ⅱ 型、Ⅲ 型胫骨结节骨折，采用正中纵行切口显露骨折的胫骨结节，采用克氏针、螺钉或张力带固定。骨松质螺钉水平穿过胫骨结节穿入干骺端固定胫骨结节。建议采用 4mm 直径的骨松质螺钉，不建议采用直径 6.5mm 的螺钉。放置垫圈可以防止螺钉头下沉。撕脱的髌腱和骨膜也应一并修复。如果胫骨结节骨折为粉碎性，要加用减张缝合。术后，应用长腿石膏固定膝关节伸直位 4～6 周，然后改成夹板固定 2 周。症状减轻后开始进行活动范围练习和股四头肌肌力锻炼。

## （六）并发症

1. 膝过伸　继发于骨骺过早闭合，非常罕见，因为胫骨结节骨折常发生于青春期骨骼成熟期的患者。

2. 膝僵直　屈曲功能受限可能与瘢痕形成或术后制动有关。伸直受限可能与骨折没有解剖复位或 ⅠB 型、Ⅱ 型或 Ⅲ 型骨折没有进行坚强的手术固定有关。

3. 高位髌骨　如果复位不满意，可能会导致高位髌骨。

4. 骨折块坏死　罕见，与骨折块软组织的附着和血供受到破坏有关。

5. 骨筋膜隔室综合征　罕见，可能是由胫前血管与胫骨结节同时发生撕脱并回缩到前筋膜间隙造成的。

## 五、髌骨脱位

## （一）概述

髌骨脱位可发生在足球、棒球、体操、跆拳道、田径等运动中。平均发病年龄为 25 岁，女性略多于男性。损伤机制是膝关节负重屈曲外旋位时受到外翻负荷，多导致髌骨外侧脱位。根据麻醉状态下体格检查和 MRI 上骨挫伤的位置来判断，髌骨脱位可能发生在膝关节屈曲 60°～70° 时，因为这时髌骨接触到股骨外髁的界沟。术后可能发生髌骨内侧脱位并发症，是由于外侧过度松解、内侧过度紧缩或远端调整不当引起的。髌骨脱位极少会合并股四头肌撕裂。

## （二）解剖和生物力学

髌骨内侧结构　绝大多数膝关节都有明显的内侧髌股韧带（MPFL）这一结构。它位于膝关节内侧的第 2 层，从股骨内上髁走向髌骨内侧（图 9-12）。它是内侧约束髌骨的主要结构，提供 53% 的内侧约束力。其他提供髌骨内侧约束力的结构有内侧髌骨半月板韧带等（22%）。

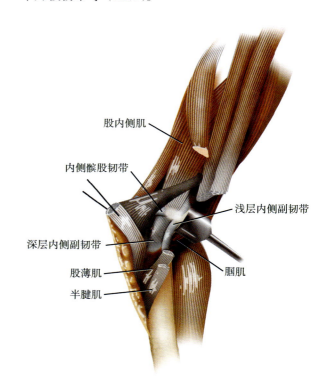

图 9-12　浅层内侧副韧带和部分深层内侧副韧带（MCL）打开后显露位于其下方的内侧髌股韧带（MPFL）及关节囊

## （三）评估

急性脱位，患者叙述的病史与前交叉韧带损伤类似，受伤时伴有膝关节响声、迅速肿胀、无法正常行走。有些患者叙述在受伤后观察膝关节，发现髌骨向内侧脱位，他们往往是被髌骨外侧脱位后内侧突出的股骨髁所误导。慢性脱位的患者会主诉髌骨有不同程度的反复脱位或半脱位。

1. 体格检查　约 80% 的急性脱位患者有膝关节积液，40% 的患者可有 Bassett 征阳性（屈膝 30°、70° 时髌骨内侧支持带触压痛，后内侧软组织和内收肌结节触压痛），急性血肿可导致股四头肌反射抑制或减弱。解剖研究表明，易于发生髌骨脱位或不稳定的因素包括 Q 角 > 20°（正常男性 < 10°，女性 < 15°）、膝外翻、高位髌骨、髌股关节沟角过浅、股四头肌内侧头发育不良、全身多韧带松弛症、扁平足等。其他体格检查包括横向髌骨倾斜和横向移动度，检查时要在屈膝 30° 位进行并双侧对比。髌骨横向内移小于髌骨宽度的 25% 表明外侧支持带过紧，被动髌骨倾斜试验也会表现出异常。相反，横向外移大于髌骨宽度的 75% 表明内侧限制力量不足（图 9-13）。

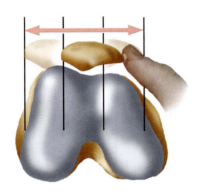

**图 9-13　评估髌骨内外侧活动度方法**
将髌股关节等分为 4 份，分别评估髌骨向内侧及外侧的活动度

2. 影像学检查

（1）X 线片：应包括膝关节前后位、侧位、轴位像。前后位、侧位像对于判断骨折、评估是否高位髌骨有意义，而轴位像对于判断边缘骨折、评估侧方移位及股骨滑车沟角有意义。双侧轴位像有利于进行对比。一些影像学的角度和比率常用来评估髌股关节不稳。

1）股骨滑车沟角：在屈膝 30° ~ 35° 膝关节轴位片上进行测量，沿股骨髁内侧和外侧斜坡画两条线，两线形成的夹角叫作股骨滑车沟角，> 144° 预示髌骨不稳。

2）轴位髌骨适合角：在股骨滑车沟角的基础上测量髌骨适合角，将股骨滑车沟角做角平分线，然后沿滑车沟最低点至髌骨内侧面嵴的最低点做一连线，这条线与股骨滑车沟角的角平分线之间的夹角就叫作适合角。如果这条线在角平分线的内侧，适合角就为负值；如果这条线在角平分线的外侧，适

合角就为正值（图 9-14）。适合角平均值为 -8° ~ -6°，> 16° 不正常。

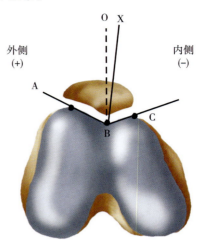

**图 9-14　轴位髌骨适合角**
BO 线是角 ABC 的等分线，BX 线是沿滑车沟最低点至髌骨内侧面嵴的最低点作的一连线，角 OBX 就叫作适合角。如果 BX 在 BO 的内侧，适合角就为负值；如果 BX 在 BO 的外侧，适合角就为正值

3）外侧髌股角：在轴位片上测量外侧髌股角。沿股骨内、外髁最高点画一直线，然后在髌骨外侧关节面做一切线，这两条线构成的夹角即为外侧髌股角。正常情况这个角度向外侧开口，如果角度为 0° 或向内侧开口，则认为不正常（图 9-15）。

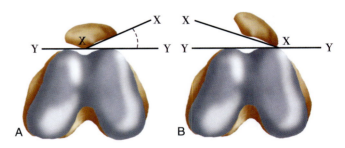

**图 9-15　测量外侧髌股角**
线 YY 为左膝轴位像上沿股骨内外髁最高点画一直线，线 XX 为髌骨外侧软骨面的切线。A. 正常外侧髌股角开口朝外；B. 异常外侧髌股角开口朝内

4）Blumensaat 线：膝关节屈曲 30° 侧位片上，髌骨下极应正好位于 Blumensaat 线（髁间窝顶的延长线）上，如果髌骨下极位于这条线的上方或下方则分别考虑是高位髌骨或低位髌骨。

5）Insall-Salvati 指数：在屈膝 30° 膝关节侧位片测量 Insall 指数，该指数是指髌腱长度与髌骨长度的比值，> 1.2 提示高位髌骨，< 0.8 提示低位髌骨（图 9-16）。

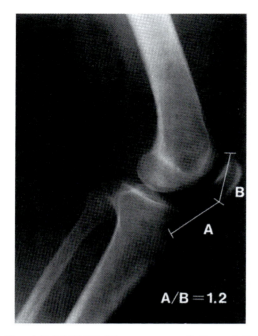

图 9-16　膝关节侧位片测量 Insall-Salvati 指数。正常值为 1.2

6）Blackburne-Peele 指数：在屈膝 30° 膝关节侧位片测量，沿胫骨平台向前作一延长线，从髌骨关节面的低点作这一条线的垂直线，这条线的长度为 "A"，髌骨关节面的长度为 "B"，A/B 值即为 Blackburne-Peele 指数。正常值为 0.8，> 1.0 可视为高位髌骨（图 9-17）。

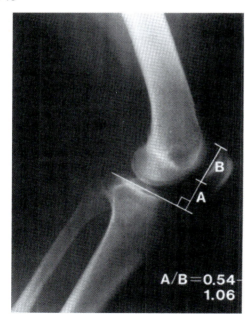

图 9-17　膝关节侧位片测量 Blackburne-Peele 指数
髌骨关节面最下方至胫骨平台的垂直距离（A）与髌骨关节面的长度（B）的比值

（2）CT 检查：双膝关节屈曲 10° 行 CT 扫描，对

测量和比较髌骨外侧倾斜很有用。髌骨半脱位有 3 种类型（图 9-18）。Ⅰ型，外侧半脱位，无髌骨倾斜；Ⅱ型，半脱位合并髌骨倾斜；Ⅲ型，髌骨倾斜不伴半脱位。而且，胫骨结节外偏可以用 CT 进行评估。胫骨结节外偏＞ 9mm 被认为与髌骨不正有密切关系。

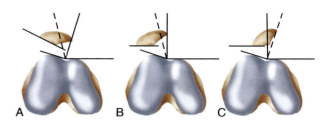

图 9-18　轴位 CT 示髌骨 3 种异常表现
A. Ⅰ型，外侧半脱位，无髌骨倾斜；B. Ⅱ型，半脱位合并髌骨外侧倾斜；C. Ⅲ型，外侧倾斜，无半脱位

（3）MRI 检查：MRI 可用来评估内侧髌股韧带的完整性和是否存在软骨损伤。股四头肌内侧头近端回缩与 MPFL 从内侧股骨髁撕脱相关。一项研究发现，急性髌骨脱位的 MRI 检查可见，100% 的患者发生积液；87% 的患者发生 MPFL 从内侧股骨髁撕脱；78% 的患者发生股四头肌内侧头信号改变；87% 的患者发生外侧股骨髁骨挫伤；30% 的患者发生内侧髌骨挫伤。

### （四）合并伤

严重的骨软骨损伤可发生在髌骨内侧软骨面或股骨滑车外侧髁（图 9-19）。急性髌骨脱位时髌骨内侧软骨面或股骨滑车外侧髁骨软骨损伤的发生率为 68%。外侧髁病变的位置往往在滑车沟终点的前方，髌骨在膝关节屈曲 70° ～ 80° 时会接触到这个位置，因此考虑髌骨脱位发生在膝关节屈曲 70° ～ 80°。我们应尽量尝试去修复骨软骨损伤。另一个髌骨脱位合并伤是 MPFL 从内侧股骨髁撕脱（有研究认为发生率为 94%）。

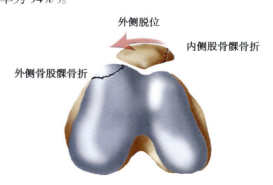

图 9-19　髌骨外侧脱位时损伤股骨外侧髁及髌骨内侧面的骨软骨

### （五）治疗及基本原则

无论是非手术治疗还是手术治疗，早期治疗的效果较好。较差的预后与晚期处理、不恰当的早期治疗、双侧髌骨脱位、女性患者等因素有关。较大的血肿应给予穿刺来减少疼痛。

1. 非手术治疗

（1）固定制动与功能康复：前 6 周严格进行管型石膏固定或支具固定制动，然后进行积极的物理康复治疗和力量训练。有报道称经过固定制动与功能康复后不稳定率约为 40%，而没进行固定制动的不稳定率为 50% ～ 60%。其他后遗症包括肌肉萎缩、功能障碍以及髌股关节的相关问题。

（2）功能性治疗：主要是指早期在髌骨固定器保护下行活动度锻炼。据报道，这种技术有 66% 的患者结果良好，患者满意度为 73%，可降低 26% 的再脱位率。

2. 手术治疗　一般来讲，手术干预的指征包括合并骨折或骨软骨损伤的脱位、复发性髌骨脱位以及非手术治疗后再脱位。由于非手术治疗后髌骨脱位的复发率高，现在的治疗趋势提倡早期手术治疗修复受损的结构。

（1）急性脱位的手术治疗——内侧髌股韧带修补术：内侧髌股韧带断裂是髌骨脱位的主要病变，因此有学者提出急性期修复内侧髌股韧带。大多数情况下，内侧髌股韧带断裂是从股骨髁部撕裂，也有从髌骨止点处撕裂或韧带中部撕裂。术前要进行 MRI 扫描以确定损伤的位置，从而决定手术方案。采用关节镜探查关节内合并伤并清除干扰的软组织。如果内侧髌股韧带是从股骨髁部撕裂的，一种治疗方法是在内侧股骨髁上方、股内收肌远端做切口，探查髌股韧带撕裂端后采用缝合铆钉将髌股韧带固定回股骨内髁处。修复前和修复后，可通过关节镜在内上侧入路观察和评价髌骨轨迹。这个方法的初步结果令人满意，一项术后 34 个月的随访研究没有发生再次脱位。

（2）慢性脱位的手术治疗

1）近端软组织手术

①外侧支持带松解术：外侧支持带松解的指征包括外侧支持带过紧（中性或负倾斜）、伴或不伴半脱位、非手术治疗效果不满意等。外侧支持带松解也可与 MPFL 重建手术同时进行。外侧支持带松解的目标是术中髌骨被动内倾达到 60° ～ 90°（图 9-20）。

②髌骨近端"管"重建：首先进行外侧松解，随后游离、松解股内侧肌并重建、固定于髌骨偏外偏远的位置，这样就在髌骨的前方和近端形成一个"腱管"。

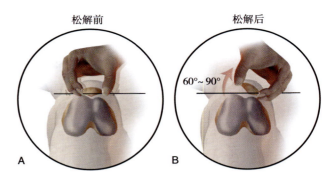

松解前　　　　松解后

**图 9-20　侧翻测试**
外侧支持带松解完成后，髌骨被动内倾可以达到 60° ～ 90°

③股四头肌内侧头前置术：股四头肌内侧头前置术有好几种方法。Madigan 术是将股四头肌内侧头的外侧部分转移缝合到髌骨中段；更常见的方法是紧缩缝合内侧支持带和股四头肌内侧头，同时松解外侧支持带（图 9-21）。

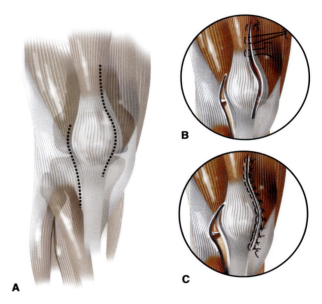

**图 9-21　髌骨近端调整（包括外侧松解和内侧紧缩）**
A. 切口计划；B. 手术缝合；C. 术后结果

2）远端手术：考虑重建手术时，如何行远端手术与术后髌股接触压力的变化以及晚期退行性改变有关。如果 Q 角正常（< 15°），不建议进行远端手术。

① Roulx-Goldthwait 术：1888 年 Cesar Roux 首先介绍了该手术，1899 年 Joel Goldthwait 对其进行了改良。该术式是松解髌腱的外侧部分，将其向内转移缝合。该术式常结合近端的软组织手术一起进行。

② Hauser 术：1938 年报道的这一技术，是将胫骨结节直接内移。然而，将胫骨结节移向胫骨近端

的后内侧面后，可导致髌股关节压力增高，从而导致关节退变（图 9-22）。

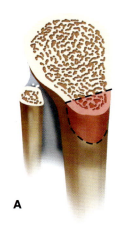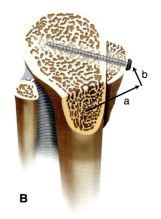

**图 9-22　Hauser 胫骨结节转移术**
由于胫骨近端是三角形状，内移（a）后导致同时后移（b）。这样就减少了髌腱的杠杆力臂，增加了对髌股关节的压力，会诱发退行性改变

③ Elmslie-Trillat 术：该术式是 Hauser 术的改良。使用摆锯将胫骨结节近端由外向内、远锯开但保留远端的骨膜连接，胫骨结节向内旋转后固定，通过远端骨膜形成铰链作用限制胫骨结节的位移量（图 9-23）。

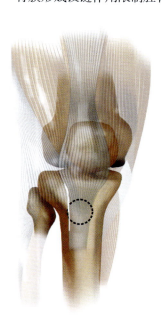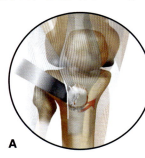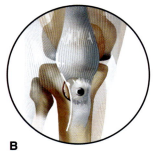

**图 9-23　Elmslie-Trillat 术**
首先进行外侧支持带松解。A. 骨凿从胫骨结节外侧插入髌后囊向远向内凿（向远端凿 4 ～ 6cm），注意保留远端骨膜的完整性。B. 采用一枚螺钉固定凿下的骨块。如果远端截骨内移后没有恢复足够的髌骨稳定性，可以加做内侧支持带重叠缝合

④ Fulkerson 术（胫骨结节内移、前置术）：该术式是 Elmslie-Trillat 术的改良。截胫骨结节时外侧厚、内侧薄，使其形成长斜行，这样将胫骨结节内移时可以同时前移，达到矫正 Q 角同时减轻髌股关节压力的目的（图 9-24）。

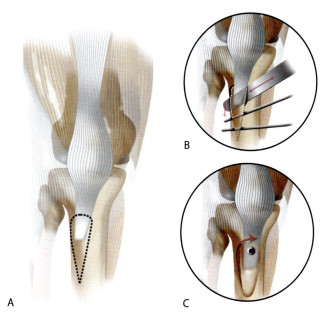

**图 9-24　Fulkerson 胫骨结节移位技术**
A. 胫骨结节截骨示意图；B. 安放矢氏针确定截骨面后，进行截骨；C. 胫骨结节内移并固定

⑤ Hughston 术：该术式实际上是 Elmslie-Trillat 术联合近端手术，包括外侧支持带松解、内侧折叠缝合和远端胫骨结节截骨移位术（图 9-25）。

⑥ Galleazzi 术：外侧支持带松解后，松解半腱肌近端并将其绕过髌骨后缝合到半腱肌远端。这种技术在骨骼未发育成熟的患者身上适用。

3）髌骨切除术：髌骨切除术是在无法进行其他手术时才需要考虑的手术方式。其手术效果在髌骨骨折章节讨论。

### （六）并发症

髌骨脱位非手术治疗的并发症包括复发性脱位（40%）、膝关节活动范围受限和髌股关节退行性改变。非手术治疗的整体满意度很低。髌骨脱位手术治疗的并发症包括矫正过度（内侧脱位或早期髌股关节退变）、骨不连、伤口并发症及骨筋膜隔室综合征。

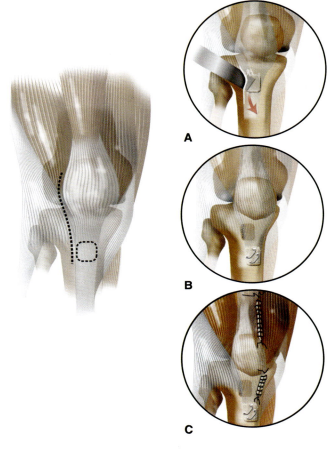

**图 9-25　Hughston 调整伸膝装置技术**
首先进行外侧松解。A. 对于 Q 角过大的膝关节，进行髌腱的胫骨结节止点截骨；B. 将截骨片向远端、内侧移动到恰当的位置并给予坚强固定；C. 股四头肌内侧头采用不可吸收缝线紧缩缝合数毫米，每缝 1 针或 2 针检查髌骨活动度，如果发现活动度受影响，拆除缝线并重新缝合

## 六、股四头肌挫伤

### （一）概述

股四头肌范围广泛，位于股骨前方，容易受到外力和股骨之间的挤压而损伤。股四头肌挫伤是指股四头肌损伤但未完全丧失功能。

### （二）分型

股四头肌挫伤按初始血肿和肿胀停止后的 24 ～ 48 小时挫伤的严重程度分为三级。轻度挫伤的特点是局部压痛、膝关节屈曲活动度 > 90°、具有深度屈膝的能力，平均功能障碍的时间是 13 天；中度挫伤的特点是局部压痛和肿胀、膝关节屈曲活动度 > 45° 但 < 90°、无法深度屈膝或从坐位站立起来，平均功能障碍的时间是 19 天；重度挫伤的特点是明

显的压痛和肿胀、肌肉轮廓不清、屈膝活动度 < 45°、跛行，平均功能障碍的时间是 21 天。

### （三）评估

如果临床检查怀疑股四头肌挫伤，应进行摄 X 线片、MRI 和超声检查。挫伤后 2 ～ 4 周通过 X 线检查就可以判断是否有骨化性肌炎，骨化性肌炎常发生在大腿中部。

### （四）治疗及基本原则

在出血和血肿停止之前都要密切观察股四头肌挫伤的问题。股四头肌挫伤后发生骨筋膜隔室综合征虽罕见但也有报道。排除骨筋膜隔室综合征后，股四头肌挫伤的治疗原则是非手术治疗，分 3 个阶段。

1. Ⅰ 期　Ⅰ 期治疗的目的是减少出血。治疗方法包括休息、冰敷、抬高患肢、固定髋关节和膝关节于屈曲位。环股骨的冰绷带可以包裹在大腿上并轻微加压。要避免按摩、热疗、电疗和功能锻炼。当大腿周径固定、休息时不疼痛、能够主动弯曲膝关节至 90° 时则发展到了 Ⅱ 期。

2. Ⅱ 期　Ⅱ 期治疗的目的是恢复运动。治疗方法包括冰敷、腿部重力辅助下功能锻炼（重点是锻炼膝关节屈曲活动）。患者可以开始进行股四头肌等长运动和负重行走。当患者膝关节主动活动度 > 120°、双侧大腿周径相同时则发展到了 Ⅲ 期。

3. Ⅲ 期　Ⅲ 期治疗的目的是功能性康复。重点康复关节活动度、肌肉力量和耐力。通过抗阻力静态练习、散步、慢跑（游泳池和地面）、最后快跑等手段进行康复。活动范围正常、不痛且可进行快跑时，患者完全恢复正常。推荐佩戴厚垫大腿绷带 3 ～ 6 个月后再进行对抗性体育运动。

### （五）并发症

骨化性肌炎是常见并发症，与以下因素有关：膝关节屈曲度 < 120°、踢足球损伤导致股四头肌挫伤、既往有股四头肌挫伤史、持续存在膝关节积液、延误治疗超过 3 天等。通常，结合明显的创伤史和病变区域骨化就可以诊断骨化性肌炎，异位骨化的治疗一般是非手术治疗如功能锻炼。然而，应注意滑膜肉瘤、骨肉瘤有时可能会被误诊为骨化性肌炎。

（李宝丰　译，章　莹　王　非　审）

# 第 10 章

# 胫骨平台骨折

Mark R. Brinker，Daniel P. O'Connor，Roman Schwartsman

## 一、概述

### （一）损伤机制

此类骨折通常由压缩暴力所导致：包括直接轴向的压缩力和间接的冠状压缩力，或者是合并轴向和冠状方向的合力。常见于摔倒或车祸。

### （二）影响骨折类型的因素

1. 暴力作用于小腿的位置以及暴力发生时膝关节的弯曲程度。

（1）内侧平台骨折：是由压缩和内翻应力联合造成的。

（2）外侧平台骨折：是外翻应力和来自关节外侧的力联合造成的。

2. 骨质量和患者年龄。

（1）年轻患者：由于年轻患者骨质致密，常出现合并韧带损伤的简单劈裂骨折。

（2）老年患者：老年患者常产生单纯塌陷或劈裂－塌陷型骨折，且不存在合并的韧带损伤。

## 二、评估

### （一）病史

1. 膝关节疼痛　对于主诉为持续性膝关节疼痛的患者，都应高度怀疑胫骨平台骨折。

2. 膝关节积血及膝关节周围软组织血肿　当出现膝关节积血及膝关节周围软组织血肿，特别是出现韧带部位的血肿时，需要高度怀疑胫骨平台骨折。

3. 损伤机制　损伤机制和任何其他的影响因素，可通过询问病史得到确认。

### （二）体格检查

1. 视诊　应注意下肢的皮肤情况，特别应注意是否存在闭合性的脱套伤和开放性伤口。所有的开放性伤口都要确认是否和膝关节相通，具体方法为：在消毒条件下，往膝关节腔内注入 50ml 的无菌生理盐水，来确定开放性伤口是否与膝关节腔相通。

2. 触诊　评估肢体的神经、血管情况。

（1）骨筋膜隔室综合征：虽然胫骨平台骨折合并骨筋膜隔室综合征较为少见，但在临床也应常规排查。如果临床症状、体征不能确认是否存在骨筋膜隔室综合征，应直接测量骨筋膜隔室的压力。

（2）血管搏动：应记录腘动脉、足背动脉、胫后动脉的搏动情况。如不能触及搏动，应行超声或血管造影检查。

（3）韧带损伤：约 30% 的胫骨平台骨折合并有韧带损伤，因此，对于胫骨平台骨折患者应注意检查是否合并韧带损伤。例如，有移位的外侧胫骨平台骨折患者，出现内侧副韧带的疼痛和肿胀，应高度怀疑是否合并内侧副韧带撕裂。

（4）半月板损伤：约 50% 的胫骨平台骨折合并有半月板损伤。诊断胫骨平台骨折是否合并半月板损伤，早期临床检查可靠性较低。

### （三）影像学检查

1. 初步影像学检查　对于膝关节创伤，X 线检查包括膝关节前后位、侧位、膝关节双斜位以及向尾侧倾斜 15° 膝关节 X 线片。这些 X 线片可评估胫骨干轴线、关节凹陷、撕脱骨折，以及关节间隙增宽的情况。由于胫骨平台向后倾斜，向尾侧倾斜 15° 膝关节 X 线片可较前后位 X 线片更准确地评估关节凹陷程度。

2. 内翻（外翻）应力位片　内翻（外翻）应力位片可作为膝关节常规 X 线片的补充，同时可用来判断有无合并韧带损伤。当内侧或外侧关节间隙较对侧肢体增宽超过 1cm，提示侧副韧带受损。

3.CT 扫描　CT 扫描可较好地辅助术前手术计

划的制订。矢状面和冠状面的 CT 扫描重建是评估关节内骨折移位程度的最佳检查方法。

4. MRI 虽然 MRI 可以辅助膝关节 X 线片判断是否合并半月板和韧带损伤，但磁共振成像在胫骨平台骨折的评价中无明确的作用。

## 三、分类

### （一）Schatzker 分型

Schatzker 分型（图 10-1）是胫骨平台骨折分型中应用最广和最被接受的分类方法。

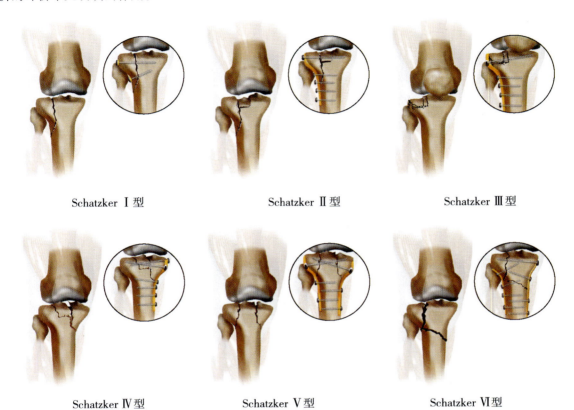

Schatzker Ⅰ 型　　　　Schatzker Ⅱ 型　　　　Schatzker Ⅲ 型

Schatzker Ⅳ 型　　　　Schatzker Ⅴ 型　　　　Schatzker Ⅵ 型

图 10-1　**胫骨平台骨折的 Schatzker 分型**

Ⅰ 型骨折：外侧平台的劈裂而没有关节面的塌陷。骨折块或多或少存在移位。即使移位很轻微，仍有可能存在外侧半月板的边缘撕裂，这有可能被骨折掩盖。排除半月板损伤可能需要进行关节镜检查。如果骨质量足够好的话，第一类型的骨折可以用拉力螺钉（与垫片）修复。而在骨质疏松的患者中，采用支持钢板可能更适当。Ⅱ 型骨折：劈裂 - 塌陷型骨折。塌陷的骨折片可能较为粉碎。这些损伤通常发生于骨密度减低的患者。对于 Ⅱ 型骨折，可显露半月板，暴露半月板下方的外侧平台，通过打开外侧骨折块，使关节表面塌陷的骨折片可以撬拨复位，撬拨形成的空腔大量植骨填充。劈裂骨折块可以用拉力钢板螺钉 + 支撑钢板进行固定。年老的患者可以使用同种异体骨进行植骨。Ⅲ 型骨折：单纯的塌陷骨折。因塌陷的程度和角度不同患者可有区别，塌陷可发生于平台中央、平台周围或平台其他部位。如塌陷较小或塌陷局限于平台中央，则不会存在膝关节的不稳定。在 Ⅲ 型骨折中，可能需要在麻醉下查体来评估膝关节的稳定性。如果 Ⅲ 型骨折中存在不稳，胫骨平台塌陷的部分则需要通过在干骺端合适开窗来抬起塌陷部分，塌陷部位复位后形成的空腔用植骨块填充。如果开窗较大，则必须用支撑钢板来避免劈裂骨折。Ⅳ 型骨折：内侧平台的骨折，通常合并有髁间嵴的骨折。此类高能量的损伤可能合并有神经、血管或其他重要的软组织损伤。Ⅳ 型骨折（内侧平台）通常需要用内侧支撑钢板 + 拉力螺钉来固定。髁间嵴的骨折有时需采用拉力螺钉或钢丝来固定。Ⅴ 型骨折：双髁骨折可累及关节面。骨折线有时离髁间嵴很近，但平台的负重面不受影响。骨折线可能像一个倒着的"Y"。内侧拉力螺钉和外侧支撑钢板为 Ⅴ 型骨折最佳的固定方式。支撑钢板在预防轴向坍塌中非常重要。Ⅵ 型骨折的特征是干骺端和骨干的分离。外侧平台通常有一个塌陷或粉碎的区域，而内侧平台更为完整，塌陷也可累及双侧平台。双钢板固定为 Ⅵ 型骨折的最佳选择。采用双钢板固定使两块钢板都起到支撑作用，其中的一块（DCP 型钢板）必须连接骨骺端和骨干。如有需要，附加拉力螺钉固定，钢板起到加压钢板或中和钢板的作用

1. Ⅰ 型骨折是外侧平台的劈裂骨折。主要发生于骨质致密的年轻患者，半月板常嵌入骨折端。此类骨折韧带损伤风险大。

2. Ⅱ 型骨折是外侧平台骨劈裂 - 塌陷骨折。股

骨髁轴向应力首先导致平台劈裂，然后导致平台边缘的塌陷。

3. Ⅲ型骨折是单纯的外侧平台塌陷骨折。它们很有可能是低能量损伤所致，常发生于老年患者。韧带损伤风险比较低。

4. Ⅳ型骨折是内侧胫骨平台骨折，常为高能量损伤。有可能合并腓神经的损伤。

5. Ⅴ型骨折是双髁骨折（图 10-2）。典型的此类骨折为内侧平台和外侧平台的劈裂骨折，但没有关节面的塌陷。

6. Ⅵ型骨折的特征是合并胫骨干（如干骺端分离）的骨折。常为高能量损伤，骨折块粉碎，有可能合并腘动脉的损伤。

### （二）AO/OTA 分型（图 10-3）

1. 优点和不足之处　AO/OTA 分型的优点是：由于其有统一的标准、一致的治疗方法，使其在处理不同患者时有较好的一致性。不足之处在于其分型过于繁杂，不利于临床应用。AO 分型系统把不同骨折通过分型、分组、亚组的方法进行区分。

2. 与 Schatzker 分型相同之处　AO/OTA 分类 B 型骨折相当于 Schatzker 分类的 Ⅰ～Ⅳ 型骨折，AO/OTA 分类 C 型骨折相当于 Schatzker 分型的 Ⅴ 型和 Ⅵ型骨折。

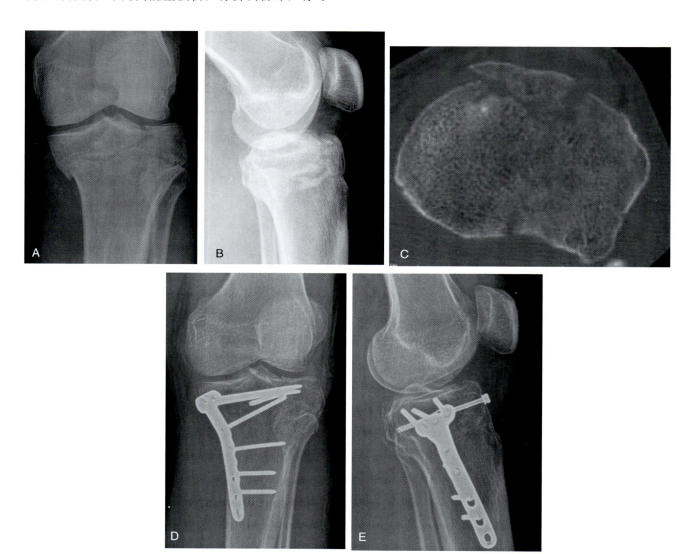

**图 10-2　Schatzker Ⅴ型骨折术前、术后 X 线片**

这位 49 岁的男性在打垒球时损伤小腿。正、侧位 X 线片和 CT 显示双髁骨折，平台前方存在骨折，内侧平台向内移位，为 Schatzker Ⅴ 型骨折。胫骨髁骨折块采用内侧锁定钢板固定，前面的碎片用拉力螺钉固定（D 和 E）。术后 4 个月，患者疼痛消失，完全负重，膝关节可以完全伸直、屈曲 100°

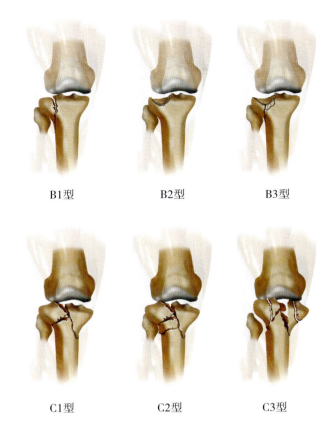

B1型　　B2型　　B3型

C1型　　C2型　　C3型

**图 10-3　长骨、胫骨或腓骨、胫骨近端部分骨折的 AO 分型**

B1 型：部分关节骨折，单纯劈裂；B2 型：部分关节骨折，单纯塌陷；B3 型：部分关节骨折，劈裂＋塌陷骨折；C1 型：完全关节骨折，关节面、干骺端简单骨折；C2 型：完全关节内骨折，关节面简单骨折，干骺端粉碎性骨折；C3 型：完全关节骨折，骨折端粉碎

## 四、合并伤

### （一）半月板撕裂

多达 50% 的胫骨平台骨折会出现半月板撕裂。不能修复的半月板撕裂必须要及时手术治疗予以切除。在进行骨折切开复位时，发现半月板周缘撕裂应在关闭伤口前将其缝合修复。

### （二）韧带损伤

多达 30% 的胫骨平台骨折会出现与韧带相关的损伤。治疗需要根据损伤的特点来具体决定。不同韧带损伤合并不同类型的骨折对膝关节稳定性有何影响，现有的研究尚未明了，因此对韧带损伤是否需要修复仍有争议。

1. 内侧副韧带的修复　急性期内侧副韧带的修复需要剥离大量软组织。据文献证据表明，非手术

治疗内侧副韧带损伤愈合良好。

2. 髁间嵴撕脱的修复　髁间嵴撕脱需要修复，使交叉韧带和撕脱下的骨块复位。

## 五、治疗方法和治疗原则

### （一）适应证

手术治疗和非手术治疗的具体指征仍有争议。

1. 关节面移位　有些学者建议关节表面塌陷＜ 1cm 的骨折行非手术治疗。但手术治疗的倡导者建议关节面移位（≤ 2mm），应行手术治疗。

2. 内翻（外翻）不稳　如果膝关节在伸直位存在不稳定，一致认为内翻（外翻）较对侧膝关节＞ 10°，是手术指征。

（1）劈裂骨折：劈裂骨折因累及胫骨平台边缘，很可能不稳定。

（2）劈裂 - 塌陷骨折：劈裂 - 塌陷骨折不稳定的风险更高。

（3）单纯塌陷骨折：单纯塌陷骨折通常很稳定，因为完整的胫骨平台边缘皮质保证了内翻（外翻）稳定性。

（4）胫骨平台骨折合并胫骨干骨折：由于胫骨平台骨折合并胫骨干骨折不稳定，不能行非手术治疗。

3. 需要急诊手术治疗的损伤　关于开放性骨折、伴有血管损伤的骨折或合并有骨筋膜隔室综合征的骨折，需要急诊手术进行治疗。

### （二）非手术治疗

非手术治疗可用来治疗稳定的、移位小的胫骨平台骨折。

1. 支具保护下下床活动　推荐铰链式石膏支具保护下肢部分负重 8 ～ 12 周。如患者可忍受，可以进行全负重。16 ～ 26 周可开始自由运动。

2. 锻炼　可在保护承重期就开始循序渐进的膝关节活动锻炼、股四头肌和腘绳肌等长收缩锻炼。

### （三）手术治疗

1. 术前计划　术前计划使外科医师深刻洞察骨折的"个性化"。对侧下肢的 X 线片可作为模板。牵引状态下摄 X 线片可更好地评估骨折片的大小、移位情况。

2. 手术时机　手术时机受软组织的影响。软组织在损伤后 8 ～ 12 小时会出现水肿，可使用一个大的 Jones 夹板或跨膝关节临时外固定器来固定膝关

节，以促进肿胀消退。在高能量损伤中，可能需要2周来使软组织消肿。

## 六、解剖因素和手术技巧

### （一）透视下有限切开复位技术、间接复位方法

对于劈裂骨折（Schatzker Ⅰ型、Ⅳ型、Ⅴ型），建议透视下有限切开复位技术、间接复位方法而不是直接暴露膝关节来评估关节面是否平整。对于塌陷骨折，由于剩余平台骨质的影响，会使透视显影不理想。

### （二）关节镜

关节镜可作为一种评估关节面复位的微创方法。一些学者提倡用于膝关节劈裂骨折，因为从理论上劈裂骨折在复位的过程中可能出现半月板卡压。关节镜非常适合治疗中心塌陷性骨折，即（Schatzker Ⅲ型）。当然，液体外渗也存在导致骨筋膜隔室综合征的风险，应避免灌注液体的压力过高。在关节镜治疗胫骨平台骨折手术过程中，应时常测量骨筋膜隔室压力。

### （三）劈裂骨折的手术治疗（Schatzker Ⅰ型、Ⅳ型和Ⅴ型骨折）

1. 碎骨块的复位　点状复位钳可用于内、外侧胫骨平台骨折块的复位。

2. 通过韧带复位　分离骨折中，在骨折块同侧使用股骨牵引器（图10-4），可以辅助骨折复位（此项技术的应用要求有软组织附着）。

3. 骨移植　此类骨折不需要植骨，而且植骨会妨碍骨折的复位。

4. 固定　根据患者骨质量，选择螺钉或钢板固定。

### （四）塌陷骨折的手术治疗（Schatzker Ⅲ型骨折）

1. 塌陷骨折块的抬高　塌陷的骨折块可通过骨皮质开窗，而后顶起塌陷骨折部位。

2. 骨移植　干骺端的骨缺失，需要使用植骨材料填充，以防止关节面的进一步塌陷。

3. 固定　经皮螺钉固定大块碎骨片，应使螺钉与关节面平行，且刚好位于移植骨的下面，以确保其支撑性。

### （五）塌陷性碎裂骨折和伴有干骺端分离的骨折的手术治疗（Schatzker Ⅱ型和Ⅵ型骨折）

1. 切开复位内固定技术　切开复位内固定因能使关节面骨折解剖复位，恢复骨折块轴线，所以允许膝关节早期进行功能活动。

2. 股骨牵引　在这种骨折类型中，股骨牵引器（图10-4）可作为骨折复位的辅助方法。股骨牵引器放在骨折块同侧。在Schatzker Ⅵ型骨折中，可能需要使用两个股骨牵引器。

3. 手术路径

（1）切口

1）正中切口：正中切口便于行远期的膝关节置换术或膝关节融合术。

2）双侧切口：部分学者提倡前外侧或后内侧切口，尤其是在治疗Schatzker Ⅵ型骨折时。

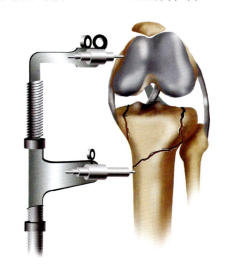

**图10-4　采用股骨牵引器通过韧带牵引骨折块辅助复位**
在本例病例中，AO牵引器的一枚5mm牵引针置入股骨内侧髁，另一枚5mm牵引针经皮置入胫骨前内侧。AO外固定支架也可起到相同作用

（2）冠状韧带：若要暴露膝关节腔，需水平切开冠状韧带（图10-5）。

（3）扩大显露关节：切开部分髂胫束可扩大显露关节。

（4）"Z"字成形：如果仍需进一步扩大术野，可考虑"Z"字形切开髌韧带（髌韧带缝合后需使用张力带保护）

4. Schatzker Ⅱ型　骨折的特殊手术技巧如下。

（1）碎骨块：碎骨块应该铰链在一起，以保护其软组织附着。关节面的塌陷骨折，需要使用大块骨松质予以抬起。

（2）骨移植：干骺端骨缺失的骨移植，是在复位和固定骨折之后还是之前，需要外科医师自己去权衡。

（3）稳定性：骨折的稳定性取决于平行于

关节线、直径较大的拉力螺钉和合适长度的支撑钢板。

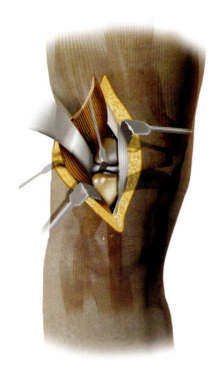

**图 10-5　切开关节腔时在半月板下方横断冠状韧带**

5.Schatzker Ⅵ型　骨折的特殊手术技巧如下。

（1）内侧平台骨折块：内侧平台骨折通常是两个较大的骨块，并与外侧平台骨折块和胫骨干相连。

（2）干骺端骨折块：干骺端骨折块应首先复位，然后与干骺端或骨干固定在一起，两者皆可。

1）双钢板：首选小切口置入低切迹钢板。

2）单钢板：对于横形骨折的患者，用单钢板固定就已经足够。

3）单钢板和对侧外固定支架：对于斜形骨折，可采用单钢板固定，同时放置对侧外固定支架以中和剪切力。

4）环形外固定支架（Ilizarov）：Ilizarov 外固定支架推荐使用在骨折水平与胫骨干和骨骺端很近的骨折。Ilizarov 外固定支架作为开放性骨折的终末固定。已有报道称环形外固定支架具有 ORIF 相似的临床疗效，且严重并发症更少。

5）环形线缆外固定联合有限内固定：有相关的文献报道，在高能量、严重的粉碎性骨折中提倡采用微创的有限内固定来固定关节面的骨折，使用环形线缆固定余下的其他骨折块。

## 七、损伤并发症

### （一）创伤性关节炎

创伤性关节炎既可能发生在损伤后关节的不平整，也可能是损伤后关节软骨的持续损伤。

### （二）半月板组织缺失

半月板组织缺失可导致关节软骨直接承重，同时也可能导致早期骨关节炎。

### （三）关节运动的丧失

关节运动的丧失归因于关节周围的软组织损伤，往往随着关节制动时间的延长而加重。

### （四）其他罕见并发症

罕见并发症包括骨筋膜隔室综合征、腓总神经损伤、腘动脉损伤、深静脉血栓形成、缺血性坏死等。

## 八、并发症的治疗

### （一）感染

感染是一种严重的并发症，在胫骨平台骨折中发生率高达 12%。感染与骨折的初始条件有关，同时也与外科干预相关联。

### （二）皮肤缺失

骨折部位的皮肤缺失，可能是由于不恰当的手术时机、不恰当的软组织处理或使用双髁钢板。皮肤缺失是后期感染的主要危险因素。

### （三）腓总神经损伤

腓总神经损伤可能是由于手术或石膏固定而发生的医源性损伤。

### （四）畸形愈合和骨不连

畸形愈合和骨不连是比较少见的并发症。但使用"混合"外固定治疗的 Schatzker Ⅵ型骨折，越来越多的患者发生畸形愈合和骨不连。

（陈辉强　译，肖　进　夏远军　审）

# 第 11 章

# 胫骨干骨折

Catherine A. Humphrey，John T. Gorczyca

## 一、概述

胫骨干骨折是骨外科医师临床最常见的骨干骨折之一。大多数胫骨干骨折能得到痊愈，愈合后能达到受伤前的功能水平且很少有严重的并发症。而特殊类型的胫骨干骨折易出现严重并发症，因而需要有经验、训练有素的骨外科医师来处理，以避免并发症的发生，同时保留满意的运动功能。

## 二、评估

### （一）病史与体格检查

1. 病史　腿部受到低能量或高能量的创伤以后，胫骨干骨折患者都会出现不同程度的疼痛不适。应询问患者受伤的环境、时间，受伤后是否进行骨折复位和其他治疗，同时也应询问患者的既往病史。

2. 视诊　脱去受伤肢体所有衣物，能完整看到受伤肢体，观察有无开放伤、畸形、挫伤、肿胀以及肢体颜色。观察伤口的大小、部位，创口的污染程度，并对组织的创伤严重程度做好评估。

（1）畸形：畸形是骨折的特征性表现。挫伤或青肿的部位提示导致骨折的外力的作用方向或提示为附带损伤。严重挫伤的位置很重要，因为它可以提示医师改变治疗计划，来避免手术切口通过严重创伤的软组织。

（2）与正常对侧肢体对比：与对侧正常肢体做对比，能够很好地评估伤肢的肿胀程度。随着时间进展，肿胀的严重程度可作为评估创伤严重程度的初步指标。

（3）颜色：肢体末端颜色是肢体末端血液灌注的重要信息。粉红色提示肢端毛细血管血氧良好，但不能提示深部血氧循环情况。发暗或灰暗，提示如果不给予及时、有效的处治，很可能导致肢体的坏死。

（4）运动：在视诊患肢后，在触诊和治疗之前，接诊医师应观察患肢主动运动情况。重点观察膝关节、踝关节及足趾的屈伸运动情况。患者常会因为不舒服而不能完成上述部分的检查。

3. 触诊

（1）血管搏动：尽可能去检查腘动脉、胫后动脉及足背动脉的搏动。如强有力的动脉搏动没有触及，应使用多普勒超声去评估足背动脉及胫后动脉的血流情况。如果多普勒超声没有检测到三处动脉的搏动，且患肢存在畸形，应充分牵引患肢，而后再次使用超声检测动脉的血流。如果这样仍无法检测到动脉搏动，则应紧急行血管造影或请血管外科的医师会诊。

（2）直接触诊：有时受伤的肢体外观看起来和正常肢体并没有太大区别，神经、血管检查也未见明显异常。如直接触诊骨折部位，引发疼痛和扪及骨擦音，通常提示胫骨干骨折。

4. 骨筋膜隔室综合征　在评估完血管损伤情况之后，医师应对骨筋膜隔室综合征进行评估。如果患者能主动屈伸踝关节及足趾而不出现明显的疼痛，则此时发生骨筋膜隔室综合征的可能性比较小。然而，骨筋膜隔室综合征会随着时间的进展而发生。因此，有必要对患者的症状进行持续检查和观察。

（1）体征与症状：骨折处常疼痛剧烈，因此排除骨筋膜隔室综合征变得更加困难。与受伤程度不等比例的疼痛应引起注意。体格检查时被动牵引引起疼痛加重是最为重要的体征。其他不常见的体征包括骨筋膜室张力增高、感觉减退、肌肉无力。根据血管搏动来判断是否存在骨筋膜隔室综合征并不可靠，因为有时发生了骨筋膜隔室综合征，仍能非常明显地触及动脉搏动。

（2）隔室压力：对意识丧失、中毒昏迷或其他意识障碍的患者，对隔室压力进行相关评估则较为困难，因为这类患者对疼痛的反应不敏感。对于此类患者，如果怀疑有存在骨筋膜隔室综合征的可能，应直接测量 4 个隔室的压力，以确诊或排除诊断。

确诊骨筋膜隔室综合征的具体隔室压力尚无统一的标准，但舒张期隔室间的压力差 < 30mmHg，是紧急四隔室切开减压的指征。

5. 开放骨折　如果胫骨干骨折有开放性伤口，需按开放性伤口与骨折部位相通来处理，应急诊行冲洗和清创术清创（图 11-1）。远离骨折端的开放性伤口也可能与骨折端相连通。如有远离骨折端的开放性伤口，应在手术室消毒、铺巾后进行探查。

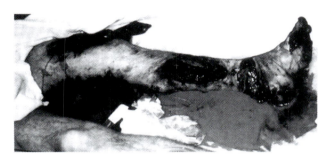

**图 11-1　一位遭遇采煤事故的年轻患者的大体照**
胫骨骨折端伤口污染严重。组织损伤严重，为 Gustilo ⅢB 型开放性胫骨骨折

### （二）影像学检查

影像学检查胫骨干骨折需要摄胫骨前后位和侧位 X 线片，同时摄片范围还应包括股骨远端和踝关节。如存在股骨远端和踝关节的合并骨折，需改变治疗方案。

对于靠近胫骨远端和干骺端骨折的评估，CT 扫描非常有必要。胫骨干应力性骨折通常在 X 线片上显影不明显，MRI 检查或三维骨扫描可帮助确诊。

## 三、分型

### （一）骨折

胫骨干骨折有几种常见的分型方法。分型系统应能区分骨折及采用的治疗方法，并判断其预后。对于闭合性胫骨干骨折，Johner-Wruhs 分型系统较为简明（图 11-2），此分型系统基于骨折位置、受伤机制、暴力能量作用范围（如骨折块的粉碎程度）来分型。AO 和 OTA 分型系统在使用范围上有些类似，只是更加的详细和复杂。在科研中，采用 AO 和 OTA 分型可能是最佳选择，因为其可以更好地评价和比较不同研究中患者治疗的效果。

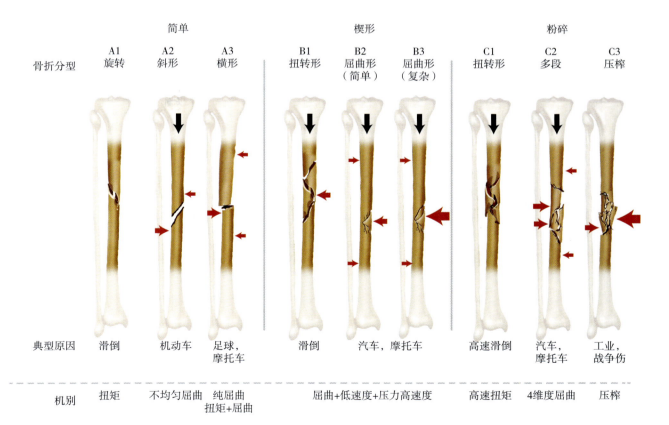

| 骨折分型 | 简单 | | | 楔形 | | | 粉碎 | | |
|---|---|---|---|---|---|---|---|---|---|
| | A1 旋转 | A2 斜形 | A3 横形 | B1 扭转形 | B2 屈曲形（简单） | B3 屈曲形（复杂） | C1 扭转形 | C2 多段 | C3 压榨 |
| 典型原因 | 滑倒 | 机动车 | 足球，摩托车 | 滑倒 | 汽车，摩托车 | | 高速滑倒 | 汽车，摩托车 | 工业，战争伤 |
| 机别 | 扭矩 | 不均匀屈曲 扭矩+屈曲 | 纯屈曲 | 屈曲+低速度+压力高速度 | | | 高速扭矩 | 4维度屈曲 | 压榨 |

**图 11-2　胫骨干骨折的 Johner-Wruh 分型系统**
（1）扭矩导致的骨折（A1，B1，C1）：1 条斜行骨折线，其他的腓骨长轴骨折线在不同平面上；（2）屈曲骨折（A2，A3，B3，C2）：横行在扭矩侧（反向骨折），腓骨骨折通常在同一平面；（3）压榨导致的骨折（C3）

### （二）开放性骨折

开放性骨折最好用 Gustilo 评分系统。Ⅰ型开放性骨折创口小（＜1cm），伤口无污染，肌肉组织有轻微损伤，没有明显的骨膜剥离。Ⅱ型开放性骨折有创口较大（＞1cm），但没有明显的软组织毁损、皮瓣形成和撕脱伤。Ⅲ型开放性骨折创口更大，伴有广泛的皮肤、肌肉、骨膜和骨的损伤。枪击伤和碾压伤是Ⅲ型开放性骨折的特殊类型，因为这两种高能量损伤出现并发症的风险更大，尤其是感染的风险。ⅢA型损伤存在广泛的污染和（或）深部软组织的损伤，但骨折端和神经、血管有充足的软组织覆盖，不需要行肌瓣转移。ⅢB型损伤存在广泛的污染或深部软组织的损伤，需要行肌瓣转移或游离肌瓣移植才能对骨折端和神经、血管进行覆盖。此类型的损伤常伴有大范围的污染。ⅢC型损伤伴有需行血管修复的动脉损伤。临床上常会遇到在急诊室初步检查判断为Ⅰ型或Ⅱ型的开放性损伤，但在手术室清创后，发现有明显的骨膜剥离和肌肉损伤，需多次清创后行肌瓣转移覆盖。因此，开放性骨折可随时间的推移，导致其 Gustilo 分型增高。

### （三）软组织损伤

Tscherne 根据软组织损伤的严重程度把闭合性胫骨干骨折进行了分类。0 级损伤基本没有软组织损伤。1 级损伤为闭合骨折合并表皮或软组织挫伤。2 级损伤，闭合骨折合并明显的肌肉损伤或深部皮肤挫伤，骨折较软组织损伤为重。3 级损伤，伴有严重的软组织损伤，可合并严重的脱套伤、碾压伤、骨筋膜隔室综合征或血管损伤。软组织损伤对治疗的影响，将在后面的相关部分讨论。

## 四、合并损伤

### （一）骨折

绝大部分胫骨干骨折为低能量创伤，通常无严重的合并伤。而严重的胫骨干骨折，合并伤的发生率＞50%。合并同侧肢体的膝关节韧带损伤、股骨骨折、踝关节骨折是最为常见的合并伤。因此，在治疗胫骨干骨折的前后均应排除这些部位的合并伤。

胫骨干骨折时，常合并患肢腓骨骨折。腓骨骨折能提示踝关节或上胫腓联合损伤。因此，腓骨骨折的重要性不容忽视。

### （二）神经、血管损伤

损伤血管、神经组织也很常见。因此，对患肢的循环、感觉及运动功能进行相关检查是必需的，以早期发现神经、血管损伤并及时给予恰当的处理。

### （三）其他损伤

高能量导致的胫骨干骨折患者，也常合并有头、胸、腹部的损伤。对于此类患者，需根据 ATLS 指南做一个彻底的、系统的评估，以便能及时发现和尽可能进行恰当地处理。

## 五、治疗和治疗原则

治疗和治疗原则见表 11-1。

表 11-1　胫骨干骨折的治疗选择

| 治疗方法 | 优点 | 缺点 | 最佳使适应证 |
| --- | --- | --- | --- |
| 石膏 | 无创<br>便宜 | 很艰维持力线<br>活动受限 | 最小移位的闭合骨折<br>少动的患者 |
| 标准外固定架 | 创伤小<br>过程短<br>避免损失软组织 | 时间长后骨针易松动<br>很艰维持力线<br>患者不满意（外观） | 严重的污染伤口<br>全身或肢体情况较差需要快速固定 |
| 环形外固定架 | 创伤小<br>钢丝不易松动<br>能够固定关节附近的骨折 | 技术要求高<br>患者不满意（外观）<br>钉道感染风险高 | 高能量骨折<br>关节附近的胫骨骨折 |
| 切开复位内固定 | 满意的可靠固定<br>早期关节活动 | 对受伤区域的切开<br>固定的强度不如髓内钉 | 干骺端胫骨干骨折 |
| 髓内钉 | 很好的对线<br>可靠的固定<br>软组织创伤少 | 干骺端骨折固定的可靠性有限 | 移位的胫骨干骨折（开放或闭合） |

## （一）非手术治疗

大多数胫骨干骨折患者行非手术治疗可达到很好的疗效。由于非手术治疗费用低、易于施行，且发生并发症的风险低，对于稳定的闭合性胫骨干骨折，首选非手术治疗。

1. 复位　如果需要，在镇静或麻醉下行骨折的闭合复位。悬吊小腿、纵向牵引可使胫骨干骨折复位。复位需要达到良好的对线。为了确认是否达到良好的复位，需复查 X 线片。

2. 固定　采用长腿石膏固定胫骨干骨折。由于石膏管型不能根据肢体的肿胀情况进行调节，可导致疼痛加剧，并使肢体麻痹加重。如果采用石膏固定胫骨干骨折，考虑到随后的软组织肿胀，应采用前后石膏托来进行固定。当骨折部位骨痂形成后，骨折部位软组织对压力的敏感性已经降低，可改长腿夹板或长腿石膏托为 PTB 石膏进行固定。这个过程需要 8 ～ 10 天，对一些特殊骨折，可能需要 3 ～ 4 周。在用 PTB 石膏固定时，X 线评估至关重要，以确保良好的对位对线。改用 PTB 石膏后，患者的患肢可以开始负重。

3. 对位对线　关于胫骨干骨折对线达到一个什么样的程度才算合适，临床上有很多争论。在前后位和侧位 X 线片上没有成角是解剖对线追求的目标，但在临床上常达不到此标准。在矢状面上的成角比在冠状面上的成角容易让人接受。矢状面上的成角会被膝关节和踝关节在矢状面上的运动所代偿。然而，冠状面上的成角，常导致足内、外翻畸形，最终导致膝关节和踝关节不均匀受力。

（1）成角：因骨关节炎的发生发展进程受多重因素（包括骨折的位置、患者的年龄等）的影响，现有研究对多大度数的成角畸形会导致骨关节炎尚无定论。总的来说，成角在矢状面 > 10°、在冠状面 > 5° 时，有必要重新复位骨折端或采用石膏楔形固定。也有一些外科医师认为，对大部分患者来说，胫骨干骨折存在 20° 成角畸形愈合是可以接受的（本文作者不赞同此观点）。

（2）短缩：短缩 1cm 或 1cm 以内都无症状。如果短缩 2 ～ 3cm，可通过 1.25cm 的增高鞋垫予以纠正。

（3）旋转对线不正：旋转对线不正对患者的影响因人而异。总的来说，如果旋转对位不正患者出现膝关节或踝关节症状，就需要考虑手术矫正。

4. 预后评估　应用 PTB 石膏固定的患者需要每6 ～ 8 周进行一次放射性评估。当 X 线片显示骨折完全愈合，且患者达到临床愈合标准（骨折部位无疼痛或异常运动），则不再需要应用石膏固定。这最早也要到伤后 8 周，通常需要 12 ～ 16 周。患者去除石膏后，进行步态训练、踝关节功能锻炼、股四头肌及腓肠肌肌力训练，可以使患者更快恢复到正常的运动功能。

## （二）手术治疗

1. 适应证

（1）绝对适应证：胫骨干骨折手术固定有几种绝对适应证。开放性骨折需要对骨折进行稳定的固定，从而为软组织修复提供一个稳定的环境，且方便伤口的护理。骨折合并血管损伤需要将骨折固定，给血管的修复提供保护；骨折合并骨筋膜隔室综合征，需要骨折牢固固定，为损伤组织提供一个稳定的环境；胫骨干骨折合并全身多发伤的患者，胫骨需固定，有利于患者移动，减少疼痛，还可能减少炎症介质的释放。

（2）相对适应证：手术固定的相对适应证包括：① X 线片示骨折端短缩；②严重的粉碎性胫骨骨折；③胫骨骨折而腓骨正常（图 11-3）；④胫骨骨折伴同一水平的腓骨骨折。以上骨折非手术治疗，则骨不连或骨不愈合的风险大。

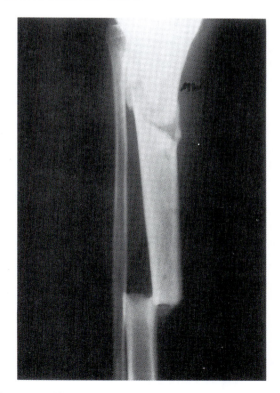

**图 11-3**　胫骨干骨折，腓骨完整，为稳定骨折

2. 外固定

（1）标准：外固定治疗胫骨干骨折，能快速达到骨折稳定，技术难度小。正因为如此，可应用于血流动力学不稳（损伤控制）的多发伤患者，或者有动脉损伤而未行急诊修复且需要快速提供骨折暂时稳定性的患者；外固定治疗也常用于开放性骨折合并伤口严重污染而暂时不适合行内固定治疗的患者。通过小切口实施外固定，可避免软组织的再次受损而导致的愈合能力的缺乏。

（2）环形外固定支架：环形外固定支架包括Ilizarov 外固定支架和 Hybrid 外固定支架（后者采用半针固定在骨折的一端，骨折另一端采用针环固定），两者都具有传统外固定支架的优点。外固定支架是通过穿过骨质的针起固定作用。穿过骨质的针通过拉紧线缆连接在环上。而环连接在由单根或多根连接杆组成的外固定支架上。连接杆与穿过骨质的固定针紧密相连。环形外固定支架的优势在于能提供一个相对无创的骨折固定，同时还能起到良好的固定作用，特别是针对干骺端的复杂骨折和胫骨远端的骨折。环形外固定支架需要比传统外固定支架更多的手术经验，但能用于固定更为复杂的骨折和关节内的骨折而且不必跨过关节(图 11-4)。另外，

环形固定的针较传统外固定相比，更加牢固而不易松动，因此环形外固定支架也用于固定愈合较慢的骨折。

3. 切开复位内固定（ORIF） ORIF 提供胫骨骨折的即时稳定，允许患者术后的早期活动，且骨折愈合率高，是治疗胫骨干骨折非常好的方法。对伴有严重软组织损伤的小腿骨折，不宜采用钢板螺钉内固定进行治疗，因为手术的主要风险是伤口愈合问题。严重小腿损伤伴胫骨干骨折（Gustilo Ⅲ 型）的患者，若采用 ORIF 治疗，则伤口愈合相关并发症和深部感染的发生率更高。

（1）骨折块的处理：用 ORIF 治疗胫骨干骨折的患者时，所有的操作都必须考虑组织的生物特性和生理状态。固定每一块碎骨块是不明智也是不需要的，因为这样做往往需要大量地解剖和剥离骨膜，虽然 X 线片上看上去很完美，但骨折部位愈合能力差。胫骨干骨折应对线良好，近端和远端的胫骨主要骨折块牢固固定，中间的碎骨块使用刮勺逐渐复位。在此过程中，应保证中间碎骨块和周围软组织的连续性，以保持骨块的愈合能力。

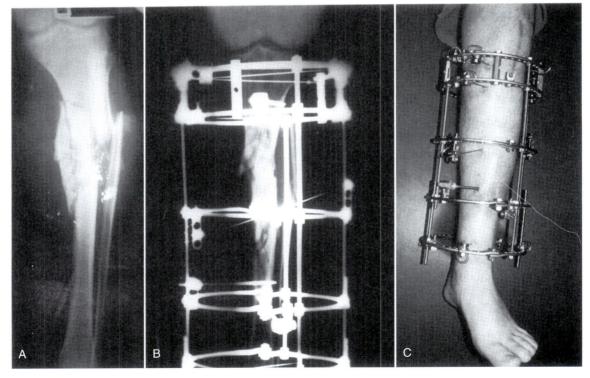

图 11-4　A. X 线片示枪伤导致的胫骨粉碎性骨折；B. Ilizarov 固定术后 X 线片，骨折对位对线良好；C. 大体照示骨折区皮肤切开少

（2）术后治疗：ORIF 治疗胫骨干骨折后，应关闭切口并放置引流管，并保持患肢固定在功能位，以利于软组织的早期修复。术后 3 ~ 5 天，应开始主动活动膝关节和踝关节。术者认为，骨折愈合到一定程度、骨—内固定结构能承受足够的支撑力之前，禁止负重。ORIF 治疗的胫骨干骨折愈合骨痂较少（主要为骨皮质愈合），如 X 线片示骨折线模糊或消失，提示骨折开始愈合（图 11-5）。可以在支具保护下部分负重，这样患者会觉得骨折即将愈合，其心情也更加愉悦。

（3）MIPO：随着设备和技术的进步，允许胫骨骨折钢板螺钉内固定手术采用更小的切口和切开更少的组织。MIPO 技术具有对骨周围血管破坏少、减少组织愈合并发症等优点。应用 MIPO 技术治疗胫骨干骨折要求骨折复位良好，同时固定稳定。

4. 髓内钉

（1）优点：采用髓内钉治疗移位的胫骨干骨折是最普遍的选择。髓内钉固定的优势在于较易使骨折对线良好，同时髓内钉固定的失败率低（图 11-6）。髓内钉通过靠近膝关节的切口插入，避免损伤小腿中部严重受损的软组织。锁定螺钉可以经皮小切口置入。通过近端和远端螺钉可维持适当的长度，可对抗旋转不稳及粉碎性骨折直至骨愈合。

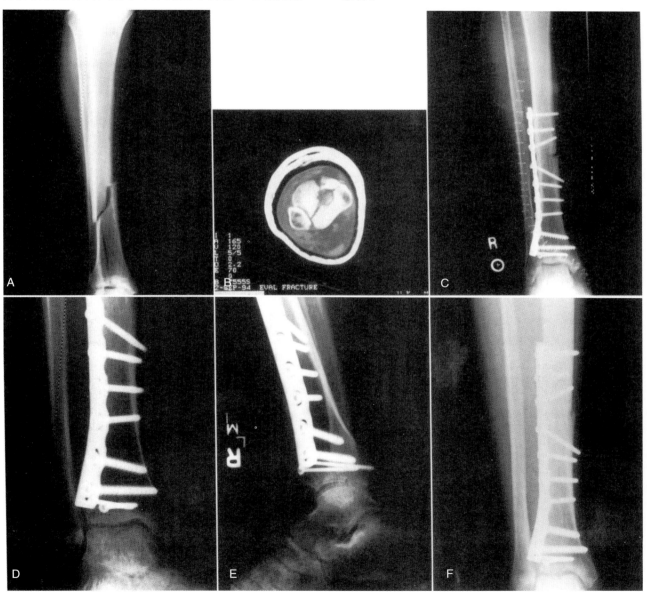

图 11-5 A. 正位 X 线片示累及胫骨远端承重关节面的胫骨干骨折；B：CT 像示胫骨远端关节面压缩；C. 切开复位内固定后 X 线片，胫骨对位对线良好；D、E. 术后 2 个月正、侧位 X 线片示骨折线消失，骨折愈合中；F. 术后 6 个月，骨折已愈合，对位对线良好

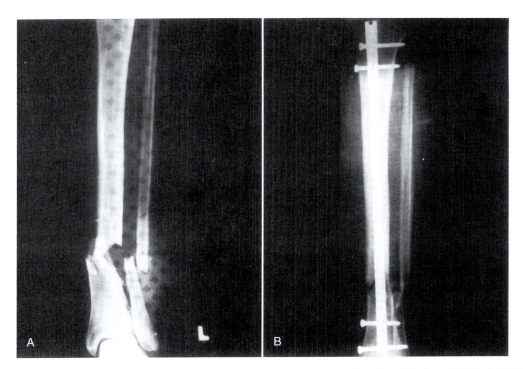

图 11-6　A.正位 X 线片示胫骨干骨折,骨折远端移位。B.髓内钉固定术后 X 线片,骨折对位对线良好。此例患者骨折稳定性一般,因髓内钉直径较髓腔细太多,小腿需在骨折开始愈合后才能负重

（2）不足：主要的不足在于髓内钉需置入髓腔,在置入过程中会破坏骨皮质的骨内膜。对骨内膜的损伤不可避免,但影响较为短暂（2～3 周）,且常无明显的临床表现。

（3）扩髓

1）优势：通过骨髓锉扩大骨髓腔,可以置入直径更粗的髓内钉,从而达到更坚强的固定,也可拧入直径更大的锁定螺钉,使锁定螺钉和髓内钉连接更牢固。置入髓内钉前进行扩髓,减少了闭合性胫骨干骨折的不愈合率。

2）不足：扩髓需要注意以下两个方面的问题。

①破坏骨内膜的循环：扩髓较不扩髓破坏更多的骨内膜循环。在ⅢB 开放性胫骨骨折中,骨膜（髓外）的血供受损严重,如再行扩髓,骨折端血供完全中断的风险更大。有动物实验证实,扩髓髓内钉（50%～80% 的中心皮质坏死）与未扩髓髓内钉（30%～50% 的中心皮质坏死）相比,会导致更多骨皮质血供的破坏。临床应用髓内钉治疗胫骨干骨折时,在坚强固定和尽量保留骨皮质之间做一个折中的选择——进行有限扩髓,即扩髓至坚硬的骨皮质（扩髓器出现连续震颤）时,及时停止扩髓,这样既允许置入直径稍大的髓内钉,又保留了足够的骨皮质。

②骨筋膜隔室综合征：一般发生在扩髓后的 2～3 天,扩髓增加发生骨筋膜隔室综合征的风险。已经有一些相关病例报道,但还不清楚骨筋膜隔室综合征是否由于术中牵引或扩髓导致的（也有可能是这两种因素共同所致）。这些报道提醒应在髓内钉内固定术后对下肢进行体格检查,以便能及时发现和尽可能恰当地处理并发的骨筋膜隔室综合征。

5. 截肢　合并非常严重的神经、血管、软组织损伤的胫骨骨折才会考虑截肢术。LEAP 通过大样本、多中心前瞻性队列研究来研究小腿截肢对患者活动功能和心理的影响。

LEAP 研究的结果见表 11-2。进行肢体重建和截肢的患者,治疗后 2 年和 7 年的疗效是类似的。无论选择保肢还是截肢手术,大多数的神经、血管、软组织严重损伤的患者都会遗留肢体的残疾。对损伤的下肢进行早期截肢能否更好地保留患者的运动功能,LEAP 的研究无明确结论。除非患者损伤的肢体血流动力学不稳定或为了挽救患者的生命,才应行截肢手术。应尽量避免仓促做出截肢的决定,只有与患者及其家属反复沟通,征得同意后才能进行截肢。

**表 11-2　LEAP 研究结果**

| |
|---|
| 与正常的人群相比，在 1 级创伤中心治疗过下肢损伤的患者更外向、不太容易相处，更多人嗜烟酒，且蓝领、无保险人员、精神病患者和低收入者占更多比例 |
| 创伤严重程度评分系统不能预测患者是否需要截肢 |
| 在 2 年的随访中，足底感觉的存在与否不影响患者的下肢功能 |
| 在 2 年的随访中，下肢毁损伤的患者疗效差 |
| 在 2～7 年随访中，老年人、女性、非白种人、教育程度低、有吸烟史、家境贫穷、自信心差、受伤前身体状况差、进行残疾方面法律诉讼的患者疗效差 |
| 膝下截肢包括截肢时采用游离皮瓣覆盖残端的患者，较膝上截肢患者的功能更好。膝关节离断患者的功能最差，运动更费力 |
| 毁损伤行保肢和截肢疗效相当 |

6.**皮瓣修复**　如果骨、肌腱、神经、血管和内置物没有足够的软组织覆盖时，有必要行皮瓣修复。皮瓣的类型需根据具体受伤部位来选择：胫骨近端1/3 的软组织缺损可以用腓肠肌内侧头皮瓣予以修复；胫骨中段 1/3 的软组织缺损可以使用比目鱼肌皮瓣予以修复；胫骨远端 1/3 的软组织缺损，则需要使用带血管蒂的游离皮瓣来修复。如果比目鱼肌或腓肠肌损伤而不适合做转移皮瓣，则选择游离皮瓣治疗胫骨近端 1/3 和中段 1/3 的软组织缺损。腓肠神经营养支瓣可通过皮下隧道的方式来修复小腿远端小的或中等大小的组织缺损，且无须吻合血管，还可避免皮瓣供区的严重并发症。首次清创时不宜行皮瓣修复，但应在伤后 1 周内完成。

7.**负压引流（NPWT）**　使用 VAC® 或其他负压引流装置临时覆盖损伤的创面，可使巨大的创面保持负压（一般较大气压低 125 mmHg），负压起到清除组织淤血和渗出、减轻组织水肿、促进肉芽组织形成的作用。NPWT 还被用作早期的组织覆盖，以减少感染和减少使用游离皮瓣修复创面。

**（三）抗生素治疗**

手术治疗闭合性胫骨干骨折时，需要应用抗生素预防感染，术前自静脉给予 1 次第一代头孢菌素，术后应用至术后 24～48 小时。

1.**Gustilo Ⅰ 型和 Ⅱ 型开放性骨折**　对于 Gustilo Ⅰ 型和 Ⅱ 型开放性胫骨干骨折，同样可以使用第一代头孢菌素静脉滴注以预防感染，但要尽可能早地在急诊室就预防性使用抗生素。

2.**Gustilo Ⅲ 型开放性骨折**　Gustilo Ⅲ 型开放性骨折应尽早地使用抗革兰氏阳性菌的第一代头孢菌素和抗革兰氏阴性菌的氨基糖苷类抗生素或喹诺酮类抗生素。应严格控制清创术后抗生素的使用，推荐使用至术后 24～72 小时。清创术前、术后各使用一次抗生素。

3.**污染伤口**　如果开放性骨折发生在田野或骨折受到泥土污染，需静脉使用青霉素类抗生素来预防厌氧菌感染。如果患者开放性骨折发生于沼泽或大型水域，需静脉使用第三代头孢菌素来预防产气杆菌感染。

4.**抗生素 PMMA 链珠**　据报道，初次清创后放置抗生素 PMMA 链珠，末次清创去除，可达到极好的抗感染效果。抗生素 PMMA 链珠可以使创伤局部抗生素（妥布霉素或万古霉素）浓度比全身用药（静脉使用抗生素）后创伤局部抗生素浓度更高，从而降低开放性骨折的感染率。在开放性骨折中抗生素浸泡 PMMA 链珠不可单独使用，静脉预防性使用抗生素仍是金标准。

**（四）生物制剂**

在过去的几年里，对促进胫骨骨折愈合生物制剂的研究呈爆发式的增长。成骨制剂和骨诱导剂均有应用于治疗胫骨缺损的报道。有报道称在治疗胫骨骨不连中 BMP-7 具有与自体骨移植同等的疗效。但市面上尚没有哪一种产品在治疗骨不连的疗效能超过自体骨移植。在一个大规模的临床试验中，应用 BMP-2 治疗开放性胫骨骨折，证明 BMP-2 可以减少非扩髓髓内钉治疗开放性胫骨骨折的再手术率。而另一项研究结合之前的研究数据，发现在扩髓髓内钉治疗胫骨骨折时使用 BMP-2 无明显效果。

## 六、解剖要点和手术技巧

**（一）外固定**

1.**标准**　置外固定针时应垂直于胫骨前内侧骨皮质（如与矢状面成 45°），这样可以获得双皮质固定，可避免钻孔时损伤更多的胫骨皮质。应切开皮肤，用小钳子钝性分开皮下组织，避免损伤浅表组织，尤其是在胫骨远端置针时，可能会损伤大隐静脉。故强烈推荐置外固定针之前预钻孔。

2.**稳定**　以下措施可以增加外固定支架的强度：①骨折两端的相互接触（影响稳定性的主要因素）；②增加外固定针的直径（次要因素，外固定的强度与外固定针直径的 4 次方成正比）；③减小连杆到胫骨的距离（每个外固定针的强度与连杆到胫骨距离的 3 次方成反比）；④增加每块骨折块与外固定针的距离；⑤增加外固定针的数量。

拉力螺钉：应用外固定时不应使用拉力螺钉，因为此时应用拉力螺钉会增加骨不连和二次骨折的风险，这可能与采用螺钉固定和复位时会导致骨活力的丧失有关。

3. 混合固定　环形外固定支架允许在靠近胫骨平台和胫骨下关节面的干骺端进行穿针固定。为了避免损伤血管、神经组织，应熟练掌握横断面解剖。

4. 愈合　应用外固定治疗骨折时，评估患者的愈合能力较为困难。骨折愈合的临床标志就是负重时骨折部位无疼痛，但这个标志常有误导作用。当怀疑患者存在骨愈合方面的问题时，可以动力化外固定支架，增加骨折端的轴线应力，从而促进骨折愈合。但也有学者认为这种处理方法可能会导致外固定支架失效，而且在骨折未开始愈合前应禁止负重。

**（二）切开复位内固定**

1. 手术时机　当采用切开复位内固定来治疗胫骨干骨折时，应避免手术切口通过严重创伤的软组织。在伤后的 2～3 天小腿肿胀加剧，所以选择手术时机非常重要。如果不能在伤后 6～8 小时进行切开复位内固定，最好等到消肿后进行手术。肿胀和炎症通常需要 7～10 天才能消退。

2. 手术路径　切口应与纵轴平行，且位于胫骨嵴外侧 1cm。对于肿胀严重的患者，可将内侧皮肤无张力地缝合于胫前肌上，从而覆盖钢板、神经血管结构和骨质。

（1）放置钢板：如果术者选择在胫骨外侧放置钢板，也应在胫骨嵴外侧 1cm 处切开前侧筋膜，从而使胫前肌覆盖于胫骨外侧。钢板也可放置在胫骨前内侧，但常在骨折愈合后导致患者许多不适。同时因为胫骨前内侧皮下组织非常薄，伤口愈合的风险大。

（2）切口的延伸：切口向近端可延伸到胫骨结节，更远可延伸至股骨外侧髁；向远端可延伸到踝关节前内侧，同时可沿内踝弧形拐向踝关节后正中，这样可暴露胫骨下关节面和内踝。显露伸肌肌腱，但不应损伤其腱鞘。若损伤伸肌肌腱腱鞘，则应尽量进行修复，否则伤口裂开后，伸肌肌腱直接暴露于外部环境，可引起细菌污染和抗感染能力下降。

3. 技术细节

（1）折弯：钢板应适度折弯，使其形状与胫骨干相一致。胫骨外侧表面的大部分是直的，但其远端旋向前方。因此，可能需要将钢板的远端折弯以与胫骨表面相匹配，同时应注意避开远端的胫腓关节。胫骨内侧面的近端和远端都呈外倾，如钢板不适当折弯，钢板固定后胫骨会产生外翻畸形。

（2）大直径螺钉和钢板：胫骨干骨折切开复位内固定应使用大直径的螺钉（4.5mm 骨皮质螺钉和 6.5 mm 骨松质螺钉）和钢板来固定。窄的钢板有足够的强度来支撑胫骨。每侧骨折端应采用螺钉行 6 层皮质固定，这样才能牢固固定，并允许膝关节、踝关节的早期活动。

（3）拉力螺钉：拉力螺钉可以对简单骨折的骨折块进行加压，且不会干扰骨膜。粉碎性骨折不应使用拉力螺钉，因为拉力螺钉会影响成骨，使患者负重时间延后。切开复位内固定治疗胫骨干粉碎性骨折，应牵引使主要骨折块复位，然后用刮勺轻柔复位粉碎的骨折块。在此过程中，应避免剥离骨折块上的软组织。钢板在上端和下端必须牢固固定，虽然粉碎的骨折块保持游离和"松散"状态，但其愈合能力最佳。

（4）锁定钢板：解剖型锁定钢板可以较好地治疗靠近干骺端的胫骨骨折。钢板和锁定螺钉的固定力，可以保证其应用于骨质疏松患者时也能牢固固定。锁定的钢板在治疗粉碎性骨折时可起到桥接钢板的作用。

**（三）髓内钉**

1. 入路　髓内钉可以通过髌韧带内侧或外侧的切口置入，也可劈开髌韧带置入。劈开髌韧带置入髓内钉更简单易行，但由于此入路会引起髌腱部位的疼痛，临床应用时应尽量不选择劈开髌韧带入路。无论选择哪个入路，切口应与小腿正中线平行。分离皮下组织，找到髌韧带的边缘，切开其支持带。开口锥或导针经胫骨和胫骨平台移行处置入，插入胫骨近端的中心。正、侧位透视以确认开口锥或导针位置和方向正确。开口锥、电钻、软组织保护套在胫骨近端开孔。通过软垫＋金属三脚架或骨科牵引床，使膝关节保持屈曲角度＞90°，可使胫骨近端开孔更易完成。

2. 扩髓　如需扩髓，可先将末端呈球形的导针穿过骨折端，这样可较容易地复位骨折。如不能闭合复位，可将导针的头部折弯，使导针更容易通过骨折端。然后透视以确认导针位于胫骨远端干骺端的中央。扩髓时不要使止血带充气，以避免扩髓时骨质的热损伤。增大扩髓直径，直至骨皮质，此时会出现"叽叽喳喳"的声音。此时无须进一步扩髓，可避免骨质的热损伤。髓内钉的直径应较扩髓的最后直径小 1.5～2mm。髓内钉的长度可通过术前测量对侧下肢或通过测量髓腔内导针的长度而获得。如骨折粉碎或存在短缩畸形，则后一种测量方法易导致误差。

3. 非扩髓髓内钉　术者也可选择使用非扩髓髓内钉进行固定。如选用空心髓内钉，可先将一光滑导针置入，确保导针位于胫骨远端干骺端的中央，然后在导针导引下置入髓内钉。如果髓内钉已插入骨折远端，则较易施行手法复位。非空心髓内钉（不常见）须在透视监视下插入骨折远端，穿钉时容易出现钉隧道位置不良，导致固定不牢固。

4. 锁定螺钉　最好在髓内钉导向器辅助下使用电钻钻孔，然后置入锁定螺钉。可通过多种方法置入远端锁定螺钉。徒手置入远端锁定螺钉的技术需电钻钻头锋利，且术者双手稳定。在置入前需调整患侧小腿和透视机的位置，使透视机与髓内钉垂直且射线透过锁定孔的中心，即髓内钉锁定螺钉孔在显示屏上显示为一"完美的圆圈"。在胫骨内侧做一与纵轴平行的小切口，小直钳分离皮下组织。如果损伤大隐静脉，需行修复或结扎。然后在透视监视下调整钻头位置，直到其位于圆圈的中心，在透视监视下将钻头穿过同侧皮质、髓内钉锁定孔，一直钻穿对侧骨皮质。退出钻头、测深度、置入合适长度的螺钉。置入螺钉前，需在透视下确认测深器通过髓内钉锁定孔，然后同法置入第 2 枚锁定钉。

5. 近端骨折和远端骨折　近关节面的骨折处理起来难度较大。胫骨近端骨折以复位的难度大而出名。此类骨折存在向前和向上的成角，前方皮质呈台阶样改变（水平移位所导致）。可以用多种方法来矫正此畸形，比如将髓内钉进针点向外移（髌韧带外侧）以防止扩髓时外翻；使小腿处于半伸展位以保证髓内钉的轨迹正确。胫骨干骺端骨折采用髓内钉固定时强度较差，因为干骺端骨松质导致髓内钉活动度过大，髓内钉受剪力较大。有报道在髓内钉固定后，附加一块小钢板固定，可以达到良好的复位和固定。

如果胫骨近端骨折已置入髓内钉，但复位不可接受，可去除近端瞄准系统，伸小腿的同时给予内翻应力，可以改善骨折的对线不良。然后徒手置入近端的锁定螺钉。

也有报道采用阻挡钉来改善髓内钉的隧道。此种技术要求仔细考虑阻挡钉的置入位置来起到改善髓内钉隧道的作用（图 11-7）。辅助复位的方法包括经皮置入斯氏针来控制干骺端骨折块的位置。如切开的作用有限，则可采用股骨牵引器来维持骨折块的位置。

胫骨近端骨折采用髓内钉固定时强度较差，因为干骺端骨松质导致髓内钉的活动度过大，髓内钉受剪力较大。这时最好采用膝关节铰链支具来保护；对于无须行膝关节康复训练的患者，可使用膝关节固定器来保护。

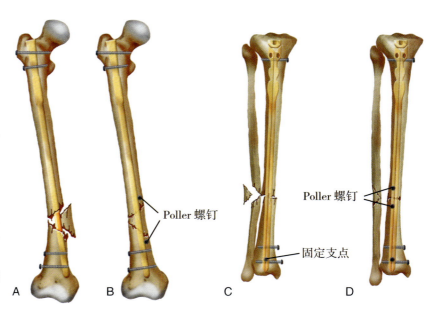

图 11-7　阻挡钉可纠正力线不良，同时可以增加固定的稳定性

A.股骨远端骨折示例，由于髓内钉和髓腔直径相差过大，髓内钉向锁定螺钉一侧倾斜，会导致内翻（外翻）畸形；B.置入 1枚（远端）或 2枚（近端和远端）阻挡钉，可防止力线不良，从而增加固定的稳定性；C.胫骨远端骨折示例，尽管使用了前后位的阻挡螺钉，因远骨折端的短缩或骨质量差，仍存在矢状位的移位；D.闭合复位，在矢状面使用单侧或双侧阻挡钉以避免冠状面的成角

Poller 螺钉

Poller 螺钉

固定支点

A　　B　　C　　D

## 七、损伤的并发症

### （一）骨筋膜隔室综合征

胫骨干骨折最严重的并发症是骨筋膜隔室综合征。如前文所述，有必要进行相关的体格检查，以排除骨筋膜隔室综合征。如果骨筋膜隔室综合征的诊断确立，应急诊行小腿四间隔筋膜切开术，伤口二期闭合。小腿四间隔筋膜切开术的手术方式有多种。双切口技术具体为：内侧切口位于胫骨后缘的后方 1.5cm，切口与胫骨纵轴平行，通过此切口可以切开深、浅后隔室；外侧切口位于腓骨干前方 1.5cm，切口与腓骨纵轴平行，通过此切口可以切开前隔室和外侧隔室。有些外科医师青睐选择通过单外侧切口切开所有 4 个隔室，此种方法技术难度更大，但可以较好地保留小腿内侧皮肤。

### （二）深部感染

闭合骨折深部感染的发生率 < 1%，而开放性骨折深部感染的发生率较高。在 Gustilo ⅢB 型开放性胫骨骨折中，深部感染的发生率高达 25% ~ 50%。胫骨干骨折合并深部感染的治疗极其复杂和耗时。治疗方法包括清除坏死骨和组织、连续灌洗降低局部细菌浓度、手术室条件下清创、维持骨折的稳定性、长时间静脉滴注敏感抗生素。二期闭合的伤口，采用健康组织覆盖骨质、金属置入物和神经血管结构。如果有必要，可采用旋转皮瓣或带血管的蒂皮瓣移植进行覆盖。若感染控制，可以重建骨的结构。

### （三）血管损伤

胫骨干骨折合并血管损伤，可导致肢体组织广泛性坏死。胫骨干骨折合并血管损伤应早期诊断、早期治疗，否则需行小腿截肢。

### （四）复位不良

一般来说，胫骨骨折后 X 线片可以预测采用非手术治疗会不会存在复位不良。如果胫骨骨折移位明显、骨折粉碎程度重或胫骨骨折合并同侧腓骨骨折时，采用非手术治疗易导致复位不良，此类骨折采用手术治疗可以减少畸形愈合的风险。胫骨合并同一水平腓骨的骨折，非常不稳定，采用非手术治疗则很难维持患肢力线。因此，有必要全面评估患者的需要，同时考虑骨折的特点，以确定可以接受的成角畸形，同时可以确定哪些骨折需行手术治疗。

## 八、并发症的治疗

### （一）膝关节疼痛

带锁髓内钉治疗胫骨骨折最常见的并发症是膝前痛。长期随访置入胫骨髓内钉的患者，约 57% 的患者存在膝关节不适。在置入胫骨髓内钉时，应选准进针点，同时在扩髓时应注意保护髌韧带和膝关节脂肪垫。在髓内钉置入后应行膝关节透视，确保髓内钉未突出于骨质。

### （二）伤口愈合不佳

伤口愈合不佳在胫骨干骨折治疗中可导致破坏性后果。在做切口前全面评估皮肤和软组织条件，可避免此类并发症的发生。如果出现严重挫伤、皮肤水疱破裂、末梢循环障碍，应避免在这些部位做切口，且最好改用外固定支架进行固定。伤口愈合不佳可采用局部清创和换药的方法，直至伤口痊愈。如果骨质、金属置入物和神经血管结构缺少软组织覆盖，可采用皮瓣转移或移植的办法进行覆盖。肌腱外露的伤口可采取负压封闭引流的方法来治疗，若外露肌腱的腱鞘完整，则进行伤口换药即可。

### （三）骨髓炎

骨髓炎是少见而严重的并发症，一般发生于采用手术治疗的胫骨骨折患者。闭合性骨折骨髓炎的发生率约为 1%，而 Gustilo ⅢB 型开放性胫骨骨折中，骨髓炎的发生率高达 25% ~ 50%。治疗方法包括彻底清除坏死骨和软组织、内固定或外固定维持骨折的稳定性、软组织覆盖伤口、长时间（4 ~ 8 周）静脉滴注抗生素。

### （四）骨筋膜隔室综合征

在应用扩髓髓内钉治疗胫骨骨折相关章节已做表述。有报道称长时间应用牵引床牵引复位也会导致骨筋膜隔室综合征。如果患者有全身的创伤，病情不稳定，仍进行手术治疗，也可能导致骨筋膜隔室综合征。术后应常规检查，以便能及时发现和尽早处理并发的骨筋膜隔室综合征。硬膜外麻醉可能使术后发现骨筋膜隔室综合征更为困难，但同样可通过患者的症状和临床体格检查来诊断骨筋膜隔室综合征。

## 九、骨不连

与其他胫骨干骨折并发症一样，胫骨损伤程度越严重，骨不连的发生率越高。横形骨折、开放性骨折、行髓内钉固定后骨折块分离移位 > 3mm 或骨折块骨皮质接触 < 50%，需再次手术的可能性大。

对骨不连的定义尚有不同意见。较易施行的标准是骨折未愈合，且术者认为若不经处理骨折愈合的可能性小。有多种原因可以引起胫骨骨不连，临床应分析骨不连的原因，针对病因选择合适的治疗方法。

### （一）感染性骨不连

在行手术治疗胫骨骨不连前，应先排除感染。术前检查应包括白细胞计数、红细胞沉降率、C 反应蛋白，这些实验室检查对骨质感染敏感性高，应综合考虑这些检验结果，判断是否存在骨质感染。如果患者感染未控制，不能行植骨治疗或置入骨替代物。

### （二）骨折稳定性差

如果骨折块间活动度过大，骨折很难愈合，且常导致肥大性骨不连，即骨折端骨痂生长明显，但互不相连。对于此类骨不连，应在感染控制后，手术重建骨折稳定性，同时在手术时不要清除增生的骨痂。肥大性骨不连一般无须植骨，倘若有大段的骨缺损，应行植骨，以减少愈合时间。

### （三）骨愈合能力差

骨折端变细或萎缩性骨不连，可由组织受损严重（如高度粉碎性骨折）、组织灌注差（如周围血管疾病）或患者愈合能力差所导致。此类骨不连需行植骨以增加患者骨折愈合的能力，同时应将骨折牢固固定。若患者骨折愈合的能力差，应尽早处理。对于复杂骨折，其骨不连可能性大，应早期行预防性植骨。对于高能量胫骨干骨折，大多数外科医师于伤后 6 周行预防性植骨。

### （四）外固定支架固定后的骨不连

应用外固定支架固定胫骨干骨折后出现的不愈合，治疗非常棘手。对于此类骨不连，用髓内钉固定最为牢固，但其感染率太高，特别是外固定支架放置时间超过 2 周或外固定支架针道存在感染时。必要时，一个更好的方法是切开复位内固定（钢板螺钉固定）与骨移植，治疗此类骨不连的愈合率高

（90%），感染率低（3% ~ 6%）。其最严重的并发症为钢板断裂。

### （五）髓内钉固定后的骨不连

髓内钉固定后的骨不连有多种治疗方法。最常用的方法为去除远端或近端的锁钉进行动力化（对骨折部位加压）。此种治疗方法风险低，但研究表明此种处理无明显疗效。如果用髓内钉固定胫骨后出现肥大性骨不连，最佳治疗为去除髓内钉，扩髓，更换直径更大、强度更大的髓内钉。这样，骨折部位稳定性更好，扩髓也可起到植骨和刺激骨折生长的作用。

## 十、畸形

### 畸形愈合

畸形愈合指骨折对位对线不可接受，但骨折已愈合。胫骨畸形愈合指以下方面：冠状面（内翻或外翻）、矢状面（向前或向后成角）、轴线长度（短缩或分离）、轴向旋转（内旋或外旋），或者以上畸形联合出现。不同患者能耐受畸形的程度不同，取决于患者活动水平、是否存在联合畸形、代偿能力和期望值。有症状的畸形愈合会影响患者的行走能力，导致相邻关节的疼痛。冠状面、矢状面、轴向长度的畸形愈合需行截骨矫形，同时采用钢板螺钉、髓内钉或外固定进行固定（图 11-8）。轴向短缩畸形可以在截骨矫正畸形后，使用外固定支架牵引行骨延长。轴向短缩畸形也可以通过短缩对侧肢体来矫正，其愈合会更好，但对一些患者来说，此种治疗方式难以接受。

## 十一、特别注意事项

### （一）假体周围骨折

膝关节置换后假体远端的胫骨骨折，既可行非手术治疗也可行切开复位内固定，具体根据患者的需要和骨折的特点来决定。此类骨折一般应避免采用外固定支架来治疗，因为外固定支架合并针道感染的可能性大，理论上有使感染扩散到膝关节假体的风险。靠近膝关节假体的胫骨干骨折，可采用长胫骨托假体进行翻修，长的胫骨假体可以固定胫骨干骨折块。此种治疗方法对治疗膝关节置换后合并干骺端骨折更为合适。

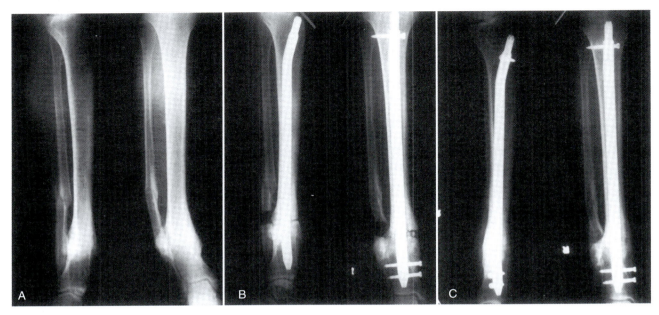

图 11-8　A. 一例开放性骨折，胫骨正、侧位 X 线片示内翻位 20° 畸形愈合，患者踝关节疼痛；B. 行腓骨部分切除、胫骨截骨矫形、髓内钉内固定，截下的腓骨植于胫骨处；C. 术后 8 个月，正、侧位 X 线片示对线良好，患者已无症状

### （二）漂浮膝

同侧股骨和胫骨骨折通常称为漂浮膝。漂浮膝如采用非手术治疗，常导致畸形愈合和膝关节僵直。此类骨折的股骨骨折应手术进行固定。虽然漂浮膝的胫骨干骨折采用非手术治疗也可较好愈合，倘若患者的身体条件好、能耐受手术，最好在行股骨手术的同时手术固定胫骨骨干。如果患者的身体条件仅能耐受一处手术，应先行股骨侧手术（术者行股骨侧手术后，常因患者身体耐受的原因，提前终止手术）。股骨和胫骨都手术治疗进行固定，可使患者舒适度更佳，也避免了下肢的长时间固定，更好地进行膝关节康复，较好地改善患者的活动功能。

### （三）病理性骨折

胫骨病理性骨折较少见。病理检查后若术者认为无必要行截肢术，应对病理性骨折进行固定。髓内钉是治疗胫骨病理性骨折最坚强且最常用的方法，在临床上应尽量选用此种治疗方法。若患者的皮肤已开始愈合，可以开始化学治疗。皮肤一般在术后 5 天开始愈合。

（陈辉强　译，肖　进　夏远军　审）

# 第 12 章

# 胫骨远端骨折

Mark R. Brinker，Daniel P. O'Conner

## 一、概述

### （一）定义

胫骨远端关节内骨折又称胫骨远端 Pilon 骨折，是一类累及胫骨远端负重关节面的骨折。它代表一类严重程度不同的广泛的骨折类型，占所有胫骨骨折的 5% ～ 7%，占所有下肢骨折＜ 1%。此类损伤不同于踝关节骨折。损伤的解剖区域包括胫骨远端负重关节面（骨骺区）、胫骨远侧干骺端及腓骨远端（约 75% 的患者合并腓骨骨折），有时骨折线可延伸至胫骨骨干。

### （二）损伤机制

最常见损伤的力学机制是来自轴向暴力或旋转（剪切）力，或轴向及旋转暴力共同作用。轴向暴力往往造成关节面更严重的破坏（相比旋转暴力），通常由高处坠落或车祸所致。单纯旋转暴力损伤为低能量损伤，对关节软骨造成的破坏较轻（此类损伤常由滑雪事故造成）。受伤时暴力方向及踝关节所处位置决定了损伤类型。

1. 轴向暴力作用于跖屈位的踝关节 以后踝关节粉碎为主。

2. 轴向暴力作用于背伸位的踝关节 以前踝关节粉碎为主。

3. 剪切暴力（旋转） 可造成多种损伤类型。

## 二、评估

### （一）临床表现

症状和体征包括不能负重、明显疼痛、明显肿胀及软组织损伤的表现。

### （二）体格检查

1. 神经、血管检查 包括检查远端动脉搏动和毛细血管充盈、运动功能和感觉功能检查。

2. 软组织检查 闭合骨折根据 Tscherne 法分型；开放骨折根据 Gustilo 法分型。

### （三）影像学检查

1.X 线片 X 线片显示负重关节面损伤范围。踝关节需摄前、后位（AP）、侧位及踝穴位 X 线片。还要摄胫骨干的正、侧位 X 线片以评估骨折涉及骨干的情况。必要时摄对侧踝关节 X 线片进行对照则有帮助。

2. CT 扫描（图 12-1）

（1）评估损伤：CT 能帮助进一步评估关节面受损情况，能提供包括关节内骨折碎片的大小和位置、干骺端损伤范围、塌陷骨折块的位置和移位方向，以及延伸入骨干的骨折线方向等信息。

（2）术前计划：CT 帮助决定置入物的方向，包括骨片间螺钉的位置、外固定架环的放置等。还能帮助决定手术入路。

3.X 线断层摄影

## 三、损伤分型

### （一）概述

各种文献中报道的不同分型法使得临床上对 Pilon 骨折进行比较变得十分困难。各种损伤类型和分型之间的主要区别在于旋转暴力（通常导致低能量损伤）与轴向暴力（通常导致高能量损伤）的力学机制不同，造成胫骨远端关节面损伤的范围也不相同。

### （二）特殊的分型系统

1.Rüedi 和 Allgöwer 分型（1979） 可能是各种文献中应用最广泛的 Pilon 骨折分型系统（图 12-2）。

（1）Ⅰ型：胫骨远端劈裂骨折，无明显移位。

（2）Ⅱ型：骨折块有移位，骨折粉碎不严重。

（3）Ⅲ型：关节面骨折块粉碎及塌陷。

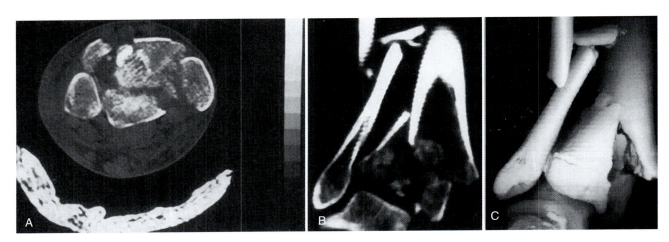

**图 12-1    CT 扫描示粉碎的高能量 Pilon 骨折**
A. 横截面的 CT 图像；B. 冠状位 CT 图像；C.CT 三维重建

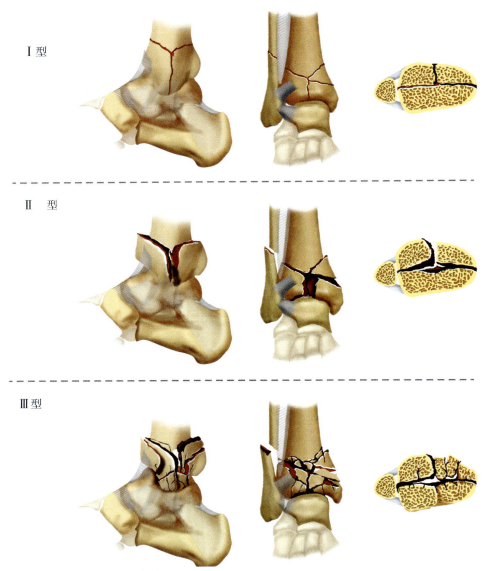

Ⅰ 型

Ⅱ 型

Ⅲ 型

**图 12-2    Pilon 骨折的 Rüedi 和 Allgöwer 分型**
Ⅰ型 . 无移位的爆裂骨折线；Ⅱ型 . 关节面有移位，伴爆裂骨折；Ⅲ型 . 关节面粉碎性骨折并移位，伴骨折块撞击及塌陷

2.Kellam 和 Waddell 分型（1979）

（1）A 型：旋转形骨折，胫骨骨皮质轻微粉碎或未粉碎，包括 2 块或更多的关节骨折块，腓骨通常于穹顶上方发生横形骨折或短斜形骨折。

（2）B 型：由轴向负荷引起的压缩骨折，典型 X 线表现包括胫骨前方骨皮质粉碎，胫骨多发粉碎性骨折块，距骨上移，踝关节间隙变窄。

3.Ovadia 和 Beals 分型（1986）

（1）Ⅰ 型：无移位的关节内骨折。

（2）Ⅱ 型：骨折移位较小。

（3）Ⅲ 型：关节面骨折伴几个大的骨折块。

（4）Ⅳ 型：关节面骨折伴几个大的骨折块，同时有一个较大的干骺端骨缺损。

（5）Ⅴ 型：关节面严重移位及骨质严重粉碎。

4.AO/ASIF 和 OTA 分型（1996）

（1）分型

1）关节外（43-A）。

2）部分关节（43-B）。

3）完全关节（43-C）。

（2）组和亚组

1）单纯干骺端骨折（43-A1）。

①螺旋形骨折（43-A1.1）。

②斜形骨折（43-A1.2）。

③横形骨折（43-A1.3）。

2）干骺端楔形骨折（43-A2）。

①后外侧压缩（43-A2.1）。

②前内侧楔形（43-A2.2）。

③延伸至骨干（43-A2.3）。

3）干骺端复杂骨折（43-A3）。

①关节内含 3 块骨块（43-A3.1）。

②关节内多于 3 块骨块（43-A3.2）。

③骨折线延伸至骨干（43-A3.3）。

4）单纯劈裂骨折（43-B1）。

①冠状面（43-B1.1）。

②矢状面（43-B1.2）。

③干骺端粉碎（43-B1.3）。

5）劈裂 - 压缩骨折（43-B2）。

①冠状面（43-B2.1）。

②矢状面（43-B2.2）。

③中心骨折块（43-B2.3）。

6）粉碎 - 压缩骨折（43-B3）。

①冠状面（43-B3.1）。

②矢状面（43-B3.2）。

③干骺端粉碎（43-B3.3）。

7）关节简单，干骺端简单（43-C1）。

①无压缩（43-C1.1）。

②骺压缩（43-C1.2）。

③骨折线延伸至骨干（43-C1.3）。

8）关节简单，干骺端粉碎（43-C2）。

①不对称嵌插（43-C2.1）。

②无不对称嵌插（43-C2.2）。

③骨折线延伸至骨干（43-C2.3）。

9）完全关节内粉碎性骨折（43-C3）。

①骨骺（43-C3.1）。

②骨骺 - 干骺端（43-C3.2）。

③骨骺 - 干骺端 - 骨干（43-C3.3）。

（3）腓骨

1）腓骨完整。

2）腓骨简单骨折。

3）腓骨粉碎性骨折。

4）腓骨双焦（Bifocal）骨折。

### （三）Martin 等（1997）对分型系统的评价

（1）用于骨折分型时，不同的医师使用 AO/ASIF 分型系统有很好的组内和组间一致性。

（2）用于骨折进一步分组时，不同的医师使用 AO/ASIF 分型系统的组内和组间一致性很差。

（3）与 AO/ASIF 分型系统相比，用于分型时，Rüedi 和 Allgöwer 分型系统的组内和组间一致性较差；但用于分组时则相反。

（4）CT 扫描不能提高分型的一致性，但可以提高对关节面受累情况判断的一致性。

## 四、合并伤

1. 骨创伤　其他损伤通常是指由轴向负荷引起的损伤，包括跟骨骨折、脊椎骨折、骨盆垂直剪切骨折及其他长骨骨折。

2. 软组织损伤

（1）开放性骨折。

（2）闭合性骨折：因为 Pilon 骨折多为高能量损伤，因此，尽管可能无伤口，但软组织损伤也非常严重。

3. 神经、血管损伤

4. 身体其他部位的损伤　由高能量所致的创伤可能累及头部、胸部、腹部或其他部位。

## 五、治疗

### （一）治疗目标

解剖复位胫骨远端关节面，恢复踝关节活动范围。

### （二）治疗选择

1. 非手术治疗　石膏和夹板固定可用于无移位的骨折，但对移位的 Pilon 骨折可导致不可接受的后果。

2. 手术治疗　移位的 Pilon 骨折要求切开复位。

（1）传统治疗方法：克氏针加石膏、跟骨牵引（作为最终治疗）、经关节的克氏针固定，因为疗效差，这些方法已不再使用。

（2）现代治疗方法：目前的治疗方法包括切开复位内固定（ORIF），加或不加有限内固定的外固定，有桥式外固定和针式环绕外固定（Ilizarov）。

### （三）骨的处理

1. 胫骨

（1）粉碎：低能量损伤所致骨折，包括几个大的关节骨折块，适于 ORIF。高能量创伤所致骨折，包括大量小的关节骨折块，最好用外固定治疗（加或不加有限内固定）。

（2）延伸至骨干：通常骨骺和干骺端骨折的愈合速度较骨干部快（骨松质愈合较骨皮质快）。骨折块使用骨皮质螺钉固定可能提高骨干的再骨折率。

2. 腓骨　虽然在经典的胫骨 Pilon 骨折治疗中，Rüedi 和 Allgöwer 认为应当先固定腓骨，但必须牢记最重要的治疗目标是保存和维持胫骨的长度和轴线。处理 Pilon 骨折时对腓骨骨折的各种治疗方式的适应证还未达成一致。腓骨的固定方式包括用接骨板和螺钉行 ORIF(经典方式)，髓内钉或针固定(维持腓骨复位后的轴线，对软组织破坏少，但不能控制旋转)，以及非手术治疗，最常用的胫骨固定方式是外固定。

### （四）软组织注意事项

在胫骨 Pilon 骨折中，虽然骨的创伤在伤后立即表现得很明显，但软组织的损伤可能需要数天或数周才能表现出来。骨损伤及粉碎程度能很好地提示创伤传导到肢体的能量，因此也能很好地提示软组织损伤的程度。

1. 低能量损伤　软组织损伤较轻，可能适合行 ORIF。

2. 高能量损伤　不论开放性或闭合性的高能量损伤，最佳的治疗方式是早期行外固定，加或不加有限内固定。

### （五）手术时机

1. 闭合骨折行 ORIF　在高能量 Pilon 骨折的骨及软组织治疗中，ORIF 的时机是一个重要的因素。ORIF 可于伤后 6～12 小时立即进行。超过 12 小时，由于软组织严重肿胀，ORIF 将变得很危险。如果认为 ORIF 发生软组织并发症的风险太高，可采用以骨牵引或外固定作为临时固定措施分步治疗。伤后 7～10 天（或更长时间），软组织肿胀减轻后可以考虑行 ORIF。超过 10 天后行 ORIF，减轻伤口发生并发症的风险，但不能改善预后。

2. 开放骨折　开放骨折要求急诊在手术室进行冲洗和清创。

3. 外固定　外固定的手术时机远远早于 ORIF。

### （六）治疗结果

治疗结果见表 12-1。

表 12-1　关于 Pilon 骨折的文献回顾

| 作者（年） | 例数（个） | 发现或结论 |
| --- | --- | --- |
| Rüedi 和 Allgöwer（1969） | 84 | 提出了 ORIF 的 4 项治疗原则。推荐 ORIF 联合植骨（优良率 74%） |
| Rüedi（1973） | 54 | 对粉碎性 Pilon 骨折行 ORIF 后平均随访 9 年，70% 的患者效果达优或良 |
| Kellam 和 Waddell（1979） | 26 | Kellam 和 Waddell 治疗 A 和 B 型 Pilon 骨折，手术治疗效果优于非手术治疗。术后 84% 的 A 型骨折患者达到可接受的效果，B 型骨折比例为 53% |
| Rüedi 和 Allgöwer（1979） | 75 | ORIF 治疗 Pilon 骨折，术后平均随访 6 年，优良率达 70%。 |

续表

| 作者（年） | 例数（个） | 发现或结论 |
|---|---|---|
| Bourne 等（1983） | 42 | Rüedi 和 Allgöwer Ⅰ 型和 Ⅱ 型 Pilon 骨折行 ORIF 效果好（满意率＞80%），Ⅲ 型效果较差（满意率仅 44%） |
| Dillin 和 Slabaugh（1986） | 11 | 只有在评估了骨折（对 Pilon 骨折）的粉碎程度和软组织损伤程度后，认为 ORIF 能达到解剖复位和坚强固定的病例才能行内固定。否则，对可能发生严重并发症的病例，与其不明智地行内固定，不如行闭合复位及制动治疗 |
| Ovadia 和 Beals（1986） | 145 | 在一系列 Pilon 骨折治疗中，坚强的 ORIF 取得了最好的效果 |
| Etter 和 Ganz（1991） | 41 | 对 Pilon 骨折行 ORIF 治疗后平均随访 8 年，90% 的患者效果优或可 |
| Murphy 等（1991） | 5 | 这项研究报道了小样本数的病例用 Monticelli–Spinelli 环形外固定架治疗 Pilon 骨折的结果 |
| McFerran 等（1992） | 52 | 治疗 Pilon 骨折，总的局部并发症率为 54%（88% 的患者接受 ORIF） |
| Bonar 和 Marsh（1993） | 21 | 以单边外固定加强治疗胫骨 Pilon 骨折（15 例合并有限内固定），21 例中有 19 例骨折愈合，2 例骨不连。笔者报道了极低的并发症率并提倡此项技术 |
| Bone 等（1993） | 20 | 外固定结合 ORIF 治疗严重粉碎及开放的 Pilon 骨折取得良好的效果，并发症很少。开放骨折以通过踝关节的 Delta 框架外固定，结合螺钉或接骨板加螺钉固定。闭合骨折在伤后 3～7 天以通过踝关节的 Delta 框架结合 ORIF 固定 |
| Leone 等（1993） | 15 | 笔者的结论是，"这项（关于 Pilon 骨折的）回顾性研究已经表明，在皮肤有张力的情况下，一期闭合内侧伤口，继以延迟闭合，或早期或延迟皮肤移植以闭合腓骨伤口，是治疗关节周围组织创伤的明智而负责任的办法" |
| Saleh 等（1993） | 12 | 对 Rüedi 和 Allgöwer Ⅱ 型和 Ⅲ 型骨折，笔者主张经关节牵引（通过桥式单边外固定架）结合有限内固定（在同一次手术操作中） |
| Teeny 和 Wiss（1993） | 60 | 本文回顾以 ORIF 治疗 Pilon 骨折的结果，25% 的结果为优或良，25% 一般，50% 差。Rüedi 和 Allgöwer Ⅰ 型和 Ⅱ 型骨折患者无感染发生，踝关节融合率为 10%。Ⅲ 型骨折的感染率为 37%，踝关节融合率为 26% |
| Tornetta 等（1993） | 26 | 以内固定联合外固定治疗胫骨 Pilon 骨折，所有骨折均愈合（11 例行骨移植）。结果优良率 81%（69% 为 Rüedi 和 Allgöwer Ⅲ 型骨折） |
| Helfet 等（1994） | 34 | 回顾高能量 Pilon 骨折（26 例为 Rüedi 和 Allgöwer Ⅱ 型，8 例为 Ⅲ 型），28 例行 ORIF，6 例外固定。88% 的骨折愈合、无并发症，2 例延迟不愈合，1 例膝下截肢，1 例固定失效。功能评定，Ⅱ 型骨折中 65% 为良好，Ⅲ 型 50% |
| Crutchfield 等（1995） | 38 | 此研究比较 Pilon 骨折的 3 种治疗方法：仅外固定（13 例），外固定联合有限内固定（11 例），内固定（14 例）。临床结果如下：仅外固定——23% 优，23% 良，54% 差；外固定联合有限内固定——27% 优，18% 良，55% 差；内固定——57% 优，29% 良，14% 差 |
| Marsh 等（1995） | 49 | 以铰链式外固定治疗胫骨 Pilon 骨折（40 例联合加压螺钉固定，14 例行骨移植），骨折全部愈合，平均外固定时间为 12 周。胫骨切口或伤口无 1 例感染，腓骨伤口感染 2 例 |
| Barbieri 等（1996） | 34 | 外固定联合有限内固定治疗胫骨 Pilon 骨折，平均愈合时间为 4.6 个月（2.5～15 个月），所有骨折均愈合。优良率 62%，可或差 38% |
| DiChristina 等（1996） | 9 | 在一组小样本胫骨 Pilon 骨折治疗中，以铰链式外固定架固定，骨愈合率 100%。所有 9 例患者均发生外固定相关并发症（7 例骨皮质半钉渗液，2 例骨折不稳定） |

| 作者（年） | 例数（个） | 发现或结论 |
| --- | --- | --- |
| Gaudinez 等（1996） | 14 | 在高能量 Pilon 骨折治疗中（Rüedi 和 Allgöwer Ⅱ 型和Ⅲ 型），使用混合外固定（Monticelli-Spinelli），结果患者主观优良率为64%，客观优良率71%。笔者的结论是，"基于这些初期的结果，直接复位并应用混合外固定系统（治疗高能量 Pilon 骨折）是有效的，可以减少对软组织和骨的额外创伤，允许早期活动踝关节，尤其在骨折非常粉碎、预期无法手术解剖复位的情况下" |
| Griffiths 和 Thordarson（1996） | 16 | 使用有限内固定联合混合外固定治疗胫骨 Pilon 骨折，固定物于术后平均15.5周（9～28周）移除。主要并发症见于12%的患者，25%的患者发生轻微并发症。踝关节活动度优良率为50%，可或差50% |
| McDonald 等（1996） | 13 | Ilizarov 外固定是治疗胫骨 Pilon 骨折的有效手段 |
| Rommens 等（1996） | 28 | 这些学者推荐分步重建法治疗 AO 分型为 C2 型和 C3 型胫骨远端骨折，以避免软组织并发症和感染。第1步：首先以桥式外固定架固定。第2步：软组织稳定后更换为内固定 |
| Wyrsch 等（1996） | 39 | 在这项随机前瞻性研究中，比较了2种方法治疗胫骨 Pilon 骨折的结果，19例（第1组）通过两个独立的切口对胫骨和腓骨行 ORIF（其中1例腓骨完整，仅固定胫骨）。另20例（第2组）接受外固定，加或不加有限内固定。ORIF 组并发症（如感染或截肢）更多且更严重 |
| Babis 等（1997） | 67 | 该研究比较治疗 Pilon 骨折的3种不同方法：50例接受 ORIF（符合 AO 原则），9例有限内固定，8例外固定。接受 ORIF（符合 AO 原则）者随访8.1年。手术组复位较好的患者临床效果也较佳 |
| Kim 等（1997） | 21 | 使用环形外固定架结合关节镜治疗胫骨 Pilon 骨折，71%的患者效果良好，19%的患者效果可，10%的患者效果差 |
| Sands 等（1998） | 64 | 应用 ORIF 治疗 Pilon 骨折，并发症包括深部感染（5%）、医源性神经损伤（2%）、畸形愈合（6%）、固定失效（6%）、延迟愈合（5%）、不愈合（2%） |
| Williams 等（1998） | 54 | 在 Pilon 骨折治疗中，使用跨踝关节外固定，则不必行传统的腓骨接骨板固定 |
| Court-Brown 等（1999） | 24 | 在 AO 分型为 A 型或 C 型的 Pilon 骨折中，部分患者行半针半环外固定，另外的行细针固定加关节周围骨块螺钉加压固定，两者的结果进行比较。75%的患者结果为优或良 |
| Patterson 等（1999） | 21 | C3 型 Pilon 骨折，行腓骨固定及内侧跨关节外固定，平均24天后移除外固定更换为 ORIF。平均4.2个月骨折愈合率达95%，77%的患者结果为优，73%的患者解剖复位，无感染或软组织并发症。最终关节融合率为9% |
| Pugh 等（1999） | 60 | 该回顾性研究比较半针外固定、单环混合外固定及 ORIF 三者的效果，发现3种方法在并发症率无显著差异，外固定组有更高的骨折畸形愈合率 |
| Sirkin 等（1999） | 56 | 该回顾性研究评估了对 AO 分型为 C 型的 Pilon 骨折行分阶段治疗的结果，包括24小时内行腓骨 ORIF 及胫骨跨关节外固定。一旦软组织肿胀消退，则复位关节面并 ORIF。胫骨 ORIF 时间为伤后4～31天。3例（5%）发生深部感染，无其他严重并发症 |
| Blauth 等（2001） | 51 | 该回顾性研究比较3种方法的治疗结果，15例一期 ORIF，28例复位关节并至少外固定4周，8例接受2步法治疗。2步法包括微创复位重建关节面并临时外固定，继之以内侧接骨板行可靠固定。23%的患者最终行关节固定术，其中无一例是接受2步法治疗的。笔者推荐2步法 |

续表

| 作者（年） | 例数（个） | 发现或结论 |
|---|---|---|
| Letts 等（2001） | 8 | 该研究回顾 8 例儿童（13～17 岁）Pilon 骨折行 ORIF 的效果，伤后 16 个月优良率为 63%，2 例出现创伤性关节炎，1 例骨骺阻滞 |
| Manca（2002） | 22 | C 型 Pilon 骨折（16 例闭合，2 例 Gustilo Ⅰ度开放，3 例Ⅱ度，1 例Ⅲ度），在关节镜下行传统的克氏针经胫骨髓内隧道复位关节面，然后经皮螺钉固定结合混合外固定。22 例中，21 例于术后平均 16 周时骨折愈合，14 例效果优良，1 例因创伤性关节炎行延迟关节融合术 |
| Mitkovic 等（2002） | 28 | 闭合复位动态外固定治疗 C3 型 Pilon 骨折，平均骨折愈合时间为 14 周，未发生骨折不愈合或深部感染。至少随访 2 年，3 例发生畸形，19 例结果优良 |
| Conroy 等（2003） | 32 | 开放性 Pilon 骨折行清创术、一期 ORIF、并带蒂肌皮瓣移植术。2 例最终截肢，无一例行关节固定。伤后至少随访 1 年，伤肢功能较健侧差，但优于下肢截肢者 |
| Lin 等（2003） | 30 | 笔者回顾了 22 例闭合、3 例 Gustilo Ⅰ度开放、5 例Ⅱ度开放性 Pilon 骨折患者，接受微创 ORIF 治疗。随访 17～39 个月，83.3% 的患者满意。未发生骨折不愈合或深部感染 |
| Marsh 等（2003） | 35 | Pilon 骨折以单边铰链外固定架联合螺钉固定关节面，术后长期随访（术后 5～12 年），结果发现患者的健康状况和踝关节功能低于同年龄对照组。26 例患者出现踝关节Ⅱ～Ⅲ度骨关节炎，27 例患者不能跑步，虽然 25 例患者认为其踝关节功能优或良 |
| Pollak 等（2003） | 80 | 研究 Pilon 骨折术后平均 3 年患者的健康状况，发现健康状况一般，踝关节功能和就业都受到创伤带来的不利影响。其他健康情况，如婚姻、低收入、受教育程度低、外固定治疗等均与预后差有关 |
| Okcu 和 Aktuglu（2003） | 44 | 该研究比较 24 例不跨踝关节 Ilizarov 外固定架与 30 例跨踝关节单边外固定架治疗 Pilon 骨折的结果，需要时均可加有限 ORIF。在伤后 3～9 年，两组患者的关节功能、影像学结果及并发症率均相似，Ilizarov 组踝关节活动范围更大 |
| Sirkin 等（2004） | 46 | 该回顾性研究包括 29 例闭合骨折及 17 例开放骨折，伤后立即行腓骨 ORIF，胫骨临时跨关节外固定，待软组织肿胀消退后开放复位。所有病例随访至少 12 个月。3 例出现深部感染，1 例截肢，未出现其他伤口问题 |
| Syed 和 Panchbhavi（2004） | 7 | 闭合性 Pilon 骨折患者接受闭合复位经皮骨皮质螺钉固定，平均随访 30.6 个月，主观功能结果优良 |
| Williams 等（2004） | 32 | 研究 Pilon 骨折术后影响治疗结果的决定因素，随访 24～129 个月，创伤性关节炎的出现与损伤的严重程度和复位的精确性有关。所有变量与临床踝关节评分、SF-36 评分或重返工作岗位等无关。这些结果与社会经济因素有关，如教育、工作相关损伤 |
| Kapukaya 等（2004） | 12 | 开放性 Pilon 骨折（Ⅲ型 8 例，Ⅳ A 型 2 例，Ⅳ B 型 2 例）以环形外固定架固定，包括对Ⅳ B 型患者行骨移植，术后关节复位可 8 例，差 4 例。平均随访 55 个月，7 例发生 2 度关节炎，4 例发生 3 度关节炎。AOFAS 评分 28～90 分。复位差的关节对临床和患者的结果有负面影响 |
| Aggarwal 和 Nagi（2006） | 21 | Pilon 骨折患者行清创（开放骨折）和混合外固定。伤后 12～67 个月，16 例主观结果优或良，3 例可，2 例差 |

续表

| 作者（年） | 例数（个） | 发现或结论 |
|---|---|---|
| Harris 等（2006） | 79 | 该回顾性研究比较 ORIF 和有限切开复位加外固定治疗高能量 Pilon 骨折的结果（OTA 分型 43 例 43-C3，5 例 43-B1，4 例 43-B2，2 例 43-B3，15 例 43-C1，10 例 43-C2），71% 的患者接受分阶段治疗。在伤后 24～38 个月，2 例不愈合（3%），4 例畸形愈合（5%），31 例创伤性关节炎（39%）。开放损伤的并发症及下肢功能指数评分，MFA 评分等较差，这些患者多行外固定治疗，可能提示治疗更严重的创伤更倾向于外固定 |
| Marsh 等（2006） | 41 | 以移动式铰链跨踝关节外固定治疗 Pilon 骨折的多中心随机对照研究。伤后 1～2 年，各组间关于踝关节活动度、疼痛、残疾或患者报告的健康相关生活质量等均无差异，样本量较小，可能限制了临床相关差异的发现 |
| Vidyahara 等（2006） | 21 | 8 例 B 型和 13 例 C 型 Pilon 骨折患者接受 Ilizarov 外固定架治疗。在伤后 2 年，未出现骨折不愈合，AOFAS 评分 11 例优，5 例良，4 例可，1 例差 |
| Bahari 等（2007） | 42 | 患者行 AO 胫骨远端锁定接骨板固定及微创经皮固定术，平均随访 20 个月。全部骨折愈合于可接受的轴线。健康指数和功能良至优，89% 的患者达到伤前功能水平，95% 的患者重返工作 |
| Chen 等（2007） | 128 | Rüedi 和 Allgöwer I 型 39 例，II 型 62 例，III 型 27 例，平均随访 10 年，III 型损伤骨折复位和功能评分较差，II 型和 III 型患者更易出现踝关节炎，总体而言开放性骨折预后较差。固定腓骨骨折与较佳的预后有关 |
| Grose 等（2007） | 44 | 患者接受了外侧入路的延迟 ORIF。多数（93%）患者达到解剖或近解剖复位。出现深部感染 2 例（4.5%），不愈合 4 例（9%）。笔者的结论是，外侧入路内固定 Pilon 骨折是可行的技术 |
| Koulouvaris 等（2007） | | 该回顾性研究比较了 3 种技术治疗 Pilon 骨折的结果：半针跨踝关节外固定、不跨关节混合外固定及分阶段内固定。平均随访时间为 38～132 个月。跨关节外固定导致愈合时间延长，恢复活动率较低，其结果与骨折分型无关 |
| Salton 等（2007） | 19 | 患者行一次或分次有限切开经皮接骨板固定。1 例骨折不愈合，另一例畸形愈合，均不需要再次手术。4 例因内固定物症状行内固定取出术 |
| Bacon 等（2008） | 42 | AO C 型 Pilon 骨折行临时外固定，然后 ORIF（28 例），或 Ilizarov 外固定（14 例）。ORIF 骨折愈合时间更长，但不愈合、畸形愈合、感染等发生率较低，虽然各项差异均未达到统计学意义 |
| Gardner 等（2008） | 10 | 对 AO C3 型 Pilon 骨折行 3 步法治疗：外固定以消肿，伤后 1～3 周 ORIF 及抗感染；伤后数月行骨移植。2 例于骨移植后出现深部感染，1 例需要截肢。另外 9 例平均于 24 周骨折愈合 |

## 六、解剖注意事项及手术技术、并发症

### （一）ORIF-Rüedi 和 Allgöwer 提出经典的 4 项原则

1. 复位腓骨（维持腓骨长度）。
2. 复位胫骨关节面。
3. 胫骨远侧干骺端行骨松质移植。
4. 稳定胫骨内侧面（内侧支撑接骨板）。

### （二）外固定

类型

（1）单边外固定（图 12-3）：跨踝关节行单边外固定，固定器近端在胫骨远端，远端位于距骨或跟骨。

（2）Ilizarov 外固定（图 12-4）：Ilizarov 外固定架由细的钢针（直径 1.8mm）行骨块间固定，允许早期负重及早期恢复踝关节活动度。

（3）混合外固定：一个带针的环固定骨折远端关节面骨块，通过连接杆与近端半钉相连。

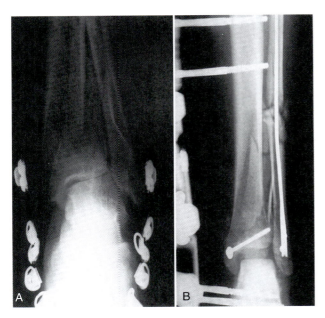

图 12-3　A. 高能量 Pilon 骨折 X 线片。B. 骨折以超踝关节单边外固定架固定。注意腓骨已经以髓内钉固定

### （三）软组织

胫骨切口与腓骨切口之间的皮肤桥应 ≥ 7 cm（图 12-5）。细心处理软组织及少剥离骨膜是基本要求，切口的无张力闭合很重要。如果一个伤口必须开放（由于不能闭合所有伤口），倾向于开放外侧伤口（闭合内侧伤口）。

### （四）韧带整复术

当穿过踝关节进行牵引时（跟骨牵引或外固定架），关节内骨折块可能通过关节囊或韧带牵拉达到复位。此项技术可与 ORIF 或外固定结合使用。中间的压缩骨折块不能使用此技术复位。

## 七、创伤和治疗的并发症

创伤和治疗的并发症，包括软组织坏死剥脱、感染、神经血管损伤、踝关节排列不齐或复位不良、截肢、畸形愈合、不愈合、踝关节活动度下降、慢性水肿、创伤性关节炎。

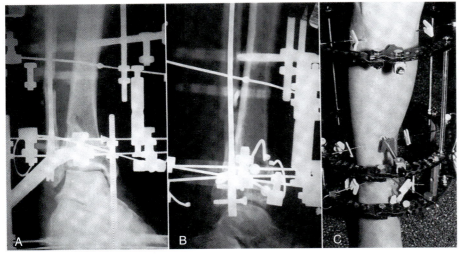

图 12-4　A. 图 12-1 所示高能量损伤所致 Pilon 骨折患者行 Ilizarov 外固定，术后早期前后位 X 线片。注意钢针穿过跟骨以增加稳定性（踝关节制动），患者术后第 1 天即可完全负重。B. 伤后 4 周侧位 X 线片，显示胫骨远端关节面维持解剖复位。注意足部固定物已拆除，患者开始进行踝关节活动度锻炼。C. 患者佩戴支架行走的大体照片

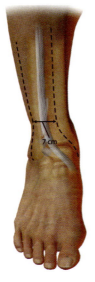

图 12-5　对胫骨远端骨折切开复位或切开修复，胫骨切口与腓骨切口之间的皮肤桥应 ≥ 7cm。根据软组织损伤或骨折的结构可能需要调整切口位置

（肖　进　译，王　非　夏远军　审）

# 第 13 章

# 踝关节损伤

Donald S. Stewart II，William C. McGarvey

## 一、踝关节的骨性损伤

### （一）解剖和生物力学

正常的踝关节（图 13-1 ~ 图 13-3）是一个三骨关节，通过两侧的韧带结构加以稳定。胫骨连接腓骨，并且通过 4 条下胫腓联合韧带和骨间膜牢牢地将距骨限制在踝穴中。内踝有三角韧带附着，分为两层：浅层及更短更结实粗壮的深层。腓骨连接外侧韧带复合体的 3 个组件：距腓前韧带（ATFL）、跟腓韧带（CFL）（踝外侧最强的韧带）、距腓后韧带（PTFL）。距骨前侧较宽，这导致在足背伸时踝穴增宽、变深，增加了关节的稳定性。踝的运动主要发生在矢状位，但并不是单纯的铰链结构，背伸时有轻度的外旋。反之，足跖屈时距骨相对于胫骨有一个内旋的动作。胫骨远端"天花板"与距骨穹顶之间的关节面是不平的，背面观呈浅双髁样结构，与"天花板"结构相匹配。这种结构相当稳定，即使轻微的移位将导致接触面积减少，从而导致应力极度增加。距骨移位 1mm 能减少 42% 的接触面积。这种影响是非常大的，因为正常关节的接触力在单腿站立时相当于身体重量的 4 倍，其中只有 6% ~ 16% 被施加到腓骨上，其余的均被胫距关节吸收。

### （二）骨折分型

踝关节骨折可以被分成若干亚型：有的涉及踝的突起，有的涉及胫骨"天花板"结构。

1. 踝的骨折 包括双踝骨折、三踝骨折或单纯的内踝骨折、外踝骨折。

（1）体格检查：有受扭转外伤或低能量跌倒的病史，局部肿胀，瘀斑，偶尔有畸形或罕见血管、神经损伤（随着损伤能量的增加，风险也相应增加）。

（2）分类：根据影像学检查结果进行骨折分类。有两个主流的分类法：Danis-Weber（AO/ ASIF）分型依据的是腓骨骨折水平。Lauge-Hansen 分型（更古老、更复杂）则依据损伤时足的位置，结合了足所受应力；它描述了损伤的起始点及损伤路径。虽然上述两种分型方法都得到广泛的应用，但未曾被普遍接受，并且它们之间还存在部分的重叠。Danis-

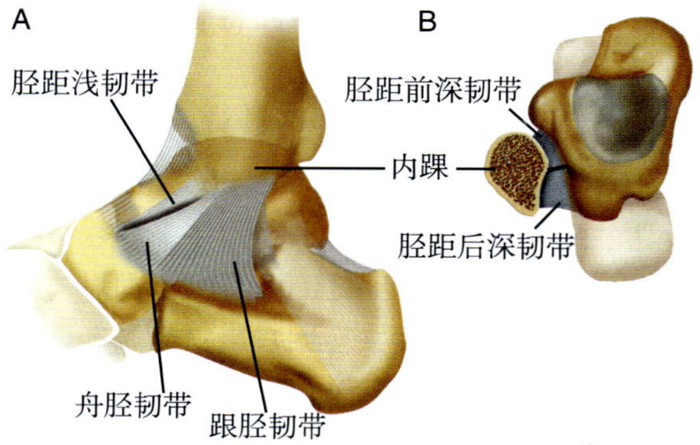

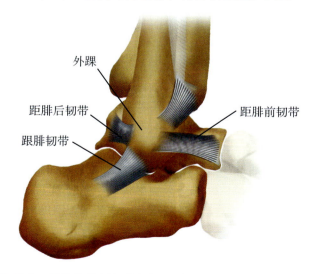

**图 13-1 踝关节内侧副韧带（三角韧带）包括浅、深两层结构**

A. 浅层结构包括胫距浅韧带、舟胫韧带和跟胫韧带；B. 深层三角韧带从胫骨后丘的后侧横向连接至距骨

**图 13-2 踝关节外侧韧带包括距腓前韧带（最重要的稳定结构，最易受伤）、跟腓韧带及距腓后韧带**

Weber A 型骨折对应 Lauge-Hansen 旋后－内收型损伤，Danis-Weber B 型则相当于 Lauge-Hansen 旋后－外旋型或旋前－外展型损伤。Danis-Weber C 型骨折对应 Lauge-Hansen 旋前－外旋型损伤（图 13-4）。

（3）治疗：治疗取决于解剖结构的扭曲程度及关节的不协调程度。目标包括恢复解剖结构、关节协调性及生物力学功能。

1）单纯外踝骨折：没有内踝的损伤，外踝的损伤不影响胫距关节的力学。因此，一旦症状允许，可以使用行走石膏或在支具保护下负重。韧带结构和内侧的稳定性阻止骨折移位，更重要的是阻止踝穴向外侧平移。必须小心排除内侧韧带或下胫腓联合韧带的损伤（图 13-5）。

2）单纯内踝骨折：单纯的内踝骨折，若移位超过 2mm 则存在（5% ~ 15%）骨不愈合的风险。因此所有移位的骨折均应行开放复位内固定术（ORIF）。垂直方向的骨折线提示骨折更加不稳定，往往和应力骨折有关（考虑骨折线呈垂直方向为应力骨折，用支具固定易出现内翻畸形，强烈建议手术治疗。使用 2

枚骨松质螺钉或 1 枚螺钉、1 根克氏针固定，除了跨越骨折部位产生加压外还能控制旋转）。

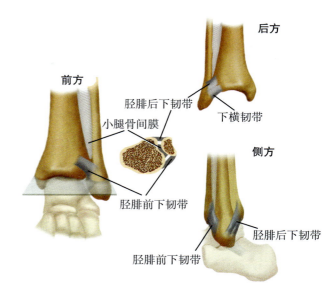

图 13-3　下胫腓联合韧带包括胫腓前下韧带（AITFL）、胫腓后下韧带（PITFL）、下横韧带（ITL）及小腿骨间韧带（IOL）

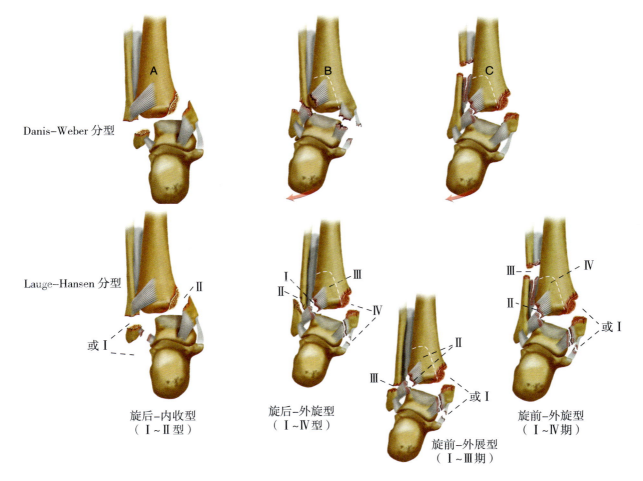

图 13-4　踝关节骨折的 Danis-Weber（AO/ASIF）分型和 Lauge-Hansen 分型

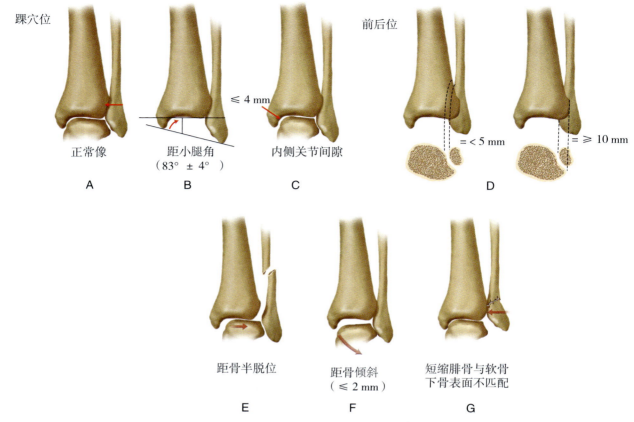

踝穴位　　　　　　　　　　　　　　　　　　　前后位

≤ 4 mm

正常像　　　　距小腿角　　　内侧关节间隙　　　　　= < 5 mm　　　= ≥ 10 mm
（83°±4°）

A　　　　　B　　　　　C　　　　　　　　　　　D

距骨半脱位　　距骨倾斜　　短缩腓骨与软骨
（≤ 2 mm）　　下骨表面不匹配

E　　　　　F　　　　　G

图 13-5　踝穴的恢复要求在于外踝的解剖复位，这样关节面才与复位的距骨相匹配

A. 在踝穴位片上，压缩的软骨下骨在距骨周围形成连续的实线，无近端移位、旋转不良及外踝的成角。B 和 C. 合适的距小腿角度及正常的关节间隙提示关节关系正常。内侧关节间隙应 ≤ 4mm，上方的关节间隙 ≤ 2mm。D. 前后位片上足够的胫骨重叠显示出正确的下胫腓联合关系。腓骨的外侧壁与胫骨切迹之间的间隙 <5mm。胫骨前结节重叠腓骨部分至少达 10mm。E 和 F. 距骨的序列不齐，外侧移位或倾斜致外翻。G. 虽然距骨可以通过外侧的压力进行复位，倘若外踝短缩、旋转，距骨的序列将很难维持

　　3）双踝骨折：双踝骨折导致内侧和外侧支持的丧失（腓骨远端骨折伴内踝骨折或三角韧带断裂）。这些是不稳定骨折，因此若不手术固定将难以控制复位。双踝切开复位内固定术是治疗的选择。双踝骨折同等情况指 Weber B 型骨折（又称 SER-Ⅳ骨折）合并三角韧带损伤。发现双踝损伤的"线索"是，后足内侧瘀斑、踝关节内侧压痛、内踝尖撕脱骨折以及踝穴内侧增宽。通过摄应力位 X 线片来评估踝穴内侧宽度，超过 4mm 便有手术的指征。如果应力位 X 线片不够清楚，MRI 检查将有助于分析三角韧带受损情况。在双踝骨折中，没有必要修复三角韧带损伤；约 90% 的患者通过腓骨的解剖复位能恢复踝穴。剩余 10% 的患者需要行内侧关节切开术切除嵌顿的三角韧带。偶有胫后肌腱卡在内侧碎骨块中，此时在 X 线片上踝关节内后侧可见小薄片骨块。若无三角韧带损伤，没有距骨的平移时可以采取非手术治疗（可接受的腓骨最大移位为 2mm）。高位腓骨骨折提示下胫腓联合韧带的损伤，在修复双踝后可重获稳定性。然而，在双踝骨折的治疗中，当腓骨骨折线高于关节水平 4.5cm 且未修复三角韧带时，应对下胫腓联合进行固定。最新研究表明，骨折分型并不能可靠地预见下胫腓联合的损伤。术中骨折固定后应做应力试验。术中摄 X 线片将有助于评估腓骨固定后内侧的稳定性，以及有无下胫腓螺钉固定的必要。但最可靠的指征是直视下手动发现腓骨相对于胫骨存在移位。当使用下胫腓螺钉固定时，应注意将腓骨从后方向中线完全复位至胫骨凹槽内以避免复位不良。可能需要加摄对侧的踝关节 X 线片及直视下切开复位下胫腓联合。因为距骨的形状不规则，在置入下胫腓联合螺钉前，踝关节宜保持在最大背伸位，否则将导致踝关节背伸受限。下胫腓联合螺钉改变胫腓关节远端的力学特性（特别是外旋），宜在术后 8～12 周移除下胫腓螺钉，以利于韧带愈合。如果螺钉固定了 3 层皮质，6 周后踝关节应开始承重。

4）三踝骨折:指的是双踝骨折再加胫后"天花板"的骨性损伤（后踝）。因为这些损伤很不稳定，所以需要行切开复位内固定术。与双踝骨折的治疗原则相同，后部骨折块通常附着于后下胫腓联合韧带（PITFL），因此外踝修复后就能达到复位。如果在侧位 X 线片上胫骨远端后侧关节面受累超过 25% 且后踝骨折块移位超过 2mm，应固定后踝。在后踝关节面被移除 25%～40% 以后，接触应力开始增加。采取前路或后路手术都是可行的。

2.Pilon 骨折　高能量损伤，累及胫骨"天花板"，详见第 12 章。

3.踝关节开放骨折　治疗取决于软组织损伤情况。只要清创仔细彻底，范围足够大，Gustilo Ⅰ 型、Ⅱ 型及部分 Ⅲ A 型开放损伤可按照闭合损伤的原则进行处理。最好在伤后 5 天内闭合或覆盖创面。通常，软组织损伤越严重则骨的破坏越重。这种骨折的治疗通常需要行内、外联合固定，并且需多次清创，二期用肌皮瓣等覆盖软组织缺损。在闭合创面后至少使用抗生素 48 小时。

**（三）踝关节骨折的固定技术**

踝关节骨折采用的固定技术取决于骨折的类型。通常先行外侧的固定，因为这样相对简单且能够提供足够的固定来使踝穴的榫眼状结构复位。应注意避免损伤腓浅神经及偶尔可见的腓肠神经。若有可能，以拉力螺钉固定腓骨骨折。必要时术中透视以证实是否达到满意的复位。

骨折脱位后应得到及时的复位。即刻的内固定、夹板固定后应密切随访或行跨关节的外固定。脱位或半脱位的骨折将导致皮肤的坏死和（或）进一步的软骨损伤。

1.骨质疏松腓骨的修复　骨质疏松的腓骨修复具有一定的难度，有时可通过选择后方入路防滑接骨板加以解决。这样可避免在骨折远端置钉以支撑及预防腓骨近端的移位。锁定钢板至少能提供和普通板一样的生物力学强度。

2.严重的腓骨粉碎性骨折　对于严重的腓骨粉碎性骨折，使用克氏针 - 钢丝、接骨板固定将骨折远端复位至距骨，使用骨移植物填充骨缺损。摄对侧踝关节片及术前制作模板能够预防复位不良，最常见的是腓骨短缩。

3.罹患严重疾病　患有严重疾病的患者单纯的腓骨骨折可使用髓内针（如 Rush 棒）。其明显的不足是缺乏抗旋转的能力。

4.内踝的小骨折块　内踝的小骨折块可能很难用螺钉固定，张力带是非常有用的选择。

5.下胫腓联合固定　下胫腓联合的固定使用前倾 30° 骨皮质螺钉（位置螺钉，不是拉力螺钉）。踝关节应保持最大程度的背伸并夹紧，然后置入螺钉。不应使用拉力螺钉。最优的置钉位置应位于关节近端 2cm，选用直径 3.5mm 或 4.5mm 的螺钉都可以，双皮质或单皮质的形式均可。

**（四）伴随损伤**

由于骨软骨的损伤很常见，因此，关节的任何开放复位均应在直视下进行。同样，如果发现关节的"天花板"扩大或外侧韧带断裂应予以处理。

**（五）并发症**

1.软组织问题　骨折伴有水疱生成时应推迟治疗，直至能合理、安全地手术。有时，气囊压缩可减轻水肿和缩短术前时间。骨折后清亮的水疱相对安全，并且可于手术时再行清创术。应避开充血的水疱，因为其坏死和腐烂的风险很高。若踝关节脱位，延迟闭合复位，则腐烂的风险将增加 10%～20%。如果骨折后水疱存在或维持复位存在困难，需要使用临时的外固定。

开放骨折伴软组织缺损行伤口闭合会面临困难。冲洗和清创后，行 VAC 治疗较立即行软组织覆盖要好。VAC 治疗应持续至游离皮瓣的成活概率较高时为止。在伤后 5～7 天，行确定的软组织覆盖可将感染率降至最低。

2.糖尿病患者的踝关节骨折　临床医师必须先排除夏 - 科关节，对夏 - 科关节患者应考虑使用全接触支具。如果失败，应考虑行关节融合术。糖尿病患者的骨及软组织较正常患者的愈合时间要长 2～3 倍。

3.畸形愈合　通常表现为外踝的旋转畸形（这种畸形通常很微小，可导致关节受力的异常）。这种畸形可通过腓骨的去旋转截骨修复，有时需要在断端插入移植骨以恢复长度。

4.创伤后关节炎　治疗创伤后疼痛性关节炎的最佳方式是在踝背伸中立位的基础上行关节融合术。后足呈外翻 5°，且与健侧足保持相同的旋转角度。

5.神经损伤

（1）外踝：直接外侧入路损伤腓浅神经的风险很高。腓浅神经存在于外踝尖上方 9cm 的筋膜间隙中，其位置可能存在 4～13cm 的变异。后外侧入路能减少损伤腓浅神经的风险，却增加了损伤腓肠神经的风险。

（2）内踝：隐神经恒定地与大隐静脉伴行，常出现在内踝前方 1cm 处。直接内侧入路能减少对该神经的损伤。

6. 功能恢复　切开复位内固定，术后恢复到能自然踩刹车的时间约需 9 周。

## 二、踝关节的软组织损伤

### （一）踝扭伤

人体中最常见的韧带损伤就是踝关节的扭伤；它占所有运动损伤的 15%。20%～40% 的踝关节扭伤可进展为慢性踝关节失稳。腓骨肌腱力量差是芭蕾舞演员踝关节扭伤反复发作的首要原因。

1. 解剖　踝关节在负载时稳定，在去载时失稳。踝关节的韧带包括内侧的三角韧带（图 13-1）和外侧的距腓前韧带（位于关节囊内）、跟腓韧带和距腓后韧带（图 13-2）。距下韧带包括外侧的距跟韧带、颈韧带、距跟骨间韧带（位于中、后跟骨关节面之间）、跟腓韧带（跨越踝关节及距下关节）、下伸肌支持带。下胫腓联合韧带包括骨间膜、胫腓前下韧带、胫腓后下韧带、小腿骨间韧带和下横韧带（图 13-3）。

2. 外侧韧带扭伤　距腓前韧带是踝外侧韧带中最易受伤的韧带（约占 70%）。其损伤机制通常为足处于跖屈位时发生翻转；距骨处于最易受伤的位置，因此距腓前韧带具有受伤的风险。

（1）物理检查：踝外侧压痛且有瘀斑。前抽屉试验用于诊断 ATFL 损伤。距骨倾斜征阳性（最好于足的中立位进行试验）提示跟腓韧带损伤。

（2）影像学检查：文献中尚未就何种影像学表现最重要达成一致。应力位 X 线片研究只有和对侧对比才有意义。距骨倾斜角如果较健侧 > 10° 或更大，则被认为是畸形。前抽屉试验摄 X 线片与健侧相比 > 3mm 的差异便是异常。偶尔，从 X 线片上可见韧带带着一小片的骨片从腓骨尖撕脱。

（3）分级

1）Ⅰ级：距腓前韧带扭伤。

2）Ⅱ级：距腓前韧带破裂和部分跟腓韧带撕裂。

3）Ⅲ级：完全的距腓前韧带和跟腓韧带撕裂。

（4）治疗：95% 的急性踝关节扭伤经正确的治疗能收到满意的效果。

1）Ⅰ级损伤采用休息、冰敷、压迫、抬高的（RICE）办法。早期负重及康复训练，应关注本体感觉及增加腓侧的强度。

2）Ⅱ、Ⅲ级损伤需要功能性支具或是在于背伸位短期制动（2～6 周），然后逐渐活动。康复训练与前相似。

3. 三角韧带扭伤　单纯的三角韧带扭伤非常少见。常见于伴有下胫腓联合损伤的患者。单纯的损伤使用支具保护 6～8 周，逐渐恢复到正常活动。

4. 下胫腓联合韧带扭伤　下胫腓联合韧带扭伤占所有踝关节韧带损伤的 10%。

（1）病史和体格检查：有扭伤病史；在踝背伸和外翻时出现疼痛。挤压试验（同时压胫骨和腓骨的中段时踝关节疼痛）阳性。通过腓骨颈触诊和摄胫骨、腓骨近侧 X 线检查 Maisonneuve 损伤。对没有下胫腓分离的患者在受伤当时不能单腿跳跃是诊断下胫腓联合损伤的最佳体征。其他的阳性体征只有在伤后次日才能表现出来。

（2）下胫腓联合韧带损伤包含 4 种韧带。

1）胫腓前下韧带（AITFL）：该韧带是下胫腓联合外旋损伤时最常累及的韧带。

2）胫腓后下韧带（PITFL）。

3）小腿骨间韧带（IOL）。

4）骨间横韧带（TOL）。

（3）影像学检查（见图 13-5）：X 线片可能显示正常，但也经常有些微小的异常。下胫腓间隙 > 5mm 属于异常，内侧关节间隙 > 4mm 属于异常。远期的调查发现，90% 的患者存在骨间膜钙化。

（4）分型

1）Ⅰ型：指的是直接距骨外侧半脱位。

2）Ⅱ型：包括Ⅰ型加上腓骨的塑性变形。

3）Ⅲ型：包括腓骨、距骨后侧旋转脱位。

4）Ⅳ型：包括距骨完全脱位，游离于胫骨和腓骨之外。

（5）治疗

1）稳定的损伤：稳定的损伤（内踝间隙 < 5mm）采用 RICE 法治疗，随着活动量调整能够耐受时即可承重。

2）不稳定的无移位损伤：在 X 线片上见到的伴有自发复位的不稳定损伤使用支具固定 4～6 周，然后保护性负重。这种损伤较之典型的外踝扭伤的患者康复时间要长 1 倍。

3）不稳定的移位损伤：不稳定的移位损伤需要复位下胫腓联合、螺钉固定，然后支具制动 4～6周。对不能复位的损伤可能需要在关节内侧做一切口，将嵌顿的三角韧带移除。对 Ⅱ 型损伤，腓骨截骨是必要的，因为塑性变形的腓骨使踝穴不能复位。ORIF 可能于损伤后 1 年才进行，前提是没有关节炎的影像学证据。

5. 慢性的踝关节外侧不稳 慢性踝关节外侧不稳的特点是踝关节外侧部的持续性疼痛、发软、虚弱，反复性扭伤。

（1）诊断：需要经过病史、体格检查、影像学检查（MRI 和超声）来做出诊断。50% 的患者使用支具行非手术治疗有效。

（2）治疗：当非手术治疗失败时可行外科手术。有必要排除后足内翻畸形和高弓内翻畸形。如果存在这些疾病，在软组织重建时需同时行截骨术以防止复发。

1）解剖式

①改良 Broström 术式：该术式是最符合解剖的术式，直接修复距腓前韧带和跟腓韧带，包括使用下方伸肌支持带加强和控制距下关节。该方法的成功率高达 90% 以上。

②游离组织移植：对于韧带变弱或行 Broström 术式失败的患者，异体或自体半腱肌移植或许适用。

2）非解剖式

"牺牲"腓骨肌术式：包括 Larsen 术、Watson-Jones 术、Chrisman-Snook 术和 Evans 手术。这些术式需要牺牲半条或整条的腓骨短肌腱以重建外侧韧带（提供一条"缰绳"）。此种修复的局限性是易被过度收紧且是非解剖的。Evans 术有时用于对因运动竞技致伤需摆"不熟悉"的体位或体重非常重的运动员进行强化。

6. 踝关节内翻损伤致胫腓前下韧带增厚（伴软组织撞击） 增厚的胫腓前下韧带在胫骨前外侧形成摩擦。

（1）诊断：踝关节线持续疼痛（特别在外侧关节线），但没有失稳。疼痛通常在注射激素后减轻。在影像学上不易观察到。

（2）治疗：注射激素只可偶尔使用。且需进行关节镜清理。

**（二）腓骨肌腱脱位**

1. 解剖 正常的腓骨肌肌腱走行在腓骨后方的凹槽中；腓骨短肌位于腓骨长肌的前方。肌腱被固定在腓骨上支持带中。它起于腓骨后外侧缘，止于跟骨的外侧。

2. 损伤的机制 过度背伸和外翻时发生；75%的患者为滑雪损伤。

3. 体格检查 查体时发现腓骨肌肌腱脱位不同于踝关节扭伤，因为疼痛更偏后侧。偶尔将处于跖屈、内翻位的足抗阻力背伸、外翻运动时可诱发脱位。15%～50% 的患者摄 X 线片时见到在骨的侧方存在薄片（腓骨的边缘骨折）。MRI 有助于确认肌腱的病理学变化。

4. 治疗

（1）非手术治疗：对大多数患者是正确的选择，但只有 50% 的成功率。

（2）手术治疗：对于需要尽早恢复活动的患者可以选择手术，包括腓骨上支持带的急性修复，也可能包括腓骨凹槽的加深。

5. 慢性脱位 慢性脱位需要手术治疗。现已存在多种术式。采用腓骨凹槽加深并行韧带修复的手术方式成功率最高，且并发症最少。

**（三）距下关节损伤**

距下关节损伤与踝关节扭伤相似。可以通过体格检查加以诊断。对持续外踝疼痛和跗骨窦压痛的患者应高度怀疑距下关节损伤。治疗原则同踝关节扭伤。

**（四）跟腱断裂**

在最常见的主要肌腱损伤中，跟腱断裂居第三位。

1. 损伤机制 损伤机制是严重的暴力及踝关节由跖屈位强力背伸时伴有的加速（或减速）损伤。断裂通常发生在跟腱止点近端 2～6cm。有时跟腱断裂前便已经存在跟腱变性，可能的原因包括过度使用、长期应用类固醇激素、痛风和使用氟喹诺酮类药物。

2. 诊断

（1）病史：患者能讲述一系列病史，如听到"砰"的一声、噼啪声及感觉足跟遭打击等。青少年和年轻人如果服用喹诺酮类药物则跟腱自发断裂的风险增加，相对风险指数达 3.7。

（2）体格检查：存在跟腱压痛和触诊空虚。Thompson 试验（患者俯卧位时挤压腓肠肌缺乏反应，踝关节不能完全跖屈）阳性。

（3）影像学检查：如果诊断尚存疑问，可行超声及 MRI 检查。

3. 治疗

（1）非手术治疗：非手术治疗盛行于欧洲。这种技术包括通过跖屈踝关节逐渐地使跟腱断端相靠近，用 2～3 个月逐渐将足恢复至中立位。愈合的进程可以通过超声检查来随访观察。该治疗方法适用于活动量较小、年龄较大以及皮肤条件不好、伤口愈合能力差的患者（如存在周围血管性疾病或糖尿病）或是需要接受激素治疗或化学治疗的患者。非手术治疗存在较高的再断裂率（18%）。

（2）手术治疗：美国医师通常认为手术治疗会更加有效。手术治疗对于活动量较大的运动员是更好的选择。手术治疗的感染发生率较高，但跟腱再断裂率却较低（2%）。

1）治疗目标：治疗目标是恢复跟腱的解剖结构。

2）伤口坏死与神经损伤：精细的软组织操作能避免伤口坏死及腓肠神经损伤的风险。在经皮修复跟腱手术中损伤风险最大的是腓肠神经。支具固定踝关节在跖屈 20° 时组织灌注最大。皮肤的组织灌注随着踝背伸或跖屈角度的增加而减少。

3）缝合技术：端对端使用锁边缝合技术（Krakow 法）的修复比其他的缝合法（Bunnel,法、Kessler 法）更加牢固。

4）跖肌腱：如果存在跖肌肌腱，则能加强修复效果。70%～80% 的患者存在跖肌肌腱。

5）急性修复：急性修复可在伤后 3 个月进行并能取得良好的效果。

（3）慢性撕裂：被忽视的且超过 3～6 个月的创伤通常需要进行重建（而不仅限于直接修复）。

1）治疗选择：慢性撕裂伤的重建包括选择使用姆长屈肌肌腱（最强壮）、趾长屈肌肌腱、腓骨短肌，游离移植物或行翻转手术。

①＜ 4cm 的间隙可以用 V–Y 法处理。

②＞ 5cm 的间隙的重建，需要进行翻转和姆长屈肌肌腱转位进行加强。

2）皮肤坏死：后侧软组织回缩和局部缺少血供（应考虑术前使用皮肤扩张器）导致皮肤坏死率相对较高。

（4）切割伤：患者应进行冲洗、清创（伤后 8 小时之内）。跟腱的修复应按照前述的原则进行。

## 三、踝关节的脱位和骨折脱位

### （一）损伤机制

踝关节的脱位和骨折脱位通常继发于高能量创伤。

### （二）诊断

通常有明显的外观畸形。可能是开放伤或骨折块表面皮肤隆起。因为距骨毗邻胫骨远端边缘形成局灶性压力点，所以有损伤关节面的风险。

### （三）治疗

首要目标是通过闭合复位、重建踝关节的正常结构。通过减轻皮肤张力，降低皮肤全层坏死的风险并减轻关节面的压力。必须立即复位（不应拖到第 2 天）。事实上，在急诊科局部麻醉下就能进行。

1. 开放性脱位或骨折脱位　如果脱位或骨折脱位是开放性的，最好在手术室先行冲洗和清创，然后再进行关节的复位（如果存在延迟处置，应彻底清洗关节后在急诊科复位，随后应在手术室将踝关节再次脱位后再进行正规的冲洗和清创）。

2. 骨折 - 脱位　骨折 - 脱位中骨折部分的治疗与踝关节骨折相似。

（付索超　译，王　非　夏远军　审）

# 第 14 章

# 足部损伤

Donald S. Stewart II，William C. McGarvey

## 一、距骨骨折脱位

### （一）解剖

1. 分部　距骨分为头部、颈部和体部 3 个部分：头部，与足舟骨相关节；颈部，不与其他骨形成关节；体部，与上面的胫骨和下面的跟骨形成关节。距骨表面约 50% 被软骨覆盖。距骨无肌肉或肌腱附着。距骨顶前部较宽。距骨后部包括内侧结节和外侧结节，蹞长屈肌腱在两者之间穿过。外侧结节较大，可能存在一单独的小骨块（距后三角骨），仅靠韧带结构附着。

2. 血供　距骨血供主要有两个来源：骨外和骨内（图 14-1）。

（1）骨外的血供

1）胫后动脉

①跗骨管动脉：跗骨管动脉发出三角支，绕经三角韧带供应距骨体内侧。

②跟骨支。

2）胫前动脉（足背动脉）

①跗骨中间支。

②踝前外侧动脉：供应跗骨窦。

3）腓动脉：供应跗骨窦。

（2）骨内的血供

1）距骨头

①上内侧半：由胫前动脉（足背动脉）分支供应。

②下侧半：下侧半的血供来自跗骨悬带动脉（跗骨窦动脉和跗骨管动脉）。

2）距骨体：主要由跗骨管动脉和跗骨窦动脉的吻合支供应。

### （二）损伤类型

1. 距骨头骨折　占距骨骨折的 5% ～ 10%。

（1）损伤机制

1）踝关节跖屈位轴向载荷或踝关节背伸位时将距骨头向胫骨远端压缩。

2）距骨头内侧脱位时足舟骨受剪切力而骨折，致距骨头损伤。

（2）相关损伤：跖骨骨折是常见的合并损伤，中足不稳也常见。

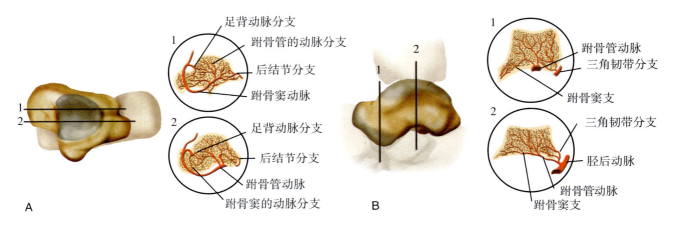

图 14-1　A. 通过平面 1 和平面 2 的矢状面。注意距骨体主要由跗骨管动脉和后结节动脉供血（2），距骨头则主要由足背动脉和跗骨窦动脉分支供血（1）。B. 在冠状面，距骨体外侧 2/3 由跗骨管动脉分支供血，内侧 1/3 通过三角韧带分支供血

（3）治疗

1）无移位骨折：由于坚强的关节囊和韧带附着，大多数骨折不发生移位。治疗用短腿石膏固定免负重 4～8 周。

2）移位骨折：没有证据表明骨碎片切除或开放复位内固定哪种治疗更好。如果骨折块足够大，标准的治疗是内固定，并切除小的骨折块。

（4）并发症：包括由骨折对位不良导致的关节炎、骨坏死（发生率约为 10%）、骨软骨骨折。

2.距骨颈骨折　又称飞行员距骨。

（1）概述：距骨颈骨折是高能量损伤，通常是在足过度背屈位与胫骨远端撞击所致。15%～20% 是开放性骨折。经常伴有踝关节骨折（25%），内踝损伤更常见。发生软组织损伤和骨筋膜隔室综合征的风险很高。

（2）分型：根据 Hawkins 分类法（图 14-2），距骨颈骨折分为 4 型。

1）1 型为无移位骨折。

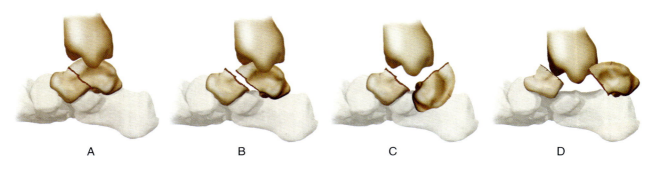

图 14-2　距骨颈骨折的 Hawkins（和 Canale）分型

A. Hawkins 1 型，骨折无移位；B. Hawkins 2 型，伴距下关节半脱位或脱位；C. Hawkins 3 型，伴距骨体脱位；D. Hawkins 4 型，伴距骨体和距骨头脱位

2）2 型为移位的距骨颈骨折，伴距下关节半脱位或脱位。

3）3 型为移位的距骨颈骨折，伴踝关节和距下关节脱位。

4）4 型为移位的距骨颈骨折，伴踝关节、距下关节和距舟关节脱位。

（3）影像学检查：需要摄足和踝部系列 X 线片。距骨颈的轮廓在 Canale 位显示最清楚（踝关节处于最大跖屈位，足旋前 15°，球管投射方向指向头侧并与水平面成 75°）。

（4）治疗：治疗取决于 Hawkins 分型，目标是达到解剖复位，以往认为早期解剖复位可减少距骨坏死的风险。近来，有研究显示，约 60% 的矫形外科专家发现 8 小时后手术可以接受，46% 的矫形外科专家则认为 24 小时后进行手术可以接受。

1）Hawkins 1 型：Ⅰ型骨折以免负重短腿石膏固定 4～6 周，然后更换行走石膏固定 1～2 个月。如果担心关节僵硬或后期发生骨折移位，可以考虑经皮固定。

2）Hawkins 2 型：2 型骨折应当急诊处理。立即通过牵引并跖屈，重新对齐距骨头骨折块与距骨体以整复骨折。如果达到解剖复位（据报道约 50%

可手法解剖复位），可按 1 型骨折处理。剩余的畸形必须矫正，移位 ≤ 5mm、成角 ≤ 5° 才是可接受的。Sangeorzan（1992）的一项研究提示，距骨颈骨折仅 2mm 的移位就会显著影响关节压力。大多数学者主张 2 型骨折应当行内固定以避免后期发生骨折移位。开放复位可通过前外侧（血管损伤风险最小）或前内侧或后外侧切口。固定常使用经距骨颈的螺钉。手术入路取决于骨折块的位置、开放伤口、皮肤挫伤情况及相邻的骨折。前内侧入路最常用，但损伤跗骨管动脉的风险最高。有时需要联合使用前内侧和前外侧切口以进行交叉螺钉固定。后内侧入路应当避免，因为此入路发生疼痛后遗症的风险很高。术中透视是必需的，可以保证精确的骨折复位并避免对位不齐（尤其是距骨颈内翻畸形必须避免）。自后向前的螺钉固定能达到最大固定强度，优于克氏针或自前向后的螺钉固定。

3）Hawkins 3 型：3 型骨折的治疗与 2 型相似。但 3 型骨折软组织问题更常见，治疗结果也普遍较差。手法复位很难得到满意的复位，因此 ORIF 更常用。有时需要通过跟骨牵引以复位距骨体。如果距骨体被挤出，可能需一期行 Blair 融合术，因为直接复位可导致极高的感染发生率。胫后动脉三角支可能是距骨仅存的血供来源，注意必须尽量少剥离三角韧带。距骨可能在三角韧带处发生旋转，必须将骨折块扭转回来以保持血供。

4）Hawkins 4 型：4 型是非常罕见的损伤。治疗原则参见 2 型骨折。

（5）并发症：由于各种后遗症很常见，患者的不满意率较高。

1）皮肤坏死及感染：背侧的皮肤坏死和感染的风险特别高。骨折延迟复位导致皮肤受压，加重局部缺血。开放性损伤中骨髓炎多发，需要切除感染的骨块并行关节融合术。

2）延迟愈合或不愈合

①延迟愈合：是指骨折愈合于 6 个月以后，其发生率约为 10%。继发于距骨稀少的血供且血管重建缓慢。必须限制负重直到可以看到桥接骨痂。

②不愈合：完全的不愈合很罕见。即刻行内固定可以减少不愈合及延迟愈合的发生率。骨折超过 1 年仍不愈合，应行 ORIF 及骨移植。

3）畸形愈合：内翻畸形是最常见的畸形，通常发生于闭合复位且未使用内固定的情况下。这种畸形最终导致距下关节退行性关节炎，常发生于 2 型损伤（高达 50%）。临床上，患者表现为距下关节活动度下降，依靠足的外侧缘站立。手法复位后应仔细观察 X 线片或行 ORIF 可降低发生内翻畸形的风险。手术中仅采用内侧切口可能增加发生内翻畸形的风险，因为此入路限制了整体观察骨折复位情况。

4）创伤性关节炎：创伤性关节炎发生于距下关节（50%）、胫距关节（33%）或两个关节均受累（25%）。起因于受伤时关节受损，后期骨坏死伴随部分塌陷、畸形愈合或制动时间过长导致纤维化。可能需要局部封闭以鉴定受累的关节。非手术治疗通常有效，倘若无效，就只能行关节融合术。

5）距骨坏死：发生率与损伤类型有关（表 14-1）。如果伤后 6 ～ 8 周的 X 线片上可见 "Hawkins 征"（图 14-3），表示距骨体血管再生和骨质萎缩。Hawkins 征表现为前后位 X 线片上距骨穹顶软骨下的透亮带，存在 Hawkins 征表示不会发生距骨坏死，缺失则不能肯定一定会发生距骨坏死。MRI 或核医学检查有时有助于判断可疑坏死的病例是否真的发生了坏死。在距骨坏死的病例中，X 线片上距骨骨密度超过 3 个月以上并不增高。

表 14-1 距骨颈骨折后距骨坏死的发生率

| Hawkins 分型 | 发生率 |
| --- | --- |
| 1 型 | 高达 13% |
| 2 型 | 20% ～ 50% |
| 3 型 | 几乎 100% |
| 4 型 | 几乎 100% |

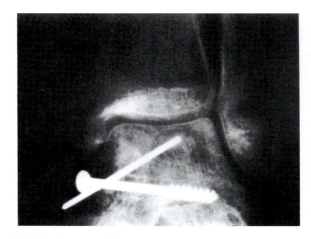

图 14-3 Hawkins 征
注意距骨软骨下区的骨质萎缩，提示血供重建（这是一个距骨活性良好的预兆）（经许可，摘自 Mann RA, Coughlin MJ, Surgery of the foot and ankle, ed 6, St. Louis, 1993, Mosby）

如果发生距骨坏死，是否负重存在争议。骨折的骨性愈合似乎并没有被骨坏死延迟。然而，负重应当推迟至距骨颈骨折愈合以后。一些病例记录显示，尽管发生距骨坏死，只要避免骨质塌陷，骨折仍愈合良好。可使用免负荷髌韧带承重支具，直到距骨血管重建完成（血管爬行替代长达 36 个月）。迟发的骨质部分塌陷处理起来很困难，治疗可选择胫跟融合、Blair 融合和改良 Blair 融合（保留距骨头和颈）。

6）神经损伤

①后外侧入路：最常损伤腓肠神经。

②前内侧入路：最常损伤隐神经。

③前外侧入路：最常损伤腓浅神经的背侧中间皮支。

3. 距骨体骨折　距骨体骨折包括涉及距骨上关节面或滑车区的骨折。这些骨折可能发生在任何平面，且预后较距骨颈骨折差得多。分型（图 14-4）是基于骨折平面和骨折块移位做出的。治疗除了移位极少的骨折，其余均需进行手术。行内踝截骨的内侧入路能提供广泛的显露。外侧入路损伤血管的风险较小。固定骨折可使用骨皮质螺钉、克氏针、Herbert 钉。总的距骨坏死发生率约为 50%，通常与骨折类型无关（距骨坏死发生率与距骨体骨折类型有关）。距骨体骨折后距骨坏死的治疗与距骨颈部骨折所致的距骨坏死相似。

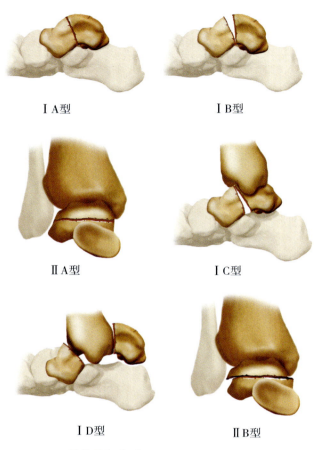

I A 型　　　　　I B 型

II A 型　　　　　I C 型

I D 型　　　　　II B 型

图 14-4　距骨体骨折分型

**4. 距骨突骨折**

（1）外侧突骨折（滑雪板骨折）：受伤机制是踝关节背屈、内翻、外旋加以轴向载荷。距骨外侧突为颈韧带、分歧韧带、距腓前韧带及跟距外侧韧带提供附着。

1）检查：理学检查结果与踝关节外侧扭伤相似。内翻损伤病史是其特征，应高度怀疑并做出诊断。X线片常能显示细微或明显的改变，CT 有助于进一步评估。

2）影像学检查

① X 线片：踝关节前后位 X 线片和小腿内旋 20° 位片最能清楚地显示外侧突骨折。

② CT：冠状位片。

3）治疗：治疗取决于骨折片的大小、移位和粉碎程度。

① 无移位骨折：可用短腿石膏（免负重）固定 4 周，然后用可负重石膏再固定 2 周。

② 移位、非粉碎性骨折：以小的骨折片或 Herbert 钉行 ORIF。

③ 粉碎性骨折：最好切除碎骨片，早期免负重活动距下关节。

4）并发症：延误诊断可能带来最严重的问题。移位的骨折块愈合后可导致距下关节炎。如果单纯切除骨折块不能解决问题，可考虑行距下关节融合。

（2）后突骨折（Shepherd 骨折）

1）诊断：可能有外伤史或隐匿疼痛的病史。疼痛可能很模糊，非特异性，可能集中于后踝。疼痛常于踝关节强制马蹄位时加重。踇趾活动可引发疼痛，因为踇长屈肌腱走行毗邻距骨结节，然后进入载距突下的凹槽中。

2）损伤机制：两种机制与损伤有关——①过度背屈和（或）内翻，导致距腓后韧带紧张撕裂外侧结节；②强制跖屈导致外侧结节于胫骨和跟骨受压。

3）应力骨折：应力骨折可能因踝关节反复活动引发，可导致外侧小骨块与距骨分离。

4）影像学检查：踝关节侧位片上显示最清楚。区分三角形突起的急性骨折（边缘毛糙）与距后三角骨（边缘光滑）比较困难，骨扫描可能有帮助。

5）治疗：治疗包括免负重石膏固定 4 周，然后行走石膏固定 2 周。持续疼痛的话可以延长石膏固定时间。症状持续超过 6 个月提示骨折不愈合。骨扫描可显示局部代谢活跃。若骨折不愈合，推荐经后外侧入路（踇长屈肌与腓骨间）切除骨折块。关节镜下骨块切除也有报道。

**5. 距骨的骨软骨缺损**　这是距骨穹顶关节表面的关节内骨折。撞击损伤可能破坏软骨的完整性，剪切损伤可能导致软骨瓣状撕裂。在所有踝关节扭伤的患者中，距骨的骨软骨缺损发生率为 6.5%。55% 的损伤发生于距骨内侧部分，45% 在外侧。

（1）损伤机制

1）外侧：背屈并内翻踝关节导致撞击和前外侧剪切。

2）内侧：跖屈并内翻踝关节导致距骨内上嵴刮擦胫骨远端关节面，从而损伤距骨内侧。

（2）诊断：症状与踝关节扭伤相似，可能有异物感。

（3）影像学检查：外侧损伤通常较平、呈浅碟状，而内侧损伤较深、呈杯状。CT 扫描有助于显示损伤的深度和大小。MRI 能更精确地显示软骨缺损区的表面覆盖及碎片自软骨下移位情况。MRI 还能鉴别相关的软组织损伤。

（4）分类

1）Berndt 和 Harty 分类法：最经典、应用最广泛的分类方法（表 14-2）。

2）Ferkel CT 分类法。

3）Anderson MR 分类法。

**表 14-2　距骨骨软骨损伤的 Berndt 和 Harty 分类法**

| 分期 | 表现 |
| --- | --- |
| I | 小块软骨下骨压缩 |
| II | 骨软骨块部分分离 |
| III | 骨软骨块完全分离，但无移位 |
| IV | 骨软骨块完全分离，并移位 |

（5）治疗（基于 Berndt 和 Harty 分类法）

1）I 期、II 期损伤和内侧 III 期损伤：用石膏固定 6～12 周。如果症状超过 4～6 个月，可按下文所述行手术治疗。

2）IV 期和外侧 III 期损伤：手术治疗。小的损伤可手术切除并在基底部钻孔，可开放或在关节镜下进行。大的损伤超过关节表面 1/3，则应手术复位并固定骨折块。是否行骨移植仍有争议。内侧或外侧关节入路均可取得满意效果，但大的后内侧损伤可能要求踝关节截骨。免负重的积极全方位功能锻炼应持续 8～12 周。

（6）慢性损伤：踝关节扭伤后接受正规非手术治疗仍持续疼痛的患者应怀疑慢性损伤。症状多为活动相关的疼痛、交锁和肿胀。这些损伤在 X 线片上不可见，骨扫描、MRI 或两者联合有助于确诊。MRI 能评估骨折块的稳定性，通过骨折片基底部或骨折块有无纤维附着或液体来进行判断。对不稳定慢性损伤的治疗与急性外侧 III 期和 IV 期损伤的治疗相似。慢性损伤常伴随踝关节僵硬和关节炎。

6. 涉及距骨的关节脱位　距骨脱位属高能量损伤，10%～15% 为开放伤。

（1）距下关节脱位：较少见，约占足部损伤的 1%。距下关节脱位常伴随距舟关节脱位。通常为高能量损伤，但也可能发生于小的损伤。区分距下关节脱位是高能量或低能量造成及脱位方向很重要，这决

定治疗和预后。

（2）解剖分类

1）内侧距下关节脱位发生于足跖屈位强制内翻时，最常见，40% 为开放伤。

2）外侧距下关节脱位发生于足跖屈位强制外翻时，通常为高能量损伤，超过 50% 为开放伤。

3）后脱位可能发生于过度跖屈位。

4）前脱位非常罕见，可能由牵拉伤引起。

（3）影像学检查：要求摄包括足和踝 3 个位置的 X 线片以全面评估。复位后，应当重复摄一组 X 线片以确认距下关节和距舟关节轴线复位情况。Broden 位 X 线片能显示距下关节复位。后前位 X 线片和 CT 扫描能进一步评估相关的距舟关节或距下关节嵌插骨折或骨软骨骨折，也可评估嵌顿的骨折块。

（4）治疗

1）复位前和复位后神经、血管检查的资料很重要。

2）复位时应屈膝，牵引或对抗牵引足，重现损伤时的暴力，直接压迫距骨头和跟骨使其回复原位。复位应尽早进行，以减少皮肤的隆起及可能的坏死。

3）开放损伤

①冲洗和清创。

②由于外侧脱位多为高能量损伤，许多患者需要二期植皮或皮瓣移植。

4）关节无法复位：如果关节不能闭合复位，就要通过距骨前内侧或前外侧切口开放复位。

①内侧脱位：a. 距骨头扣锁在伸肌支持带；b. 缠绕趾短伸肌；c. 缠绕腓深神经外侧支；d. 足舟骨与距骨头撞击。

②外侧脱位：a. 足舟骨与距骨头撞击；b. 距骨头缠绕胫后肌肌腱或趾长屈肌。

5）复位后

①若关节稳定且对位满意，用石膏固定至少 1 个月，早期全范围功能锻炼。

②若关节对位不佳，再次检查阻碍复位的因素，如关节内嵌压骨折碎片，需要正规的开放复位。

③关节不稳定常见于高能量损伤，可能需要行踝关节和（或）距下关节外固定 4 周。也可选择斯氏针固定距下关节加石膏固定 6 周。

6）并发症：皮肤坏死、距下关节炎、持续不稳、缺血性坏死、感染、神经血管伤常发生于高能量损伤（常涉及胫后动脉或胫神经）、胫后肌肌腱损伤。

7. 距骨全脱位　是一种罕见损伤，多为开放伤。可能的话，在冲洗和清创后予以复位。有时距骨完

全脱位且严重污染，需切除距骨（此类患者需一期行胫跟融合术）。

## 二、跟骨骨折和距下关节脱位

### （一）历史

在跟骨骨折的最佳治疗方案上，人们从未达成共识。治疗方法包括不复位、闭合复位、ORIF、一期融合，并没有在手术入路或结果评价标准上有正式的适应证或达成一致意见。

### （二）解剖

跟骨是足部最大、形状最不规则的骨，包括大量骨松质和许多骨突起。跟骨结节为后方宽阔的跟腱和下方跖腱膜提供附着。后侧是最大的关节面，并且为距骨外侧突和距骨体提供支撑。支持带（sustentacular fragment）容纳跟骨中间面和粗壮的跟距骨间韧带。姆长屈肌腱走行于载距突下方的凹槽内。前部突出与骰骨相关节，分歧韧带自此发出，另一端附着于足舟骨和骰骨。跟骨骨折约占足部骨折的60%，约占全身骨折的2%。

### （三）骨折分类

不存在公认的最佳分类法。

1. Essex-Lopresti 分型（表14-3） 最常用的分类法。将跟骨骨折分为关节内骨折（75%）和关节外骨折（25%）。

2. Sanders 分型（图14-5） Sanders 分型系统基于 CT 所见，应用非常广泛，并能预测预后。

**表 14-3 跟骨骨折的 Essex-Lopresti 分型**

| **关节外骨折（约 25%）** |
| --- |
| 跟骨前突骨折 |
| 跟骨结节骨折 |
| 内侧突骨折 |
| 载距突骨折 |
| 跟骨体骨折不涉及距下关节 |

| **关节内骨折（约 75%）** |
| --- |
| 无移位骨折 |
| 关节压缩骨折 |
| 舌形骨折 |
| 严重粉碎性骨折 |

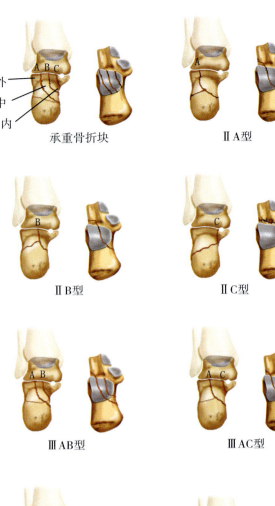

承重骨折块　　ⅡA型

ⅡB型　　ⅡC型

ⅢAB型　　ⅢAC型

ⅢBC型　　Ⅳ型

外
中
内

图 14-5 跟骨关节内骨折的 CT 分型。通过冠状面图像分析关节表面最宽部分（载距突，这一点非常重要）

### （四）合并伤

跟骨骨折常由高处坠落或其他高能量创伤所致。约10%的患者合并腰椎骨折，尤其是第1腰椎骨折。约10%的患者为双侧跟骨骨折。

### （五）特殊类型损伤

1. 关节内骨折 两种常见的关节内骨折（关节面压缩和舌形骨折）前面已经描述。

（1）损伤机制：最常见的损伤机制为轴向载荷。距骨外侧突像一个楔子，造成原始骨折线（垂直）、继发骨折线（多向后方），确定骨折类型。

（2）诊断：足跟部压痛，高度肿胀，伴瘀斑形成，也可能出现神经受损的表现（跗骨管部）。

（3）影像学检查：足的侧位和跟骨轴位 X 线片通常显示跟骨短缩、变宽，跟骨结节多内翻。Bohler 角和 Gissane 角的改变也有诊断意义。原始骨折线和继发骨折线有时非常直观。Broden 位 X 线片能显示距下关节，可用于术中评估后关节面复位情况。

CT 扫描：CT 帮助评价后关节面和骨折粉碎程度，也有助于评估跟骰关节。正如上文所指，Sanders 基于 CT 建立了分型系统（图 14-5）。CT 扫描层面应垂直于后关节面，矢状层面应平行于足的跖面，层厚为 3mm。CT 有助于显示典型的短缩、变宽、内翻及内侧移位情况。

（4）软组织处理：跟骨的关节内骨折均伴随着软组织极度肿胀。手术最好在伤后 12 小时内或 1 ~ 2 周消肿后进行。持续加压装置有助于减轻水肿。脂肪垫爆裂或萎缩可带来长期的问题。肌腱（踇长屈肌，腓骨长肌）可能嵌压于骨折块或移位的关节内。骨筋膜隔室综合征经常发生，必须通过筋膜隔室压力监测和筋膜切开术加以处理。若发生于深部中央隔室，其内容纳足底外侧神经和跖方肌。依据临床检查发现疼痛与创伤不成比例以判断骨筋膜隔室综合征并不可靠，推荐监测筋膜室内压力。在"皱纹试验"中，皮肤出现皱纹表示肿胀已消退，可用于决定软组织适合手术的时机。可能的话，骨折应在 3 周内复位，3 周后骨折块固化，使复位和固定等操作变得极其困难。

（5）合并伤：约 10% 的患者合并腰椎损伤，25% 的患者合并其他下肢损伤。

（6）治疗：治疗取决于骨折的严重程度和关节面粉碎程度。

1）无移位关节骨折：无移位的关节骨折以庞大的敷料（Robert-Jones）包扎。一旦踝关节恢复控制且肿胀减轻，即可开始主动距下关节全方位活动，但仍禁止负重。通常伤后 8 ~ 12 周可开始行走，这取决于骨折粉碎情况。

2）移位的关节内骨折：骨折块较大，软组织条件许可时应当行 ORIF。手术入路根据医师的偏好和熟练程度来选择。

经皮固定可用于某些患者，尤其是有舌形骨折块的患者。患者置于俯卧位，应用 Essex-Lopresti 法可以帮助解锁并复位结节骨折块。

外侧扩大入路最常用，但也有学者使用改良的距下入路、内侧入路、联合入路。若采用外侧入路，必须全层切开软组织皮瓣，并避免损伤腓肠神经。外侧入路的直切口位于跟腱前方 0.5cm，向远端至足外侧和足底皮肤相连处。水平切口延足外侧和足底皮肤交界延伸。足跟外侧动脉对维持皮瓣血供非常重要，它位于跟腱前方 1.5cm 垂直走行。"恒定骨块"被强大的距跟韧带所束缚，关节可通过皮质下骨松质螺钉加以重建。下一步是矫正跟骨的形态，以恢复其长度和宽度。在跟骨结节穿入斯氏针进行牵引，有时能提供帮助。前外侧骨块通常向上方移位，需要旋转并复回原位，就恢复了 Gissane 角，用克氏针临时固定前外侧骨块。外侧支撑接骨板固定于结节关节骨块及前突，常能维持跟骨于合适的位置。骨移植可以选用，但并不能加速愈合或改善治疗结果。

内侧入路能更好地显露载距突。关节面可在直视下以支撑骨块为关键进行复位操作。内侧切口的难点在于如何显露后关节面。可以选择有限切开，潜行经皮抬高骨折块。为了通过内侧切口成功复位及固定骨折，手术应在伤后 1 周内进行。

对复位困难或开放性骨折可采用环形外固定系统。McGarvey 等近期报道了使用 Ilizarov 架联合小切口治疗移位跟骨骨折，包括 Sanders Ⅱ ~ Ⅳ型骨折（开放或闭合）。33 例患者接受治疗和评估，仅 1 例患者深部伤口感染。在开放骨折组通过早期处理伤口，必要时皮瓣移植等措施后，未发生深部感染或伤口并发症。平均随访 2 年，患者均未接受其他后续治疗。

3）移位关节内骨折并严重粉碎：关节粉碎程度增加导致治疗满意度下降。因此，虽然可以尝试早期行 ORIF，倘若无法重建关节面，创伤性关节炎的可能性非常高，推荐一期行关节融合术。应注意保留足跟的宽度和高度。

4）开放骨折：通常由高能量损伤所致，问题特别多。据报道，伤口并发症率高达 70%，远超过骨髓炎 50% 的发病率。有报道早期冲洗、应用第四代头孢类抗生素清创、临时固定及后期重建的治疗方法效果更佳，感染、伤口并发症或骨髓炎的发生率为 10% ~ 20%。

（7）并发症

1）软组织问题：软组织问题，是一种最常见且非常严重的并发症，尤其是与外侧扩大入路相关的问题。通常出现在切口的顶点，可能在伤后长达 4 周才出现。全身因素，如糖尿病、周围血管疾病、酗酒、吸烟都能增加伤口并发症的发生率。

2）局部感染：局部感染很常见，需行早期清创和抗生素治疗。如果伤口发生葡萄球菌感染并早期愈合，则需拆除固定物加以冲洗和清创。

3）距下关节炎：即使关节复位良好，也可能发生距下关节炎。加利福尼亚大学伯克利实验室型矫正装置可能有效。影响后期行距下关节融合的因素有工伤、Sanders Ⅳ 型骨折、原始 Bohler 角＜ 0° 和非手术治疗。

4）前踝撞击：如果骨折未复位，距骨下沉则可能发生前踝撞击。在这些患者中，行距下关节骨阻挡切除关节融合术可能有效。

5）外侧撞击：腓骨与腓骨肌腱在外侧撞击是骨折复位不足所致，负重时邻近腓骨的跟骨外侧壁突出，导致腓骨肌腱在通过腱鞘时受压。在这些患者中，外侧壁切除，肌腱松解并修复或切除腓骨肌腱撕裂部有效。

6）皮神经瘤：皮神经瘤，尤其是腓肠神经瘤，可能在用外侧切口显露跟骨时发生。治疗包括神经瘤切除术，并将神经埋入腓骨肌腹内。

7）足跟垫疼痛：非常多见，与足跟脂肪垫瘢痕形成或纤维化有关。没有好的解决办法，目前多主张用缓冲垫治疗。

（8）手术治疗跟骨骨折的结果：即使遇到最好的医师，其结果也很令人失望。跟骨骨折导致长期不能工作并需要长时间的康复。即使后关节面达到解剖复位，距下关节僵硬仍是棘手的问题。保留足跟的高度和宽度对预后最有好处。在一项随机前瞻性多中心研究中，去除劳动者报酬后，发现接受手术治疗的患者结果比非手术治疗者更好。跟骨骨折手术治疗与非手术治疗患者随访 2 年的结果如下。

1）非手术治疗

①创伤性关节炎（占 16%）。

②外侧壁切除（占 0.8%）。

③骨筋膜隔室综合征（占 0.8%）。

2）手术治疗

①伤口坏死（占 16%）。

②错位（占 6%）。

③深静脉血栓（DVT）（占 1.2%）。

2. 关节外骨折 多为跟骨突起的撕脱骨折。

分类

1）前突骨折：损伤机制是跖屈并内翻。分歧韧带附着于跟骨前突。此类损伤经常与外踝扭伤混淆，但压痛点更靠跗骨窦远端。影像学表现可能很轻微。若骨折块很小，治疗采用短腿石膏固定 4 ～ 6 周，在身体能忍受时可以负重。若骨折块很大，移位或骨折涉及跟骰关节则需要行 ORIF。如果经非手术治疗骨折不愈合，且疼痛症状持续，可以行骨块切除术。

2）跟骨结节骨折：当跟腱拉伸强度超过肌腱载荷时，可发生跟骨结节附着部撕脱骨折。有时撕脱骨块较大，可能影响后关节面。治疗取决于移位程度。无移位或轻微移位骨折可于跖屈位制动约 3 周。移位骨折需行 ORIF 以保留跟腱的完整性和减轻隆起的骨折块挤压后方薄弱的软组织可能造成的损伤。修复不佳可能导致跖屈无力。

## 三、中足损伤

### （一）足舟骨骨折

足舟骨骨折分为 4 型：背侧唇（皮质撕脱）骨折、结节部骨折、体部骨折、应力骨折。

1. 背侧唇骨折 是最常见的类型，从力学角度看无关紧要。其发生与足扭转及内翻损伤有关。如果有症状，可石膏固定。如果骨折愈合后在背侧形成突起，可能刺激行经其上方的腓深神经。对引起疼痛症状的骨突的治疗需穿矫正鞋或手术切除突起。

2. 结节部骨折 多由于胫后肌腱突然收缩导致足舟骨结节骨折。因为胫后肌腱附着部很宽阔，所以骨折移位通常较小。治疗包括足弓塑形的石膏固定。此类骨折不应与足副舟骨（人群中发生率为 12%）混淆。痛性不愈合很少见，一旦发生，切除小的骨折块，胫后肌止点重建通常可成功。提升胫后肌腱联合骨块切除（改良 Kidner 手术）通常是不必要的。

3. 体部骨折 通常在跖屈位轴向加载所致。可累及距舟和舟楔关节。处理不当可导致足舟骨塌陷和关节炎。

（1）Sangeorzan 分型（图 14-6）

1）Ⅰ 型：为横向的冠状面骨折（＜体部的 50%）。

2）Ⅱ 型：最常见。骨折自背外侧向跖内侧移位。跖内侧骨折块通常较小且粉碎。

3）Ⅲ 型：为足舟骨中间和外侧粉碎性骨折，常伴有前足向外侧移位导致外展畸形。有时发生跟骰关节半脱位。

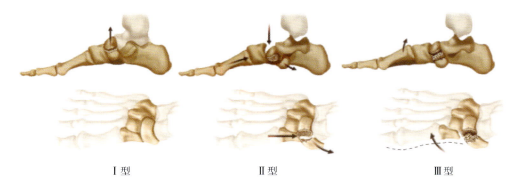

Ⅰ 型　　　　　　　Ⅱ 型　　　　　　　Ⅲ 型

图 14-6　足舟骨体部骨折的分型

（2）治疗

1）无移位骨折可短腿石膏固定免负重 6 周。

2）移位骨折，需要行 ORIF。应严格注意保留内侧柱长度，避免前足外展畸形，这可导致远期发生关节炎。通常需要切开复位，用骨皮质螺钉固定大的骨折块。严重粉碎性骨折需行嵌入性骨移植，可能需要外固定以维持长度。

3）如果软组织肿胀太严重不能行 ORIF 或需要额外的固定以增加内固定强度，或粉碎性骨折需要行韧带整复术时，外固定也是一个不错的选择。

4）过于粉碎的骨折可行一期融合术。

5）通常后期发生舟楔关节和距舟关节疼痛时，需行关节融合术。

4. 应力骨折　多发生于反复加压活动的运动员，他们通常对此损伤没有认识。影像学表现不明显常导致漏诊（平均在有症状 4 个月后才得以确诊）。

（1）诊断：有反复加压活动病史的运动员（如跳高、跑步运动员），局部压痛。如果 X 线片表现不明显或不能确诊，MRI 或骨扫描可帮助诊断。X 线片特性性表现为足舟骨中 1/3 垂直的骨折透亮线，应进行 CT 扫描以进一步明确骨折类型。

（2）治疗：治疗基于移位程度和 CT 所见。

1）无移位骨折可短腿石膏免负重固定 6～8 周。

2）移位骨折要求行 ORIF 及骨折部位植骨，最好做外侧切口，自外向内置入螺钉固定，因为通常外侧骨折块较小。

（二）骰骨骨折

1. 骰骨轻微移位的撕脱骨折　大多数骰骨骨折很少移位且无关紧要，常由内翻位扭伤引起。骨折在前后位 X 线片上查看足的外侧缘最直观。非手术治疗包括穿可负重硬底鞋 4 周。

2. "胡桃夹子骨折"　容易漏诊。其损伤机制多为高能量外展暴力导致骰骨被压碎，骰骨被压向跖侧，由于外侧柱短缩则前足发生外侧半脱位。其治疗通常需要切开复位及骨移植以维持长度。有时可用 H 形接骨板固定以保持长度，但由于骨折粉碎经常难以固定。因此，外固定对恢复外侧柱长度更加可靠。远期结果关节炎很常见，可行跟骰关节融合。不应融合跗骰关节，因为其结果很差。作为补救措施，关节成形术可能有效。

3. 跟骰关节半脱位　主要发生于舞蹈者，由于过度使用所致。该损伤为自限性，对有症状者可行物理治疗及穿戴矫形器。

（三）楔骨骨折

单独的楔骨骨折很罕见。通常合并其他高能量损伤，如跗跖关节骨折脱位。楔骨骨折因被相邻结构明显的病理变化所掩盖，故常被忽视。骨扫描有助于诊断。围绕这一区域的损伤本质上是韧带的损伤，因此要求延长制动时间。移位骨折和脱位应当行 ORIF。

（四）跗骨间关节损伤

1. 这类损伤发生在距舟关节和跟骰关节，早期漏诊率高达 30%。

2. 通常根据解剖部位和暴力方向来判断分型。

（1）纵向暴力：常为高能量损伤，足在跖屈位轴向暴力作用于跖骨头。暴力撞击距舟关节和跟骰关节导致此类损伤。骨折线常基于内侧柱或中间柱的力线方向垂直延伸经过足舟骨。

（2）内侧暴力：可导致一系列损伤类型，可引起距下关节完全脱位。"内侧转环"损伤发生于旋转暴力作用于跟距骨间韧带时，导致距舟关节脱位，跟骰关节完整，距下关节半脱位。

（3）外侧暴力：中足的外展损伤引发上文所述典型的"胡桃夹子"损伤。另一种变化是"外侧转环"损伤，导致距舟关节脱位，跟骰关节完整，距下关节半脱位。足舟骨结节撕脱是找寻此类损伤的线索。

（4）跖侧暴力：过度跖屈可引起背侧距舟关节复合体损伤。X线片显示距舟关节囊背侧斑点。

3. 治疗　早发现是获得良好疗效的关键。如果关节的同心性降低，需要早期石膏固定6周。若关节脱位不能整复，要求切开复位，骨折块可切除或内固定。持续疼痛或不稳预示着将发生关节炎。

### （五）跖跗关节（Lisfranc关节）骨折—脱位

1. 跖跗关节解剖（图14-7）　跖跗关节的构成包括第1～5跖骨基底部，内侧、中间和外侧楔骨，以及骰骨。关节的稳定性来源于第2跖骨基底的"基石效应"，第2跖骨基底嵌入内侧和外侧楔骨之间。第2～5跖骨基底间通过密集的骨间韧带相连接（跖间横韧带），跖侧韧带较背侧坚强。内侧楔骨通过跖侧粗大倾斜的韧带与第2跖骨基底连接，此即Lisfranc韧带。足横弓由跖骨基底的骨性构型以及支撑结构维持稳定，如跖腱膜、足内在肌、足外在肌腱。

2. 损伤机制　有两种损伤机制：直接暴力和间接暴力。

（1）直接暴力：较少见。

（2）间接暴力

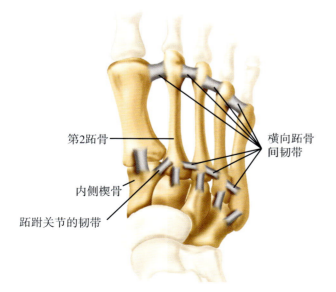

图 14-7　跖跗关节（跖面观）
注意第2跖骨基底的"基石效应"

1）轴向载荷作用于跖屈位的足，引起可预测的损伤模式。持续加载导致纵弓抬高，破坏薄弱的背侧跖跗骨间韧带，引起脱位或跖骨基底部撕脱骨折。

2）一种新的损伤机制正在大学生和专业运动员中发生，可能是由于鞋子和草坪的改变。足在跖屈位时施加旋转暴力，内侧楔骨和第2跖骨发生分离。能量传导至内侧楔骨和中间楔骨之间。这是重要的区别，因为螺钉应当置于Lisfranc韧带方向和在楔骨之间。

3. 分型　该分型法区分了旋转和施加暴力的量（图14-8）。

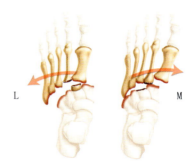

外侧脱位　　内侧脱位
A型

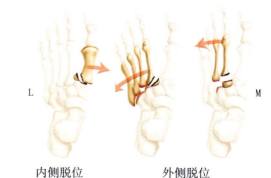

内侧脱位　　　外侧脱位
B型

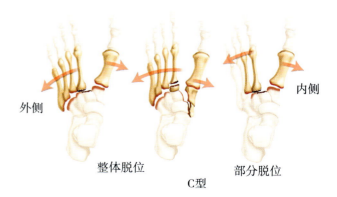

外侧　　　　　　　　　　　　　　内侧

整体脱位　　　　　　部分脱位
C型

图 14-8　跖跗关节骨折—脱位分型
A型．整体脱位；B型．部分脱位；C型．双向脱位

4. 合并损伤　由于足所处的位置，在间接损伤中常见的合并伤为距骨颈骨折或跖趾关节脱位。血管损伤很普遍，可累及足背动脉穿支，可能引起骨筋膜隔室综合征。

5. 诊断　体格检查发现中足高度肿胀、压痛及瘀斑。在轻微的损伤中，对前足施加外展和旋前应力可引发疼痛。活动第 2 跖骨头可引发中足疼痛。可能发生骨筋膜隔室综合征。

6. 影像学检查　高能量 Lisfranc 损伤在 X 线片上就能清楚显示。但也可能是隐匿性损伤（据回顾报道足的 X 线片漏诊率达 20%）。应当注意第 2 跖骨基底的撕脱骨片，即"斑点征"，提示 Lisfranc 韧带的破坏。而且在前后位 X 线片上第 2 跖骨内侧缘应与中间楔骨内侧缘对齐，斜位 X 线片显示第 4 跖骨内侧缘与骰骨内侧缘对齐，侧位 X 线片上沿第 1 跖骨和第 2 跖骨与相应楔骨的背侧连线是连续的，而且要找到第 1 跖跗关节跖侧的开口。负重前后位 X 线片与相应对侧足的 X 线片进行比较，通常表明有自发性不稳定的关节移位。在这种情况下摄应力位 X 线片可能有帮助（应给予适当的镇痛）。

7. 治疗　因为这类损伤预后较差，即使早期得到合适的固定，也需要积极治疗。

（1）无移位、稳定的骨折：脱位可给予短腿石膏固定免负重治疗。若移位超过 1 ～ 2mm，ORIF 仍是治疗的金标准。

（2）闭合复位内固定是一种选择，争议在于这种方式能否精确恢复跖跗关节的排列。只有在不超过 1 周的低能量损伤治疗中考虑这种方法。

（3）开放复位用实心或空心螺钉内固定是治疗的金标准。复位第 2 跖骨基底，有时需要清除碎骨片，抽出嵌压的胫前肌腱（背侧）、腓骨长肌腱（跖侧）、Lisfranc 韧带等。一旦 Lisfranc 关节复位，由于骨间韧带的牵拉，其余部分通常跟着得以复位（第 1 跖骨与第 2 跖骨间无骨间韧带，必须单独复位）。推荐螺钉（3.5 mm 或 4.0mm）固定优于克氏针，以维持精确的位置防止复位丢失。尤其在单纯韧带损伤的患者，由于所需的愈合时间更长，螺钉固定更牢靠。外侧关节复合体（第 4 跖骨和第 5 跖骨）除外，由于需要保留活动度，用克氏针固定更好。螺钉在移除前至少要在体内放置 16 周。

（4）早期关节融合可用于老年患者，高能量损伤致关节面严重破坏及潜在的单纯韧带受损。而且，近期一项随机前瞻性研究发现，早期 ORIF 与早期关节融合相比，2 年时后者的效果更令人满意。早期关节融合组 92% 的患者功能恢复，ORIF 组仅有 65% 的患者功能恢复。有学者认为所有的 Lisfranc 损伤都不能融合关节，文章最后建议谨慎对待这一观点。

8. 延迟诊断　由于有其他明显的肢体创伤，Lisfranc 损伤常被误诊或漏诊。只有在患者开始负重才出现症状（有时在伤后 7 ～ 8 周）。对这些患者，即使得到治疗，预后也普遍较差。治疗考虑早期行内侧柱融合（第 1 ～ 3 跖跗关节）。

9. 后遗症　解剖复位是得到良好效果的最好保证。即使得到适当且及时的治疗，Lisfranc 损伤的治疗结果仍比较差，退行性关节炎（约 25%）和固定畸形的发生率很高。单纯韧带损伤似乎结果更差。移除固定物后，这些损伤可能"弹簧样张开"。关节融合是有效而可靠的治疗手段，应当融合所有受损的跖跗关节，但应除外第 4 跖骨和第 5 跖骨，因这一部分难以融合且可引起长期疼痛。

创伤性关节炎的发生率为 25%。解剖复位与更好的影像学检查和功能预后有关；单纯韧带损伤预后有更差的趋势。

## 四、前足损伤

### （一）跖骨骨折

大多数跖骨骨折是低能量损伤，因此，矫形外科医师经常没有加以注意。

1. 跖骨颈和跖骨干骨折　通常为直接创伤所致，少部分为应力骨折。

（1）诊断：有直接创伤或反复使用病史，创伤引起局部肿胀、压痛。多根跖骨骨折时症状加重，可导致骨筋膜隔室综合征。

（2）影像学检查：足的侧位 X 线片对发现矢状面畸形最重要，这是最主要的表现。

（3）治疗

1）无移位骨折：大多数无移位骨折可以采取非手术治疗，包括更换鞋子、石膏固定、穿硬底鞋，在可耐受范围内积极活动以达到负重的要求。应避免过度治疗。保护性制动或免负重可引起晚期后遗症，诸如骨质疏松、萎缩、反射性交感神经营养不良（RSD）。

2）移位骨折：不是手术的绝对适应证。只有在任何平面成角＞ 10° 或移位超过 3 ～ 4mm 才考虑手术矫正。足部对矢状面移位耐受很差。跖侧移位可引起跖骨过载，出现痛性胼胝；跖侧成角过大可导致骨性突出，引发鸡眼和穿鞋问题。水平面移位耐受较好，但是过大的移位可导致跖骨撞击或神经瘤形成。移位的跖骨颈或跖骨干可开放复位或闭合复位，纵向牵引（中国指套）可用于复位。如果骨折稳定，可用石膏固定，处理方法与无移位骨折相同。不稳定骨折行手术治疗。

3）不能复位的骨折：手术治疗。直视下复位骨折，用交叉钢钉或小的骨片螺钉固定。

4）多根跖骨骨折：常由高能量损伤造成的不稳定骨折（可发生软组织并发症）。尝试闭合复位可能成功，随后以克氏针固定。如果闭合复位失败，行ORIF，以克氏针、小的骨片螺钉或接骨板固定。

5）跖骨骨折伴骨缺损：维持长度很重要，尤其对多根跖骨骨折。以钢针贯穿受累的跖骨头固定至邻近稳定的跖骨头或外固定是有效的。如果软组织条件允许，可行开放手术骨移植。如果不能维持跖骨长度，将引起载荷分布异常，并发展为痛性胼胝。

6）不愈合：常发生于跖骨近端骨折。一般表现为骨肥大，无临床症状，因此不需要治疗。对有症状的骨折不愈合，开放骨移植都能成功。

7）第1跖骨骨折：第1跖骨保持内侧柱的完整性，承受前足1/3的压力。如果畸形愈合，将发生转移性跖骨痛和内侧柱塌陷。因此，移位的第1跖骨骨折应当行ORIF。

8）开放性跖骨干骨折：应当行ORIF，以克氏针固定，保持稳定以利软组织愈合。

2. 跖骨头骨折　少见，一般为直接暴力损伤。通常向跖外侧移位。

（1）合并伤：临床医师应当排除跖跗关节损伤及跖骨近端骨折。

（2）暴力作用：移位通常发生在背侧肌外侧。

（3）治疗：手法牵引多能成功复位，如果骨折不稳定，可能需要骨间钢针固定。骨折若缺乏软组织附着可行ORIF。有症状的骨软骨损伤要求开放清创。

（4）并发症和后遗症：可发生僵硬和关节炎，未见骨坏死的报道。

3. 第5跖骨近端骨折（图14-9）

（1）Ⅰ区：当腓骨短肌收缩以对抗突发的内翻应力时可发生撕脱骨折。另一种理论认为，当韧带嵌入第5跖骨基底时像一个绳栓。骨折邻近跖骨结节，包含在腓骨短肌附着部内。

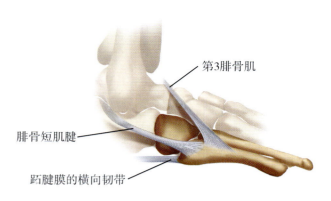

图14-9　前足外侧及止于第5跖骨近端的重要结构

治疗上可穿硬底鞋，可以耐受时即负重。典型的临床愈合时间为3～4周。不愈合者少见，如果有症状，可切除碎骨片。

（2）Ⅱ区：干骺端和骨干连接部骨折（Jones骨折），可发生于急性创伤或慢性应力骨折（更多见）。骨折发生于交界区，容易延迟愈合或不愈合。重要的是区别急性或慢性Jones骨折。X线片可显示骨折。骨扫描对预测即将发生的应力骨折很重要。延迟愈合及不愈合的发病率相对较高。肥大性骨不连可用髓内螺钉固定。如果骨髓腔硬化或萎缩性骨不连，需要切开行嵌入性植骨。治疗结果一般很好。

1）非手术治疗急性骨折：短腿免负重石膏固定6～8周，更换为骨折靴。一般骨折愈合时间达3个月或更长。

2）手术治疗急性骨折：大运动量的运动员用1枚髓内螺钉固定，因为制动将削弱其运动能力，而且再骨折的发生率很高。

（3）Ⅲ区：骨干骨折（舞蹈者骨折）由旋转损伤引起。治疗为穿改良的鞋或负重石膏固定。愈合时间达20周。

**（二）足趾损伤**

1. 趾骨骨折　多发生于近节趾骨，且最多见于第5趾。最常见的受伤机制是直接暴力（碰踢）。

治疗

1）无移位骨折：治疗包括对症治疗、镇痛、消肿，通常需穿改良的鞋子。

2）移位骨折：有向跖侧成角的趋势。可在神经阻滞下行手法复位。骨折一旦对齐可行邻趾固定，穿硬底鞋或拖鞋直到症状减轻。

3）开放骨折：局部切开引流，早期闭合伤口，其余同前。

4）关节内骨折：常发生于趾骨基底的突起部，要求切开复位克氏针固定。治疗不当可导致关节半脱位或痛性关节炎，需要行关节成形术。

2. 外侧足趾脱位

（1）机制：碰踢损伤导致过度背屈，足趾呈背外侧畸形。跖板损伤，并向足趾近端移位。

（2）治疗：单纯脱位行手法复位通常有效。邻趾绑扎固定 1～2 周。当跖侧关节囊（和跖板）及跖间深横韧带移位至跖骨头上方并嵌顿在外侧的屈肌腱和内侧蚓状肌之间时，将发生跖趾关节复合体脱位。这类损伤要求切开复位，分开跖间深横韧带和跖板。

（3）特殊损伤

1）跖趾关节脱位：是外侧足趾最多见的关节脱位。

2）复发的慢性跖趾关节脱位：切除跖趾关节背侧关节囊，结合屈趾肌腱转位至伸趾肌腱（Girdlestone-Taylor 手术）。如果发生关节炎或跖侧瘢痕，需要行切除跖骨头或近节趾骨基底的关节成形术。

3）趾间关节脱位：少见，闭合复位邻趾固定通常可治愈。慢性脱位需行关节成形术，可能需要结合并趾术。

3. 姆趾趾间关节脱位　由直接暴力或蹬踏所致，多不能自动复位。治疗需要开放复位，去除嵌顿的跖板或可能存在的趾间籽骨。关节僵硬是常见的长期后遗症。

4. 草皮趾损伤　损伤跖板和籽骨复合体（图14-10）。

（1）机制：见于需过伸第 1 跖趾关节（MTP）的蹬踏运动中，也可见于对足跟施加轴向暴力致跖趾关节过伸引起损伤。

（2）临床表现：第 1 跖趾关节疼痛、肿胀，被动过伸时可引发疼痛，前抽屉试验也可加重疼痛。

（3）X 线检查：X 线片示关节的同心性下降。近端籽骨移位明显，常可见双侧籽骨分离或籽骨骨折。应力位 X 线片显示足趾伸展时籽骨活动滞后。

（4）治疗

1）非手术治疗包括跖屈位绑扎，严格整复，休息。

2）手术治疗主要是切除籽骨或植骨，修复跖板复合体。

**（三）除草机损伤**

常发生于儿童玩耍时太靠近除草机或成年人试图在倾斜潮湿的草地上除草时，造成大量组织毁损。

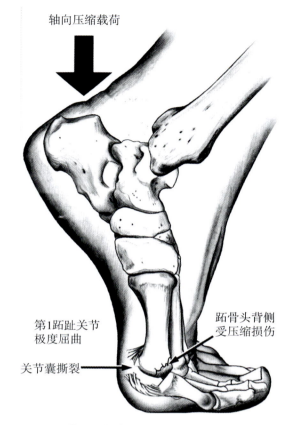

轴向压缩载荷

第1跖趾关节极度屈曲

关节囊撕裂

跖骨头背侧受压缩损伤

**图 14-10　草皮趾损伤**

（经许可，摘自 Pedowitz WJ, Pedowitz DI. Hallux valgus in the athlete. In：Johnson DH，Pedowitz RA，eds. Practical Orthopaedic Sports Medicine & Arthroscopy. Philadelphia：Lippincott Williams & Wilkins，2007：922.）

1. 治疗　因为这类损伤污染很严重，积极清创非常重要。通常需要多次进手术室接受多种治疗。骨骼情况稳定后早期行皮肤移植常有助于愈合。

2. 抗生素　应使用第一代头孢菌素和氨基糖苷类抗生素，如果伤口被污染（或有其他污染），需加用青霉素类。

## 五、骨筋膜隔室综合征

### （一）综述

骨筋膜隔室综合征的发生，是由于机体一个或多个致密筋膜间隔内组织压力增高所致。本节是关于足部骨筋膜隔室综合征，很多处理原则与身体其他部位相同。足部骨筋膜隔室综合征多见于毁损伤。

### （二）解剖

足部有 5 个主要的骨筋膜隔室，即内侧室、外侧室、中间室、骨间室及跟骨室。据报道，通过注射法研究至少发现了 9 个隔室。每个筋膜隔室都有单独且明确的边界。跟骨隔室通过内踝后方肌腱和血管神经结构开口与小腿后深筋膜隔室连通。

### （三）诊断

与前臂或小腿骨筋膜隔室综合征相比，诊断的特异性较差（被动伸展引发疼痛、与损伤程度不符的疼痛、感觉迟钝等症状较不可靠）。对患者绷紧肿胀的足应当高度怀疑骨筋膜隔室综合征。确诊需依靠筋膜隔室压力测定（异常值与身体其他隔室相同：全身舒张压 ≤ 30mmHg）。

### （四）治疗

行筋膜切开术。手术技术和入路取决于骨或软组织损伤情况。经典入路是做 2 个背侧切口和 1 个内侧切口。在合并 Lisfranc 损伤或跖骨骨折时，沿第 2 跖骨和第 4 跖骨做 2 个背侧切口可以探查到所有的筋膜隔室。如果无背侧损伤需要修复或创伤局限于后足，做一个跖内侧切口可进入所有的筋膜隔室。筋膜切口前 5 ~ 7 天需敞开，早期修复或刃厚皮片移植有利于覆盖创面。夹板固定不会引发骨筋膜隔室综合征，但也不能保证保留肢体。

### （五）后遗症

后遗症包括晚期的肢体挛缩，爪形趾最常见，由于足内在肌失能所致。也可能出现高弓足。治疗方案直接针对特定的畸形。重建手术较单纯软组织松解更可靠。

## 六、复杂的局部疼痛综合征

### （一）定义

复杂的局部疼痛综合征（complex regional pain syndrome，CRPS）（以前称 RSD）是由于受累肢体营养不良引起的疼痛综合征。其被认为是由交感神经系统不恰当的过度活动所致。本节只讨论足部 CRPS，但其许多治疗原则与肢体其他部分的 CRPS 相同。

### （二）临床症状

典型表现为肢体远端皮肤光滑发亮，伴疼痛；广泛肿胀；皮肤颜色和温度异常；触痛（痛觉过敏）；关节疼痛并压痛。X 线片示骨质疏松（特别在关节周围）和虫蚀样改变。并非所有的症状和体征都统一存在，本综合征分 3 个阶段。

1. 第 1 阶段（< 3 个月）　疼痛超出创伤的严重程度，出现皮温改变、痛觉异常、保护性反射、水肿。

2. 第 2 阶段（3 ~ 9 个月）　肢体出现营养改变，导致僵硬和姿势异常。可能出现皮肤颜色异常和出汗。X 线片示骨质疏松，骨扫描发现信号增强，尤其是在关节周围。

3. 第 3 阶段（> 1 年）　肢体发凉，皮肤颜色、质地、温度发生改变。关节僵硬更加明显，且通常发生挛缩。

### （三）病理生理

对疼痛的异常反应由交感神经兴奋引起，刺激正常和受损组织周围的初级感受器。开始了一个异常的反馈周期并扩展至更多正常组织。交感神经过度兴奋增加水肿，导致毛细血管血流变慢、缺血和疼痛。这一过程妨碍缺血的副产物从损伤部位的清理，刺激交感神经神经兴奋和不断增强的反馈回路。

1. 中枢神经系统受累（开门理论）　疼痛感觉由脊髓调节，细小的 C 型传入纤维传导痛感，从而"打开大门"。这些纤维可能被小的胶质细胞所抑制。大型 A 型传入纤维刺激胶状质纤维阻断中枢性疼痛刺激，从而"关闭大门"。以下方式，如物理治疗、经皮电刺激和按摩，可刺激 A 型纤维。

2. 周围神经系统受累　试验显示交感神经导致神经受损。交感神经末梢释放去甲肾上腺素引起前列腺素释放。

### （四）诊断

临床表现见上文。可能发生于相对较轻的创伤。放射性核素检查可能有帮助，特别是在三阶段锝骨扫描中弥散的关节周围摄取。交感神经阻滞是可选择的诊断性研究。该反应是基于监测疼痛的感觉和针刺、运动功能、皮肤温度及血压波动情况。在真正的 RSD 患者，对神经阻滞的反应是躯体感觉的恢复。

### （五）治疗

治疗开始越早、效果越好，因此早期诊断是关键。治疗的基础是切断神经功能。一个多学科治疗方案至关重要，还应关注疾病带来的心理问题。

1. 药物治疗　非甾体抗炎药、钙通道阻滞药，α 受体肾上腺素阻滞药和 β 受体肾上腺素阻滞药、血清素拮抗药和抗抑郁药都可用于对症治疗。通常，足部 RSD 最佳治疗效果通过一系列腰椎注射阻断交感神经取得。如果这一治疗无效，必须怀疑诊断是否正确。局部阻滞可能也有效。交感神经拮抗药（如利舍平、胍乙啶、酚妥拉明）有时也有效果。

2. 物理治疗　物理治疗是一线治疗，能恢复运动功能和提高对疼痛的耐受性。触觉脱敏、辅以运动、经皮电刺激、漩涡浴、按摩和对比浴是有效的。过于激进和粗暴的方法可加重过敏反应。弹力袜有助于消肿。

3. 交感神经切除术　当药物治疗只能在短期内明显缓解病情时，可以考虑行交感神经切除术。

## 七、足部挤压伤

外部压缩或剪切暴力作用于足超过一定时间就可发生挤压伤。受伤后持续的神经炎是导致愈合很差的首要原因。

### (一) 分型

足部挤压伤分为 4 种类型，即压缩型损伤、挫伤型损伤、剪切 / 撕脱型损伤、碾压型损伤。

1. 压缩型损伤　包括骨折或脱位，有或无软组织封套破裂。

2. 挫伤型损伤　挫伤型损伤是闭合性软组织损伤，主要伤及皮肤和皮下组织，无骨折或脱位。

3. 剪切 / 撕脱型损伤　作用于足表面的剪切暴力导致软组织撕脱。

4. 碾压型损伤　包括明显的骨和软组织破裂。

### (二) 评估

神经、血管的情况通过物理检查得出，骨性结构需要摄 X 线片。要评估软组织损伤情况，需监测筋膜间室压力。

### (三) 治疗

1. 正确且积极的软组织清创。
2. 骨折坚强固定。
3. 发生骨筋膜隔室综合征时应切开筋膜。
4. 早期软组织覆盖，推荐在 48 小时内进行。
5. 刃厚皮片切除术（治疗、评估急性软组织坏死）：刃厚皮片切除术需按标准方式进行，用取皮刀切除皮肤上的受累区域。皮下点状出血区为有活性组织。白色和无血供区域为坏死区。坏死区需完全切除至肌腱，浅层皮肤被重新移植以覆盖缺损区。这种技术有助于即刻覆盖创面，防止深部组织坏死。

## 八、足部穿刺伤

足部穿刺伤通常由踩在针或其他尖锐物体上引起。这类损伤容易被忽视或治疗不当。

### (一) 诊断

采集病史，体格检查（穿刺伤往往在跖面）。X线片有时能显示异物的斑片影。

### (二) 治疗

1. 伤后早期处理　观察局部伤口，注射破伤风抗毒素，口服抗生素，经常随访直至穿刺伤口愈合。有时需清除伤口内的异物。

2. 长期感染　采取积极手术冲洗和清创、静脉注射敏感抗生素等措施。最常见的细菌是金黄色葡萄球菌，最有特点的是铜绿假单胞菌。

3. 后遗症　包括骨髓炎和气性坏疽。

4. 其他　关注患者的情况和受伤机制都很重要。如果一个身体健康的人发生穿刺伤，局部清创加抗生素治疗就足够了。如果是穿过鞋底刺入的，应当提防假单胞菌感染，并进行合适的治疗。如果伤口不愈合，推荐行 MRI 检查以排除骨髓炎，并行清创术。糖尿病患者往往因神经病变伤口愈合延迟。如果发现伤口延迟愈合，再次推荐行 MRI 检查以排除骨髓炎或深部脓肿。如果发生骨髓炎，必须考虑清洗和清创，或部分或全部截肢。

（肖　进　译，章　莹　夏远军　审）

# 第 15 章

# 骨盆环骨折

David J. Hak

## 一、骨盆骨折

### （一）解剖学

1. 骨盆的环形结构由 3 块骨，即两块髋骨和一块骶骨组成。髋骨由 3 个骨化中心（髂骨、坐骨和耻骨）融合形成。

2. 骶髂关节（SI）：由两部分组成。

（1）关节部分：位于前方，不是一个真正的滑膜关节，在骶骨侧为关节软骨，在髂骨侧是纤维软骨。

（2）韧带或纤维部分：位于后方。

3. 韧带

（1）后侧骶髂韧带：是人体最强壮的韧带（图 15-1）。

1）短束：斜行纤维，从骶骨后脊向后上、后内，止于髂嵴。

2）长束：纵行纤维，由骶骨外侧向髂嵴后上，与骶结节韧带融合。

（2）前侧骶髂韧带：从髂骨至骶骨（图 15-2）。

（3）骶结节韧带：强韧，从骶骨后外侧、髂后上棘背侧，至坐骨结节，与后侧骶髂韧带一起维持骨盆垂直稳定（图 15-3）。

（4）骶棘韧带：起自骶骨和尾骨的外侧边沿，与骶结节韧带一起止于坐骨，成三角形，将大坐骨大切迹和坐骨小切迹分开。

（5）髂腰韧带：从 $L_4$ 和 $L_5$ 横突至后侧髂嵴，稳定脊柱于骨盆。

（6）腰骶韧带：起自 $L_5$ 横突，止于骶骨。

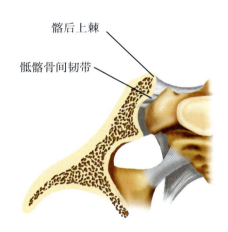

图 15-1　骶髂关节截面，显示骶髂骨间韧带

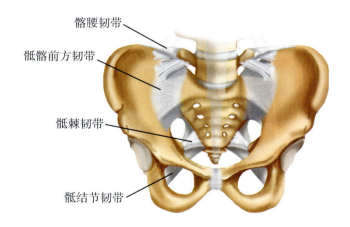

图 15-2　骨盆前面观
骶髂前方韧带和强大的三角形韧带——骶棘韧带，位于骶结节韧带前方

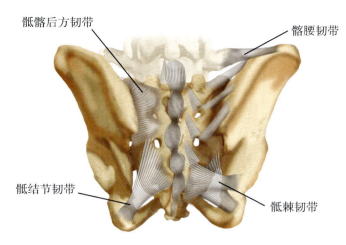

**图 15-3　骨盆后面观，可见骶髂后方韧带、髂腰韧带、骶棘韧带和骶结节韧带**

4. 耻骨联合

（1）耻骨的内侧（关节）面为透明软骨。

（2）纤维软骨和纤维组织厚带在周围包绕。

5. 髂耻线（骨盆边缘）分隔假骨盆（上）与真骨盆（下）。

（1）假骨盆：髂骨翼和骶骨，包绕腹腔内容，包含髂肌。

（2）真骨盆：耻骨、坐骨和髂骨小部分，包括真骨盆底（尾骨、尾骨肛提肌、尿道、直肠、阴道）和闭孔内肌。

6. 神经结构

（1）坐骨神经：从腰骶丛（$L_4$、$L_5$、$S_1$、$S_2$、$S_3$）神经根发出。自梨状肌深面出骨盆。

（2）腰骶干：由 $L_4$ 和 $L_5$ 神经根前支形成，穿过骶骨和骶髂关节。骶骨骨折或脱位最易损伤腰骶干。

（3）$L_5$ 神经根：从 $L_5$ 横突下发出，在骶髂关节内侧 2cm 外穿过骶骨。在骶髂关节前路手术中可能受损伤。

7. 血管结构

（1）骶正中动脉：为主动脉的延续，沿脊柱下行，口径小，不具有重大意义。

（2）直肠上动脉（痔上动脉）：肠系膜上动脉的延续，在骨盆创伤中很少被波及。

（3）髂总动脉：分为髂内动脉和髂外动脉。

（4）髂内动脉：在骨盆创伤中甚为重要。

1）前分支

①臀下动脉：自梨状肌内侧的坐骨大切迹穿出骨盆，经过梨状肌和上孖肌之间，供应臀大肌。

②阴部内动脉：跨坐骨棘，自坐骨小切迹出骨盆。

骨盆骨折时易损伤。

③闭孔动脉：可在耻骨支骨折时断裂。分出膀胱上动脉供应膀胱。

④膀胱下动脉。

⑤直肠中动脉。

2）后分支

①易于骨盆后向移位时损伤。

②臀上动脉：髂内动脉的最大分支。跨过骶髂关节，经坐骨大切迹穿出，位于梨状肌上方。供应臀中肌、臀小肌、阔筋膜张肌。是骨盆后环骨折时最常见损伤的血管，亦可伤于髂骨后部取骨时过于向内，以及用线锯穿过坐骨大切迹行儿童骨盆截骨术时。

③髂腰动脉。

④骶外侧动脉。

（5）死亡冠（图 15-4）。

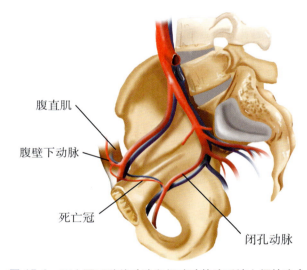

**图 15-4　死亡冠系髂外动脉和闭孔动静脉系统之间的吻合**

1）常见，系闭孔动脉和髂外动脉间的吻合支。发生率，静脉吻合占 70%，动脉吻合占 34%，静脉和动脉均吻合占 20%。

2）垂直越过耻骨上支，距离耻骨联合平均 6.2cm（范围 3～9cm）。

3）如果意外断裂，血管可以向下缩回闭孔，引起严重出血。

（6）盆腔静脉：大静脉丛，汇入髂内静脉。是大多数骨盆骨折出血的主要来源。

8. 尿道

（1）解剖

1）男性尿道：分为前列腺、膜部和球部。尿道球部位于泌尿生殖膈下，如果破裂，逆行尿道造影时染料外渗到会阴。

2）女性尿道：短，不固定于耻骨或盆底，在剪切力伤害中可移动和不易受伤。

（2）尿道损伤：多见于男性。尿道狭窄是尿道损伤最常见的并发症。阳萎可能发生在 25% ～ 47% 的尿道断裂患者。原因不确定，可能是由于交感神经受到损伤（$S_2$ ～ $S_4$）。

1）如果有骨盆前路损伤或任何尿道损伤的体征，在用 Foley 导管插入前，先行逆行尿道造影排除尿道损伤。

2）尿道损伤体征：①无力排泄，膀胱充盈；②尿道口出血；③前列腺异常移动或骑跨；④膀胱造影见膀胱升高。

3）无尿道口出血或前列腺骑跨不能除外尿道损伤。

4）穿过 Foley 导管可能会把一个小穿孔变成大穿孔。

9. 膀胱

（1）解剖

1）男性膀胱的颈部由耻骨前列腺韧带附着于耻骨，与前列腺延续。

2）女性膀胱位于肛提肌耻骨尾骨部。

3）膀胱上方和后上由腹膜覆盖。

4）剩余膀胱为腹膜外组织，覆盖有疏松结缔组织。Retzius 间隙位于前方。

（2）膀胱损伤

1）可因耻骨支骨折时被骨刺破，钝性暴力或剪切伤可导致破裂。

2）腹腔内破裂，需要手术修复。

3）腹膜外破裂行非手术治疗，除非因其他原因探查或骨尖刺入膀胱。置尿管引流并应用广谱抗生素。去除尿管前行膀胱造影检查是否愈合。约 87% 的患者在 10 天痊愈，3 周时几乎所有患者已愈合。

### （二）评价

1. 病史

（1）损伤机制决定损伤的能量和并发损伤的可能性。

（2）低能量损伤

1）发生于老年骨质疏松患者，从站立位摔倒引起。治疗：镇痛，可耐受时负重。

2）应力骨折可能没有典型的摔伤，骨扫描有助于诊断。

（3）高能量损伤

1）常见的损伤机制是机动车事故（MVA）、摩托车事故、行人交通意外，或从高处坠下。

2）合并伤常见。

3）出血和失血性休克的发生率高。

4）需要紧急评估和治疗。

2. 体检

（1）首先，对其他威胁生命的损伤启动高级创伤生命支持（ATLS）方案。

（2）双手按压和分开髂骨翼。

（3）手法牵引下肢，可以帮助测定垂直不稳定性。

（4）仔细触诊清醒患者的后骨盆，可以识别后骨盆损伤。

（5）直肠指检，前列腺高跨表明可能尿道撕裂。愈创木脂试验阳性表明内脏可能损伤。触诊骶骨可发现不规则。

（6）阴道检查：出血或有伤口表明系开放性骨折。

（7）会阴皮肤裂伤表明可能系开放性骨折。可能因腿过度外展引起。

3.X 线检查

（1）骨盆前后位（图 15-5）：是创伤初始系列片之一，同时摄胸部和颈椎侧位 X 线片，可以识别 90% 的骨盆损伤。

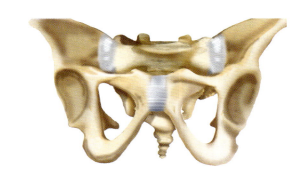

图 15-5　骨盆前后位

（2）骨盆入口位（图 15-6）：向尾侧斜 40° ～ 45°，显示前后移位。

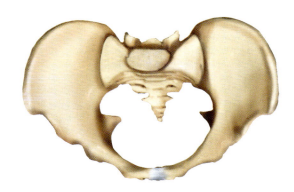

图 15-6　骨盆入口位

（3）骨盆出口位（图 15-7）：向头侧斜 40° ～ 45°，显示上下移位及骶前孔。

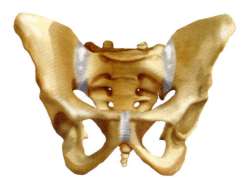

图 15-7 骨盆出口位

（4）CT 扫描：提供骶髂关节的最佳显示，可以确定 X 线片显示欠清的骶骨骨折。

（5）骶骨侧位：确定骶骨横形骨折。

4. 腹部损伤的评价

（1）计算机断层扫描（CT）：增强造影有助于判定并发动脉损伤。

（2）超声：腹部创伤超声（FAST）广泛用于评估腹腔积液和实质性器官损伤。

（3）诊断性腹腔穿刺（DPL）：如果有骨盆骨折，应在脐上进行，避免因盆腔血肿引起的假阳性结果。

### （三）分类

1. Tile 分类（表 15-1、图 15-8～图 15-11）

表 15-1 Tile 分型

| A 型 | 稳定的骨盆骨折 |
| --- | --- |
| A1 | 典型的撕脱骨折，骨盆环完整 |
| A2 | 不移位的骨盆环骨折 |
| A3 | 骶尾骨的横形骨折 |

| B 型 | 旋转不稳定，垂直稳定 |
| --- | --- |
| B1 | 前后向压缩损伤，"开书"骨折，分 3 期 |
| | 一期：耻骨联合间隙 < 2.5cm，不波及后环 |
| | 二期：耻骨联合间隙 > 2.5cm，单侧后环损伤 |
| | 三期：耻骨联合间隙 > 2.5cm，双侧后环损伤 |
| B2 | 外侧压缩损伤——同侧，耻骨支多前侧骨折，后侧压缩 |
| B3 | 外侧压缩损伤——对侧，前方损伤多在后方损伤对侧；4 个耻骨支均前方骨折；半骨盆向前上旋转；半骨盆屈曲致下肢不等长；复位须去旋转；常因直接打击髂嵴引起 |

| C 型 | 旋转和垂直都不稳定 |
| --- | --- |
| C1 | 同侧前方和后方骨盆损伤 |
| C2 | 双侧半骨盆损伤 |
| C3 | 骨盆并髋臼骨折 |

（1）结合损伤机制及稳定性

1）A 型：稳定。

2）B 型：旋转不稳定。

3）C 型：垂直不稳定。

（2）有助于确定预后和治疗选择。

2. Yong-Burgess 分类（表 15-2）

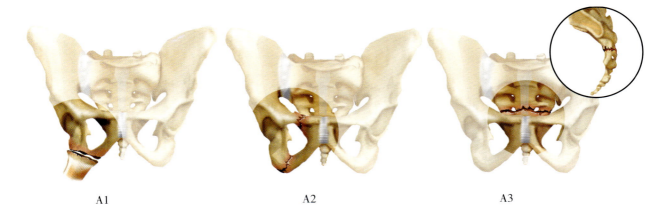

A1                    A2                    A3

图 15-8 Tile 骨盆骨折分型

A1. 撕脱型骨折；A2. 无移位骨盆环骨折；A3. 骶骨或尾骨的横向骨折

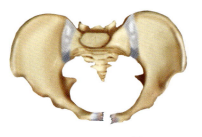 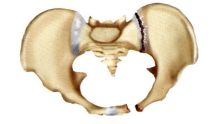 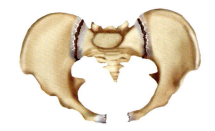

B1-1 期　　　　　　　　　　　B1- 2 期　　　　　　　　　　　B1-3 期

**图 15-9**　Tile 骨盆骨折分型

B1-1 期：耻骨联合 1 级中断；B1-2 期：耻骨联合 2 级中断；B1-3 期：耻骨联合 3 级中断

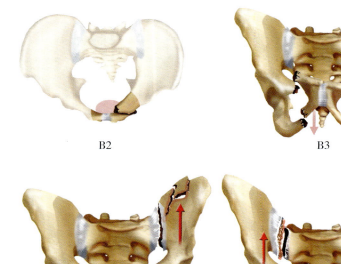

B2　　　　　　　　　　B3

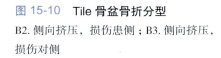

**图 15-10**　Tile 骨盆骨折分型

B2.侧向挤压，损伤患侧；B3.侧向挤压，损伤对侧

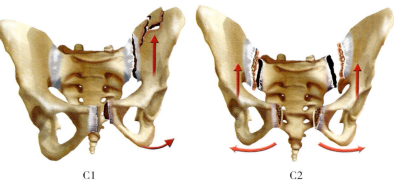 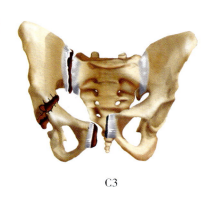

C1　　　　　　　　　　　　C2　　　　　　　　　　　　C3

**图 15-11**　Tile 骨盆骨折分型

C1 型 .同侧前方和后方骨盆损伤；C2 型 .双侧半骨盆损伤，C3 型 .骨盆并髋臼损伤

**表 15-2**　Young-Burgess 骨盆环损伤分型

| 类型 | 并发损伤 | 亚型 | 放射影像或解剖特点 | 治疗或评估 |
|---|---|---|---|---|
| 前后压缩（APC） | 脑、腹部、内脏和盆腔血管损伤发生率渐增 | Ⅰ 型 | 耻骨联合增宽 1～2cm；骶髂韧带完整 | 通常非手术治疗<br>盆腔血管损伤占 6.5% |
| | 死亡原因常见为内脏和盆腔血管损伤引起的失血 | Ⅱ 型 | 耻骨联合增宽＞2cm；骶髂前韧带损伤；骶结节韧带损伤；骶髂后韧带完整 | 血流动力学不稳定时急诊外固定；外固定架或耻骨联合钢板治疗；盆腔血管损伤占 10% |
| | 死亡原因常见为内脏和盆腔血管损伤引起的失血 | Ⅲ 型 | 半骨盆自盆环完全分离 | 行人常见的严重损伤；最大 24 小时液体复苏；血流动力学不稳时急诊外固定；确定性固定须前后联合；盆腔血管损伤占 22% |

续表

| 类型 | 并发损伤 | 亚型 | 放射影像或解剖特点 | 治疗或评估 |
|---|---|---|---|---|
| 侧方压缩（LC） | 常见伴有脑、腹部损伤 | Ⅰ型 | 骨盆前环损伤，损伤侧骶骨受冲击 | 常起因机动车事故；常非手术治疗，健侧负重；偶尔外固定血流动力学不稳定或多发伤欲早期活动者 |
| | 脑外伤比出血易致死 | Ⅱ型 | 骨盆前环损伤，髂翼关节或骶髂关节附近新月体骨折 | 常起因机动车事故；偶尔外固定血流动力学不稳定；内固定为确定性固定；盆腔血管损伤占8% |
| | | Ⅲ型 | 损伤侧的1型或2型损伤，合并对侧骶髂关节"开书"损伤；骨盆环损伤侧内旋，对侧外旋 | 常因压缩损伤，多独立，少伴其他损伤；急诊外固定血流动力学不稳定；内固定为确定性固定；盆腔血管损伤占23% |
| 垂直剪切（VS） | 同侧方压缩型 | | 半骨盆垂直移位；骶髂关节常破坏，偶尔骨折经过骶骨或髂骨 | 多因坠落致伤；急诊外固定血流动力学不稳定；血流动力学稳定即牵引；内固定为确定性治疗；盆腔血管损伤占10% |
| 联合机制 | | | LC伴VS或LC伴APC | 血流动力学不稳定时急诊外固定；基于原发伤确定性固定；盆腔血管损伤占10% |

（1）基于损伤机制

1）前-后压缩。

2）横向压缩。

3）垂直剪切。

4）组合机制。

（2）基于暴力方向和大小，产生一系列相关的伤害。

（3）提醒外科医师潜在的复苏需求和并存的损伤形式。

3.Bucholz 分类 基于后骨盆环损伤的严重程度。

（1）Ⅰ型：前环损伤，后环稳定或完整（可能有无移位的骶骨骨折或骶髂前韧带损伤）。

（2）Ⅱ型：前环损伤并骶髂关节部分破坏，但骶髂后韧带保持完整。

（3）Ⅲ型：骶髂关节完全断裂（包括骶髂后韧带），有半骨盆移位。

**（四）骨盆的稳定性**

1.决策（手术与非手术、负重状态）基于骨盆稳定度和移位程度。

（1）骨盆稳定性：定义为骨盆能够承受正常生理力而不变形。

（2）骨盆不稳有两个部分：旋转不稳定、垂直不稳定。

（3）相关的骨损伤可能模仿纯韧带受伤，导致骨盆不稳。

（4）骨盆不稳定常见的影像学表现

1）在任何平面上，后骶髂关节复合体移位＞5mm。

2）存在后侧间隙，而非压缩。

3）L5 横突或棘骶突坐骨端撕脱。

（5）术中偶尔可能需要牵拉（或压力）检查，以确定稳定性。

2.切断韧带的研究

（1）切断耻骨联合：耻骨联合分离＜2.5cm，完整的骶棘韧带防止进一步移位，骨盆旋转和垂直向均稳定。

（2）切断耻骨联合及骶棘韧带：耻骨联合分离＞2.5cm，骨盆进一步外旋受后侧髂嵴与骶骨邻接限制。骨盆旋转不稳定，而垂直稳定。

（3）切断耻骨联合、骶棘韧带、骶结节韧带及后侧骶髂韧带：导致骨盆旋转和垂直均不稳定。

**（五）合并伤**

1.高能量损伤通常有合并损伤

（1）主要的中枢神经系统、胸部和腹部损伤。

（2）出血：占75%。

（3）合并肌肉-骨骼伤害：占60%～80%。

（4）泌尿生殖系统损伤：占12%。

（5）腰骶丛损伤：占8%。

（6）死亡率：占15%～25%。

2.出血：骨盆骨折时高达75%。

（1）出血是骨盆骨折患者死亡的主要原因。

（2）需要积极的补液复苏，骨盆骨折后的高死亡率与低血容量休克相关。

（3）出血来自骨、血管和内脏。

（4）腹腔内出血：高达 40% 的患者出现。

（5）只在 10% ～ 15% 的患者有动脉出血。

（6）出血主要源自静脉丛，导致巨大腹膜后血肿。

（7）腹膜后间隙可容纳高达 4L 的血液。

（8）动脉损伤的位置可根据骨盆骨折的类型预测。

1）APC-Ⅲ型或 Tile C 型损伤：臀上动脉损伤最常见。

2）LC 模式：闭孔动脉或髂外动脉的一个分支损伤最常见。

3. 开放性骨盆骨折的死亡率高（30% ～ 50%），潜在的大血管损伤引起出血，胃肠道和泌尿生殖道损伤发生率高，可能需要对肠道损伤行结肠造口术，需要积极的多学科综合治疗。

### （六）紧急处理

1. 盆腔束带：商业设备，可用于院前和急诊骨盆骨折稳定。在 APC（"开书"）骨折，利用骨盆束带可以关闭骨盆环和填塞静脉出血。长期使用可引起皮肤坏死等并发症。一个简易的束带可以使用一张布单包围骨盆，提供环形压缩。

2. 医用抗休克裤（MAST）：过去常用于院前稳定，现在大多使用骨盆束带代替。并发症包括妨碍检查、降低肺膨胀、可能导致下肢骨筋膜隔室综合征。

3. 骨牵引可用于纠正半骨盆的垂直移位。

4. 低血容量性休克患者的复苏。

（1）在上肢建立两个大口径静脉通道（16G 或更大）。下肢静脉通道可能由于骨盆静脉损伤不太有效。

（2）在 20 分钟内输注至少 2L 的晶体溶液，观察患者的反应。

（3）如果只有一个短暂的改善或患者没有反应，则进行血液输注。通用供者 O 型血可立即用于活动性出血。特定类型的血液通常在 10 分钟内可获得。充分交叉配血的血液是首选，但约需 1 小时来完成交叉配血。

（4）50% ～ 69% 的不稳定骨盆骨折患者需要 4U 或更多的血液；30% ～ 40% 的患者需要 10U 或更多的血液。

（5）血小板和新鲜冷冻血浆在大量输血时应用，可纠正稀释性凝血功能障碍。

（6）避免或纠正低体温：温暖的液体能增加环境温度，避免热损失。低温可导致凝血障碍、心室颤动和酸碱失衡。

（7）有足够的液体替代后，成年人的尿量应每小时约为 50ml（ATLS 指南）。

5. 外固定

（1）紧急放置：对血流动力学不稳定、不响应初始液体复苏的患者。

（2）作用

1）稳定骨盆，预防血栓破裂

2）可减少骨盆容积

（3）如果骨盆后环破坏，仅外固定骨盆前环不能提供充分的稳定。

（4）与复位方向一致，做与骨盆边缘角度合适的皮肤切口（以避免额外的延长切口）。

（5）用克氏针可帮助确定骨盆边缘方向。

（6）离腹足够远安装连杆，以应对胀腹。

6. 盆腔 C 形钳：原始设计时，夹具作用于髂骨与骶骨连线上，需要透视和专家操作，医源性损伤的风险比标准的前方外固定架高。更新设计后可作用在股骨转子区域，减少错误置放的潜在并发症。

7. 血管造影栓塞术：用于液体复苏后血流动力学仍不稳定，而不能应用外固定器或其他来源出血（腹部、胸部）被排除的患者。动脉出血只发生在 10% ～ 15% 的患者。

8. 腹膜包裹：普遍用于欧洲的创伤中心。显著降低血产品输注和急诊血管造影。

### （七）明确的手术治疗

1. 外固定

（1）急诊稳定和复苏时临时使用。

（2）明确可用于"开书"损伤（Tile B1 型，Young-Brugess APC Ⅱ型，Bucholz Ⅱ型），后骶髂关节完好无损时。

（3）骨盆后环中断时，单一外固定不能提供足够的稳定。

2. 内固定　根据骨折类型，许多技术可应用。骨折致后方不稳定的需要稳定后方。如果髋骨是完整的，耻骨联合错位时应先用钢板完成复位，可以帮助复位骨盆后环；否则，后环须先复位。

3. 前路耻骨联合钢板　一个简单的耻骨联合分离 > 2.5cm 时，复位和固定可以在急性腹部手术后延长切口完成，或用 Pfannenstiel 切口延期进行。确定中线，分开腹直肌。股直肌止点可能已从耻骨支撕脱，不需要松解。

（1）用 Weber 钳复位"开书"型损伤（图 15-12）：穿过腹直肌夹于前侧，夹在耻骨体同一水平。

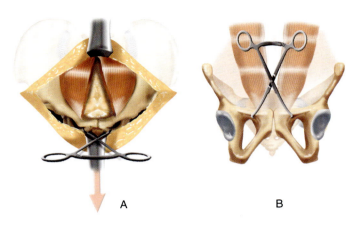

图 15-12　A. 对耻骨联合分离复位，Weber 钳置于腹直肌前。股直肌的止点不必分离。B. 该夹点位于两侧耻骨同一平面，夹闭时可以复位耻骨联合矢状面的任何旋转

（2）如果半骨盆向后移位，可以使用 Jungbluth 骨盆复位钳得到向前的复位力（图 15-13）。

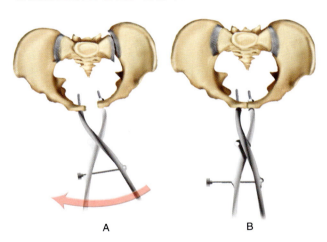

图 15-13　A. 在半骨盆向后移位时，Jungbluth 骨盆复位钳可提供一个强大的前方复位力。螺锚固板和在盆内放置的螺母可以防止螺钉切出。B. 一旦半骨盆复位，钳紧维持并行标准前路内固定

锚定板和置于耻骨后的螺母可防止钳拔出。

（3）内置物：几种不同的钢板和螺钉可选用。Matta 推荐一种六孔 3.5mm 预弯重建板。如果后路固定不能进行，有学者用双钢板提高稳定性。剩余的耻骨活动可能导致螺钉松动、钢板断裂。

4. 耻骨支骨折　多采用非手术治疗。不稳定骨折可经髂腹股沟入路用钢板固定，另一个办法是置入耻骨上支髓内螺钉。

5. 骨盆后环固定

（1）移位的骶髂关节骨折需要切开复位。非解剖复位将伴有长期疼痛。垂直移位时畸形愈合，可导致双下肢不等长，坐位不平衡。

1）后路：患者取俯卧位，易于暴露和用骶髂螺钉安全固定。伤口愈合并发症在一些病例报道达 25%，在另一些病例则 < 3%。

① Matta 带角度爪钳可以用来复位，一尖放在坐骨切迹，另一尖放在髂骨外侧。

② 头侧移位：可用 Weber 钳复位或股骨牵开器，将 Shantz 钉放在髂嵴后侧。

2）前路：患者取仰卧位，神经损伤的风险较高（L5 神经根位于骶髂关节内侧 2cm）。用两板平行或四孔方形钢板固定，可直接看到关节，但前方钢板可能引起关节后方张开，固定不如骶髂螺丝稳定，可能引起关节融合，推荐用于有后方软组织严重损伤时。

（2）骶髂螺钉：可在仰卧位或俯卧位进行。随闭合复位经皮放置，或切开复位骶髂关节或骶骨骨折同时进行。需要 C 型臂良好的可视化（图 15-14）。老年患者使用垫圈，防止螺钉穿透骨皮质，实心螺钉较空心螺钉坚强，允许使用振荡钻，获得更好的感觉反馈。放置 1 个或 2 个螺钉取决于解剖和稳定性。

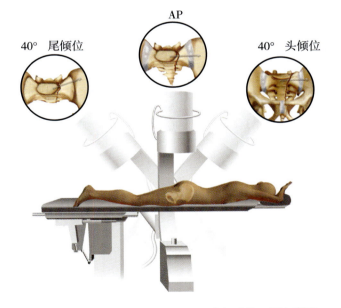

图 15-14　如图所示，患者取俯卧位或仰卧位，置入骶髂螺钉。需要一个长的透光板或台板，允许像增强器得到前后位、头倾位和尾倾位像

（3）后路经骶骨钢板：用 4.5mm 重建钢板经皮下隧道，安全固定到双侧髂后上棘。

6. 骶髂关节的新月体骨折和骨折脱位　可能涉

及骶骨或髂骨的一部分。

（1）如果髂骨的完整部分足够大，且牢固固定于骶骨，用骨块间拉力螺钉固定（不需要用骶髂螺钉）。

（2）如果骨折片很小或骶髂关节后侧韧带损伤，选用骶髂螺钉。

7. 髂骨翼骨折　移位或不稳定的髂骨翼骨折可能需要经髂腹股沟入路固定。除在髂嵴或近髋臼处，髂骨翼很窄，沿髂嵴内、外侧放置钢板或用 3.5mm 长螺钉固定。

### （八）非手术治疗

1. 稳定无移位或轻度移位的骨折可采用非手术治疗。外侧压缩损伤（Young-Brugess LC 1 型，Tile B2 型）时骶骨压缩骨折通常稳定，治疗只是用健侧负重。

2. 简单的"开书"（Tile B1 型 1 期，Young-Brugess LPC 2 型，Bucholz Ⅱ型）损伤，耻骨分离＜2.5cm，可非手术治疗。

3. 非手术治疗不稳定或严重移位的骨折，需要延长制动，产生不好的结果。

4. 早期活动可防止长期卧床休息的并发症。

5. 垂直不稳定型骨折有禁忌证时，可行骨牵引治疗。

### （九）损伤和治疗的并发症

1. 神经损伤　在初始损伤（如拉伸或压缩）时即可能发生。在手术操作、入路中和钻头螺钉方向不对时，可能出现医源性损伤，总发生率为 10% ～ 15%。许多患者均有部分或完全恢复，永久性神经损伤是影响患者功能预后的主要因素。

2. 血栓栓塞

（1）深静脉血栓形成：发生率为 35% ～ 50%。可在盆腔或下肢静脉发生。

（2）肺栓塞（PE）：有症状的 PE 发生率为 2% ～ 10%，致死性 PE 发生率为 0.5% ～ 2%。

（3）多种预防和治疗可选：低剂量肝素、低分子肝素、香豆素、机械加压装置、下腔静脉过滤器。

（4）诊断：静脉造影术、二维超声、磁共振静脉成像。

3. 封闭的内在套脱伤（Morel Lavallée 病变）　由软组织剪切损伤引起，皮下组织从深层筋膜撕裂。最常见于大粗隆，也可见于侧腹和大腿。症状和体征包括肿胀、轮廓变形、皮肤过度活动和受累区域的感觉缺失。细菌可以定植。治疗：连续清创。

4. 固定物失效　耻骨疲劳失效常见，无症状的患者仅需观察。

### （十）骨折不愈合和畸形愈合

1. 最常见于初始复位不足的移位和不稳定骨盆环损伤。

2. 头侧位移，导致双腿不等长度、坐位不平衡。

3. 处理复杂：手术时间平均 7 小时（经验丰富的外科医师）。平均出血量为 1977ml。并发症发生率为 19%。风险有神经、血管损伤。

4. 重建往往需要三阶段：前路，松解结构或截骨；后路，松解结构或截骨，然后复位和内固定；再前路，复位和内固定。根据畸形，或者先后路。

5. 往往由于软组织条件约束，骨折不愈合或畸形愈合妨碍畸形矫正。正常的内固定可能不足以防止复位丢失，手术矫正后需要限制活动长达 5 个月。

### （十一）畸形等后遗症

1. 如果半骨盆垂直移位，可下肢不等长和坐位不平衡。

2. 耻骨骨炎：发生于膀胱颈悬吊手术后。可因运动员活动过度诱发损伤，如反复外展髋和腹直肌收缩引起，骨扫描显示双侧吸收，而肿瘤或应力骨折显示单侧吸收。体格检查发现耻骨联合上压痛、髋关节被动外展疼痛。红细胞沉降率正常。

## 二、骶骨骨折

### （一）Denis 分类（图 15-15）

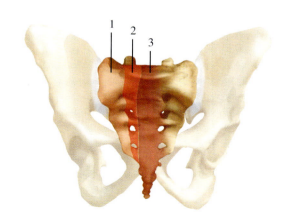

图 15-15　骶骨骨折的 Denis 分类

1. Ⅰ区（翼区）　神经损伤罕见（5.9%），常见的为 L5 神经根损伤。

2. Ⅱ区（骶孔区）　神经损伤率为 28.4%。L5、S1 或 S2 神经根单侧损伤。

3. Ⅲ区（中央骶管区）　神经损伤率为 56.7%，多涉及排便、膀胱和性功能（马尾）。手术减压后神经功能恢复较好。Ⅲ区损伤时神经源性膀胱损伤的发生率最高。应行膀胱内压测定以评估膀胱功能。损伤机制经常为高处坠落，伴发胸、腰椎爆裂骨折。

### （二）横向骶骨骨折

CT 和前后位 X 线片可能漏诊。最好摄骶骨侧位 X 线片检查。Denis Ⅲ区损伤，可发展成后凸畸形。

### （三）轻度移位的压缩骨折（侧方挤压损伤）

稳定和可非手术治疗，除非神经根减压是必需的。

### （四）手术治疗

直视下复位骨折移位，用棘突帮助复位。如果骨折经过椎间孔，松动骨块应清除，复位时须直视神经根。用全螺纹骶髂螺钉以避免过度压缩骨折，这可能会导致Ⅱ区神经根损伤。

（王　非　译，章　莹　夏远军　审）

# 第 16 章

# 髋臼骨折

Kyle F. Dickson

## 一、概述

髋臼骨折通常发生于年轻人的高能量机动车事故。髋臼骨折的影像学分析和 Letournel 分型帮助外科医师更好地选择合适的手术入路。移位的髋臼骨折需要手术进行解剖复位。不匹配的髋臼，即使移位小到 1mm，也会导致创伤后关节炎，表现为股骨头侵蚀、关节软骨丧失。这种情况常被误诊为缺血性坏死，后者的特点是股骨头塌陷，但关节间隙保存。

## 二、骨性解剖

髋臼是无名骨的一部分，由髂骨、坐骨和耻骨形成。Letournel 描述髋臼呈一个倒 "Y" 形，有前、后柱（图 16-1）。前柱包括骨盆边缘、前壁、耻骨上支及髂骨翼前沿。后柱包括大坐骨切迹、小坐骨切迹、后壁、坐骨结节及大部分四边体表面。

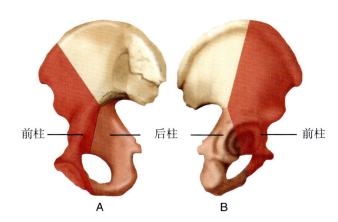

图 16-1 前柱和后柱的划定，分示无名骨的内侧（A）、外侧面（B）

## 三、影像学检查

### （一）位置和放射学标志

影像学检查包括以下位置：前后（AP）位（图 16-2A）、45° 闭孔斜位（图 16-2B）、45° 髂骨斜

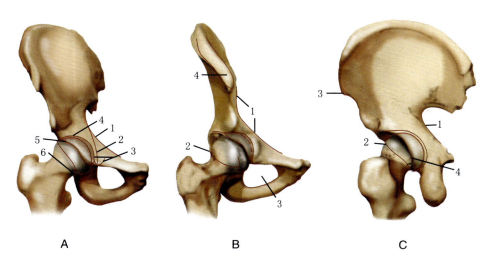

图 16-2 髋臼的正常放射影像学标志

A. 前后位。1. 髂耻线；2. 髂坐线；3.U 线或泪滴影；4. 臼顶；5. 髋臼前唇；6. 髋臼后唇。B. 闭孔斜位。1. 髂耻线；2. 髋臼后唇；3. 闭孔；4. 髂前上棘。C. 髂骨斜位；1. 无名骨后缘；2. 髋臼前唇；3. 髂骨翼前缘；4. 髋臼后唇

位（图 16-2C）。在 AP 位上，投向骨盆的 X 线束形成 6 条放射线影，但未必是解剖学标志（表 16-1）。正常放射线影的中断，意味着那个区域的骨有骨折。

各个放射线影代表的解剖区域见表 16-1。确定骨折真正没有移位，必须从 3 个位置中的至少 2 个看到放射线影没有移位。

**表 16-1　髋臼的放射影像学位置和标志**

| 放射影像学位置 | 解剖含义 | 柱 |
| --- | --- | --- |
| 前后位 | | |
| 　髂耻线 | 下 3/4：骨盆沿；上 1/4：四边体上部和坐骨大切迹 | 前 |
| 　髂坐线 | 四边体后部和坐骨 | 后 |
| 　U 线或泪滴影 | 外侧支：卵圆窝外面；内侧支：闭孔外侧壁，交接四边体 | 前（通常） |
| 　臼顶 | 髋臼上表面小区域，对应臼顶内侧部分 | 前和后 |
| 　前唇 | 前壁外侧沿，续接耻骨上支的下界 | 前 |
| 　后唇 | 前壁外侧沿，续接髋臼关节面下部 | 后 |
| 闭孔斜位 | | |
| 　髂耻线 | 骨盆沿 | 前 |
| 　后唇 | 后壁外沿 | 后 |
| 　臼顶 | 髋臼上表面小区域，对应臼顶前侧部分 | 前 |
| 髂骨斜位 | | |
| 　N/A | 无名骨后沿（大、小切迹） | 后 |
| 　前唇 | 前壁外侧沿 | 前 |
| 　N/A | 髂骨翼前沿 | 前 |
| 　臼顶 | 髋臼上表面小区域，对应臼顶后侧部分 | 后 |

N/A：无应用（没有命名放射影像标志）

### （二）45° 斜位

1.45° 闭孔斜位　摄片时将骨折髋臼旋转朝向 X 线束，显示闭孔，前柱在内侧，后壁在外侧（图 16-2B）。

2.45° 髂骨斜位　摄片时将骨折髋臼旋转离开 X 线束，显示髂骨翼，后柱在内侧（大坐骨切迹和小坐骨切迹），前壁在外侧（图 16-2C）。

### （三）骨折髋臼分析

1. 非匹配性　除骨折移位外，还要对髋臼内的股骨头匹配程度进行分析。细微的向前半脱位可以在闭孔斜位发现，细微的向后半脱位可以在髂骨斜位看到（参考髋臼的圆顶，观察股骨头的位

移）。比较伤侧与健侧前后位和 45° 斜位影像，观察股骨头的细微半脱位，有助于发现髋臼骨折的轻微移位。

2. 顶弧角测量　顶弧角为平行于身体穿过髋臼中心的垂线，与从髋臼中心到臼顶骨折区的直线的夹角。内侧顶弧角（MRA）在前后位上测量（图 16-3），前侧顶弧角（ARA）在闭孔斜位上测量（图 16-4），后顶弧角（PRA）在髂骨斜位上测量（图 16-5）。45° 顶弧角测量的意义大致同臼顶 10mm 计算机断层扫描（CT）（图 16-6）。这些顶弧角测量用于手术决策，在 T 形和横形骨折（见治疗部分）中很重要。

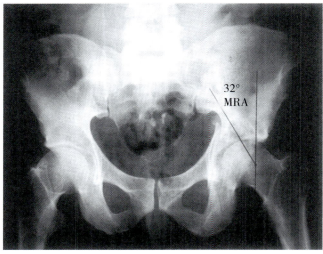
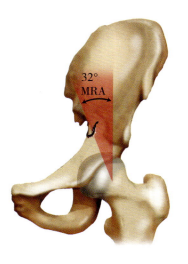

图 16-3 内侧顶弧角，在前后位 X 线片上，夹角的一条线穿过髋臼中心并平行患者，另一条线从髋臼中心至臼顶内侧折线。本例为 32°

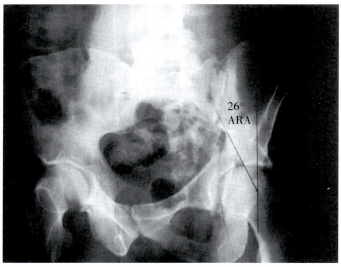
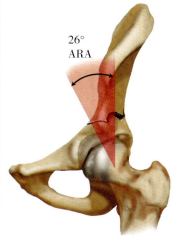

图 16-4 前侧顶弧角，在闭孔斜位 X 线片上，一条线通过髋臼中心并平行患者，另一条线从髋臼中心至穹顶内侧骨折线。本例为 26°

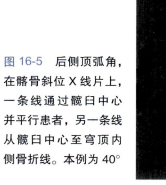
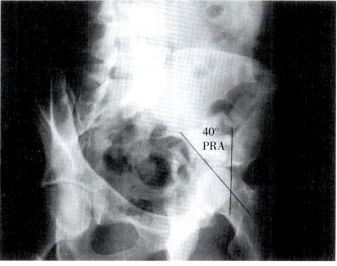
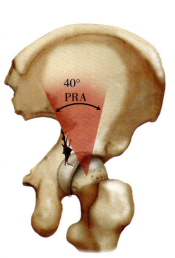

图 16-5 后侧顶弧角，在髂骨斜位 X 线片上，一条线通过髋臼中心并平行患者，另一条线从髋臼中心至穹顶内侧骨折线。本例为 40°

### （四）CT 扫描

股骨头与髋臼的匹配性和骨折分型通常可以只用放射影像就能进行。CT 则有助于确定：后骨盆损伤（如骶髂关节骨折、骶骨骨折）、四边体表面骨折、后壁边缘撞击、关节内折片的旋转，关节内游离片段。CT 扫描通过观察骨折平面的方向识别骨折。

垂直骨折面对应于横形骨折或 T 形骨折，水平骨折面对应于柱骨折（图 16-7）。三维 CT 可以提供骨折结构的整体画面，但由于在计算机重建时平滑效果，无移位骨折和在 CT 扫描平面上的骨折可被漏掉。从图像中移除股骨头，对于髋臼的评价可能更为有用。

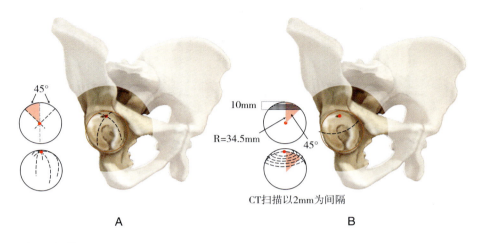

**图 16-6　髋臼圆顶的 CT 扫描**

A. 右侧髋臼示意 3 个臼顶弧的位置，等同髋臼软骨下骨在前后位、闭孔斜位、髂骨斜位上与 X 线相切形成的臼顶角。前侧顶弧开始于髋臼后唇，穿过顶点，延伸至前下关节面。内侧顶弧和后侧顶弧开始于髋臼中部和前唇，穿过顶点，延伸到髋臼窝和后下关节面。插图从斜上方显示出以 45° 分隔的 3 个顶弧。这些线类似于按经度 45° 分隔的 3 条线。B。髋臼上的线表示 CT 图像中臼顶下 10mm 的水平线。在大部分病例中，这些圆等同于依骨折线测量的 3 个顶弧角。插图为髋臼上部至臼顶下 10mm 的 CT 示意图，以 2mm 为间隔

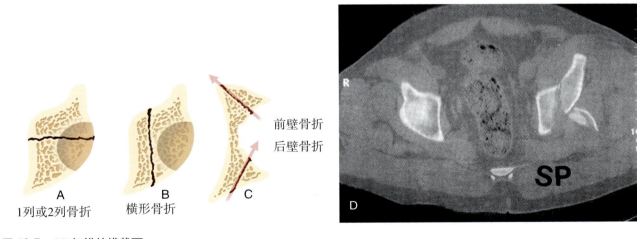

**图 16-7　CT 扫描的横截面**

A. 一个横形的骨折断面代表一个柱骨折；B. 一个垂直的骨折平面代表横形骨折；C. 一个 45° 斜形骨折平面代表壁骨折；D. 为一横形骨折合并后壁骨折

## 四、分类

Letournel 的髋臼骨折分类（图 16-8 和表 16-2）将骨折分成简单骨折（后壁骨折、后柱骨折、前壁骨折、前柱骨折和横形骨折）和复合骨折，即两个简单骨折的复合（后柱骨折和后壁骨折、横形骨折伴后壁骨折、T 形骨折、前壁骨折或前柱骨折伴后半横形骨折、双柱骨折）。

### （一）简单骨折

1. 后壁骨折（图 16-8、图 16-9，表 16-2） 后壁骨折涉及不同大小的髋臼后部及关节的表面。在前后位和闭孔斜位，后唇线可见移位。骨折可能涉及大坐骨切迹及小坐骨切迹，但前后位上髂坐线保持完整。有时可见鸥翼征，移位的后壁向内成铰链连接样，其外侧向上向后移位（图 16-9）。

2. 后柱骨折（图 16-8 和表 16-2） 后柱骨折累及坐骨的髋臼后表面。骨折线出坐骨大切迹，穿过关节面，通常通过闭孔和耻骨下支。偶尔，骨折线垂直劈开坐骨结节，不进入闭孔。依后柱骨折块大小，骨折线向前可以涉及骨盆的泪滴或边缘。

3. 前壁骨折（图 16-8 和表 16-2） 前壁骨折涉及前柱的中央部分，在前后位和髂骨斜位上，破坏髋臼前沿，但不破坏耻骨下支。在前后位和闭孔斜位，髂耻线中断。

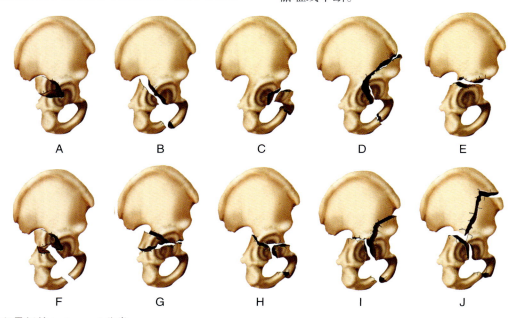

图 16-8　髋臼骨折的 Letournel 分类
A. 后壁骨折；B. 后柱骨折；C. 前壁骨折；D. 前柱骨折；E. 横形骨折；F. 后柱骨折合后壁骨折；G 横形骨折合并后壁骨折；H. T 形骨折；I. 前壁骨折或前柱骨折合并后半横形骨折；J. 双柱骨折

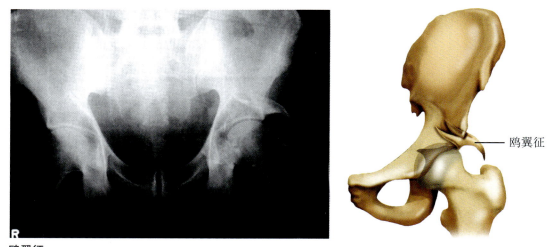

鸥翼征

图 16-9　鸥翼征
前后位 X 线片见后壁骨折，后壁骨折片保持内侧铰链连接，外侧部分向外上移位，形成鸥翼征

表 16-2　髋臼骨折的 Letournel 分类

| 骨折类型 | 放射影像特点 | 典型外科入路 | 疗效优良率（%） |
|---|---|---|---|
| 后壁骨折 | 后唇破裂，折线可延及坐骨大切迹或坐骨小切迹，前后位上髂坐线完整，偶见鸥翼征 | Kocher-Langenbeck | 82 |
| 后柱骨折 | 髂坐线和无名骨后缘（坐骨大切迹或坐骨小切迹）破裂，闭孔通常破裂，折线可延及泪滴和骨盆前沿 | Kocher-Langenbeck | 91 |
| 前壁骨折 | 前后位和闭孔斜位上髂耻线中断，前后位和髂骨斜位上前唇断裂 | 髂腹股沟 | 78 |
| 前柱骨折 | 前后位和闭孔斜位上髂耻线中断，前后位和髂骨斜位上前唇断裂，通常有耻骨下支骨折，偶尔前后位上可见髋顶内移 | 髂腹股沟 | 88 |
| 横形骨折 | 髂坐线和髂耻线中断，前唇、后唇断裂，闭孔常完整 | Kocher-Langenbeck | 98 |
| 后柱骨折合并后壁骨折 | 后唇（节段性）和髂坐线破裂，闭孔常断裂 | Kocher-Langenbeck | 47 |
| 横形骨折合并后壁骨折 | 髂坐线和髂耻线中断，前唇和后唇（节段性）断裂，闭孔常完整 | Kocher-Langenbeck（偶尔扩展入路） | 74 |
| T 形骨折 | 髂坐线和髂耻线中断，前唇和后唇断裂，纵行骨折线常进入闭孔，有时偏后劈开坐骨结节 | Kocher-Langenbeck（偶尔扩展入路） | 77 |
| 前壁骨折合并后半横形骨折 | 髂坐线和髂耻线中断，前唇和后唇断裂，闭孔断裂 | 髂腹股沟 | 88 |
| 双柱骨折 | 髂坐线和髂耻线中断，髂翼前缘和无名骨后缘断裂，可见鸥翼征，闭孔断裂 | 髂腹股沟（偶尔扩展入路） | 77 |

4. 前柱骨折（图 16-8 和表 16-2）　前柱骨折可非常高（达髂嵴）或非常低（达耻骨上支）。在前后位和闭孔斜位，髂耻线中断。骨折涉及耻骨下支，在前后位上可伴有臼顶内移。

5. 横形骨折（图 16-8 和表 16-2）　横形骨折将髋臼分为两部分。上部包含臼顶及其以上，下部包含前、后壁的一部分和完整的闭孔（除非闭孔因并发的骨盆损伤而破坏）。Letournel 基于骨折线穿过髋臼的位置，再分类为：① 经顶型，骨折线穿过髋臼上部关节面；② 近顶型，骨折线穿过关节面和臼杯窝交界处；③ 顶下型，骨折线穿过臼杯窝。横形骨折的骨折线涉及两柱，但不被认为是双柱骨折。在横形骨折时，两柱间彼此没有分离。横形骨折波及前唇、后唇、髂耻线、髂坐线，但闭孔通常完整。

## （二）复杂骨折

复杂骨折或复合骨折通常结合了两种简单的骨折类型。

1. 后柱骨折合并后壁骨折（图 16-8 和表 16-2）　髂坐线从泪滴处移位，但髂耻线完整。即使是 1 mm 的移位都可引起严重的关节病。

2. 横形骨折合并后壁骨折（图 16-8 和表 16-2）　包括一个简单的横形骨折，合并后壁骨折。闭孔通常完整。

3. T 形骨折（图 16-8 和表 16-2）　T 形骨折是横形骨折附加一个垂直骨折，后者将后柱下部与前柱下部分开。垂直骨折通常破坏闭孔，因此区别于横形骨折。垂直骨折线偶尔更偏向后部，分裂坐骨而闭孔完好。

4. 前壁骨折或前柱骨折合并后半横形骨折（图 16-8 和表 16-2） 即前壁骨折或前柱骨折，并伴有后柱的横形骨折。此型与 T 形骨折之间的区别通常微妙。不同点在于前部骨折线的方向。在 CT 扫描中，T 形骨折的前部骨折线是垂直的，而前壁骨折或前柱骨折伴后半横形骨折时，前柱骨折的前部骨折线是水平的，前壁骨折则呈斜向约 45°（图 16-7）。此外，前柱骨折经常涉及髂嵴，而这不会发生在 T 形骨折。

5. 双柱骨折（图 16-8、图 16-10 和表 16-2） 双柱骨折时前柱和后柱同时被破坏，同横形骨折一样，伴有横向后壁骨折、前壁骨折或前柱骨折合并后半横形骨折、T 形骨折。双柱骨折也有两柱分离，与 T 形骨折和前壁骨折或前柱骨折并后半横形骨折相似。然而，在双柱骨折，关节面已从完整的髂骨的后部完全分离，而其他类型的骨折有一些关节面仍在其原来的解剖位置完好地附着于部分后髂骨。由于两柱（含整个关节面）自后髂骨的完整部分向内侧移位，"马刺征"在闭孔斜位显示最佳，表示后髂骨的完整部分仍保留在其解剖位置（图 16-10）。这是双柱骨折的特异标志。

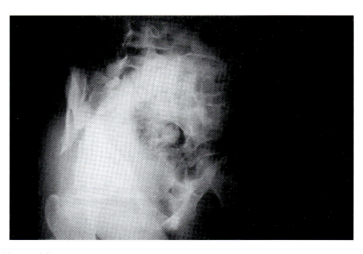
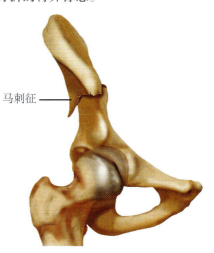

马刺征

图 16-10  马刺征

闭孔斜位 X 线，双柱骨折。注意向内移动的臼顶和股骨头，马刺征意味着髂骨翼的完整部分仍保留在其解剖位置

### （三）其他类型的骨折

任何分类系统都会存在一些重叠类型。此外，为了将骨折分型减少至 10 个，一些合并或复杂的骨折类型被放入与其相近分型，因为它们的治疗非常相似。前壁骨折合并前柱骨折被分到前柱骨折，后柱骨折伴前半横形骨折被分入 T 形骨折。

## 五、治疗

### （一）手术指征

手术治疗的指征包括:臼顶骨折有移位（≥ 2mm）（MRA < 45°，ARA < 35°，PRA < 65° 的横形骨折和 T 形骨折），后壁骨折导致髋不稳定（任何部位骨折涉及后壁 20% ～ 65%），股骨头和髋臼关节面之间的匹配性或平行性丢失（前后位、闭孔斜位、髂骨斜位 3 个位置任意之一）。闭合复位不适用于治疗有移位的髋臼关节内骨折。

### （二）非手术治疗指征

非手术治疗的适应证有：患者有局部或全身感染，严重骨质疏松，无移位骨折，骨折有移位但髋臼的大部分完整（CT 显示臼顶 10mm 完整，或臼顶 MRA < 45°，ARA < 65°，横形骨折和 T 形骨折的 PRA < 35°），或双柱骨折髋臼和股骨头的适配性二次获得。仅在双柱骨折，髋臼关节面自髂骨的完整部分完全分离，如果关节面没有移位或仅轻度移位，头臼适配性保持，那么继发适配性存在，可以考虑非手术治疗。相对手术禁忌证包括高龄、存在并发症，以及合并软组织和内脏损伤。

### （三）手术入路

手术入路的选择取决于骨折特点。Kocher-Langenbeck 入路可显露后柱，髂腹股沟入路可显露前柱。扩展入路（扩展髂股入路，三向辐状切开，同时或连续的 Kocher-Langenbeck 入路和腹股沟入路）适用于一些横形骨折、T 形骨折、前壁骨折或前柱骨折和后半横形骨折，以及双柱骨折前后柱均有显著移位时。理想情况下，外科医师选择其中一个入路来复位和固定骨折，如果需要并用前方的腹股沟入路和后方的 Kocher-Langenbeck 入路处理骨折，笔者的选择是续贯而非同时使用，因为它们同时进行时会有一些限制。关于髋的外科手术入路及其解剖间隔、危险结构、并发症和解剖学考虑列在表 16-3，髋关节周围的横断面解剖（CT 扫描和磁共振图像）见图 16-11 和图 16-12。

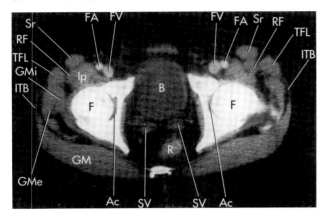

图 16-11　CT 扫描髋关节解剖学

Ac. 髋臼；B. 膀胱；F. 股骨头；FA. 股动脉；FV. 股静脉；GM. 臀大肌；GMe. 臀中肌；GMi. 臀小肌；Ip. 髂腰肌；ITB. 髂胫束；R. 直肠；RF. 股直肌；Sr. 缝匠机；SV. 精索；TFL. 阔筋膜张肌

（经许可，摘自 Bo Wi, Wlofman NT, Krueger WA, et al. Basic Atlas of Sectional Anatomy；With Correlated Imaging. 3rd ed. Philadelphia, PA：WB Saunders；1998.）

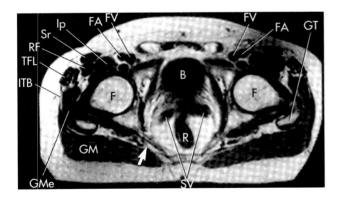

图 16-12　髋关节磁共振成像解剖

B. 膀胱；F. 股骨头；FA. 股动脉；FV. 股静脉；GM. 臀大肌；GMe. 臀中肌；GT. 大粗隆；Ip. 髂腰肌；ITB. 髂胫束；R. 直肠；RF. 股直肌；Sr. 缝匠肌；SV. 精索；TFL. 阔筋膜张肌；箭头：骶棘韧带

（经许可，摘自 Browner BO, Jupiter JB, Levine AM, et al. Skeletal Trauma：Fractures, Dislocations, Ligamentous Injuries. 2nd ed. Philadelphia, PA：WB Saunders；1998.）

髋臼骨折的 3 个主要入路包括 kocher-Langenbeck 入路、髂腹股沟入路和扩展髂股入路。

1.Kocher-Langenbeck 入路　髋臼的 kocher-Langenbeck 入路不同于全髋关节成形术中的 kocher-Langenbeck 入路。

（1）旋股内侧动脉升支：保留旋股内侧动脉供应股骨头的升支对预防股骨头缺血性坏死非常重要。该动脉行经股方肌深面和闭孔外肌表面，续深行至联合腱（孖上肌、孖下肌和闭孔内肌）和梨状肌肌腱，毗邻大粗隆，在股骨颈基底部加入到股动脉环。

（2）患者体位：患者通常俯卧，帮助股骨头降至髋臼前壁。这种体位可以更容易复位后壁和后柱骨折。在 Judet 骨折手术台上使用牵引，将膝关节屈曲 60°～90°，放松坐骨神经。如果没有 Judet 骨折手术台，患者可取侧卧位，整个腿包裹，可自由活动。在这种体位，特别是横形骨折时，股骨头内侧半脱位可能会妨碍解剖复位。

（3）切口和分离（图 16-13）：切口开始于髂后上棘（PSIS）横向外侧 5cm，前进到大转子，然后沿股骨向下续行 20cm。沿臀大肌纤维分离至臀下神经分支，其位于大转子和髂后上棘之间约 1/2 处。沿股骨的轴线将阔筋膜切开。将臀大肌止的腱性部分距骨性部分 5mm 处切断，在手术结束时再缝合回位。旋后动脉的一个分支在肌腱深面，如果肌腱松解过多，其可能被意外切断（缩回深入到腿部）。识别坐骨神经，其在股方肌上，随后向近侧进入梨状肌下面，确保它没有被挤压在骨折块间。臀下动脉分支可能位于坐骨神经外侧，应电凝或结扎。梨状肌和闭孔内肌的肌腱要单独标记，从距大粗隆 1cm 处切断，以保护旋股内侧动脉的升支，向后牵开肌腱。闭孔内肌腱止于坐骨小切迹，保护坐骨神经，梨状肌止于坐骨大切迹。沿边缘切开关节囊，以保护盂唇和看到髋关节。在后壁骨折，反折的关节囊连接着骨折片，后者的血液供应得以留存。关节和髋臼上部要进一步显露时可行粗隆截骨术，此时应保护旋股内动脉的升支。通过坐骨大切迹显露四边体表面，可触及经过该表面的骨折，评估横形骨折的复位，复位固定后，重建肌腱的解剖学连接，把引流置于阔筋膜深面。

表 16-3　髋关节手术入路

| 入路 | 手术界面 | 手术风险 | 并发症 | 解剖要点 |
|---|---|---|---|---|
| K-L 入路 | 切开臀大肌（延伸至臀神经的分支及神经分布区域） | 坐骨神经（闭孔内肌覆盖）<br>靠近旋股内侧动脉和其分支（由股骨沿着股四头肌而不是坐骨或者沿着梨状肌或闭孔内肌插入 <1cm 则可降低损伤血管风险）<br>臀下血管<br>臀下神经（如果过于接近臀大肌近侧，在大转子和髂后上棘之间的中线切开则容易损伤）<br>股神经（于髋臼前壁放置髋臼拉钩）<br>闭孔动脉（在髋关节置换术中如果拉钩在髋臼横韧带下方进入髋臼则可能损伤）<br>臀上神经血管束（通过坐骨大切迹，拉钩往前或往上过度牵拉外展肌则有损伤可能） | 坐骨神经麻痹 10%<br>不采取预防措施的移位骨化 23%<br>[8% 移位骨化可导致明显髋关节活动受限（如屈髋 <90°）]<br>感染 3% | 臀上神经在梨状肌之上，坐骨神经在梨状肌之下。臀下神经位于梨状肌下方，通过坐骨大切迹 |
| 髂腹股沟入路 | 该入路有 3 个窗口：<br>（1）在髂外动静脉及淋巴管内侧<br>（2）在髂外血管和髂腰肌肉之间<br>（3）在髂腰肌肉外侧 | 股外侧皮神经（由髂前上棘上 3cm 发出达到腹股沟底部） | 直疝 1% | 直疝是在腹部下动脉内侧，斜疝是在腹壁下动脉外侧。腹壁下动脉位于腹股沟深环的深部 |
| 髂腹股沟入路 | | 股动脉（拉钩位于第二窗口时可能损伤）<br>股静脉（拉钩位于第二窗口时可能损伤并有血栓风险）<br>股神经（由腰大肌保护，若腰大肌备牵拉过猛，也会造成损伤）<br>下腹壁血管（腹股沟韧带的深面，髂动脉穿腹股沟韧带之前发出的最后分支）<br>精索（牵拉过度有可能损伤输精管和睾丸动脉）<br>膀胱（位于耻骨联合之后） | 明显的股外侧神经麻木 23%<br>髂外动脉血栓 1%<br>血肿 5%<br>感染 2%<br>移位骨化 4%[2% 明显影响活动（屈髋 <90°）] | |
| 延长髂股入路 | 近端：界面是在臀大肌<br>远端<br>浅层——界面是在缝匠肌（股神经）和阔筋膜张肌（臀上神经）<br>深层——界面是在股直肌（股神经）<br>臀中肌（臀上神经） | 股外侧皮神经的后支（容易被切口损伤）<br>旋股外侧血管和旋股外侧血管升支（需结扎）<br>臀上血管，静脉和神经（由坐骨大孔到展肌回缩的前上方） | 未经预防的移位骨化 70%[20% 明显影响活动（屈髋 <90°）]<br>坐骨神经麻痹 1%<br>血肿 8%<br>深静脉血栓 5%<br>感染 1% | 臀肌肌瓣是由臀上神经及臀下神经支配。臀下神经支配臀大肌，臀上神经支配臀中肌和臀小肌。臀大肌上 1/3 的血供来自臀上动脉，下 1/3 的血供来之臀下动脉 |

续表

| 入路 | 手术界面 | 手术风险 | 并发症 | 解剖要点 |
|---|---|---|---|---|
| K–L 联合髂腹股沟和三方向显露入路 | 参考 K–L 和髂腹股沟入路 | 参考 K–L 和髂腹股沟入路 | 参考 K–L 和髂腹股沟入路 | 参考 K–L 和髂腹股沟入路 |
| S–P 入路（前入路） | 浅层——界面是在缝匠肌（股神经）和阔筋膜张肌（臀上神经）<br>深层——界面是在股直肌（股神经）<br>臀中肌（臀上神经） | 外侧股皮神经（尤其当拉钩置于股直肌浅面）<br>旋股外侧血管和旋股外侧血管升支（需结扎） | 股外侧皮神经损伤 5%<br>感染 2%<br>股神经麻木 1% | 外侧股皮神经穿过缝匠肌约在 2.5cm 髂前上棘之下，深动脉来源于股动脉，穿过股动脉深部位于腰大肌的顶部，靠近缝匠肌与阔筋膜张肌之间的间隙。旋股外侧动脉位于股直肌深部，其鞘膜靠近股神经，其升支在腰大肌鞘内。上述血管均跨越缝匠肌与阔筋膜张肌之间的裂孔，位于髂前上棘之下，必须结扎 |
| W–J 入路（前入路） | 界面是臀中肌（臀上神经）与阔筋膜张肌（臀上神经），臀上神经进入肌肉近端直到切口 | 股神经（拉钩置于股直肌之前用力过大）<br>股动静脉（拉钩位于股直肌顶部且放置过深）<br>股深动脉（位于腰大肌上股动脉深部有可能被放置不当的拉钩损伤） | 内收无力（内收肌被切断或大转子被截骨）<br>股骨干骨折（在髋关节置换术需股骨头脱位时） | 股深动脉来源于股动脉穿过股动脉深部位于腰大肌的顶部 |
| Hardinge 入路（外侧入路） | 臀中肌（臀上神经分布的远端）与股外侧肌（远离股神经分布区的前侧和内侧） | 股神经，动脉和静脉（拉钩）<br>旋股外侧动脉的横向分支（当股外侧肌肉牵开切断）<br>臀中肌（拉钩损伤外展肌损伤）<br>臀上神经（太靠近切开臀中肌） | 髋关节外展肌减弱 | |
| Ludloff（内侧入路） | 浅层的界面是长收肌（闭孔神经前方的分支）和股薄肌（闭孔神经前方的分支），它们均在近侧受神经支配，所以界面是安全的。深层的界面是短收肌（闭孔神经的前支或后支）和大收肌（闭孔神经后支和坐骨神经胫骨部分） | 闭孔神经（牵拉过猛）<br>旋股内侧动脉（腰大肌内侧切开儿童的腰大肌腱时容易损伤） | 闭孔神经麻痹 | 闭孔神经的前支在闭孔外肌和短收肌之前走行，在耻骨肌和长收肌之后。它发出神经肌支到股薄肌、短收肌、长收肌，有时到耻骨肌和髋关节的关节血管<br>闭孔神经的后支穿过闭孔外肌，走行于短收肌之后及大收肌之前。它发出肌支到闭孔外肌和大收肌，有时到短收肌，它的终支到膝关节 |

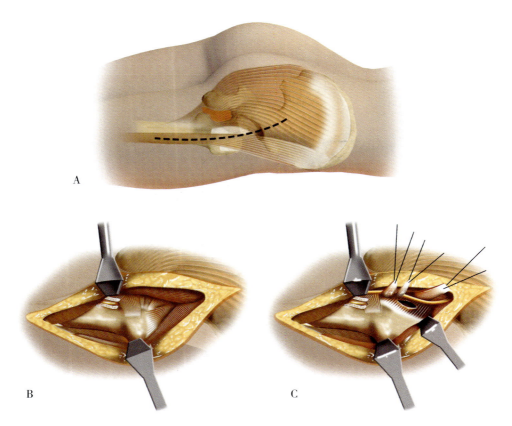

**图 16-13    Kocher–Langenbeck 入路**

A. 皮肤切口；B. 劈开臀大肌并横断其肌腱，可见坐骨神经位于股方肌后；C. 暴露髋臼后方，横断闭孔内肌腱并反折，可触及坐骨结节与坐骨小切迹，在髋臼后唇切开关节囊

2. 髂腹股沟入路    髂腹股沟入路可显露全部前柱和部分后柱。它用于前柱骨折和前壁骨折，大部分前壁骨折或前柱骨折合并后半横形骨折，以及双柱骨折。

（1）患者体位：患者仰卧位于 Judet 骨折手术台上，患髋屈曲 20°～30°，以放松髂腰肌肌腱。如果没有 Judet 骨折手术台，则整个腿包裹可自由活动，能屈曲髋关节、放松髂腰肌肌腱。

（2）切口和分离（图 16-14）：切口始于耻骨联合中线上 2 指宽处，行至髂前上棘（ASIS），然后沿髂嵴延长，过其最厚处。腹肌和髂肌自其腱止处松解，髂肌自髂窝分离到骶髂关节和骨盆边缘。远侧，腹外斜肌腱膜循皮肤切口切开，折向上，在顶侧打开腹股沟管。分离并用橡皮片保护精索或圆韧带和腹股沟神经。小心切开腹股沟管底部，注意股外侧皮神经，其在髂前上棘下 3cm 行向远侧。切开腹股沟管底部，保留 2mm 肌腱附着，便缝回腹横肌和腹内斜肌，封闭腹股沟管，预防直疝。在内侧，腹直肌从外侧向内侧松解约 1cm 或劈开腹直肌的两个头（类似 Pfannenstiel 入路），行改良的 Stoppa 入路。髂耻筋膜将髂外动脉、髂外静脉和淋巴管与腰大肌和股神经分隔开。此厚纤维鞘沿骨盆边缘到骶髂关节，分界假骨盆与真骨盆。需要将此筋膜完全分离，才能充分暴露骨骼。可见闭孔神经动脉进入闭孔。50% 的患者闭孔动脉有反常分支或动脉起源。闭孔动脉通常来源于髂内动脉。反常的分支或起源可能来自髂外动脉或腹壁下动脉。在少于 5% 的情况下，这种反常分支主要是闭孔动脉，需要被结扎以防止在手术过程中撕裂（反常分支称为"死亡冠"）。此切口提供 3 个外科窗口探查髋骨：①在耻骨后的 Retzius 间隙（淋巴管和髂外动脉、髂外静脉内侧）；②四边体表面和前壁（髂外血管和髂腰肌之间）③髂窝内部和骶髂关节（髂腰肌外侧）。

3. 扩展髂股入路    扩展髂股入路允许同时探查前柱和后柱。适用于一些经臼顶的横形骨折合并后壁骨折和横形骨折，以及一些前壁骨折或前柱骨折合并后半横形骨折，或 T 形骨折前柱和后柱移位显著时。虽然大多数双柱骨折通过腹股沟入路修复，扩展髂股入路适用于双柱骨折合并坐骨大切迹骨折，以及进入骶髂关节的移位骨折、移位复杂的后柱骨折。此外，一些骨折超过 3 周，因为大量的骨痂形成，也需要扩展入路。

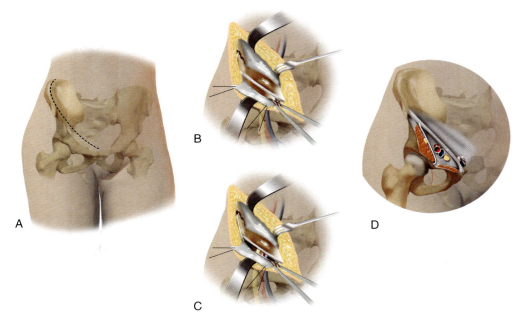

**图 16-14 髂腹股沟入路**

A.皮肤切口；B.显露髂窝内部，将腹外斜肌腱膜向远端反折，打开腹股沟管顶；C.沿腹股沟韧带切开，分离腹肌和腹横筋膜，可达腰肌鞘、髂耻筋膜、股血管外侧及耻骨后 Retzius 间隙；D 腹股沟韧带水平斜截面示肌腔隙和血管腔隙

（1）患者定位：在 Judet 骨折手术台上，患者被放置在侧卧位。如果没有 Judet 骨折手术台，患者置于侧卧位，整条腿包裹并可自由活动。

（2）切口和分离（图 16-15）：切口开始于髂后上棘并循髂嵴至髂前上棘，继续向下沿大腿的侧面朝向髌骨的外侧缘 20cm，膝关节屈曲＞60°以放松坐骨神经。髂嵴切口内分离臀大肌腱性部分，将其从髂骨的外翼剥离。阔筋膜张肌沿肌肉全长切开，向后牵开，露出股直肌筋膜。纵向打开筋膜，向前牵开股直肌，暴露髂腰肌筋膜。将筋膜仔细切开，结扎旋股外侧血管升支。臀小肌、臀中肌、闭孔内肌和梨状肌的肌腱依次标记和松解。或者行股骨大粗隆截骨，松解臀小肌和臀中肌（梨状肌和闭孔内肌另行标记松解）。类似于 Kocher-Langenbeck 入路那样暴露后柱。暴露前柱则不同，从髂前下棘（AIIS）松解股直肌，从髂前上棘（ASIS）松解缝匠肌或从髂窝松解髂腰肌。外科医师必须确保所有骨折碎片有足够的软组织附着和血管供应存在。解剖复位和固定髋臼后，肌腱再行解剖学重建。

**（四）具体骨折类型的治疗**

髋臼骨折的复位治疗是骨科医师面临的最具挑战性的问题之一。通过使用 Judet 骨折手术台，能明显简化复位。各种复位钳可以用于复位髋臼。固定也依骨折类型而个性化，最安全的固定是拉力螺钉和支撑钢板组合。必须避免螺钉头进入关节，可用 C 臂 X 线在手术结束时透视进行检查。在球窝关节如髋臼，只需在一个位置透视即可证明螺钉不在关节内。

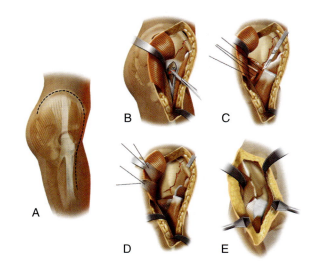

**图 16-15 扩展髂股入路**

A.皮肤切口；B.臀肌已从髂骨翼剥离，结扎和切断旋股外侧血管；C.臀小肌和臀中肌于粗隆止点侧腹腱交界处横断；D.显露骨的外面，沿髋臼后唇切开后关节囊；E.显露骨的内面

1. 后壁骨折 后壁骨折常有关节边缘骨折嵌塞于主要骨折线旁。随股骨头移位，受撞击的关节骨片（带 5～10mm 的骨松质）抬起。从大粗隆取骨松质植骨，置于移位骨片后，也可用注射型磷酸钙替代。复位后壁骨皮质，用球钉复位棒保持，用拉力螺钉和一个支撑板固定。当髋臼盂唇有粉碎或小骨碎片，在重建板下放一个弹簧板（1/3 管形板）。手术成功的关键在于保留尽可能多的关节囊附着（血液供应）和解剖复位后壁骨折片。

2. 后柱骨折 后柱骨折时，由于股骨头向内挤压，围绕股骨头的后柱发生旋转移位。复位包括去除骨折面上的血肿和碎片，放置复位螺钉，偶尔将半针置入坐骨结节。复位螺钉与骨盆复位夹具（Farabeuf 和 Jungbluth）联合使用。此外，可使用成角复位夹具，一个臂可放置在四边体表面上，而另一臂放在髋臼前柱上方，用于克服后柱的旋转移位。在髋臼后表面以及四边体表面检查复位。用拉力螺钉和支撑重建钢板组合进行固定。

3. 前壁骨折合并前柱骨折 手术通过髂腹股沟入路进行。复位和固定类似于后壁骨折合并后柱骨折。在耻骨隆起附近，螺丝容易侵入髋臼；因此，螺钉的位置应靠近边缘，方向应平行或朝向四边体表面。前柱骨折经常有一个游离的边缘骨片，应在复位和固定前柱前先复位固定。

4. 横形骨折 复位后柱骨折的技术同样适用于复位横形骨折。通常，一个半针被置入坐骨结节，以帮助克复旋转畸形。用拉力螺钉和一个支撑板的组合来完成固定。虽然大多数横形骨折通过 Kocher-Langenbeck 入路处理，倘若前柱移位比后柱显著，或前柱骨折线高（如通过臼顶）而后柱骨折线低时，最好选用腹股沟入路。

5. 横形骨折合并后壁骨折 如先前所述进行复位和固定。偶尔，后壁骨折涉及整个髋臼后表面，使复位相当困难。在此情况下，以及前柱移位显著时，或骨折线穿过髋臼顶，或有一个独立的坐骨切迹折片时，扩展的髂股入路可能适用。这些骨折伴有术前坐骨神经麻痹的发病率最高。

6. T 形骨折 T 形骨折通常使用后方的 Kocher-Langenbeck 入路复位。如果前柱不能复位，外科医师先固定后柱，然后翻转患者，行髂腹股沟入路，再复位和固定前柱。作为替代，扩展髂股入路可用于经髋臼顶的移位 T 形骨折。

7. 前壁骨折或前柱骨折伴后半横形骨折 通常行腹股沟入路复位和固定。后柱一般无或轻度移位，并且可以经在四边体后下面的外向挤压直接复位。很少需要通过单独的 Kocher-Langenbeck 入路复位和固定后柱（前柱已复位和固定之后）。

8. 双柱骨折 双柱骨折通常可通过腹股沟入路夹复位和固定。如骨折线进入骶髂关节造成边缘压缩或复杂后柱骨折（如节段性骨折、后壁骨折移位、伴坐骨大切迹骨折片或显著移位）则选择扩展髂股入路复位和固定更好。或者，先行髂腹股沟入路复位和内固定前柱（注意不要妨碍后柱复位）。再做后路，用夹具和钳子获得复位。在损伤时，股骨头像推开轿车尾门一样撞开髋臼，两柱旋转打开，因此，复位就要旋转回双柱，像关上尾门。

9. 术后护理 一旦可以，尽早开始足尖触地负重步行训练。在第 8 周开始物理治疗如训练、活动范围练习、耐受负重步行训练。辅助行走装置使用至有能力防止跛行。

## 六、并发症

最常见的并发症包括伤口感染、医源性神经麻痹、异位骨化、创伤后关节炎和血栓栓塞性并发症。此外，大转子浅面皮下组织及深筋膜之间可发生血肿和脂肪液化，形成封闭的脱套伤（Morel-Lavallee 损伤）。这种病变可导致多达 30% 的患者发生感染，因此需要预先或术中进行引流和清理，以降低感染的风险。

### （一）创伤后关节炎

假设骨折正确分类且入路适宜，复位精确度是影像临床效果和防止创伤后关节炎的最重要因素。

### （二）切口感染

血性渗液可能会持续 1～2 天，清亮渗液可以持续长达 10 天。如果渗液增加或改变为混浊分泌物，即立即切开及清创可能出现的感染或血肿的指征。关节外感染的患者最终可能有一个良好的功能结果，但深部或关节内感染通常预后较差。

### （三）医源性神经麻痹

医源性神经麻痹是暴力或长期牵引坐骨神经的结果，通常涉及腓神经。保持膝关节至少屈曲 60° 并后伸髋关节，可降低坐骨神经的紧张度。在一些治疗中心，应用术中监测体感诱发电位和运动诱发电位，观察变化幅度或延长时间，以防止医源性损伤。神经监测在急诊髋臼手术中的作用尚不确定。术后足下垂可能在手术后 3 年内消退，此前不应考虑肌腱转移手术。

### （四）异位骨化

异位骨化通常是无痛的，行扩展髂股入路后最为常见，经髂腹股沟入路也较常见。已证实异位骨形成的危险因素包括 T 形骨折、伴股骨头或胸部外伤、男性患者。用吲哚美辛 25mg，每天 3 次，口服，持续 8 周，可减少异位骨化的发生率。术后放射（700 cGy，单次剂量），以及这两个方法联合，亦被证明是有效的。清理坏死肌肉，减少髂骨外侧面软组织剥离，可以帮助减少异位骨形成的风险。异位骨形成与运动范围显著相关，因为前后位 X 线片上可见明显骨桥接时，患者可有超过 110° 的髋关节屈曲。45° 斜位和 CT 扫描有助于评估异位骨形成的严重程度，可作为练习指征（屈髋＜ 90° 或固定的旋转移位）。如果可以，手术切除异位骨应推迟 6 ～ 12 个月，等待异位骨已经成熟。骨扫描可以判断骨的活跃度。

### （五）深静脉血栓形成

深静脉血栓和肺栓塞可以发生。尽管有争议，笔者从患者入院时就采用充气加压靴，直到患者手术后不再卧床。一旦引流被去除，就开始应用药物预防（低分子量肝素）。药物预防的禁忌证是脾破裂和重型颅脑损伤。在这些情况或已有深静脉血栓形成的指征时，术前应使用过滤器。

（王　非　译，章　莹　夏远军　审）

表 17-1　Thompson-Epstein 髋关节后脱位分型

| 类型 | 描　述 |
| --- | --- |
| I | 有或无髋臼微小骨折 |
| II | 髋臼后缘的大块、独立骨折块 |
| III | 髋臼边缘粉碎骨折（有或无大骨折块） |
| IV | 髋臼边缘及壁骨折 |
| V | 股骨颈骨折 |

（经许可，摘自 Thompson VP, Epstein HC. Traumatic dislocation of the hip : a survey of two hundred and four cases covering a period of twenty-one years. J Bone Joint Surg, 1951, 33A : 746 - 778.）

2.Stewart-Milford 分 类 系 统（1954） Stewart-Milford 分类系统基于复位后髋关节的稳定性及股骨头的情况（表 17-2）。

表 17-2　Stewart-Milford 髋关节脱位分型

| 类型 | 描　述 |
| --- | --- |
| I | 无髋臼骨折或仅有小碎片 |
| II | 复位后后缘稳定骨折 |
| III | 复位后后缘不稳定骨折 |
| IV | 合并股骨头、股骨颈骨折 |

（经许可，摘自 Stewart M, Milford LW. Fracture-dislocation of the hip : an endresult study. J Bone Joint Surg. 1954 ; 36A : 315 - 342.）

3. 综 合 分 类 系 统　综合分类系统基于髋关节可复性，是否存在镶嵌骨折、复位后髋关节稳定性、伴随骨折（表 17-3）。

表 17-3　髋关节脱位综合分型

| 类型 | 描　述 |
| --- | --- |
| I | 无明显伴随骨折：同心性复位后无临床不稳 |
| II | 不可复位的脱位，不伴有明确股骨颈或髋臼骨折（复位必须在全身麻醉下实施） |
| III | 复位后髋关节不稳或软骨、盂唇、骨块嵌顿 |

| 类型 | 描　述 |
| --- | --- |
| IV | 合并需要复位的髋臼骨折以恢复髋关节的稳定性和关节的一致性 |
| V | 合并股骨头或股骨颈损伤（骨折或镶嵌骨折） |

（经 许 可， 摘 自 Levin PE. In : Browner BD, Jupiter JB, Levine AM, et al, eds. Skeletal Trauma : Fractures, Dislocations, Ligamentous Injuries. Vol 2. 2nd ed. Philadelphia, PA : WB Saunders ; 1998.）

## （四）Brumback

Brumback 分类基于脱位的方向及伴随骨折（表 17-4）。

表 17-4　Brumback 髋关节脱位分型

| 类型 | 描　述 |
| --- | --- |
| 1 | 髋关节后脱位合并累及股骨头内下缘非负重区骨折 |
| 1A | 髋臼缘无或微细骨折，复位后髋关节稳定 |
| 1B | 有明显髋臼骨折且髋关节不稳 |
| 2 | 髋关节后脱位合并累及股骨头内上缘负重区骨折 |
| 2A | 髋臼缘微细或无骨折，复位后髋关节稳定 |
| 2B | 有明显髋臼骨折且髋关节不稳 |
| 3 | 髋关节脱位（脱位方向未明确）合并股骨颈骨折 |
| 3A | 股骨头无骨折 |
| 3B | 股骨头骨折 |
| 4 | 髋关节前脱位合并股骨头骨折 |
| 4A | 镶嵌类型；股骨头外上缘负重区压缩骨折 |
| 4B | 经软骨类型；股骨头负重区骨软骨剪切骨折 |
| 5 | 股骨干骨折脱位伴股骨头骨折 |

（经 许 可， 摘 自 Brumback RJ, Kenzora JE, Levitt LE, et al. Proceedings of the Hip Society 1986. St. Louis, MO : Mosby ; 1987.）

## （五）相关损伤

相关损伤可以分为两类：一类为合并脱位，另一类合并外伤。95% 的继发于机动车事故的创伤性髋关节脱位患者合并有其他器官系统损伤，33% 的患者合并其他骨科损伤，15% 的患者合并腹部损伤，24% 的患者合并闭合性颅脑损伤，21% 的患者合并胸部损伤以及 21% 的患者合并头面部损伤。

1. 合并于脱位的损伤　髋关节的损伤由创伤负荷的矢量、荷载传递的速度、荷载传递点以及撞击时下肢的位置决定。正中直接的冲击可导致骨盆、髋臼、股骨的骨折或三者混合骨折。如果力量冲击的方向更靠后，下肢内收、屈曲的话，会形成后脱位骨折。如果下肢内收更多的话，可以仅导致单纯脱位。当外展的下肢遭遇向后的力量或撞击时，导致前脱位。当载荷传递的速度较慢时，骨盆会发生旋转，更有可能发生单纯脱位。相反，当载荷传递的速度较快时，骨盆来不及旋转，更有可能发生髋臼或股骨头的骨折。前脱位时股骨头骨折的发生率更高，这是因为坚强的前韧带限制了髋关节的半脱位。髋臼前壁坚固，相对于后壁更能抗骨折，因此股骨头成为薄弱点，剪切力造成骨折。

（1）原位骨损伤

1）髋臼骨折：一项研究报道 70% 的髋关节脱位的患者合并髋臼骨折。后壁骨折最为常见，如果应力更集中于中间，任何类型的骨折均有可能。

2）股骨头骨折：股骨头骨折将在本章的后面部分详细叙述。大部分股骨头骨折（90%）合并后脱位，同时后脱位比前脱位更常见。然而，前脱位发生股骨头骨折的概率（68%）相对于后脱位的概率（7%）更高。

3）股骨颈骨折：在髋关节脱位的患者中，股骨颈骨折并不常见。对移位骨折和非移位骨折应仔细评估影像学检查。

4）股骨干骨折：在髋关节脱位的患者，股骨干骨折也不常见。这种骨折使得患肢的体位无法用于判断脱位的类型，并且手法复位时也不能将腿当为支点。

5）髌骨骨折和膝关节脱位：髌骨骨折和膝关节脱位强调 X 线片需包括上下邻近关节的重要性。如果确认关节存在病变，而损伤机制是交通事故的话，合并同侧髋关节损伤的发生概率增高。

（2）软组织损伤

1）股骨头的血供：股骨头存在多重血供，而旋股内侧动脉（MFCA）是最重要的血管。MFCA 与臀下动脉的分支在梨状肌的下部相吻合，穿过梨状肌的深部（图 17-4）。MFCA 血液供应区域不用其他血管提供血供，且可以为整个股骨头提供血供。由于撕裂、横断损伤、血栓形成或血管痉挛导致该血管的损伤，可导致股骨头缺血性坏死。后脱位可能损伤这条血管，而前脱位不影响这条血管，也可以解释后脱位存在 2% ～ 17% 的股骨头缺血性坏死

（AVN），而前脱位很少发生股骨头缺血性坏死。同时，MCFA 起自股动脉或更有可能来自股深动脉。当 MCFA 起自股动脉，后脱位可导致股骨头血供下降得更多。这理论上解释了脱位后 AVN 发生率较高的原因。

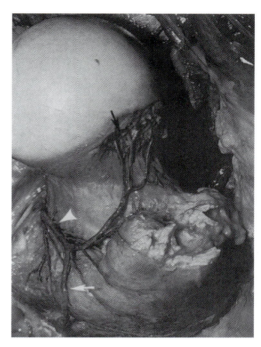

图 17-4　股骨近端后上观

标志旋股内侧动脉（白色箭头所示）、转子间外侧血管（白箭所示）和股骨头血管终末支（黑箭所示）

[经许可，摘自 Gautier E, Ganz K, Krügel N, et al. Anatomy of the medial femoral circumflex artery and its surgical implications. J Bone Joint Surg Br, 2000, 82（5）: 679 - 683.]

2）坐骨神经损伤：据报道，坐骨神经损伤的发生率为 7% ～ 27%。在儿童中约为 5%。这仅在后脱位中可见，且后向骨折 - 脱位的发生率更高，后壁的骨折块移位方向可预知。虽然坐骨神经腓侧支损伤可能牵拉更明显，但腓侧支较胫侧支损伤更常见的原因却仍不明朗。推测损伤的机械原理可能是由于直接的钝击伤和（或）后脱位的股骨头所造成的牵拉。坐骨神经的变异可能导致腓侧支在穿越梨状肌时受到过度牵拉而增加损伤的概率。60% ～ 70% 坐骨神经损伤的患者部分功能恢复，而此与损伤或治疗无明确关联。

3）圆韧带损伤：在脱位时，圆韧带发生撕裂。它可以撕裂十字韧带，更常见的是从关节窝内撕脱一小块骨头。如果复位时，撕脱的小骨头在关节面中间，需要取出。如果留在关节窝内，没有侵犯股

骨头，则可以保留。

4）髋臼上唇损伤：髋臼上唇可以从髋臼的骨性边缘撕脱，既可以是脱位侧，也可以是脱位方向的对侧，并且可以在复位过程形成嵌插。即使成功复位后，上唇损伤也可是症状的病因。

5）关节囊损伤：在所有脱位中，关节囊都有可能损伤。当股骨头纽扣-洞样通过关节囊时，很难进行复位。关节囊也可以在复位过程形成嵌插。

6）肌肉损伤：外旋短肌在后脱位时经常发生撕裂，也可能在复位过程形成嵌插。在闭孔脱位过程中，臀中肌可能从它的股骨附着点部分撕脱。

7）血管损伤：体格检查应评估血流情况，因为股动脉可能在前脱位受压。

2. 创伤合并的损伤　明确创伤的机制非常重要，有利于提供可能合并损伤的线索。

（1）负荷转移：必须从撞击点到髋关节仔细检查患肢。足、踝关节、小腿、膝关节和大腿损伤都

有记录。如果冲击来自后方，骨盆和腰椎也应该检查。

（2）远处的损伤：髋关节脱位通常是高能量创伤造成的。85%的患者不只合并一种损伤（所以全身均需要检查）。这些患者通常会受到减速性损伤，导致胸腔或腹部的损伤。安全带损伤也可能发生。

### （六）治疗

相关骨折的治疗会在后续章节中详细叙述。这里仅叙述髋关节脱位的治疗。髋关节脱位的治疗是一个循序渐进的过程（图17-5）。这些损伤是骨科急诊疾病，需要迅速的对髋关节进行复位，以保护股骨头的血供。另外，紧急复位可以减少将来坐骨神经的拉伸。复位的时间对于相关神经损伤的严重性直接相关。在髋关节仍然脱位的患者中，发生坐骨神经损伤的概率更高，合并神经损伤的患者需要更长的时间来复位。髋关节脱位是一种比开放骨折更加紧急的骨科急诊。如果髋关节脱位超过6小时，股骨头缺血性坏死的发生率和早期关节炎发生率增加。

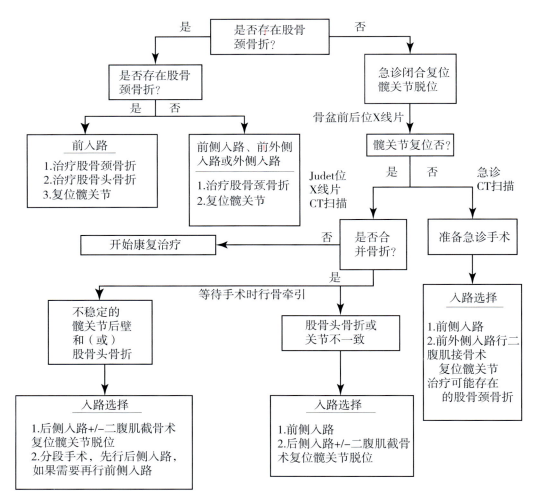

图 17-5　髋关节脱位治疗流程

1. 相关损伤的治疗　如果患者已经得到整体的评估，在治疗了危及生命的损伤或其他需要处理的损伤后，才能进行髋关节的复位。股骨干骨折时需要注意，股骨颈骨折时需要先固定后再进行髋关节复位。当需要切开复位时，股骨近端的骨折需要先进行固定，然后再进行髋关节的复位。

2. 闭合复位　除非合并股骨颈骨折的脱位，所有类型的髋关节脱位均可以进行闭合复位。合并股骨头骨折和（或）小块后壁撕脱时，可以形成机械性的阻塞，影响闭合复位。复位的髋关节对于保存血供更好。理想条件下，只需一次尝试，就可以复位髋关节，这同很多因素有关：患者镇静、患者的体位、复位者的经验、助手的数量，这些都应该做到最佳以达到最大可能的成功。急诊科髋关节复位

应限制在 1 次。据报道，在进行强力复位时，可出现医源性股骨颈骨折。自从 Biglow 后，对于髋关节后脱位的两种技术没有什么变化。

（1）后脱位复位技术

1）Allis 技术和 Bigelow 技术（图 17-6）：患者取仰卧位，通过同侧髂前上棘（ASIS）进行对抗牵引。膝关节屈曲并抬起下肢。使髋关节保持内收，缓慢将下肢屈曲、内旋，然后外展。放松前韧带有时需要髋关节屈曲＞90°，膝关节直接指向对侧髋关节。在下肢内收、外展、旋转的最大牵引下。复位髋关节并不轻微，可以轻易感知并且能够听见。复位的髋关节保持在外旋、外展的体位。一个逐渐增加力量的牵引力量比突然大力牵引更有效。

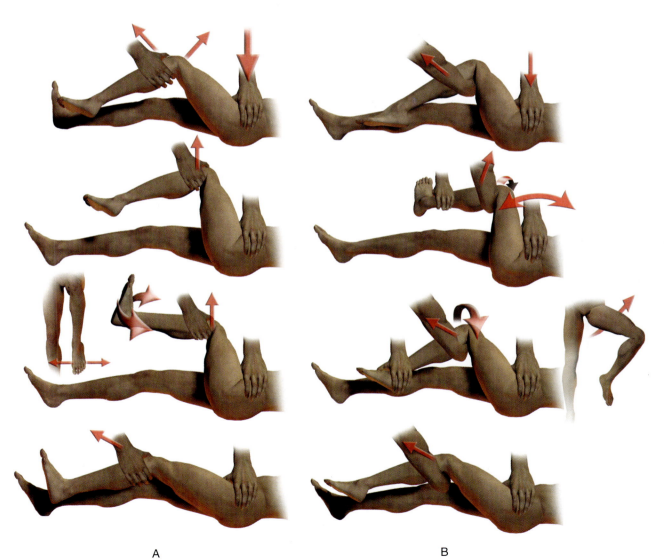

A　　　　　　　　　　　　　　　B

图 17-6　髋关节脱位复位手法
A. Allis 技术；B. Bigelow 技术

2）Stimson 技术（图 17-7）患者取俯卧位，髋关节与担架边缘屈曲达到 90°。同侧膝关节屈曲 90°，力量加持在小腿后部。复位的过程与仰卧位使用的技术相同。当患者合并多种创伤时，禁用俯卧位复位技术。但是当无法完全镇静的单独创伤时，可以使用。因为俯卧位，患者在重力作用下更容易放松下肢。

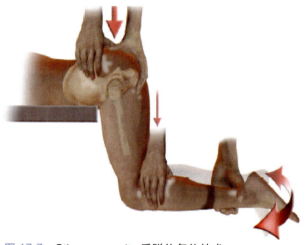

图 17-7　Stimson gravity 后脱位复位技术

（2）前脱位复位技术：前脱位比后脱位更难复位，如果尝试 1 ～ 2 次复位没有成功，患者应被送去手术室复位。前脱位复位的方法与先前叙述的（后脱位）不同，下肢的位置是相反的。下肢处于外旋、外展及屈曲位时，实行牵引。当股骨头经过髋臼前部边缘时，下肢从外旋变成内旋时十分僵硬。对股骨近端施加一个侧面的力量可能有助于复位，可以直接加压位于腹股沟区的股骨头，或者在手术室时，可以直接在股骨近端置入斯氏针。前关节囊通常会阻碍复位。

3. 评估稳定性　传统的教学认为应该在关节复位后立即评估髋关节的稳定性。如果存在髋臼后部的巨大骨折，使用 CT 扫描来进行评估稳定性存在问题。临床上，轻微的不稳很难查出。如果复位的髋关节非常不稳定，应放置骨牵引。如果复位的髋关节能保持位置，行复位后 CT 扫描可以用来评价髋关节是否存在不稳（如涉及＜ 50% 的后壁），稳定性的评估应在手术室进行，患者全身应完全放松，应用放射学检查来检查是否存在小角度的半脱位。

（1）后部稳定性：将髋关节摆为旋转和外展中立位，将髋关节屈曲 90°，给予下肢一个后方的直接作用力。如果髋关节出现半脱位，则意味着髋关节不稳定。

（2）前部稳定性：髋关节应处于外展、屈曲及外旋位。如果重力导致髋关节脱位，则髋关节不稳定。

（3）髋关节的失稳：如果髋关节不稳定，导致不稳定的骨性损伤应通过切开复位内固定来进行处理。骨性髋臼约覆盖股骨头 40% 的范围，而上唇将这个范围扩展，使其刚刚超过 50%。如果没有骨折，不太可能发生失稳。

4. 评价的一致性　所有髋关节的复位均应该在复位后立即进行影像学检查。如果髋关节没有复位，可以进行另一次复位，这最好在手术室进行。如果髋关节已复位，应进行 CT 扫描来保证一致性，并可以寻找碎片。受累的髋关节的关节空隙应与健康的髋关节一致。后脱位的髋关节可能在大转子下需要一个支撑，以消除重力的影响。如果两侧的髋关节不一致，应寻找原因。如果没有在 CT 片上找到骨性原因，应进行 MRI 检查来辨别是否涉及软组织因素。必须去除影响复位的软组织。手术入路由嵌入软组织的位置和它原来的位置决定。最近已有使用髋关节关节镜来去除这些碎片的成功例子。髋关节里存在骨折碎片或软组织阻挡的患者在等待手术去除或固定时，应实施骨牵引。

5. 切开复位　闭合复位失败的原因通常是由于不充分的放松或麻醉，髋关节囊和（或）短外旋肌的阻挡，或股骨骨折使得控制髋关节变得困难。尝试闭合复位的失败意味着需要进行急诊手术和立即切开复位。在开放手术时，最重要的是保护血供。无法闭合复位的髋关节，复位后仍不稳定的合并骨折的髋关节脱位以及复位后两侧髋关节不一致的髋关节脱位，这些均需要进行切开复位。如果脱位，或不稳定，或阻挡的骨折碎片在后方，应选择后侧入路。然而，在那些罕见的合并股骨颈骨折和（或）股骨头骨折的难复性后脱位，可以使用前侧入路。如果脱位或不稳定或阻挡的骨折碎片在前方，则应选择前侧入路。当合并股骨头骨折时，选择入路需要考虑更多细节。手术入路在第 16 章详细叙述，这节只是简单总结。

6. 复位后的治疗　术后负重情况由是否合并有任何骨折决定。单纯脱位者，只要腿部已经恢复控制，就可以使用拐杖来进行适当负重。早期负重并不会导致像以前认为的那样引起缺血性股骨头坏死。建议在髋关节脱位 6 周后，应注意适当的髋关节运动。

**（七）解剖与外科技术的相关性**

髋关节是一个球窝结构。关节被结实的纤维软骨构成的盂唇、髋臼横韧带和关节囊高度限制。一个无骨折的后脱位是后关节囊从盂唇附丽点撕脱，股骨头通过上孖肌或通过梨状肌和闭孔内肌之间被挤出。关于髋关节解剖的论述和所有有用的解剖入路都在后面的章节进行论述。显著的解剖结构和最常见的 3 种手术入路将重点论述。

1. 解剖　最基本的标志是位于 MFSA 的坐骨神经和盂唇及关节囊的结构。

（1）坐骨神经：坐骨神经在骨盆分开两束（腓束和胫束）。它们共同出口于坐骨大切迹的神经鞘。85% 的情况下整束神经在梨状肌下分出，15% 的概率从梨状肌穿出或上缘分出。然后，神经走行至回旋肌浅表（孖肌和闭孔内肌）和坐骨结节外侧。

（2）股骨头的血液供应：股骨头的血液供应已经论述过了。也有可能在前侧入路或后侧入路进行髋关节手术时损伤。旋股内动脉在其行程中的几个点都有损伤的风险。血管沿着闭孔外肌的下缘进入术野。然后绕外旋肌群及其距离粗隆间嵴附丽近端约 1cm 走行（图 17-8）。臀下动脉的分支走行于梨状肌的下缘。脉管的远端走向梨状肌的深部，在梨状肌水平穿入关节囊。然后血管在滑膜里面走行（这些血管有不同的命名，但这里没有根据它的命名进行描述，而是通过它的位置进行描述）在股骨颈的外上缘分出，止于关节缘（图 17-4）。MFCA 损伤常见于打开关节囊切断回旋肌或在股骨颈外侧周围放置牵引器时。

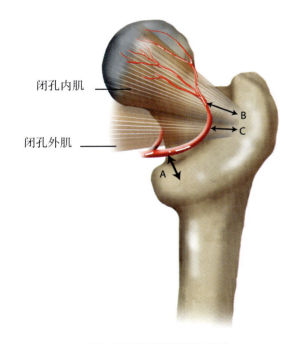

图 17-8　MFCA 的解剖位置在股骨颈的后方
血管通过闭孔外肌的后方和内收肌的前方，包括闭孔内肌。
A. 靠近小转子；B 和 C. 靠近肌肉附丽点

（3）盂唇：盂唇位于髋臼缘，除了下方，那里附着着横韧带。盂唇内表面充满软骨，在其外表面与关节囊之间有一凹槽。盂唇可以增加髋臼 50% 的覆盖面积，但不参与传递髋关节的静态载荷。作为髋臼的附件，盂唇的深层纤维是环形的，非常强壮。目前尚不清楚当上盂唇损伤时是适合修复还是切除。

（4）关节囊：关节囊由两层组成。两层之间没有间隙，但两层的功能不一样。内层的纤维是纵向走行的，从髋臼出发，平行股骨颈插入股骨近端，起着限制横向脱位的作用。外层由三束组成，包括两个前束和一个后束。前束（Y 形 Bigelow 韧带）更加坚强；这包括髂股韧带和耻骨韧带，后束是坐骨韧带。外层起着限制屈伸的作用。关节囊的前方有腹直肌加强，上方有臀小肌加强。

2. 手术入路　手术入路的选择取决于损伤的位置。Kocher-Langenbeck 入路用于后方显露，前方显露可通过一个真正的前侧入路、前外侧入路或直接外侧入路。

（1）后侧（Kocher-Langenbeck）入路：大部分重点文献已经描述。坐骨神经必须保护，只能使用钝性撑开器。保护 MFCA 要求不去切闭孔外肌的远端，因为血管经过它的上缘。如果必须切断旋外肌群，入路应该离它们 1.5 ~ 2cm。如果要切开关节囊，为了避免损伤血管和盂唇，关节内的操作应直视下在髋臼内进行。牵引器不应放置在股骨颈的外侧缘，因为在关节置换术中，这很容易损伤在滑膜内走行的动脉。

（2）前外侧入路（Watson-Jones 入路、Hardinge 入路、Dall 入路或 Trochanteric Slide 入路）：因为手术切口位于外侧，当需要同时显露髋关节前后方时，前外侧入路是很好的选择，如合并股骨粗隆间骨折或股骨颈骨折时。充分显露转子间可以允许术中脱位髋关节和更清晰地显露髋臼和股骨头。这也可通过后侧入路进行转子间截骨来完成，在后面的章节中进行论述。首先要打开关节囊，撑开器不应放置在股骨颈的后方。旋股外侧动脉的血管分支有可能在经过前内侧股骨颈的地方遭受损伤。

（3）前侧入路（Smith-Petersen）：前侧入路提倡用于前脱位或股骨颈前方骨折的病例，由于更接近内侧的切口，更容易在骨折端放置加压螺钉。这个入路相对损伤更小。在内侧分离阔筋膜张肌和缝匠肌时要小心保护股外侧皮神经。可以在旋髂浅动脉的水平定位找到股外侧皮神经，旋髂浅动脉在神经前方穿出筋膜层或在筋膜层里面。更深入分离时可以看到旋股外侧动脉走行于股直肌上方，很容易遭受伤害。

### （八）损伤后并发症

并发症可以是局部的，也可以是全身的。全身的并发症通常是由全身的创伤引起，局部的并发症包括坐骨神经损伤、AVN、关节炎和术后脱位。

1. 坐骨神经损伤　髋关节后脱位的坐骨神经损伤概率是 7%～27%。比起单纯脱位，更常见于骨折移位。正如之前提及，神经损伤后恢复与否难以预测。神经损伤不是开放手术的适应证。3 个月时的肌电图可以用于诊断，但对治疗没有太大的意义，18～24 个月时的肌电图可以用来描述并发症的严重程度。足背伸无力的患者早期应使用足踝矫形器，避免跟腱挛缩导致马蹄足。针对解决无力症状的外科手术，至少应在损伤 1 年后进行。

2. 缺血性股骨头坏死　在后脱位中，缺血性股骨头坏死的发生率是 2%～17%（前脱位后更容易发生）。发生率的不同可能与脱位后是否手术复位、单纯脱位或复合损伤有关。持续脱位 6～12 小时，缺血性股骨头坏死的发生率显著增高。这表明更多的损伤不是因为血管的撕脱或横断，而是血管挛缩、扭转及痉挛等。脱位后 6 小时内复位缺血性股骨头坏死发生率为 4.8%，6 小时后则为 52.9%。最近的研究表明，闭合复位导致创伤性股骨头坏死的发生率远低于开放复位的患者，因为开放手术容易损伤供应血管，倘若小心操作，发生率也不会显著增高。

3. 骨性关节炎　所有关节损伤常见的最终结局都是骨性关节炎。很多因素都可引起关节软骨破坏。骨性关节炎的发展主要受损伤范围、关节机械力学和生物力学的影响。同时，骨折复位不良或骨不连都是导致骨折移位患者远期残疾的主要因素。前脱位要比中心压缩损伤更容易发生骨性关节炎。

（1）异常磨损：在髋关节里面，骨（股骨颈或髋臼）、软骨（盂唇或软骨表面）或软组织（肌肉、肌腱或关节囊）之间产生的异常应力可导致早期的骨性关节炎。

（2）直接压力：如果软骨遭受一个大于自身受压应力阈值的瞬即压力时，可直接引起软骨坏死。这些都可能发生在关节直接撞击或脱位的股骨颈与髋臼直接的异常应力。

（3）剪切：当髋关节脱位时，在撞击髋臼边缘时可能剪切出一部分关节软骨。

（4）营养缺乏：关节软骨从关节液里获得营养，但脱位时关节软骨没有关节液滋养。

4. 再脱位　再脱位极其罕见。常见的是后脱位。原因包括脱位复合股骨颈旋转、髋臼旋转、软组织撞击、盂唇撕脱和关节囊松弛。治疗方式主要是直接针对受损部位。

5. 异位骨化　异位骨化发生在髋关节周围软组织，与是否开放手术治疗无明确关系，伴或不伴关节活动度受限。

6. 持续性疼痛　除外前述的所有原因，导致持续性疼痛的主要原因包括盂唇损伤、髋臼缘的撕脱骨折和动态不稳。上述种种原因导致间断的疼痛和偶发弹响。撞击试验阳性联合磁共振表现可以诊断盂唇损伤和撕脱骨折。治疗前首先要找出引起症状的病理因素。关节镜可以发现并治疗很多这种损伤。

### （九）治疗的并发症

1. 感染　外科手术治疗导致感染的发生率为 3%～5%。由于关节囊损伤，如果发生深部的感染，化脓性关节炎必须得到充分评估和合适的治疗。

2. 坐骨神经损伤　作为治疗关节脱位的并发症，坐骨神经损伤的发生率尚不清楚，但采用 Kocher-Langenbeck 入路进行髋臼骨折复位固定手术而导致的坐骨神经损伤发生率为 11%（范围为 2%～17%）。坐骨神经有可能被包绕在异位骨化的地方并出现迟缓性神经麻痹。

3. 缺血性股骨头坏死　髋关节脱位引起的缺血性股骨头坏死的发生率亦不明确，但延迟复位和术中损伤旋股内动脉会增加它的发生率。

4. 血栓形成　髋关节脱位的患者普遍需要预防抗凝血。

### （十）预后

单纯脱位的预后取决于缺血性股骨头坏死、骨性关节炎和异位骨化的进展。系列报道显示，48%～95% 的患者可以获得很好的预后。复合骨折脱位患者的预后主要取决于骨折的处理是否得当。影响预后最重要的因素是及时的复位（＜6～12 小时），可以避免对股骨颈血供的进行性损害。一份报告显示，在 6 小时内复位可以使 88% 的患者取得很好的预后。而＞6 小时则仅为 42%。第二个主要因素是合适确切的复位可以避免关节软骨遭受进行性损伤。

## 三、股骨头骨折

### （一）概况

髋关节脱位或半脱位是引起股骨头骨折的常见原因。关于其解剖、病因、评估及处理在髋关节脱位的章节中已经进行初步描述。82%～92% 的髋关节脱位是后脱位，而 4%～18% 的患者合并股骨头骨折。68%～77% 的髋关节前脱位合并股骨头骨折。尽管髋关节前脱位合并股骨头骨折的发生率很高，但由于前脱位的发生率显著低于后脱位，因此，在所有病例的统计中，前脱位合并股骨头骨折的发生率仅占 10%。不管是前脱位还是后脱位，都会引起股骨头剪切或劈开，同时，前脱位容易导致嵌塞和挤压。骨折位置、粉碎程度和移位情况都与创伤时髋关节的位置和应力有关。冲击时腿的位置决定髋关节脱位是否合并骨性损伤。如果受伤时髋关节处于屈曲及内收位置，脱位一般不合并骨性损伤，倘若髋关节处于后伸及外展位置，轴向应力更多地直接作用于髋关节，从而导致股骨头骨折或髋臼骨折。在后脱位时，典型的股骨头骨折常累及股骨头的前内方。髋关节脱位时可导致完整的网状骨质受到嵌塞。在前脱位时，会出现典型的压缩骨折。

### （二）评估

与髋关节脱位章节描述的大致一致。

### （三）分类

股骨头骨折有两个分类系统。1957 年发表的 Pipkin 分类法（表 17-5 和图 17-9），整合了 Thompson and Epstein V 型的髋关节后脱位。它包括复合伤及提供预后信息。Pipkin 分类法是最常用的系统分类法。I 型骨折是中心骨折，特征是伴有圆韧带断裂；II 型骨折在前上方，特征是圆韧带在骨折块上；III 型骨折是指任何形式的股骨头骨折，并伴有股骨颈骨折；IV 型骨折指任何的股骨头骨折伴有髋臼骨折。Brumback 等在 1987 年介绍了一种包括前方和后方骨折脱位的分类方法。除了这两个分类法，之后就没有发表更新的分类法了。股骨头嵌入骨折存在，但没有分类系统。

**表 17-5　髋关节后脱位联合股骨头骨折 Pipkin 分类**

| 类型 | 描　述 |
| --- | --- |
| I | 髋关节脱位合并股骨头凹尾部的骨折 |
| II | 髋关节脱位合并股骨头凹头侧骨折 |
| III | I 型或 II 型损伤联合股骨颈骨折 |
| IV | I 型或 II 型损伤联合髋臼边缘骨折 |

（经许可，摘自：Pipkin G. Treatment of grade IV fracture-dislocation of the hip：a review. J Bone Joint Surg，1957；39A：1027 - 1042.）

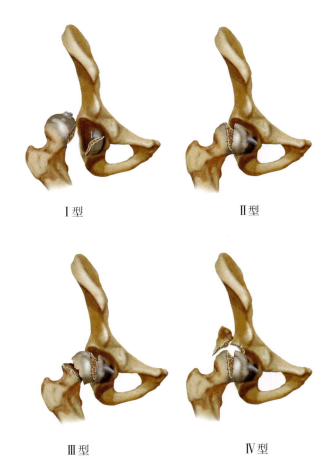

I 型　　　　　　　　II 型

III 型　　　　　　　　IV 型

**图 17-9　髋关节后脱位联合股骨头骨折 Pipkin 分类**
I 型 . 骨折块在圆韧带下面；II 型 . 骨折块包含圆韧带；III 型 . I 型或 II 型损伤联合股骨颈骨折；IV 型 . I 型或 II 型损伤联合髋臼骨折

### （四）解剖

除了肌肉和骨性结构，关节囊和圆韧带也会限制关节脱位。圆韧带在髋臼（髋臼窝）和股骨头之间提供很强的附着。在脱位的过程中，圆韧带可断裂或牵拉导致股骨头骨折（Pipkin Ⅱ 型）。同时，圆韧带中包含闭孔动脉的分支，可提供 10% ～ 15% 的股骨头血供。

### （五）合并伤

合并伤包括损伤坐骨神经、股骨颈、髋臼、膝关节和股骨干。髋臼盂唇亦容易损伤。后方髋臼缘的盂唇撕脱可能会阻碍后脱位的闭合复位。

### （六）治疗

大部分的股骨头骨折需要手术治疗。当股骨头骨折或移位时，需要评估股骨颈是否同时存在损伤。如果股骨头骨折不伴有股骨颈损伤，髋关节脱位应立即予以纠正。如果闭合复位失败或合并股骨颈损伤，则需要进行开放复位。如果术前可以进行 1 小时内的 CT 扫描，其结果可明确显示游离骨块和软组织嵌塞等情况，有助于选择合适的手术入路。复位后可通过骨盆 X 线片确认，而复位后的 CT 扫描也需要，它可以评估髋关节是否已经充分复位，同时可以观察骨折块的情况。骨盆斜位 X 线片也可以帮助明确股骨头骨折。

1.Pipkin Ⅰ 型骨折　闭合治疗可用于分离或小的

中心骨折。闭合治疗包括保护髋关节合适的负重。如果骨折块撞击盂唇或髋臼软骨，或存在 > 1mm 的台阶，小的骨折块必须取出，大的应进行固定。典型的移位在尾端和前方。股骨头骨折中下方愈合不良可影响髋关节活动。大的股骨头中心骨折可引起关节不稳。对于 Ⅰ 型骨折，前、后侧入路都可以使用。后侧入路常用于取出小的骨折块，但很少用于骨折块的固定。在随后的 Ⅱ 型骨折中会进行详细的入路介绍。

2.Pipkin Ⅱ 型骨折　中上的骨折包括负重半球，复位的质量是首要的。很小的不匹配都是不允许的。如果不能解剖复位，这种损伤往往需要切开复位内固定。入路的选择有几种争议。Smith-Peterson 入路（前侧入路）是最受推荐使用的入路，并且患者可以平卧在专为髋臼手术设计的可透视牵引床上进行手术（图 17-10）。骨折常位于前内方，这种入路可以进行精确的骨折固定，同时不影响后方的血液供应。可以直视下进行骨折复位。当骨折块更偏向头侧时，术中需要脱位后再直视下进行复位固定。术中需要尽可能保护头部骨折块的软组织。前内侧的骨折通过后侧入路进行直视下固定则很困难。

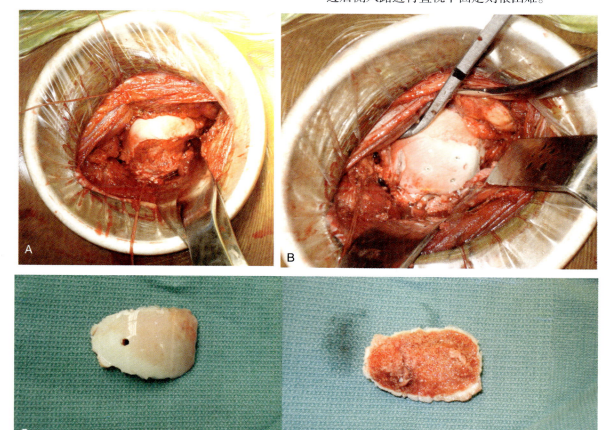

图 17-10　A、B. 术中图片，展示 Smith-Peterson 入路及股骨头脱位。线路巨大 Pipkin Ⅱ 型损伤。C. 骨块用 3 枚无头螺钉固定

对于一个不可复位的后方脱位合并股骨头骨折，可以使用 Kocher-Langenbeck 入路。正如前面所述，股骨头可以通过后方关节囊或短的表面旋转脱出。这些结构很难通过前侧入路探及。成功建立标准的后侧入路后，可以在切口 1～2cm 松解外旋肌群（为了保护股骨头的血供，绝对不能切下股方肌），髋关节通常可通过切开关节囊进行脱位，然后直视下取出小骨折块或进行骨折固定。如果需要，关节囊的切口可以延长至髋臼缘。除了 Kocher-Langenbeck 入路，骨折块的固定或许需要额外的前侧入路。备选入路可通过 Kocher-Langenbeck 后侧入路对前方脱位的患者进行转子间截骨，不管是哪种入路，必须保护股骨头的血供。通过关节面的骨折必须进行固定。标准的埋头钉或可变螺距无头螺钉都可以使用，这种螺钉的特点是直径短。可以切掉横韧带辅助切复位。一般会切掉圆韧带，以防复位后嵌塞。不管是何种入路，关节囊必须修复，如果需要，可使用缝线铆钉。

3.Pipkin Ⅲ 型骨折　Pipkin Ⅲ 型骨折是最少见的损伤。闭合复位是其禁忌。所有患者需要评估是使用前外侧入路（Watson-Jones 入路）还是前侧入路（Smith-Peterson 入路），因为这两个入路都可以进行髋关节前方和后方的操作。髋关节复位前必须固定股骨颈。如果股骨头的骨折块很大，必须同时复位股骨头和股骨颈。如果患者是老年人，用 2mm 的空心钻打洞而不出血者，可考虑行股骨头置换术或全髋关节置换术。

4.Pipkin Ⅳ 型骨折　髋臼骨折的类型和位置决定手术入路。髋臼的显露不能让步。如果需要，可以另取前侧入路（Smith-Peterson 入路）治疗合并的股骨头骨折。然而，同时使用 Kocher-Langenbeck 后侧入路，因为其可以显露髋臼后方，并通过术中前脱位行转子间截骨到达股骨头。为了使髋关节早期活动，股骨头骨折块应进行固定或离断。在骨折块离断后，髋关节的稳定性需要进行慎重的评估。如果可能，不管是髋臼还是股骨头的压缩损伤，在术中应尽可能行撬拨复位。

### （七）康复

Pipkin 骨折患者切开复位术后应行积极的（小活动范围 ROM）锻炼。第一个 8 周应行足趾接触（Toe-touch）负重锻炼，然后过渡到最大负重。

### （八）手术技巧

手术入路已介绍过。技巧细节是行股二头肌转子附着点的关节切开，令关节脱位和暴露股骨头及髋臼。可行标准 Kocher-Langenbec 切口。阔筋膜与皮肤一同切开。定位臀中肌后沿，大腿内旋可便于操作。以摆锯沿大转子尖内缘与外旋肌附丽外缘之间进行截骨。截骨向远端延伸至股外侧嵴后缘。截骨块旋转 90° 可向前复位。然后髋部屈曲和伸展旋转运动。钢板置于梨状肌和臀小肌被定位，臀小肌被游离出后从后方、后上方、前方包绕关节囊。Z 形切口沿股骨颈轴线切开。髋关节脱位以更大范围屈曲和伸展活动，并置于一手术台对侧的无菌袋里。通过对术肢的摆放，可以全方位看到股骨颈及髋臼。如有必要，切口可从回旋肌延长 2cm 以进入髋臼的后方（图 17-10）。

### （九）并发症

并发症是损伤和手术共同作用的结果。主要的并发症是创伤后关节炎、异位骨化、坐骨神经麻木和股骨头缺血性坏死。

1. 股骨头缺血性坏死　据文献报道，股骨头缺血性坏死的发生率为 0～24%。股骨头缺血性坏死由 MFCA 及其分支损伤引起，原因是股骨头骨折或脱位损伤血管导致血供破坏。AVN 的发生率与髋关节处于脱位状态的时间相关。大规模数据结合，文献报道显示，髋关节后脱位导致 AVN 的发生率为 13%，如果合并股骨颈骨折则提高至 18%。一项研究表明，Kocher-Langenbeck 切口比前侧入路高 3.2 倍的股骨头缺血性骨坏死。切开圆韧带，不会增加股骨头缺血性坏死的发生率。

2. 坐骨神经麻痹　坐骨神经麻痹是后脱位风险。在股骨头骨折中发生率为 7%～27%。超过 3 个月的运动功能丧失则提示髋关节脱位预后不良。

3. 异位骨化　股骨颈骨折发生异位骨化的发生率为 2%～54%。异位骨化的程度与骨组织与软组织的创伤及手术入路有关。Smith-Petersen 入路比 Watson-Jones 入路的发生率更高，而这两种入路均高于 Kocher-Langenbeck 入路。然而，明显的影响功能的异位骨形成很少发生。多发骨折和脑损伤可增加异位骨化的发生率。

4. 骨折畸形愈合和不愈合　目标是使骨折对合不平 < 1mm，倘若是粉碎性骨折则很难达到该目标。

如果骨折块非负重面，骨折块缺损可接受。前侧入路对于骨折复位更有优势。固定失败常伴随畸形愈合或不愈合。

5.髋关节复位不良    必须再次切开复位。

6.退行性关节炎    股骨头骨折的创伤后关节炎在股骨头骨折的发生率为 0 ～ 72%。高达 50% 的 Pipkin Ⅱ 型和Ⅲ型的骨折合并后脱位和绝大部分的 Pipkin Ⅲ 型损伤可发展为退行性关节炎。粉碎性骨折和周围组织的嵌入都可增加创伤性关节炎的发生风险。

### （十）结果

由于缺乏标准的评价体系及创伤的多样性，比较治疗措施的优劣则很困难。现在的认知是建立在小数目的回顾性分析和不同伤情的各种入路。对于股骨头骨折伴脱位，几乎没有长期研究的结果。

2 ～ 5 年的随访研究显示，一般或不满意效果约为 57%。优秀与良好的结果只有 40% ～ 70%。理想状态是，相似伤情的不同治疗措施的比较，但由于受伤情况的复杂性，这不可能实现。近 40 年的报道，通过 CT 与各种持续的检查显示，Pipkin Ⅱ 型和Ⅲ型骨折合并后脱位和绝大部分的 Pipkin Ⅲ 型损伤可发展为退行性关节炎。对于 Pipkin Ⅰ 型和 Ⅱ 型骨折，前侧入路相对于后侧入路出血量更少、手术时间更短，以及可获得更良好的暴露和固定。前侧入路也能获得更明显的影响功能的异位骨化。大多数的文献支持获得良好的解剖复位有利于更好的长期效果，应把治疗重点放在恢复正常关节解剖。

（沈洪园  译，肖  进  夏远军  审）

# 第 18 章

# 上肢带骨骨折和脱位

Gregory N.Drake，T. Bradley Edwards

## 一、肩胛骨骨折

### （一）概述

1. 肩胛骨的作用　肩胛骨在上肢带骨中起着很重要的作用。肩胛骨上附着有 18 块肌肉，它们把中轴骨与附肢骨关联起来。其功能障碍将导致上肢使用时的疼痛，如果不及时治疗，将会演变成慢性疼痛。肩袖收缩能转换为上肢的运动，而肩胛骨在肩袖的收缩活动中起着重要的作用，肩胛骨参与几个关节的组成，包括肩胛胸廓关节、肩锁关节和盂肱关节。

2. 损伤概率　肩胛骨骨折占全身骨折的 0.5% ～ 1.0%，占上肢带骨损伤的 3% ～ 5%。

3. 生物力学　肩关节的外展运动由盂肱关节的运动（120°）和肩胛胸廓关节的运动（60°）构成。肩胛骨及其附着的肌肉是上肢所有复杂运动的基础。肩胛骨作为三角肌的支点，当肩关节外展时，肩袖把持肱骨头，使肱骨头始终处于肩胛盂关节窝中。喙突通过锁骨周围附着的软组织和胸部、上肢的肌肉来维持垂直稳定性。而肩锁关节则维持水平及垂直稳定性。

### （二）损伤机制

肩胛骨损伤多发生于对肩胛骨的直接打击或暴力通过肱骨作用于肩胛骨。肩胛骨损伤通常见于高能量损伤，当遇到肩胛骨损伤者，要注意其他合并损伤，包括肋骨骨折、血气胸、肺挫伤、臂丛神经损伤、颈椎骨折、锁骨骨折和动脉损伤。

### （三）影像学检查

1. 正侧位 X 线片　高质量的正侧位 X 线片有助于评估肩胛骨骨折。肩胛骨前后位及腋位 X 线片对诊断最有帮助。

2. CT 扫描　CT 扫描，特别是 CT 三维重建，可能对诊断有帮助，也有助于制订关节周围骨折和关节面骨折的术前计划。

3. Stryker 位 X 线片　如果怀疑喙突骨折，45° 头倾斜位 X 线片（Stryker 位 X 线片）将有助于诊断。而 MRI 检查将有助于软组织损伤的诊断。

### （四）骨折分型（图 18-1）

Mayo 分型

（1） I 型骨折：肩胛盂前下方骨折，骨折伴盂肱关节脱位或半脱位，肩胛骨体部完整。

（2） II 型骨折：肩胛盂上 1/3 骨折，骨折块包含完整的喙突，肩胛骨体部完整。

（3） III 型骨折：肩胛盂下方或后下方骨折，骨折累及肩胛骨外侧缘，肩胛骨体部完整。

（4） IV 型骨折：肩胛盂下方骨折，骨折线延伸至肩胛骨体部。

（5） V 型骨折：IV 型骨折合并喙突、肩峰骨折或肩胛盂上关节面游离骨折。

### （五）治疗

1. 类型

（1）非手术治疗：非手术治疗指征包括肩胛骨体部骨折、无明显移位的关节周围及关节面骨折。这些骨折通常愈合后不遗留后遗症。

（2）手术治疗：手术指征包括移位明显的肩胛盂骨折和骨折脱位，移位明显的肩胛颈骨折，移位明显的喙突、肩峰骨折，合并同侧锁骨骨折的肩胛颈骨折，肩胛颈骨折伴锁骨和肩胛骨附着的软组织缺损。

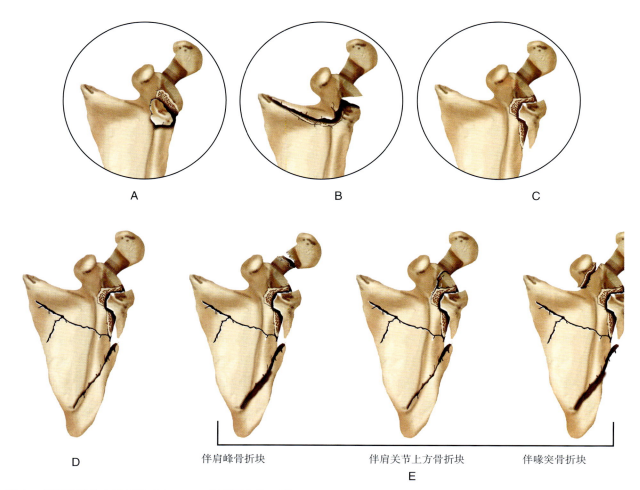

A                              B                              C

D

伴肩峰骨折块          伴肩关节上方骨折块          伴喙突骨折块

E

**图 18-1  肩胛盂关节内骨折的改良 Mayo 分型可分为 5 型**
A. Ⅰ型骨折；B. Ⅱ型骨折；C. Ⅲ型骨折；D. Ⅳ型骨折；E. Ⅴ型骨折（从左到右依次为：合并肩峰骨折、合并肩胛盂上关节面骨折、合并喙突骨折）。依据特征分为 Ⅰ～Ⅳ型骨折和 Ⅴ型骨折的 3 个亚型。Ⅳ型骨折合并喙突、肩峰骨折或肩胛盂上关节面游离骨折

2. 肩胛骨体部骨折　尽管肩胛胸廓关节的运动对保存关节的正常活动非常重要，非手术治疗对肩胛骨体部骨折也能达到很好的治疗效果。由于丰富的血液供应和肩胛骨表面的肌肉覆盖，几乎所有这类骨折都能达到骨性愈合。如果出现功能障碍，则需要治疗。如果骨折线延伸至肩胛骨内侧缘，移位 > 5mm，需要行骨折切开复位内固定术。需要注意的是，这类肩胛骨体部骨折都是典型的高能量损伤，伴随着高发病率的危及生命的损伤，包括肩胛胸廓关节分离。

3. 肩峰骨折　任何有明显移位的肩峰骨折都有内固定手术指征。肩峰切除术将导致三角肌无力和盂肱关节部分功能丧失。如果损伤沿着肱骨干传导，应考虑肩袖损伤并积极治疗。

4. 喙突骨折　喙突骨折通常发生于喙突基底，而这在 Stryker 位 X 线片（头倾 45°）能很直观地发

现。喙突是一个很重要的解剖结构，上肢屈肌和喙肩韧带均附着于喙突，其移位 > 1cm 就需要切开复位。如果骨折移位轻微，可行上肢悬吊和镇痛治疗，约 6 周时间就能恢复活动。如果骨折合并肩锁关节脱位，需要行关节融合治疗。

5. 肩胛颈骨折　单纯肩胛颈骨折且移位 < 1cm 可以选择非手术治疗。因为肩锁关节和锁骨是分离的，肩胛颈骨折将在损伤原位愈合。手术指征包括移位 > 1cm、旋转 > 40° 的骨折以及漂浮肩。如果骨折移位 > 1cm 而未治疗，外展肌无力将持续存在，最终将导致患者假性麻痹。对于漂浮肩，肢体的重量将导致骨折进一步移位，因此建议手术治疗。

6. 肩胛盂骨折　肩胛盂前侧骨折，骨折块 > 25%；骨折块 > 1/3 的肩胛盂后侧骨折；合并肱骨头半脱位；关节面骨折移位 > 5mm，以上情况须行切开复位内固定手术。如果行非手术治疗，预后可

能不好。手术的目的是使关节面骨折达到解剖复位。80% 的手术患者可获得良好的结果，而预后不良与医源性神经损伤密切相关。

### （六）手术入路

1. 三角肌胸大肌前侧入路　该入路适用于 Mayo Ⅰ 型和 Ⅱ 型损伤。

2. Judet 入路　该入路利用冈下肌和小圆肌的肌间隙，把三角肌从肩峰后侧和外侧的附着处剥下，就可暴露肩胛骨外侧及肩胛盂后侧。后侧肩关节切开可以直视下检查关节。肩胛上神经有一分支支配冈下肌，它位于肩胛骨上切迹上，在该入路暴露过程中有可能被损伤，因此，术中必须标记并加以保护。该入路适用于 Mayo Ⅲ ～ Ⅴ 型损伤。当然，有些骨折类型需要联合入路。

## 二、肩胛胸廓关节分离

### （一）简介

肩胛胸廓关节分离是一种很罕见的由高能量导致的损伤。

### （二）损伤机制

损伤的机制最有可能是肩胛骨受到一个持续的钝性牵拉，而这个牵拉力将导致肩胛胸廓关节完全外伤性分离。

### （三）临床表现

由于三角肌、胸肌、菱形肌、肩胛提肌、斜方肌和背阔肌的撕裂，同时还伴有锁骨骨折、肩锁关节脱位、胸锁关节脱位、肩胛胸廓关节分离，局部大面积软组织肿胀严重。肩胛胸廓关节分离通常伴有神经血管损伤。锁骨下动、静脉通常被撕裂，而腋动脉和肱动脉也有损伤的危险。神经功能障碍通常是臂丛神经完全撕裂的结果，而不完全的神经功能损伤也不能排除。

### （四）影像学检查（图 18-2）

诊断基于临床体格检查和影像学检查。上肢通常连枷和无脉。肩胛区大面积软组织肿胀。X 线胸片能显示患侧肩胛骨的侧方移位。影像学上的测量通常也被采用，通常测量胸骨柄到肩胛盂的距离或肩胛下角到后中线的距离。必须认真阅片，以确保 X 线胸片上的图像没有旋转。通常还会发现一些伴随的损伤，如锁骨骨折、肩锁关节脱位和胸锁关节脱位。

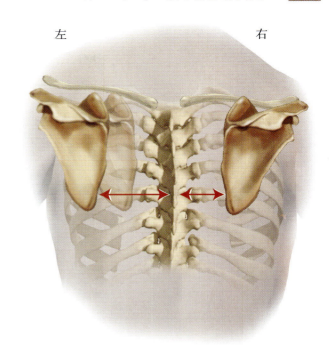

左　　　　　　　　　右

图 18-2　肩胛胸廓关节分离显示，相对于右侧正常的关节，左侧损伤的关节横向移位（至少 50%）

### （五）治疗

如果确诊上肢无脉，初始治疗后要进行急诊血管造影。血管外科医师应快速评估，对于血流动力学不稳定的患者，应马上急诊行血管修复手术。而锁骨骨折、肩锁关节脱位和胸锁关节脱位也应手术固定。臂丛神经检查和颈脊髓造影可以评估上肢功能的预后。如果臂丛神经完全撕裂确诊，肘上截肢和早期佩戴假肢应尽早进行，因为功能不太可能会恢复。臂丛神经部分损伤预后尚可，肌腱转移术可在后期进行。

## 三、锁骨骨折

### （一）解剖

锁骨是第一个出现骨化的骨（膜内成骨），在发育的第 5 周出现，同时也是最晚融合的骨。锁骨呈 "S" 形结构，从内侧的棱柱形变为外侧的扁平形。它是由肩锁韧带、喙锁韧带和胸锁韧带共同固定的管状骨。

### （二）功能

锁骨作为支撑，负责支撑肩部运动，否则会导致肩关节塌陷。锁骨提供最佳的肌肉肌腱长度以允许胸肱肌肉维持最佳的工作距离。锁骨通过喙锁韧带从斜方肌获得动态的向上的力和通过胸锁韧带获得静态的力来维持肩胛骨的悬吊。锁骨还提供保护血管与神经的相关结构。生物力学上，当上臂前屈180°时锁骨轴向旋转50°。

### （三）损伤机制

约87%的锁骨骨折发生于跌倒后撞击肩部。另外6%发生于直接打击。其余的多为通过肱骨传导而来的间接暴力。

### （四）骨折分类（图18-3）

Allman最早对骨折进行分类。然而，这种分类被Neer、Rockwood和Cralg所改进。Cralg分类结合了

Allman分类和Neer分类，提供更多的描述和功能信息。

1. Ⅰ组（占锁骨骨折的80%）锁骨中段1/3骨折。

2. Ⅱ组（占锁骨骨折的12%~15%）锁骨远端1/3骨折。

（1）Ⅰ型骨折：骨折轻微移位。

（2）Ⅱ型骨折：骨折中等移位，骨折线位于喙锁韧带的内侧。

1）锥状韧带和斜方韧带附着（骨折位于喙锁韧带的内侧）。

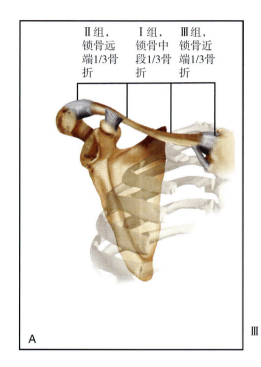

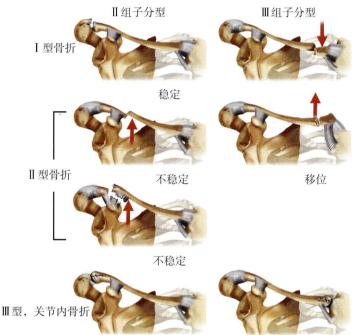

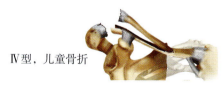

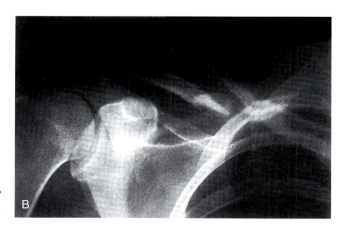

图18-3　A.锁骨骨折分型，详细描述了锁骨近端1/3骨折和远端1/3骨折；B.X线片上显示锁骨中1/3移位骨折

2）锥状韧带撕裂，斜方韧带附着（骨折位于喙锁韧带中间）。

（3）Ⅲ型骨折：关节面骨折。

（4）Ⅳ型骨折：骨膜套管断裂（儿童）。

（5）Ⅴ型骨折：粉碎性骨折，和韧带相连的骨折块既不在近端也不在远端，而是在下方。

3. Ⅲ组（占锁骨骨折的 5%～8%） 锁骨近端 1/3 骨折。

（1）Ⅰ型骨折：骨折轻微移位。

（2）Ⅱ型骨折：骨折移位（韧带破裂）。

（3）Ⅲ型骨折：关节面骨折。

（4）Ⅳ型骨折：骨骺分离（儿童的青少年）。

（5）Ⅴ型骨折：粉碎性骨折。

### （五）诊断

1. 临床检查 应进行仔细的体格检查，因为可能伴随着臂丛神经损伤和（或）锁骨下动、静脉损伤。伴有气胸的约占 3%。

2. 影像学检查

（1）X 线片：顶端斜位 X 线片在急性期是有帮助的。在对侧肩胛骨下放置一个凸垫，伤侧会更贴近 X 线片盒。管球向头侧倾斜 20°，这样会使肩胛骨影像远离胸廓。要查看内固定的锁骨，外展前凸位 X 线片是有帮助的。要获得此，臂外展 135°，管球头侧倾斜 25°。

（2）Serendipity 位检查和 CT 检查：如果怀疑胸锁关节损伤，Serendipity 位检查和 CT 检查能及时发现。同时也有助于明确锁骨中段后侧骨折块对神经和血管的影响。

### （六）治疗

1. 成年人

（1）内侧 1/3 骨折：内侧 1/3 骨折通常采取非手术治疗。如果后侧骨折块存在潜在的或已对锁骨后方的神经和血管造成危害，建议行手术治疗。

（2）锁骨中段骨折：锁骨中段骨折多采取悬吊或"8"字绷带固定，虽然非手术治疗骨折愈合率较高，但有学者认为，骨折不愈合的风险比想象的高。

1）骨折不愈合因素：老年人、女性、骨折断端未接触、粉碎性骨折。

2）手术指征：一个相对适应证是锁骨骨折短缩 ≥ 20mm，这类骨折应首选手术治疗，因为骨折的不愈合率高达 91%。骨折的绝对和相对的手术指征如下：

①绝对手术指征：短缩 ≥ 20mm；开放性骨折；不可复原的骨折伴皮肤损毁；血管或神经的进行性损伤；肩胛胸廓关节分离。

②相对手术指征：骨折移位 > 20mm；神经系统紊乱；帕金森病；癫痫；头部损伤；多发伤；漂浮肩；锁骨双侧骨折；美容术。

（3）外侧 1/3 骨折：大多数锁骨外侧 1/3 骨折采取非手术治疗效果良好。然而，对于Ⅱ型骨折尚存在争议，这类骨折的不愈合率很高。大多数不愈合患者无明显临床症状，也没有功能障碍。最近的文献表明，除非骨折移位 > 20mm，可以非手术治疗Ⅱ型骨折。Ⅲ型骨折一般采取非手术治疗，倘若慢性疼痛持续存在，可手术切除锁骨远端。Ⅳ型骨折见于儿童，多采取非手术治疗，倘若还存在后方和下方的骨折移位，应考虑手术治疗。

2. 婴幼儿 出生时锁骨骨折的发生率很高，悬吊 2 周对于治疗和重建锁骨骨折则非常适合。

3. 儿童（2～12 岁） 通常采取制动措施，固定 3 周或直到活动时疼痛消失。

4. 青少年（13～16 岁） 和成年人一样，固定 4～6 周。

### （七）并发症

1. 骨折不愈合：占所有骨折的 0.9%～5%。通常发生在锁骨中 1/3 段。骨折不愈合，骨折端的刺激产生了硬化。有症状的萎缩性骨折不愈合需要行切开复位内固定术，并行自体骨移植。无症状的骨折不愈合也较常见，不需要任何治疗。

2. 畸形愈合。

3. 神经血管损伤：如果问题持续出现到骨折愈合后，则应考虑行截骨内固定术。

## 四、肩锁关节损伤

### （一）解剖（图 18-4）

肩锁关节是一个可动关节，关节内有一大小不等、形状不一的纤维软骨盘。软骨盘内有一薄关节囊，关节由上、下、前、后韧带所固定。其中最强大的韧带是肩锁韧带，负责维持关节的横向稳定性，而关节的垂直稳定性由胸锁韧带维持，胸锁韧带通过对锁骨的固定，维持肩胛骨处于漂浮状态。正常的肩锁关节间隙宽 0.5～6mm，> 6mm 可以视为不正常。正常的胸锁关节间隙宽 1.1～1.3cm。

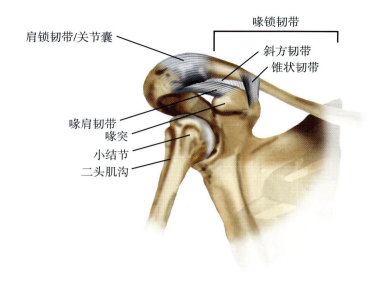

图 18-4　肩锁关节的正常解剖结构

## （二）损伤机制

经典的受伤机制是，当肱骨内收时，肩峰受到直接的打击。打击力的大小决定损伤的严重程度。由于胸锁韧带的固有稳定性，外力向外侧传导，导致肩锁韧带、喙锁韧带和斜方肌筋膜都有可能损伤。间接损伤也有可能发生，但并不太常见。橄榄球和冰球运动员经常遭受这种损伤。

## （三）分类（图 18-5）

1. Ⅰ 型　单纯肩锁韧带扭伤。

2. Ⅱ 型　肩锁韧带和肩锁关节囊撕裂。喙锁韧带保持完整。锁骨向上脱位 ≤ 50%。喙锁间距仅轻微增加。

3. Ⅲ 型　肩锁韧带、肩锁关节囊和喙锁韧带撕裂。肩锁关节脱位，锁骨明显移位，肩峰和锁骨完全失去联系。喙锁间距增加 25% ～ 100%。

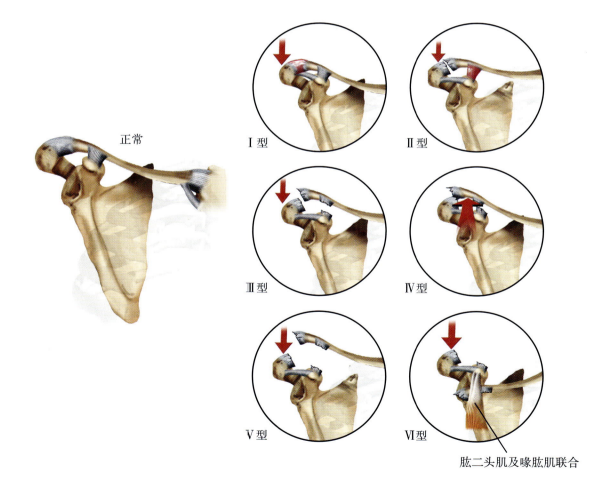

肱二头肌及喙肱肌联合

图 18-5　肩锁关节损伤分型

Ⅰ型 . 肩锁韧带扭伤，肩锁韧带和喙锁韧带完整；Ⅱ型 . 肩锁韧带撕裂，喙锁韧带完整（通常扭伤）；Ⅲ型 . 肩锁韧带和喙锁韧带撕裂；Ⅳ型 . 肩锁韧带和喙锁韧带撕裂，锁骨远端（外侧）向后移位穿入斜方肌；Ⅴ型 . 肩锁韧带和喙锁韧带撕裂，三角肌和斜方肌在锁骨上的附着点撕裂，锁骨向上移位；Ⅵ型 . 肩锁韧带和喙锁韧带撕裂，锁骨向下移位（喙突下）

4. Ⅳ型 肩锁韧带、肩锁关节囊和喙锁韧带撕裂。肩锁关节脱位，锁骨向后移位进入斜方肌内。

5. Ⅴ型 肩锁韧带、肩锁关节囊和喙锁韧带撕裂。肩锁关节脱位，锁骨向上移位（达正常的 100%～300%）。锁骨远端与三角肌及斜方肌完全分离。

6. Ⅵ型 肩锁韧带、肩锁关节囊和喙锁韧带撕裂。肩锁关节脱位，锁骨向下移位，进入肩峰及喙突下。

### （四）诊断

1. 临床检查 临床诊断依据锁骨远端骨性突起、疼痛和软组织肿胀。

2. 影像学检查 正位 X 线片和 Zanca 位（15° 头倾斜位）X 线片最常用于评估肩关节移位 X 线和关节内骨折。腋位 X 线片用于评估骨折的前后移位。应力位 X 线片现已很少使用。

### （五）治疗

1. 基于骨折分型

（1）Ⅰ型骨折和Ⅱ型骨折：非手术治疗，进行冰敷和镇痛处理，上肢悬吊并进行关节活动，当疼痛消失后即可恢复功能锻炼。

（2）Ⅲ型骨折：这型骨折的治疗是有争议的，如果是职业棒球运动员或是体力劳动者，手术治疗也许是最好的选择。而其他通过非手术治疗的患者在 4～6 周恢复活动。很多学者报道，无论早期修复还是晚期修复，都能取得很好的效果；因此，是否采取非手术治疗，取决于患者的最大获益。

（3）Ⅳ型骨折、Ⅴ型骨折和Ⅵ型骨折：手术修复，重建喙锁韧带。

2. 外科手术选择

（1）动态肌腱转移：喙突尖端与附着其上的喙肱肌和肱二头肌短头一起转移至锁骨下方。但这种方法的不愈合率很高，现已基本不用。

（2）肩锁关节固定：生物可吸收材料因其不需要二次手术拆除内固定物，现已经常应用。因有可能发生再脱位，不建议使用克氏针张力带固定。

（3）喙锁韧带固定：Bosworth 是第一个描述将锁骨和喙突固定在一起的学者，但这种固定也有失败的风险，因此，应该加强喙锁韧带的修复。

（4）锁骨远端切除：Weaver 和 Dunn 阐述了这种修复方法，目前，这种方法最广泛的衍生就是重建肩锁关节。喙肩韧带通常转移至锁骨的底面，并通过固定锁骨和喙突来加强保护这种修复。

## 五、胸锁关节损伤

### （一）发生率

胸锁关节脱位的发生率占肩带损伤的 3%。由于胸锁韧带后部较强大，胸锁关节多发生前脱位。胸锁关节脱位多发生于机动车事故和对抗性运动中。

### （二）解剖

胸锁关节是一个可动关节，它是人体所有大关节中最不稳定的关节。锁骨内侧骨骺是最后闭合的骨骺，在 23～25 岁时闭合。强大的韧带牵扯导致骨骺分离，常被误诊为胸锁关节脱位。

韧带

（1）关节软骨盘韧带：密集的纤维结构，类似于对抗关节向内移位的缰绳。

（2）肋锁韧带：在锁骨旋转和上抬过程中提供关节稳定性。

（3）锁骨间韧带：帮助支撑起肩关节。

（4）关节囊韧带：覆盖胸锁关节的前上部和后部。

### （三）生物力学

胸锁关节能够在所有平面移动。它在上方、前方和后方各有约 35° 的活动度，并且能够绕锁骨的长轴旋转 45°～50°。

### （四）损伤机制

胸锁关节脱位多发生于高能量损伤。直接或间接暴力都可能导致脱位。前脱位较常见，因为胸锁关节囊后韧带更强大。

### （五）诊断

1. 临床检查 胸锁关节疼痛和软组织肿胀。患者用对侧的上肢扶着患侧的上臂。并伴有呼吸困难、窒息感和吞咽困难。

2. 影像学检查 正侧位 X 线片很难发现问题。因此，其他体位的 X 线片常用来诊断胸锁关节脱位。

（1）Hobbs 位：90° 俯身位，是指患者俯身贴于放射板上，前部和下部的肋骨就会投影于放射板上。

（2）Serendipity 位（图 18-6）：40° 头倾位可以观察胸锁关节和锁骨内侧端。如果内侧锁骨向前方脱位，相对于由正常锁骨画出的水平线，脱位的锁骨将高于此水平线。如果内侧锁骨向后脱位，锁骨将低于此水平线。

（3）CT（图 18-7）：CT 是评估胸锁关节最好的手段。CT 可以区分骨折和脱位，并且双侧的胸锁关节可以在同一时间进行比较。

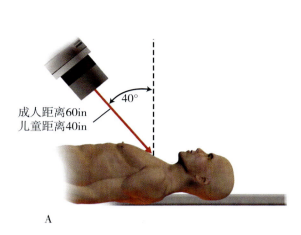

成人距离60in
儿童距离40in

40°

A

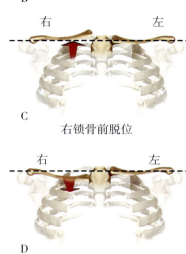

B 正常

C 右锁骨前脱位

D 右锁骨后脱位

图 18-6　A. Serendipity 位的摆放，评估胸锁关节的损伤；B ~ D. 对 Serendipity 位的解释；B. 正常解剖，两侧锁骨位于同一平面；C. 锁骨内侧向前脱位的患者（胸锁关节向前脱位），锁骨向上移位；D. 胸锁关节向后脱位患者显示锁骨向下移位

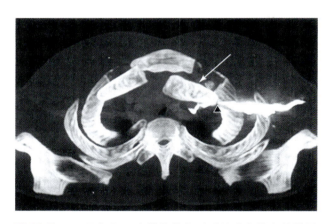

图 18-7　CT 平扫显示胸锁关节向后脱位（白箭）伴锁骨下动脉压迫（箭头）

（引自：Brinker MR，Miller MD. Fundamentals of Orthopaedics. Philadelphia，PA：WB Saunders；1999. Courtesy Fondren Orthopedic Group LLP，Texas Orthopedic Hospital，Houston. ）

### （六）治疗

外伤

（1）轻度扭伤（Ⅰ型损伤）：韧带完好，关节稳定。治疗方法是进行冰敷、上肢悬吊和舒适位的早期活动。

（2）中度扭伤（Ⅱ型损伤）：关节囊，关节软骨盘和肋锁韧带部分破坏，胸锁关节半脱位——减少向后拉伸肩部，悬吊制动，防止手臂活动。保护 4 ~ 6 周，逐步恢复运动。

（3）严重的错位（Ⅲ型损伤）

1）胸锁关节前脱位：如果患者脱位 7 ~ 10 天，可以尝试进行复位。这些都是典型的不稳定脱位，将会再次发生脱位。如果复位后能维持到位，固定应至少保持 6 周。如果是不可复的前脱位，不建议进行手术治疗。

2）急性后脱位：如果患者脱位 7 ~ 10 天，建议进行闭合复位。首先，应进行彻底检查以排除肺或血管损伤，如有必要，在复位时胸外科医师应在场以预防并发症的发生。如果复位成功，胸锁关节通常是稳定的。

3）慢性胸锁关节后脱位：如果闭合复位失败或出现慢性后脱位，应进行手术治疗。因为大多数的成年患者不能耐受纵隔压缩。由于发生致命并发症的风险较高，胸外科医师应参与到手术团队中。该操作的目的在于稳定胸锁关节或切除锁骨内侧端并固定到第一肋。切勿用金属针、斯氏针、克氏针、螺纹针或 Hagie 针固定胸锁关节，因为上述固定物都需要拆除，并且会并发很严重的并发症。

（郭晓泽　译，章　莹　肖　进　审）

# 第 19 章

# 肱骨近端骨折脱位和创伤性肩关节软组织损伤

Jerry S. Sher，Philip R. Lozman

## 一、肱骨近端骨折

### （一）综述

肱骨近端骨折主要依据 4 个主要解剖部位的移位情况来分类。这 4 个主要解剖部位包括肱骨头、大结节、小结节及肱骨干。当骨折块移位＞1cm 或成角＞45° 即可被定义为肱骨近端骨折移位。按照 Neer 所述，上述分类系统是基于肱骨的正侧位 X 线片。近来，3 个角度的创伤系列 X 线片提高了显示骨折移位的精确性。CT 有助于评估术前骨折块移位和旋转的角度，特别是当骨折累及大、小结节和肱骨干时。

肱骨近端骨折占所有骨折的 4% ～ 5%。在年轻患者中，这类骨折通常伴有高能量损伤，而在老年患者中，大多数肱骨近端骨折是由于低能量损伤和骨质疏松引起的。

因为肱骨近端骨折往往累及肩关节及其邻近的神经血管束，因此，详细的神经血管检查则十分必要。由于肱骨近端周围丰富的血液循环，即使末梢循环血供良好，也不能排除血管损伤的可能性。

大部分移位程度较小的肱骨近端骨折可以通过固定及控制早期活动范围治疗。移位大的骨折优先考虑闭合或切开复位术以恢复解剖轴线。对于破坏了肱骨头血供的肱骨近端粉碎性骨折，治疗上可选择假体置换。

### （二）体格检查

1. 肩部 肩部必须充分暴露。女患者可以穿长上衣，男患者腰部以上可完全暴露。

2. 颈椎 颈椎的检查必须先于肩部，如果伴随有相关的损伤还需要行 X 线检查。

3. 神经和血管检查 患肢的神经和血管评价是必要的，通常可通过患肢的轻微活动和肌肉的等长收缩进行。通过检查上臂内侧皮肤的感觉来评估腋神经的功能并不可靠。5% ～ 30% 的肱骨近端复杂骨折合并血管和神经的损伤。

### （三）影像学检查

1. X 线片

（1）创伤系列 X 线片（图 19-1）：肩关节的 3 个角度成像可以判定 4 个主要解剖结构的空间关系。这些成像包括矢状位、冠状位及肩胛骨轴位。

（2）旋转前后位（AP）X 线片：是对创伤系列 X 线片的补充，当肱骨处于外旋位时可以显示肱骨大结节，当肱骨处于内旋位时可以显示肱骨头。

2. CT 扫描

（1）小剂量 CT 平扫：小剂量 CT 平扫能提供精确的影像学资料用于评估复杂的肱骨近端骨折，有时能改变根据最初的影像学资料所制订的预期治疗方案。

（2）三维 CT 扫描：现在很多医院都能从最初的扫描数据中获取三维 CT 扫描。这些图像能从各个方向描述骨折之间的关系。

3. MRI 扫描 MRI 用于评估软组织损伤累及肩袖以及肩关节周围的神经血管结构。MRI 同样可用于骨坏死的早期评估，这是多年来通过 X 线片无法做到的。

4. 动、静脉造影 当怀疑有血管损伤时就需要行动、静脉造影，因为即使末梢血供好也不能排除血管损伤。旋肱动脉伴随着肱深动脉并和腋动脉交通，共同滋养远端动脉。血管损伤更常见于有动脉粥样硬化的老年患者的创伤移位中。静脉多普勒扫描能显示锁骨下或腋窝的可疑血管损伤。

| | |
|---|---|
| 前后位<br><br>肩胛面<br><br>上臂悬吊 | 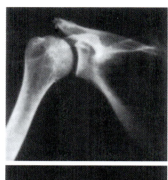 |

肱骨头和肩胛盂没有重叠

| | |
|---|---|
| 侧位<br><br>肩胛面<br><br>上臂悬吊 | 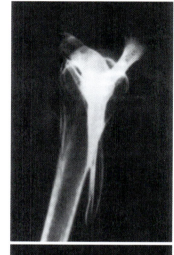 |

和前后位X线片垂直

肱骨头位于肩胛盂中间

可以区分前脱位和后脱位

可以明确大结节的移位情况

可以评估肩峰导致的肩峰撞击和肩袖撕裂的情况

| | |
|---|---|
| 腋位<br><br>上臂外展<br><br>管球位于髋部<br><br>患肩用一衬垫支撑着<br><br>上臂用杆支撑或被助手扶着 | 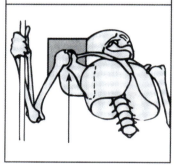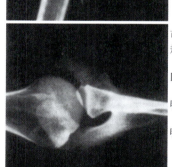 |

可以评估肩胛盂关节面的不规则磨损或边缘骨折

区分前脱位和后脱位

明确转子骨骨折移位

明确肩峰骨骺未融合

图 19-1　肩部创伤系列 X 线片
（经许可，摘自 Norris TR. In: Chapman MW, Madison M, eds. Operative Orthopaedics. Philadelphia, PA: JB Lippincott; 1988.）

### （四）损伤分类及治疗（图 19-2、图 19-3）

1. 一部分骨折　骨折移位＜1cm 时被认为是移位程度较小的骨折，这类骨折可能不会破坏肱骨头的血供。周围软组织（骨膜、关节囊、肩袖）包裹着骨折块使其接近解剖愈合。这类骨折的治疗优先考虑制动及早期的功能锻炼以避免关节僵硬。若在受伤 2 周内开始进行物理治疗，功能恢复将得到改善。

2. 二部分骨折　单纯累及肱骨结节的二部分骨折非常少见，通常多见于合并肩关节脱位。

（1）累及肱骨小结节的二部分骨折：通常多见于合并肩关节后脱位的骨折。腋位 X 线片和 CT 扫描对于明确诊断非常有帮助。移位骨折块通常需要切开复位内固定治疗。

（2）累及肱骨大结节的二部分骨折：通常多见于合并肩关节前脱位和肩袖纵向撕裂的骨折。当移位＞0.5cm 或旋转＞45° 时，需进行外科手术治疗以修复肩袖。

（3）累及肱骨外科颈的二部分骨折：分为稳定的嵌插骨折和不稳定的移位骨折。移位骨折的治疗包括切开复位内固定术和经皮髓内钉固定。

3. 三部分骨折　包括肱骨头、肱骨干和一个结节的 3 个骨折块移位。因为剩余的结节骨折块无法对抗牵引，所以闭合复位很难实现。腋位 X 线片可以很好地观察肱骨头关节面的旋转情况。切开复位并使用张力带固定能对肩袖肌腱起到很好的固定效果。对于伴有骨质疏松的老年人，当内固定无法固定时，意味着必须选择假体置换。

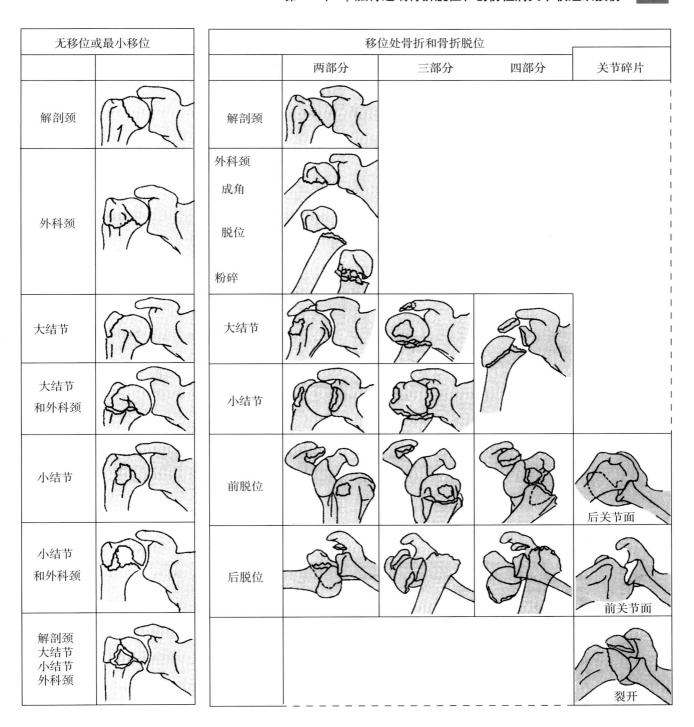

| 无移位或最小移位 | | 移位处骨折和骨折脱位 | | | | |
|---|---|---|---|---|---|---|
| | | | 两部分 | 三部分 | 四部分 | 关节碎片 |
| 解剖颈 | | 解剖颈 | | | | |
| 外科颈 | | 外科颈<br>成角<br>脱位<br>粉碎 | | | | |
| 大结节 | | 大结节 | | | | |
| 大结节<br>和外科颈 | | 小结节 | | | | |
| 小结节 | | 前脱位 | | | | 后关节面 |
| 小结节<br>和外科颈 | | 后脱位 | | | | 前关节面 |
| 解剖颈<br>大结节<br>小结节<br>外科颈 | | | | | | 裂开 |

**图 19-2　肱骨近端四部分骨折和骨折脱位分型**

( 经许可，摘自 Browner BD, Jupiter JB, Levine AM, et al., eds. Skeletal Trauma: Fractures, Dislocations, Ligamentous Injuries. Vol 2, 2nd ed. Philadelphia, PA: WB Saunders; 1998.)

　　4. 四部分骨折　4 个骨折块都移位，而关节面上没有软组织相连，这加大了肱骨头坏死的概率。假体置换通常是首选的治疗方法。年轻的骨质好的患者或肱骨头仍有软组织相连的外翻嵌入 4 部分骨折是使用切开复位内固定术的指征。对于肩臼早就存在严重病变的患者，需同时行关节面的重建。结节周围肩袖肌肉组织的适当张力及肱骨长度的恢复对于功能的康复十分重要。假体置换后早期被动运动是预防关节僵硬的必不可少的手段。主动运动需延迟 8 ～ 12 周，直到肱骨结节和肱骨干骨性愈合后。

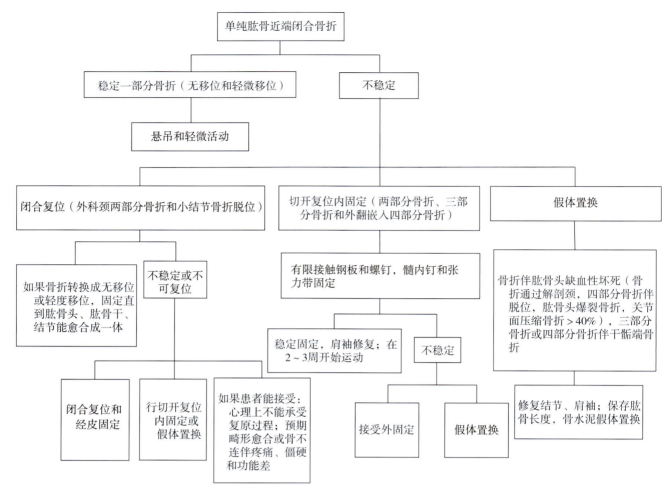

图 19-3 单纯肱骨近端闭合性骨折的治疗原则

（经许可，摘自 Browner BD, Jupiter JB, Levine AM, et al., eds. Skeletal Trauma: Fractures, Dislocations, Ligamentous Injuries. Vol 2, 2nd ed. Philadelphia, PA: WB Saunders; 1998.）

5. 骨折脱位　通常是高能量损伤的结果，这些骨折因伴有更高的神经和血管损伤的风险而有别于前面的骨折分类。尽管所有肩关节损伤都需要 3 个角度创伤系列 X 线片，但欠佳的影像学检查仍是引起骨折后移位漏诊的原因。

6. 肱骨头爆裂骨折　肱骨头爆裂骨折最常用的治疗方法是肱骨头置换，但当骨折块较大或骨质良好的情况下也可以尝试切开复位内固定术。关节压缩性骨折通常伴随习惯性脱位，其稳定性取决于关节面的缺失比例。当关节面缺失 < 20% 时在固定后关节趋于稳定，然而当缺失 ≥ 40% 时则需要进行软组织移植或半关节置换术。

**（五）并发症**

1. 骨不连　肱骨近端骨折出现骨不连的原因包括不适当的固定和制动、骨折端的牵引、软组织的嵌入和骨坏死。骨不连通常发生于肱骨外科颈二部

分骨折的患者。急性骨折的治疗目的在于对骨折块进行解剖复位和坚强固定。如果无法实现，关节置换可作为另一种选择。

2. 畸形愈合　畸形愈合通常与肩关节的僵硬和活动范围受限有关。无论是松解周围的软组织还是截骨术以恢复正常解剖结构，治疗的主要目的还是纠正根本的限制。当发展为创伤性关节炎或纠正后仍存在游离的骨块时，则需行半关节成形术或全肩关节置换。

3. 缺血性坏死　缺血性坏死通常发生于三部分骨折或四部分骨折，无论是行闭合复位或切开复位术，肱骨头的血供都会受到影响。弓形动脉是旋肱前动脉升支的延续，它是肱骨头的主要血供来源。使用钢板和螺钉的开放性手术与使用张力带固定相比因扩大了软组织的剥离，发生缺血性坏死的概率更高。治疗以缺血性坏死的表现症状为依据。肱骨

头的塌陷可引起创伤性关节炎和萎缩性疼痛。早期假体置换可以避免因长时间肱骨头塌陷所需的软组织松解。

4. 神经损伤　肱骨近端骨折移位或在切开复位内固定时对肌腱联合的过度牵引均容易引起肌皮神经的损伤。症状主要表现为上臂外侧皮肤的麻木和刺痛，这个部位主要由肌皮神经的终支和皮神经的侧支支配。

5. 关节僵硬　适应证包括肩关节无功能的年轻患者，现有深部感染、关节软骨缺失以及非手术治疗难以治愈的重度疼痛患者。肩关节的位置要以手臂放置舒适、无肩胛骨固定支架以及手部功能正常为准。屈曲 20°、外展 30° 和内旋 40° 是肩关节融合术的最优位置。

## 二、严重的肩关节脱位（盂肱关节）

### （一）概述

当手臂处于不同的位置或角度时，肱骨头约有 30% 的面积与肩臼连接。盂肱关节连接面小的特点使其具有较大的活动范围，但这降低了肩膀的内在稳定性。与髋关节不同，盂肱关节的骨质结构对整个关节的稳定性只起到很小的作用。周围的软组织结构包括肩袖、肩胛盂上唇及盂肱韧带等是维持整个关节稳定性的重要结构。

### （二）评价

1. 受伤机制　有严重关节脱位的患者通常都有严重的创伤。肩关节前脱位常伴有肢体的外展和外旋，这种损伤多见于坠落伤、交通事故以及接触性运动的过程中。典型的肩关节后脱位多见于严重的创伤，也可见于坠落伤、交通伤或癫痫发作。

2. 症状

（1）前脱位：前脱位的患者最典型的表现是三角肌轮廓消失。触诊肩关节时可触及肩峰侧凹及后凹，肱骨头前凸。手臂常保持部分外旋及外展位。

（2）后脱位：肩关节后脱位较少见，约占肩关节脱位的 5%。后脱位的临床畸形不明显，但也可出现肱骨头的后脱位及喙突前脱位。表现为三角肌轮廓的轻度缺失及明显的扁平前移。手臂常保持内收内旋位。当肱骨头嵌入肩臼后部时，患者表现为手臂不能外旋。

（3）向后不全脱位：习惯性后方半脱位常发生于手臂抬高时外力直接作用于与肩臼相连的肱骨头后方，例如棒球运动员上垒时，也可以是前脱位的一个后遗症。典型的临床表现为当手臂抬到一半时的向前突出以及完全抬高和外旋时关节弹响的消失。

3. 体格检查　对严重移位患者的评估，在任何闭合复位的前后都需包括彻底的神经、血管检查。腋神经及血管损伤很少发生，但必须引起注意。少部分患者可出现三角肌下血肿，暗示着潜在的血管损伤。因肩关节周围有丰富的旁系血供，因此，即使腋动脉受损，远端血供可能依然良好。

4. 影像学检查　标准 X 线片的获得能帮助确认移位的方向及与肩关节相关的任何妨碍复位的骨折块。肩胛翼的前后位、腋窝位、肩胛骨侧位（Y）可帮助发现肩臼边缘骨折块、肱骨头嵌入骨折块及结节骨折块。当典型的移位以直角的形式发生在肩胛翼薄层上时，只有标准的前后位 X 线片则不足以发现后脱位。在一个正常的前后位 X 线片中，肱骨头位于肩臼中。肩峰下空虚征是指肩臼的局部空虚，边缘阳性征是指肩胛骨前缘与肱骨头之间的空隙 > 6mm。在前后位 X 线片上出现以上特征时提示有后脱位存在。腋位 X 线片对于评估盂肱关节移位的表现和方向十分重要。

5. 分类（表 19-1）　盂肱关节的不稳定性分为两组：单方向创伤性不稳和多方向非创伤性不稳。然而，不稳定性被认为是这两组不同分类形式和极端情况下的统一。例如，一个有球形盂肱韧带松弛的运动员在创伤性运动后可同时出现创伤性不稳和非创伤性不稳的症状。当出现盂肱关节不稳时，时间、频率、程度、方向及作用力等都应考虑在内。

**表 19-1　肩关节不稳分类**

| 类型 | 组别 |
| --- | --- |
| 时间 | 急性和慢性 |
| 频率 | 复发性和单发性 |
| 程度 | 半脱位和全脱位 |
| 方向 | 单向性、双向性和多向性 |
| 意识 | 无意识和有意识 |

### （三）伴随损伤

**1. 腋神经麻痹** 腋神经沿着盂肱关节的前下方走行，因此极易受到损伤。腋神经受制于肱骨头脱臼的过度压缩和牵引。严重脱位后腋神经损伤的发生率为5%～33%。受伤时的年龄、创伤程度及移位的时间长短都对神经损伤的发生和预后产生影响。此外，肱骨近端骨折、钝挫伤、枪击伤都伴有腋神经麻痹。损伤后经过为期3个月的康复期，如果体格检查仍提示三角肌功能缺失，可行肌电图检查肌肉的状态。

**2. 血管损伤** 血管损伤常见于有严重移位的老年患者。血管僵硬及柔韧性低的患者更易出现血管损伤，这些损伤可累及腋窝动、静脉及其分支，包括肩胛下动脉、胸肩峰动脉及周围的弯曲动脉。血管损伤可发生于受伤当时或复位时，由于丰富的侧支循环，远端脉搏的消失或减弱并不经常出现。若怀疑有三角肌下血肿，应行动脉X线造影以明确诊断。

**3. 肩臼边缘骨折** 当骨折移位累及肩臼边缘＞20%时会减少肩臼关节的有效表面积，使患者容易出现习惯性脱位。盂肱下前韧带从肩臼边缘的前下方插入到肩臼上唇。这些韧带的撕脱性骨折会导致骨性前盂唇损伤，其发生率低于肩臼边缘前下唇的单纯软组织撕脱伤（Bankart损伤）。这些骨折的畸形愈合会破坏关节窝浅层凹面，从而影响关节稳定性。这些骨折块的外科手术治疗常推荐解剖复位内固定术（图19-4）。

**4. 肩袖撕裂** 14%～63%发生严重前下方脱位的患者伴有肩袖撕裂，其发生的概率在老年患者中上升，已有报道称年龄＞50岁的患者发生的概率为63%。患者在早期损伤后的7～10天应重新评估，看是否伴有软组织损伤。10天后急性期症状会减轻到一定程度以更好地评估肩袖的情况。患者在损伤后阶段不能充分地评估手臂的情况就是一个典型的例子。肩袖撕裂的患者可出现肩关节外旋受限。冈上肌被撕裂时冈下肌常受不同程度的牵连。习惯性前脱位的患者通常有肩胛下肌腱的损伤。当怀疑有肩袖撕裂时应行MRI检查。对于没有行盂唇关节囊复合体重建的患者，肌腱的早期修复可达到满意的治疗效果。Gerber描述的"垂直升降测试"可用于评价肩胛下肌功能的完整性。嘱患者将手臂置于背后并通过进一步内旋转将手臂从后背抬起。测试阳性者手臂无法保持抬高姿势，提示有肩胛下肌腱撕裂（图19-5）。

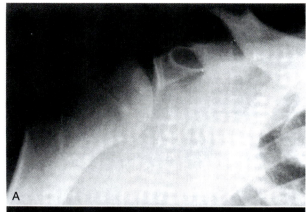
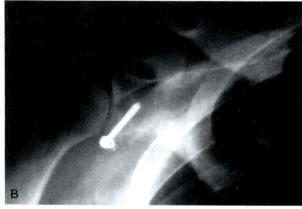

图 19-4　关节盂边缘骨折合并创伤性盂肱关节前脱位的前后位X线片

A. 术前；B. 术后

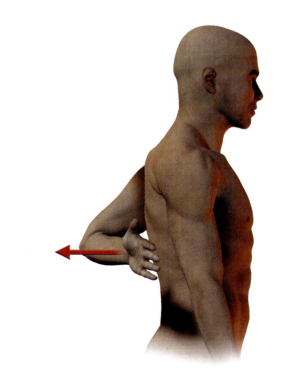

图 19-5　垂直升降测试在临床上已被证实，阳性指征手臂无法维持上抬，说明肩胛下肌腱撕裂

5. 拉伸断裂　肩袖的损伤也有可能继发于潜在的隐匿的肩关节不稳定。这样的病变多发生于投掷运动员。有学者认为这是一个渐进性病变过程，从关节不稳定到半脱位，从撞击到肩袖撕裂。肩袖撕裂多见于冈上肌和肩胛下肌。反复应力会导致肩关节静态稳定失效和加大对动态稳定的需求。肩袖损伤是反复拉伸负荷和撞击共同作用的结果。

6. 结节骨折　肱骨大结节骨折通常伴有肩关节前脱位。尽管肩关节后脱位不会伴有肩袖撕裂，但常伴有肱骨小结节撕脱性骨折。外伤后肩关节不稳很罕见，发生概率为 1% ～ 4%。肩关节骨折脱位愈合后一般比单纯的肩关节脱位稳定。在一个单纯的肩关节脱位中，所有暴力都被用于撕裂关节囊和韧带。而在肩关节骨折脱位中，一部分暴力被骨折（结节骨折）所消散，韧带所受到的暴力将减少。因此，较少存在远期不良效果和肩关节不稳。

### （四）治疗及治疗依据

1. 初始治疗　初始治疗急性盂肱关节脱位应依据完整的体格检查和影像学检查，包括评估复位前后患者的血管、神经功能。患者应在安静和放松的状态下进行闭合复位。在急诊科常规用麻醉药和苯二氮䓬类药物对患者进行静脉镇静。镇静不足可导致创伤性复位，进一步伤害已经损伤的关节。各种复位技术已描述，包括对抗牵引法、Stimson 复位法和 Milch 复位法。决定进行手术治疗或非手术治疗应考虑包括患者的年龄、活动水平、损伤的类型、既往脱位的次数、慢性损伤和治疗后的预期效果。这类损伤通过非手术措施可得到有效治疗。例如，肩关节向前半脱位患者形容肩关节"弹出来后又弹回原位"。MRI 检查并不总是能显示盂唇撕裂或 Hill-Sachs 病变。初始治疗应包括短期休息和固定制动、物理康复治疗。患者复发性肩关节脱位、肩关节脱位合并肱骨结节骨折移位或合并关节盂骨折，手法复位失败、习惯性肩关节脱位、年轻患者肩关节前脱位，以上都可考虑进行手术治疗。

2. 非手术治疗　非手术治疗通常包括固定一段时间，随后逐步功能恢复。长期固定不但不能降低肩关节前方不稳的复发率，反而会加快关节僵硬，尤其是老年患者。然而，最近的数据表明，对于第一次肩关节前脱位的患者，短时间固定于外旋位达 3 周，可能会减少肩关节前脱位的复发率，因为在外旋位盂颈部前下撕裂的盂唇可以实现更好的接合。渐进性运动范围锻炼的康复计划应尽快开始。对于肩关节前脱位，一开始应禁止肩关节外展及外旋以达到充分的软组织愈合，同时减少挛缩的概率。随后的治疗措施是加强肩袖和关节囊周围的肌肉力量，以恢复肩关节的动态稳定性。对于肩关节多向不稳，应行物理治疗，稳定肩胛骨和加强肩袖的功能锻炼。对于肩关节后脱位，成功闭合复位后，应首先悬吊固定肩关节于旋转中立位。如果肩关节不稳，用矫形器固定肩关节于外展、外旋 10° ～ 20° 位 6 周，以达到软组织的充分愈合。肢体末端在 4 ～ 6 周应避免内旋。在理疗程序监控下，开始恢复肩关节的运动和力量及恢复功能。患者，尤其是老年人，慢性后脱位达数月或数年，肢体症状少在细心的治疗中能成功地治疗。

3. 手术治疗

（1）开放手术：开放手术对于急性肩关节前脱位和复发性肩关节前方不稳效果很好，复发率低于 5%。直接修复任何 Bankart 病变和肩关节囊取决于术中所见。移位的肱骨结节骨折也需要处理，根据具体情况行螺钉固定缝合固定。

（2）关节镜治疗：有经验的医师利用肩关节镜治疗首次发生的、急性、创伤性、肩关节前脱位的年轻患者，效果令人满意。患者急性肩关节前脱位需要行手法复位。可在 80% ～ 95% 的患者中观察到 Perthes-Bankart 损伤（前盂唇关节囊复合体撕裂而不是单纯的盂唇损伤）。25 岁以下的患者，肩关节 Bankart 损伤、关节腔积血、软组织条件良好、肩关节囊没有受到过度牵拉，通过关节镜手术能获得很好的效果。此外，患者对这种治疗具有很高的要求，他们不愿意治疗后还要进行修复治疗，他们受伤之前没有任何肩关节不稳定，也没有相关的骨折或神经损伤。相反地，患者韧带松弛，关节囊牵拉导致的复发性肩关节不稳，和这些 Hill-Sachs 损伤患者最好采取开放手术（而不是关节镜手术）。有经验的医师在关节镜下用生物可吸收材料对关节盂和（或）关节囊进行直接的缝合修复，能获得很好的效果。虽然关节镜下经关节盂固定在过去已被广泛运用，但是，这种技术最近已被锚钉修复逐渐取代。最近有数据表明，与经关节盂固定相比，这种利用锚钉修复新技术能获得更好的效果，同时能减少并发症的发生。已有报道经过关节镜稳定手术后，关节不稳的发生率下降。然而，在一些病例中，失败率高达 40%。因此，想取得好的功能结果，就必须适当选择患者和具有丰富的关节镜技术经验。经关节盂固定手术的并发症包括关节软骨和肩胛上神经损伤。肩胛上神经横贯盂冈切迹,临床上很容易损伤。在盂冈切迹这个水平上,肩胛上神经支配冈上肌,其分支支配冈下肌。经关节盂不适当的穿钉(过于水平)会钉住神经导致冈下肌部分或完全失神经支配。

#### (五)解剖要点和手术技巧

1. 简介　众多结构构成肩关节的稳定性。这些结构或内容的任何一部分发生异常将导致关节不稳或出现创伤性症状。在肩关节不稳患者中,关节盂唇损伤并不是必不可少的一部分。因此,术前评估应考虑到骨骼、盂唇和关节囊损伤,同时肩袖和神经功能也应该考虑在内。

2. 骨骼因素(图 19-6)　无论手臂放在什么位置,关节盂和肱骨头的接触面为 25% ～ 30%。正常的关节通过影像学检查提示关节盂表面平坦,而肱骨头大且突出。然而,肩臼的曲率和肱骨头的相接近(几乎一致),当观察到曲率不一致时,就说明关节不匹配。因此,最大限度地减少约束能给盂肱关节带来大的活动范围,但是以牺牲关节的固有稳定性为前提。

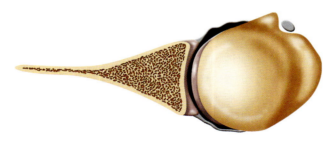

图 19-6　骨性关节盂相对平坦;关节软骨中间薄、外围厚,而肱骨头关节软骨中间厚、外围薄

3. 关节内负压　盂肱关节内会出现轻度的负压。此外,关节腔是一个具有一定体积的密封的空间,关节的牵拉能增加其负压,抵抗更进一步的位移。这种概念就类似于拉动密封注射器的活塞。人们普遍认为,在手低负荷或休息时,负压起到平衡作用,因为肩部肌肉产生的负荷远远超出该负压的极限。负压效应在手臂内收休息位时起到限制作用。

4. 盂唇(图 19-7)　盂唇是一个纤维环包围着关节盂,并作为盂肱韧带和肱二头肌腱的锚点。它扩展关节盂的承载区并增加其深度达 50%。一个完整的上盂唇稳定肩关节,使肩关节能额外抵抗 32% 的外旋负荷。上盂唇前侧和后侧的撕裂增加对下盂肱韧带 100% 的牵拉应力。

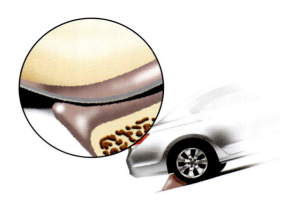

图 19-7　上盂唇可以看作是一个楔块防止车轮(肱骨头)向下滑动

5. 盂肱韧带(图 19-8)　盂肱韧带被认为是肩关节囊加厚的部分。它们起到静态约束过度极端的平移和旋转运动的作用。通过生物力学测试和选择性解剖标本切片,它们大部分的功能都已获悉。

(1)盂肱上韧带和喙肱韧带:盂肱上韧带和喙肱韧带位于肱骨结节两旁,上方毗邻肩胛下肌,前方毗邻冈上肌。上盂肱韧带在大小和位置上是可变的。这些结构的作用是在上臂内收时,抑制向下过度位移。其他潜在作用是在上臂内收时限制外旋,和在上臂屈曲、内收、内旋时抑制向后过度位移。

(2)盂肱中韧带:盂肱中韧带是前关节囊的一部分,它以锐角穿过肩胛下肌位于关节内的部位肌腱。在 30% 的个体中,可能会缺如。在形态学上,它可表现为片状或条索状。它的功能首先是当上臂部分内收时对抗前方不稳;其次,是当上臂内收时对抗向下不稳。

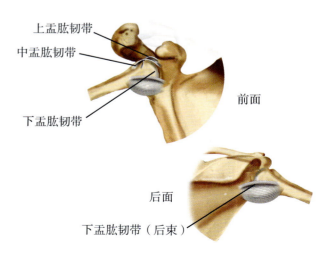

图 19-8　手臂外展的盂肱韧带

上盂肱韧带复合体相对紧张(包括上盂肱韧带的前束和后束),而下盂肱韧带和中盂肱韧带相对较松

（3）盂肱下韧带复合体：由前部、后部和腋间部组成，复合体位于盂肱关节的下方，当臂内收时，复合体保持松弛；当臂外展时，复合体紧张，支持肱骨头成悬吊状态，而里面的腋间部直接支撑肱骨头。前部和后部提供稳定，以分别对抗向前和向后过度移动。盂肱下韧带前部是主要的稳定结构，以对抗当上臂外展和外旋时肩关节前方不稳（见图 19-8）。

6 肩袖 肩袖由起到协同作用并为肩关节提供动态稳定的 4 块肌肉构成。肌肉集中于肩关节的旋转中心，当上臂主动活动时，更能维持以盂肱关节为支点的稳定性。动态稳定是通过关节的直接加压来达到的。此外，还有手臂运动时的不对称收缩和肱骨头与关节窝的匹配关系。压力来源于肱骨头和关节窝的正相交拉力，该拉力能减小关节半脱位的趋势。冈下肌和小圆肌是肱骨的主要外旋肌。冈上肌和肩胛下肌分别起到上臂外展和内旋作用。

7. 腋神经的解剖 腋神经近端偏向于盂肱关节囊的神经损伤包括创伤和医源性损伤。肩部开放性手术需要行前侧关节囊切开。在切开过程中，如果不注意保护，就会导致神经损伤。肩部的后侧入路常用于临床，如果错误地在小圆肌和大圆肌之间进行，也有可能损伤神经。

腋神经在支配三角肌和小圆肌之前分出一回旋支。它发自臂丛神经后束，穿过肩胛下肌下方肌腱接合点内侧的 3 ~ 5mm。它穿过盂肱关节下方的腋窝，伴随着旋肱后动脉穿出四边孔。在四边孔分出两束，后束在变为外侧皮神经之前支配小圆肌和三角肌后部。前束环绕肱骨，支配三角肌前部。在三角肌的前部和中部，腋神经在筋膜下和肌肉内逐渐合成一支。

8.Bankart 重建 Bankart 修复可以通过腋下切口来完成，该区间胸肩肌肉发达，头静脉应暴露出来。肩胛下肌在内侧被分出并止于肱骨小结节，从关节囊下方切开。应小心保护位于肩胛下肌上 2/3 和下 1/3 肌腱接合点的旋肱前血管。关节囊切口可以位于外侧接近肱骨头或位于内侧在关节盂边缘。在关节显露中，能经骨完成盂唇的修复，如果关节盂骨折，也能复位并行内固定。如果关节囊过多，可以行关节囊紧缩缝合术或关节囊切除术。

9. 关节囊修复 盂肱韧带和关节囊从肱骨处撕裂，可导致肩关节周期性不稳定。这种损伤比 Bankart 损伤少见。据报道，有 7% 的患者因为周期性不稳而行手术治疗。该类患者的平均年龄比其他原因导致的关节不稳的年龄大。这类损伤能通过 MRI 来确诊。开放手术修复肩关节囊外侧破损能成功地防止复发症状的发生。

### （六）并发症

1. 复发 出现关节脱位的年龄是预测复发可能性的决定性因素。有关复发概率的报道包括多种因素。初次脱位年龄 < 20 岁的，将会出现高复发率，复发率高达 95%。而年龄在 20 ~ 25 岁的，复发率为 28% ~ 75%。年龄 > 25 岁的，复发率 < 50%。而年龄 > 40 岁的，复发率将低于 10%。肩袖损伤是导致 40 岁以上患者首次脱位后复发的常见因素。脱位类型和固定时间的长久并不影响复发率。最近的数据表明，第一次前脱位后，建议短期内将上臂固定于外旋位（这个位置能更好地复位关节盂上撕裂的前下盂唇）。

2. 关节纤维化 关节纤维化多见于 30 岁以上的患者。不完全复位，患者依从性低和受伤时的严重程度，都是导致关节僵硬的因素。

## 三、肩部其他创伤性软组织损伤

### （一）肩袖撕裂

急性肩袖撕裂发生于跌倒时肩部直接撞地或撞击到外展的上臂、突发过伸过度或外展过度、提重物、去抓正在下坠的重物。随后，常并发上臂肿胀和上臂皮肤瘀斑。在年轻患者，肱骨大结节撕脱性骨折可能是止于肱骨大结节的冈上肌肌腱比骨性的肱骨大结节强大，不会导致肌腱自身的断裂。患者典型的症状是急性疼痛，上臂抬高障碍或功能丧失。对那些功能明显丧失的患者，最好的治疗方法就是手术修复肩袖。术后早期治疗，依据手术中确定的安全区域，术后早期治疗包括被动前屈和外旋。早期主动功能锻炼和抗阻锻炼将增加手术的失败率。

患者慢性肩袖撕裂可能会有疼痛和肩关节功能观察的变异性。那些陈旧性撕裂患者，利用剩下的完好的肩袖和周围的肌肉来代偿手臂的功能。如果冈上肌有显著的撕裂扩展到肩袖后部（冈下肌）或伴随肩胛下肌前部的撕裂，那么可以预计肩部的力量和功能将大部分丧失。肱骨头相对于肩胛盂向头侧移动可能会随之而来。在这些患者中，喙肩韧带将作为次要的静态的约束力约束肱骨头进一步向头侧和前侧移位。如果尝试进行修复手术，发现肩袖难以修复，那么除了清创术，喙肩韧带应予以保留。此外，患者肩部疼痛，不可挽回的肩袖撕裂，肱骨头向上移位和盂肱关节炎，对于这些，最好的方法就是进行肱骨头置换。

关节镜技术使用缝合锚钉修复肩袖撕裂，包括单排修复法或双排修复法，并试图恢复撕裂的肌腱解剖足迹到肱骨大结节。在开放性手术中，软组织松解后，建议采用边对边闭合法修复 L 形和 U 形撕裂。边缘融合减少肌腱缺损的大小，同时也减少在肩袖内大结节和边缘之间的应力。

### （二）上盂唇撕裂

上盂唇撕裂是由于跌倒后产生的牵拉力或压缩力直接对盂肱关节的作用所致。重复的压力如投球可以逐步从关节盂上累及上盂唇（如从地上提取物体一样，从一边到另一边，而不是直接提取）。上盂唇作为肱二头肌长头腱的锚点转而附着于上肩胛盂上。已知的上盂唇撕裂包括单纯上盂唇撕裂、合并前后盂唇撕裂、合并关节囊相关的肩关节不稳定（图 19-9）。MRI $T_2$ 加权像可能显示位于上盂唇和肩胛盂之间的强信号。

### （三）胸大肌肌腱撕裂

胸大肌肌腱撕裂相对少见，可发生于跌倒后导致的肌肉离心性收缩。使用合成类固醇可以导致患者肌腱断裂，这种可能性应考虑到。急性患者的典型症状包括前腋下皱襞畸形，上臂内旋和内收无力，上臂皮肤瘀斑。对于年轻患者，治疗的选择就是切开探查和手术修复。胸大肌肌腹内的撕裂或肌腱结合部的撕裂，最好的治疗就是非手术治疗，MRI 能明确这类损伤的诊断。

### （四）肱二头肌长头腱滑脱

肱二头肌长头腱位于由肩胛下肌、横韧带、喙肱韧带和盂肱上韧带组成的肱二头肌沟中。肌腱向内侧滑脱，是由于那些位于肩袖内的、起支持作用的肌腱受到损伤导致。患者肩胛下肌肌腱撕裂合并肱二头肌肌腱滑脱，最好的治疗就是对肩胛下肌进行修复，对肱二头肌进行固定。

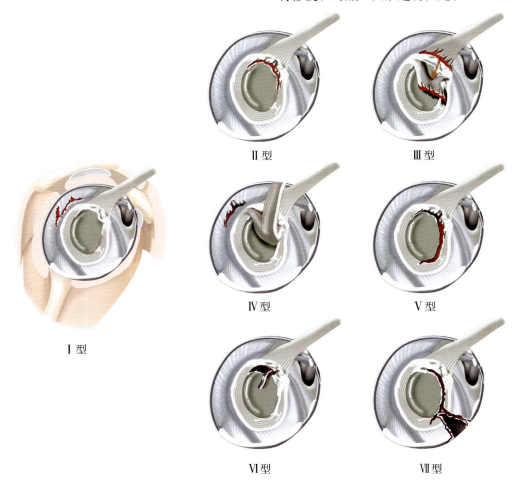

Ⅱ型　　　　Ⅲ型

Ⅰ型　　　　Ⅳ型　　　　Ⅴ型

Ⅵ型　　　　Ⅶ型

**图 19-9　上盂唇损伤分型**

Ⅰ型 . 关节上盂唇磨损或退变，而肱二头肌长头肌腱正常；Ⅱ型 . 上盂唇和肱二头肌长头腱在肩胛盂上的止点剥脱；Ⅲ型 . 上盂唇桶柄样撕裂而肱二头肌长头腱完好；Ⅳ型 . 上盂唇桶柄样撕裂伴肱二头肌长头腱撕裂；Ⅴ型 . 在Ⅱ型损伤的基础上合并前盂唇剥脱；Ⅵ型 . 在Ⅱ型损伤的基础上合并盂唇鸟嘴样或翻门样撕裂；Ⅶ型 . 在Ⅱ型损伤的基础上合并盂肱中韧带撕裂

### （五）背阔肌损伤

据报道，背阔肌损伤是投掷者肩部疼痛的原因之一。损伤的机制涉及在投掷中，随球动作阶段承受的偏心负荷过重。在背阔肌肌腱完全撕裂的患者中体检可发现，沿着后腋下皱襞疼痛，肩部后伸抗阻无力。建议当前治疗采取非手术治疗，包括短时间的休息，随后进行物理治疗。

### （六）肱二头肌断裂

据报道用绳索捆扎上臂可导致肱二头肌断裂。体格检查时可发现皮下血肿，经 MRI 检查可明确诊断。应评估患者合并的血管、神经损伤。

## 四、臂丛神经损伤

### （一）概述

臂丛神经损伤涉及神经损伤的广度和程度等一系列损伤。轻微的损伤可能导致单纯的皮肤感觉异常。高能量损伤可导致明显的运动障碍和手的功能丧失。了解臂丛神经的解剖有助于评估这些临床病变，同时也有助于治疗策略的制订。

### （二）解剖（图 19-10、图 19-11）

神经复合体从颈椎延伸到腋窝，给上肢提供运动神经纤维、感觉神经纤维和交感神经纤维。臂丛神经由 $C_5 \sim T_1$ 的前支组成（图 19-10），位于前斜角肌和中斜角肌之间。$C_5$ 和 $C_6$ 的前支形成臂丛神经的上干。$C_7$ 前支形成中干，而 $C_8$ 到 $T_1$ 形成臂丛神经的下干。每干在锁骨后分出前股和后股，前股供应屈肌而后股供应上臂的伸肌。3 个后股形成后束；上干和中干的前股形成外侧束；下干的前股形成内侧束。每个神经束分出两个终末分支。外侧束分出肌皮神经和正中神经的外侧根。内侧束分出尺神经和正中神经的内侧根。后束分出腋神经和桡神经。臂丛神经的分支可分为锁骨上和锁骨下部分。锁骨上分支包括肩胛背神经、胸长神经、锁骨下肌神经和肩胛上神经。锁骨下分支包括外侧束发出的分支（3 个分支）：胸外侧神经、肌皮神经和正中神经外侧根；内侧束发出的分支（5 个分支）：胸内侧神经、臂内侧皮神经、前臂内侧皮神经、尺神经和正中神经内侧根；后束发出的分支（5 个分支）：肩胛上神经、胸背神经、肩胛下神经、腋神经（走行穿过四边区）和桡神经（走行穿过三边区）（图 19-12）。腋神经通常在盂肱关节前脱位时受伤。臂丛神经下部的严

重拉伤会导致头部和颈部的脊神经和星形神经节支配的交感神经节前（背根神经节近端）损伤，导致眼睑下垂、无汗和乳头扩张（Horner 综合征）。腋下贯通伤可导致前臂骨间肌萎缩和手无力，这可能是继发于 $C_8$ 和 $T_1$ 所发出的下干损伤导致尺神经受累所致。

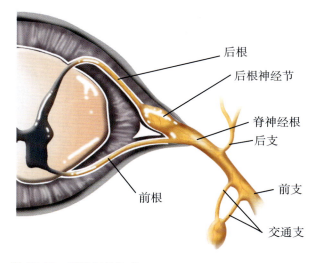

**图 19-10 脊神经的构成**
脊神经由前根和后根组成，然后分出前支和后支，$C_5 \sim T_1$ 的前支形成臂丛神经

### （三）诊断

1. 受伤机制 大多数闭合性损伤是由于向下的牵拉力作用于肩部所导致的。头部和肩部被强力分开，过大的牵拉力作用于臂丛神经。对于此类损伤，机动车事故是一个常见的原因。

2. 损伤分类

（1）神经根撕裂：神经根撕裂标志着中枢神经系统损伤并意味着预后不良。至今，还没有可靠的方法去恢复从脊髓撕脱出来的神经根的连续性及其功能。

（2）锁骨上周围神经损伤：损伤发生在神经根的远端（通常发生在锁骨上窝处）。这类损伤相对于神经根撕裂预后较好。因为这意味着是外周神经系统损伤，手术探查和适当的神经移植可作为一个能改善功能、恢复预后的选择。

（3）锁骨下周围神经损伤：臂丛神经在锁骨下区域容易受到直接压力或碎骨块的压迫或关节脱位导致的损伤。相对于锁骨上周围神经损伤，典型的损伤机制是低能量损伤。因此，这类损伤较局限，损伤的程度较轻。预后较锁骨上损伤好。

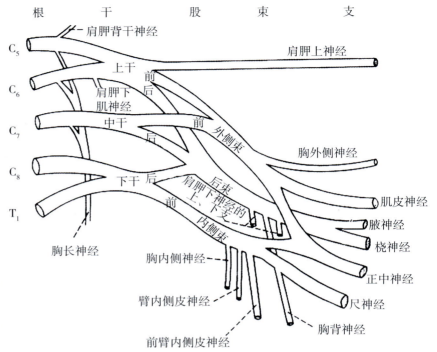

图 19-11　臂丛神经的构成
（经许可，摘自 Jenkins DB. Hollinshead's Functional Anatomy of the Limbs and Back. 7th ed. Philadelphia, PA: WB Saunders; 1998.）

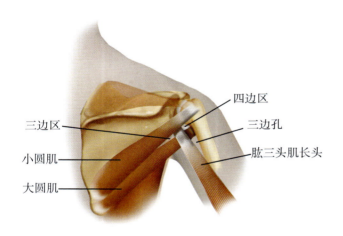

图 19-12　重要解剖关系
四边区的边界由小圆肌（上）、大圆肌（下）、肱三头肌长头腱（内）和肱骨干（外）组成。旋肱后血管和腋神经穿过此区域。三边区由小圆肌（上）、大圆肌（下）和肱三头肌长头腱（外）组成，它包含着旋肩胛血管。三角间隙由大圆肌（上）、肱三头肌长头腱（内）和肱骨（外）组成，肱深动脉和桡神经在此区域通过

（4）火炉工损伤（Burners）：意味着臂丛神经短暂性损伤，可发生于对抗性运动中。如美式足球和摔跤通常会引起这类损伤。臂丛神经由于牵拉或压迫，头和颈压缩或移向另一边。锐性疼痛、从颈部放射到头的放射痛、皮肤烧灼感、麻木、麻刺痛和肢体无力都有可能出现。单臂症状是典型的。大多数患者的症状通常持续数秒到数分钟，5%～10%

的患者也可持续数天。复发性发作可能与颈椎管狭窄有关。最初的治疗包括远离对抗性运动直到症状完全消失。持久的乏力、颈部疼痛、双侧症状或复发性发作则需要通过影像学检查、MRI 和神经病学检查来进一步诊断。加强颈部和肩部肌肉的锻炼可避免复发。

3. 体格检查　仔细评估上肢所有肌群，包括肩部的肌群，有助于损伤的定位和损伤范围的确定。体格检查可能会发现连枷臂；然而，斜方肌（肩胛背神经）的功能存在或不存在和前锯肌（胸长神经）的功能应小心注意。斜方肌功能（主要和次要）和前锯肌的功能缺失，除了肩袖和三角肌的功能缺失，意味着神经根撕裂伤（胸长神经和肩胛背神经起源于臂丛神经干的近端，脊神经出椎间孔处）。斜方肌和前锯肌功能的存在意味着支配这些肌肉的神经周围性损伤。

4. 神经电生理研究　至少在受伤后 1 个月行神经电生理（EMG）和神经传导检查，有助于臂丛神经损伤的定位和受伤程度的评估。脊髓造影和 CT 平扫也能明确神经根撕裂的存在。

**（四）预后**

1. 神经根撕裂　神经根上干撕脱罕见，自发性功能恢复的机会渺茫。手术重建撕脱的神经根不可能完成，由于肩胛重要的稳定功能丧失，盂肱关节融合以治疗连枷臂则不可取。

2. 上干损伤　涉及上干损伤通常发生在肩胛上

神经起点的近端。上臂外展功能障碍可以预测冈上肌、肩袖后部及三角肌功能丧失。此外，治疗上干损伤应考虑去恢复肘关节的屈曲功能而不是去重建肩关节的功能。一般来说，成年人臂丛神经损伤的预后并不像新生儿臂丛神经损伤描述的那样有希望。

3. 指导方针 一些准则可能有助于预测各类损伤的预后。神经远端损伤的预后好于神经近端损伤。不完全性运动受限的预后好于完全性运动受限。局限性损伤的预后好于广泛性损伤。如果在 9 个月内，没有临床或神经电生理的恢复证据，那么预后将极差。

### （五）治疗

治疗策略的制订应根据每个患者的临床症状。最初的治疗应包括功能夹板固定和物理治疗以减少关节僵硬的趋势，同时维持功能活动度。如果手术治疗可能使患者受益，可考虑进行适当的神经转移修复、肌腱转移和关节融合。手术最好在受伤后 6 个月内进行。超过 6 个月，肌肉开始发生不可逆的变化，进一步减少显著功能恢复的概率。由于神经元不可能修复，大多数臂丛神经牵拉伤患者手术探查后需行神经移植。这类损伤，结果取决于损伤的性质和程度，可能是不可预测的。已有报道多个肌腱转移恢复肘关节功能和肩关节功能。这种转移为神经重建提供了一种可行的替代方式，这已在成人创伤中取得了可预知的结果。已有报道胸大肌、斜方肌、肱二头肌、肱三头肌、大圆肌和背阔肌转移。治疗应根据个人的具体临床表现而定。盂肱关节融合仍是治疗连枷臂的可行方法，该方法能恢复一定程度的上肢功能，减少关节半脱位的痛苦。支配肩胛骨稳定结构(斜方肌和前锯肌)的神经应受到保护，避免损伤，手术后适当的功能恢复则可以预计得到。盂肱关节的融合应是在手臂外展 30°、前屈 20°、内旋 40° 位。在健康个体，上臂外展时，肩关节对肩胛胸关节的运动比率约为 2 : 1。

## 五、胸长神经麻痹

### （一）概述

胸长神经损伤导致前锯肌麻痹，临床上可表现为肩部疼痛、翼状肩胛（图 19-13）和上臂外展困难。原因是多方面的，除外创伤因素，包括机械力、毒品和感染因素。＞15% 的患者是不明原因的。肩胛骨向前移位或牵拉合并肩胛骨向后移位都可导致神经受压，对于易感人群，部分损伤是由于位于肩胛

下角的神经相对的未受到保护所致。

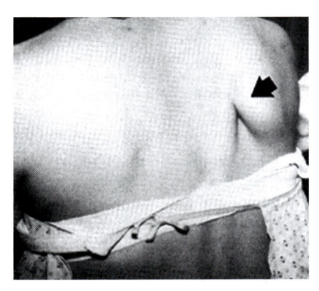

图 19-13 胸长神经麻痹导致的翼状肩胛（箭头）临床病例
（经许可，摘自 Miller MD, Cooper DE, Warner JJP. Review of Sports Medicine and Arthroscopy. Philadelphia, PA: WB Saunders; 1996.)

### （二）治疗

虽然大多数单纯胸长神经麻痹的患者在 12 个月内能恢复，但仍有少数患者未能得到预期的效果。如果患者持续出现难治性的症状，非手术治疗后也没出现自然恢复的征象，可以考虑行手术治疗。大多数病例中，胸大肌肌腱转移（掺入阔筋膜转移）至肩胛骨下角已被证实效果良好。神经受伤后是否立刻进行手术治疗还不能达成一致的意见。然而，通常建议手术延迟 6 ～ 12 个月。术前计划应考虑损伤的机制、残留的症状、功能缺陷、体力需求和神经电生理诊断。神经探查和重建可以视为一种替代手术。然而，胸长神经功能恢复的不可预见性以及前锯肌功能恢复的不确定性，显著增加手术失败率，其风险可能比胸大肌转移的风险还大。

## 六、四边区综合征

四边区综合征是一种不常见的损伤；通常难以下诊断，同时也容易被漏诊。

### （一）解剖

四边区的上边界和下边界分别为小圆肌和大圆肌。肱骨干和肱三头肌长头分别构成外边界和内边界（见图 19-12）。旋肱后血管和腋神经通过四边区，在这容易受到异常的压迫。

## （二）体格检查

1. 症状和体征　肩局部疼痛不适，非神经支配区的感觉异常，四边区皮肤感觉敏感。当躯体向前弯或手臂外展、外旋时症状加重。在临床上，三角肌无力或萎缩并不总存在，因为疼痛可能先于三角肌强度或质量的客观下降。此外，这样的结果可以证明个体差异相当大，并且可能与神经压迫的程度和持续时间有关。22～35岁的年龄段常受此折磨，他们的症状通常被误诊为胸廓出口综合征或肩部其他疾病。肩部疼痛和感觉异常的投掷运动员也常见此病。

2. 诊断　诊断可能包括神经电生理测试、动脉搏动图和MRI检查。动脉造影的作用还不是很明确，但对于筛选患者有重要的作用。当手臂外展、外旋时，旋肱后动脉闭塞可能明显。动脉造影阳性结果为神经病变提供了间接的证据，证明腋神经伴随着旋肱后动脉通过四边区。当结果呈阳性时，神经电生理检查有助于证实腋神经卡压的存在；然而，阴性的EMG检查结果并不能排除诊断。少数患者有四边区综合征，尽管EMG检查报告正常。MRI检查虽昂贵，但能提供有用的信息，特别是当诊断模棱两可时。MRI检查有助于排除其他肩部疼痛源，同时有助于早期发现三角肌萎缩，这不是临床体格检查所能发现的。

## （三）治疗

考虑到诊断罕见，事实上很多患者并没有表现出足够的症状而需要对神经进行手术松解，只有少数患者需要行手术治疗。患者的临床症状证实是三角肌失神经支配或功能障碍，单纯主动运动和牵拉运动也许能从中受益。那些经过非手术治疗仍出现顽固症状或表现出三角肌失神经支配，同时EMG检查或动脉造影出现阳性结果的，可考虑进行神经松解手术。手术减压的最佳时机很难界定，因为该病表现出不同的病变和病史的不确定性。然而，一般在受伤后6个月内首选进行神经探查，因为这样能减少三角肌和腋神经的不可逆病变。从后侧入路就能充分地进行腋神经减压术，而不需要把三角肌从肩胛骨止点处剥离。当臂外展时，三角肌的后缘很容易识别，同时向头部轻轻牵开就可暴露下方的四边区。在暴露过程中，应小心避免损伤旋肱后动脉。利用可延长的手术入路后，已有报道大部分患者取得令人满意的结果。

## 七、胸廓出口综合征

### （一）概述

胸廓出口综合征的典型特征是沿着整个上肢的放射性神经症状，包括疼痛、麻木、刺痛、烧灼感和无力。手或臂肿胀、疼痛，沿着颈部或肩部也有可能发生。当臂外展时，症状有可能加重，这是因为神经血管结构穿过狭窄的胸廓出口，神经血管束受压导致。有2%～3%的患者血管受压，有1%～2%的患者动脉受压。致病的因素包括肥胖、姿势不良、颈部肌肉挛缩、创伤、妊娠和先天性因素（颈肋）。可能的压迫点包括：①胸廓出口上部颈肋的出现；②三角形间隙，由前斜角肌和中斜角肌在第一肋上方形成（在肌肉发达的运动员中，对通过该三角形间隙的锁骨下血管或神经血管结构来说，这可能是一个压迫点）；③肋锁间隙或是第一肋和锁骨之间的间隙（锁骨向下压迫导致这里有可能狭窄，狭窄的因素包括锁骨下肌肥大、锁骨骨折导致的过生性骨痂和肌肉无力导致上肢下垂）；④喙突下区域（神经血管束进入腋窝之前是最后一个致压点）。

### （二）诊断

难以诊断是因为症状模糊，同时体征也难以辨认。受影响的患者典型的症状表现是涉及 $C_8$～$T_1$ 的下臂丛神经损伤的症状。症状包括沿着上臂和前臂内侧的皮肤感觉异常、手的精细动作丧失。诱导试验，要求两次阳性症状出现才有意义。如Adson试验（手置于边上，颈部伸直，头转向患侧，桡动脉搏动消失）和Wright过度外展试验（当臂外展90°同时外旋时，脉搏消失）。诊断需要颈椎X线片以明确是否有颈肋的存在，需要MRI检查去评估解剖结构和臂丛神经。无创血管检查和血管造影也可能是有益的，以评估动脉和静脉的通畅程度。

### （三）治疗

治疗的目的在于减轻胸廓出口的压迫。拉伸练习以减少胸廓出口的挛缩，加强颈部和肩部肌肉锻炼对改善姿势很有帮助。应避免肩上负重，以进一步减少胸廓出口的压迫。对于那些疼痛顽固、经非手术治疗无效的、可辨认的神经缺损的、血管损伤的，应行手术治疗。单纯第一肋骨切除、前斜角肌切开或两者联合进行，不同的成功率和复发率都有报道。

（郭晓泽　译，章　莹　肖　进　审）

# 第 20 章

# 肱骨干骨折

Robert Probe，Ian Whitney

## 一、概述

肱骨骨折约占所有骨折的 3%。治疗方法包括手术治疗和非手术治疗的多种方式。由于肱骨有其内在的软组织夹板效应及生物学的潜在优势，大多数的肱骨干骨折非手术治疗可以取得很好的疗效，尤其是低能量损伤的肱骨骨折；但高能量损伤的肱骨骨折多为粉碎性，常合并软组织损伤，常需手术治疗。

## 二、解剖

### （一）骨学

肱骨干上段呈圆柱形，下段呈三棱柱形。中部外侧有粗糙的三角肌粗隆。后部中间，有一自内上斜向外下的浅沟，称桡神经沟，桡神经和肱深动脉沿此沟经过并向远端延伸。

### （二）肌学

臂肌覆盖肱骨，以内侧和外侧两个肌间隔分隔。前群为屈肌，包括肱二头肌、肱肌和喙肱肌；后群为伸肌，主要为肱三头肌。肌肉的牵拉常可导致骨折断端的移位，根据肱骨干骨折的外观畸形表现可以大概预测骨折的位置。在三角肌止点以上的骨折，近折端受胸大肌、背阔肌、大圆肌的牵拉向内、向前移位，远折端因三角肌、喙肱肌、肱二头肌及肱三头肌的牵拉而向外、向近端移位。当骨折线位于三角肌止点以下时，远折端因肱二头肌和肱三头肌的牵拉向近端移位；近折端由于三角肌的牵拉而向前、外移位。

### （三）神经

1. 肌皮神经　肌皮神经在喙突以下 5 ～ 8cm 穿过喙肱肌，并沿途发出分支支配喙肱肌、肱肌和肱二头肌，在肘关节的外上方穿深筋膜沿前臂外侧下行，称为前臂外侧皮神经。

2. 正中神经　在臂部，正中神经沿肱二头肌内侧沟下行，并由外侧向内侧跨过肱动脉的浅面与血管一起下降至肘窝。

3. 桡神经　是发自臂丛神经后束的一条粗大神经，在肱骨近端向外下与肱深动脉伴行，然后沿桡神经沟绕肱骨中段背侧旋向下外，在肱骨外上髁上方穿经外侧肌间隔，至肱肌与肱桡肌之间，继而向下行于肱肌和桡侧腕长伸肌腱之间。

4. 尺神经　尺神经的肱骨段在肱动脉内侧下行，而后下行至内上髁后方的尺神经沟。此处，其位置比较表浅又贴近骨面，隔皮肤可触摸到，易受损伤。

### （四）脉管系统

肱骨的血供主要来自肱深动脉的分支及滋养动脉。

## 三、临床表现

同其他骨折类型一样，大部分肱骨干骨折患者的症状和体征表现为肿胀、疼痛、畸形及骨擦音。车祸、直接暴力打击以及由于手部着地或肘部着地所产生的间接暴力是肱骨骨折的常见受伤机制。有时因为投掷运动或"掰手腕"也可导致肱骨干骨折，此骨折多为中下 1/3 的斜形骨折或螺旋形骨折。在关注肱骨情况时，全身系统的体格检查也是必需的，以防止遗漏其他部位的损伤。

完整的神经血管系统检查也是不可或缺的，在行闭合复位或手术治疗前，应检查桡神经是否有受损。此外，肱骨近、远端的肩关节和肘关节以及腕关节也需仔细检查以排除其他损伤。皮肤的损伤也应引起重视，皮肤损伤可分为擦伤、挫伤以及软组织的复合伤，同时，要警惕前臂和上臂骨筋膜隔室综合征的发生。

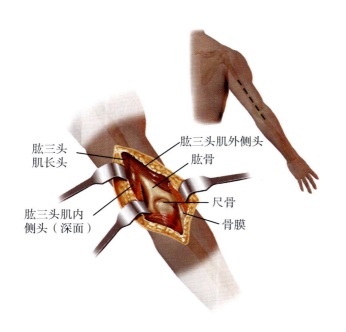

肱三头肌长头
肱三头肌外侧头
肱骨
尺骨
骨膜
肱三头肌内侧头（深面）

图 20-1　肱骨干后侧入路

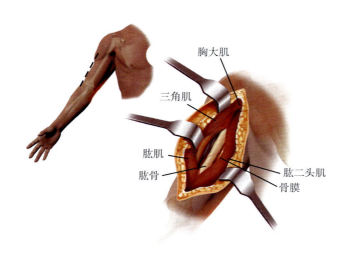

胸大肌
三角肌
肱肌
肱骨
肱二头肌
骨膜

图 20-2　肱骨干前外侧入路

## 六、并发症

在治疗肱骨干骨折时，可能出现的并发症包括骨髓炎、骨折畸形愈合、延迟愈合或不愈合、血管损伤、桡神经损伤。

### （一）骨髓炎

肱骨骨髓炎比较罕见，但可出现在开放性骨折或手术治疗的病例中。其诊断较困难，除非存在明显感染的迹象。开放性骨折和使用免疫抑制药者并发骨髓炎的风险较正常人偏高。清创灌洗和使用特

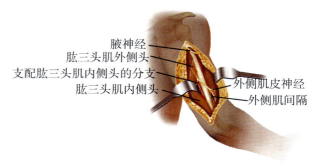

腋神经
肱三头肌外侧头
支配肱三头肌内侧头的分支
肱三头肌内侧头
外侧肌皮神经
外侧肌间隔

图 20-3　肱骨干后外侧入路

此入路远端允许向肱骨外侧髁延伸，近端可延伸至腋神经与肱骨近端交界处。它可探查在肱骨的后部走行及前侧走行部分的桡神经

异性抗生素或拆除内固定仍然是治疗的基本原则。核医学的研究发现，使用包裹 $^{111}$ 铟标记的白细胞和 $^{99m}$ 锝的亚甲基二膦显像的标记物有利于肱骨骨髓炎的诊断。抗生素和骨水泥链珠的填充可治疗肱骨骨髓炎，但需先去除死骨，在肢体功能重建中，肱骨短缩 3cm 不影响上肢的功能。

### （二）畸形愈合

肱骨轻度的成角和旋转畸形，只要不超出一定的限度，一般不影响上肢的功能。通常，20°～30°的成角畸形和 15°的旋转畸形被认为是可以接受的。畸形愈合经常需要通过截骨手术矫正，使用髓内钉或接骨板固定都可获得牢靠固定。

### （三）不愈合

肱骨骨不连最常发生在严重骨血流阻断、多段骨折、横形骨折、骨折内固定不稳、高能量损伤或严重多发伤患者。肱骨干骨折不愈合率占所有骨折的 2%～5%。骨不愈合治疗的关键是复位骨折碎片，维持生物学和生物力学的稳定性。切开复位加自体骨松质移植，并用 4.5mm 的动力加压板固定是骨不连的首选治疗方法。对于节段性缺损患者，可能需带血管的腓骨移植重建并植入骨松质，或短缩固定。在治疗肱骨骨不连时一般不选用髓内钉或交锁钉固定，其治疗效果不佳。

### （四）血管损伤

肱骨干骨折合并血管损伤的病例极其罕见。先固定骨折还是先修复血管取决于受伤的时间和残肢灌注的情况。缺血再灌注损伤有发生骨筋膜隔室综合征的风险，预防性筋膜切开术应受到重视。侧支

血流量可以保持肱动脉损伤患者的远端动脉的搏动，因此，存在远端脉搏并不能排除肱动脉的损伤。

### （五）桡神经损伤

约 90% 的桡神经损伤继发于神经机械性麻痹，大部分可以自然恢复。但在开放性骨折、Holstein-Lewis 螺旋形骨折，穿透性创伤可能会导致神经断裂。神经探查适应证主要包括开放性骨折伴桡神经麻痹和肱骨中下段螺旋形骨折闭合复位后神经功能丧失者。桡神经完全性功能障碍者，肌电图和神经传导速度的测定应在伤后 6～12 周进行。如果显示有动作电位，可继续观察。如果没有动作电位或提示去神经纤维颤动，临床医师可以选择探查和修复桡神经。如果桡神经损伤经证实已无法恢复，可以行选择性肌腱转位手术来重建肢体功能。

（朱昌荣 译，章 莹 肖 进 审）

# 第 21 章

# 肘关节骨折与脱位

O. Alton Barron，Damien Davis

## 一、概述

　　肘关节是连接肩部与手部的重要部位。正常肘关节的屈曲活动度平均为 0°～145°，旋前活动度约为 80°，旋后约为 85°。肘关节的功能弧在这个活动范围内，日常生活活动要求旋前旋后达到 50°，屈曲活动度需达到 30°～130°。当屈肘＜130° 时即可能影响日常活动。肘关节骨折与脱位应常规摄前后位（AP）、侧位和斜位 X 线片。肱桡位能提供更清晰的关节图像。这些 X 线信息基本上足够让外科医师做出手术治疗或非手术治疗的决定。一旦做出手术治疗的决定，麻醉后轻轻施加牵引力后行 X 线检查，可进一步明确骨折类型，特别是肱骨远端骨折。计算机断层扫描（CT）可用以评估关节面情况，对术前评估骨折块大小及移位也更理想。

## 二、肱骨远端骨折

### （一）解剖

　　肱骨远端包括一个卷轴状滑车和由半球形肱骨小头组成的倾斜的关节面，肱骨小头各由一个髁柱支撑。鹰嘴窝介于两髁之间，邻近关节面。它有时薄如纸，仅由肱骨远端的前、后部皮质融合而成，骨支撑甚少。滑车的纵轴线有 3°～8° 的内旋，对应肱骨向侧方倾斜 5°～8°，从而产生外翻携带角。在男性中，平均携带角为 11°～14°；在女性中为 13°～16°。肱骨小头中心从前方到肱骨中心轴线的距离为 1～1.5cm。成年人的肱骨小头角度为 30°。内侧柱与肱骨干成 45°，而外侧柱与肱骨干成 20°～25°。肱骨内上髁，由内侧柱延伸而来，位于滑车的旋转轴线后方。因此，形成凸轮效应，使内侧副韧带（MCL）在不同屈曲角度不同部分紧张。将肱骨远端骨折（图 21-2）分为单柱骨折或双柱骨折，使诊断及处理变得更为简单。移位的肱

小头骨折将另立单节讨论。

### （二）单柱骨折

　　这类骨折涉及部分或全部滑车。Milch 和 Jupeter 根据滑车骨折碎块的数量进行分类。高柱状骨折涉及大部分滑车，同时合并桡骨和尺骨脱位。矮柱状骨折涉及小部分滑车，桡骨和尺骨保持肱骨柱和轴的完整性。对于骨折移位＞2mm，解剖复位坚强内固定由于允许早期运动往往比闭合处理有更好的效果。对于无移位骨折，固定的位置应使骨折处所附着的肌肉放松（即内侧柱骨折使旋前肌放松，外侧柱骨折应使旋后肌放松）。高柱状骨折钢板坚强内固定提供比单独螺丝更强的刚度；矮柱状非粉碎性骨折可以用螺丝适当固定。在以上两种情况下，关节都必须解剖复位。有时这可以通过间接复位来实现，但某些情况下可能需要行鹰嘴截骨。对于外侧滑车骨折且与肱骨小头相分离的外侧柱骨折，V 形鹰嘴截骨可以用内侧（尺）软组织作为杠杆撬开。这样可以提供足够的关节视野和解剖复位的空间，同时避免影响内侧结构（即尺神经和 MCL）。这也简化了复位和截骨的固定。

### （三）双柱骨折

　　双柱骨折累及两柱，包括关节内骨折和关节外骨折。关节外骨折（即肱骨髁上骨折）常见于儿童，成年人罕见（骨质疏松的老年人除外）。内固定治疗骺板闭合患者的方法类似于关节内骨折。在成年人中，要求达到解剖复位和坚强内固定，尽管经皮穿针固定有其优势，但由于有限固定剪切力太大，术后常发生骨折移位。关节内双柱骨折通常由高能量损伤引起，往往为广泛粉碎性骨折。常见的骨折类型包括 T 形骨折、Y 形骨折、H 形骨折和向外侧或内侧倾斜的 Lambda 骨折。关节僵硬和运动丢失是常见的并发症，最好通过稳定的内固定和早期功能

锻炼减少这种情况的发生。如果没有足够的稳定性来实现早期关节活动度（ROM）锻炼，应优先恢复关节面的解剖。在骨折愈合后，关节挛缩可通过软组织松解得到有效的治疗。肱骨远端双柱骨折，最好选择后侧入路。鉴于这些损伤（早期和晚期）引起的尺神经病变的发病率相对较高，一些人建议尺神经在骨折固定时进行前移，这一操作可以从后路进行。

鹰嘴截骨术，可以显露整个关节表面，然后通过最可靠且廉价的钢丝张力带进行固定。截骨术是选择尺骨鹰嘴末端顶点，以肱骨滑车切迹为中心。先将较大的骨折块，不论内、外柱或关节内，从后方用钢板进行坚强固定。双侧固定优于 Y 形钢板固定。外侧柱，由于其后方有轻微凸起，通常可使用 3.5mm 动态压加压钢板（更强的扭转力和弯曲力矩）。更具可塑性的 3.5mm 的重建钢板更适于经常需要折弯钢板的远端骨折。外侧柱利用两个钢板（一个置于后方，一个置于侧方）固定的技术也已经被应用于临床。肱骨内上髁骨折通常选择重建钢板或 1/3 管形置于后方脊内侧。钢板的预弯是必要的。滑车通常在矢状面发生骨折，最好沿其轴线进行螺钉固定；当然，也可以通过各种钢板增加稳定性。滑车表面的 270° 由关节软骨覆盖，关节内骨折块的固定最好用无头加压螺钉或拉力螺钉埋头于软骨下骨。临时克氏针固定和钢板的解剖设计使内固定更加方便，尽管如此，钢板往往还是需要进行预弯，以符合每个患者独特的解剖结构。

全肘关节置换（TEA）主要用于治疗高龄、功能要求较低、粉碎性双柱骨折或骨质疏松不适合行切开复位内固定术的患者。对于肘关节患有退化性疾病（如类风湿关节炎）的肘部骨折患者，也可考虑行 TEA。如果计划行 TEA，则不宜行鹰嘴截骨，因为这会导致尺骨假体的固定不充分。对于肘部功能要求高的患者，外科医师要争取最佳骨折固定和骨愈合（即使术后挛缩松解成为必要）。术后护理应包括尽早主动运动，当然，这取决于骨折固定是否牢靠（如果可以的话术后立即进行）。

## 三、肱骨小头骨折

肱骨小头骨折（图 21-1）较为罕见。通常是冠状面上有明显位移涉及关节面的骨折。Bryan 和 Morrey 的将这类骨折分为：Ⅰ 型，完全骨折；Ⅱ 型，骨软骨骨折；Ⅲ 型，粉碎性骨折（表 21-1）。Ⅰ 型

骨折涉及关节面的半球和底层骨松质（通常称为 Hnhn-Steinthal 骨折）。Ⅰ 型骨折有时可以闭合复位，但很难维持。当需要和可能时，内固定最好用拉力螺钉从后到前拧入外侧髁后部。从外侧入路对伸肌起点进行骨膜下剥离以显露肱骨小头和外侧柱后方。Ⅱ 型骨折相对少见，它包括肱骨小头软骨前方的骨软骨壳（即 Kocher-Lorenz 骨折）。如果有足够的软骨下骨骨松质维持稳定的话，这些骨折有时可以用无头前后压缩螺钉固定。严重粉碎（Ⅲ 型）和骨软骨骨折患者可能不适合使用内固定。只要尺骨、桡骨间韧带和 MCL 完整，建议将骨折碎块切除。在纵向尺骨和桡骨不稳定时，无法修复的肱骨小头可选择切除。这两种情况均可因近端桡骨迁移导致尺骨变化和尺腕嵌塞关节异常。骨折块缺血性坏死（AVN）罕见，因此，坏死的骨折块延迟切除为宜。肱骨小头骨碎块切除，无论是早期或延迟进行，均可能导致肘关节僵硬。关节镜下切除骨折块，运动功能的恢复优于开放手术。

## 四、肘关节脱位

### （一）解剖

成年人肘关节脱位（图 21-2）的发生率约为每年 13/10 万，与近端指间关节脱位发生率相当，但小于肩关节脱位（17/10 万）。肘关节的骨性结构十分稳定，有助于防止关节内翻和外翻。肘关节稳定性在于肱骨跨越桡骨小头的关节面和尺骨冠突。外翻力主要由肱桡关节（外侧柱）对抗，而内翻力主要由肱尺关节（内侧柱）对抗。肱尺关节提供 55% 的伸直内翻阻力与 75% 弯曲 90° 时的内翻阻力。而肱桡关节，虽然承受 60% 的轴向压力，却只提供 30% 的外翻阻力。在韧带破坏的情况下，骨性结构提供更多的抗内翻和抗外翻的负荷。MCL 的前束起于肱骨内上髁的前部，止于尺骨冠突内侧基底。桡侧或外侧副韧带（LCL）起自肱骨在肱尺关节运动的轴线的外上髁，穿过环状韧带，止于尺骨近端小切迹外侧（图 21-3）。一般认为，MCL 的前束是肱尺关节的主要稳定结构，但内侧副韧带的作用，尤其是尺骨部分，早已明确，MCL 提供 70% 的抗外翻阻力。前关节囊提供部分抗外翻和内翻的阻力，尤其是在屈肘时。临床上，MCL 甚至可能在桡骨头切除的情况下提供足够的对抗外翻的阻力。生物力学研究表明，肘关节的抗内翻稳定性取决于外侧副韧带与尺骨冠突的完整性（须＞50% 完整）。尺侧副韧

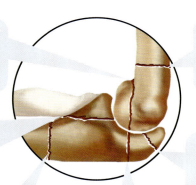

外侧髁骨折
外科入路：外侧
治疗方式：ORIF
内固定类型：螺钉，缝合锚钉

髁间骨折
外科入路：鹰嘴截骨
治疗方式：ORIF，尺神经转位
内固定类型：钢板螺钉

桡骨头/桡骨颈骨折
外科入路：Kocher入路，Kaplan入路，Pankovich入路
治疗方式：ORIF或切除术
内固定类型：T形钢板、螺钉、假体

内侧髁骨折
外科入路：内侧入路
治疗方式：ORIF
内固定类型：螺钉、缝合锚钉

肱骨小头骨折
外科入路：外侧入路
治疗方式：ORIF或切除术
内固定类型：PA拉力螺钉或埋头螺钉

髁上骨折
外科入路：鹰嘴截骨
治疗方式：ORIF伴或不伴尺神经转位
内固定类型：钢板螺钉

冠突骨折
外科入路：由损伤或内固定方式决定
治疗方式：如符合适应证，使用ORIF
内固定类型：拉力螺钉、锚钉、缝线

鹰嘴尖骨折
外科入路：后侧入路
治疗方式：切除
内固定类型：无

孟氏损伤
外科入路：后侧入路
治疗方式：ORIF
内固定类型：加压板

鹰嘴骨折
外科入路：后侧入路
治疗方式：ORIF
内固定类型：钢丝张力带

**图 21-1　肘关节骨折的治疗**
尽管也许还有其他方式可供选择，但这是目前标准的做法
ORIF. 切开复位内固定术；PA. 后前路

带（LUCL）外侧束起于桡骨小头，防止其向后半脱位。这种不稳定被称为后外侧旋转不稳（PLRI）。LCL 复合体损伤可能由过度旋后或过伸引起。肘关节稳定性试验包括前臂旋前使 LCL 紧张；外翻肘关节同时前臂旋后使 PLRI 和 MCL 松弛，可感受到一声"弹响"。副韧带损伤常见于儿童，撕脱骨折通常发生于成年人。MCL 变细与外翻不稳定有关，与复发性脱位无关。LUCL 不稳可导致半脱位和复发性脱位。PLRI 经常可以由轴移试验进行检测。旋后外翻试验是患者取仰卧位，屈曲肘关节，逐渐伸直肘关节时可感觉到肘关节半脱位，再次屈曲肘部时可感觉到一声"弹响"后复位。屈曲 - 旋前肌群和伸肌群是肘关节的动态稳定装置，同样的还包括肱三头肌、肱肌和肱二头肌。

这些肌肉跨越肘关节，抵抗施加的外力，增加关节的反作用力（由此增加骨稳定）。严重不稳定的肘关节脱位通常是由于这些动态稳定装置的破裂以及静态韧带的限制丧失引起。

**（二）评估和治疗**

尽管拥有稳定的骨性结构，肘关节脱位仍占所有关节脱位的 20%。最常发生于年轻人高能量前臂伸直位损伤。肘关节脱位中，约 90% 是后脱位。前脱位、内侧脱位或外侧脱位罕见；错位脱位（近端桡尺关节的破坏而发生尺、桡骨位置互换）则极为罕见。当肱尺关节发生脱位时，桡骨头和冠突有时会发生骨折（在所有肘关节脱位中分别占 10% 和 18%），鹰嘴尖端骨折较少见。手术探查发现，90%

**表 21-1　肘关节损伤分型**

| 类型 | 描述 | 治疗或年龄组 |
| --- | --- | --- |
| **桡骨头骨折** | | |
| Mason 分型 | | |
| Ⅰ 型 | 无移位 | 非手术治疗 |
| Ⅱ 型 | 移位 | ORIF 或切除术 |
| Ⅲ 型 | 粉碎性 | 切除术或加行置换术 |
| Ⅳ 型 | 合并肘关节脱位 | 根据稳定度可考虑行置换术 |
| Hotchkiss 分型 | | |
| Ⅰ 型 | 边缘骨折或轻度移位，未影响活动 | 非手术治疗 |
| Ⅱ 型 | 移位＞ 2mm 尚可内固定 | ORIF |
| Ⅲ 型 | 粉碎性骨折不能放置内固定 | 切除术或置换术 |
| **冠突骨折** | | |
| Regan–Morrey 分型 | | |
| Ⅰ 型 | 冠突尖撕脱 | 无须特殊处理 |
| Ⅱ 型 | ＜ 50%，内侧副韧带止点完整 | 通常无须手术治疗 |
| Ⅲ 型 | ≥ 50%，内侧副韧带断裂 | ORIF |
| **孟氏骨折** | | |
| Bado 分型 | | |
| Ⅰ 型 | 桡骨头前脱位 | 儿童至青年 |
| Ⅱ 型 | 桡骨头后脱位 | 老年人 |
| Ⅲ 型 | 桡骨头外侧脱位 | 儿童 |
| Ⅳ 型 | 合并桡骨干骨折 | 成年人 |
| **肱骨小头骨折** | | |
| Bryan–Morrey 分型 | | |
| Ⅰ 型 | 完全骨折 | 闭合复位或 ORIF |
| Ⅱ 型 | 骨软骨骨折 | 切除 |
| Ⅲ 型 | 粉碎性骨折 | 切除 |

ORIF. 切开复位内固定

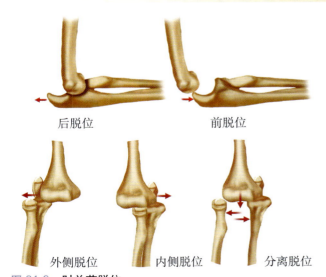

图 21-2　肘关节脱位

其分型是基于前臂骨脱位的方向来区分的

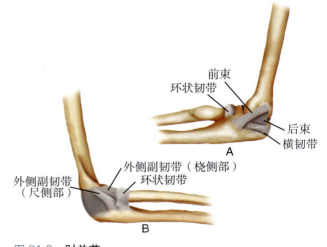

图 21-3　肘关节

A. 内侧副韧带及其前束；B. 外侧副韧带

以上的肘关节脱位患者伴有骨软骨损伤，可能是由初始外伤或后续复位时引起。肱骨髁也可能发生撕脱骨折。这些骨块连同受伤的软组织，可能嵌入关节内，因此需要手术介入。正侧位 X 线检查用以确认复位是否完成。CT 扫描对骨折块的确切位置和更细微的骨折，尤其是为内侧冠突骨折提供有益的信息。复位不理想是手术切开的指征。

1. 复位　适当镇静可提供足够的肌肉松弛以便复位及之后的关节稳定性和关节活动度检查。这有助于检查者评估受伤后关节的稳定度，以便指导早期康复锻炼。关节绞索通常提示有骨软骨碎片卡压。内、外翻应力试验应在屈肘 30° 和内旋位进行。简单的肘关节脱位如屈曲超出 45° 仍稳定一般应在屈肘 90° 前臂中立掌向下位夹板固定，这样 LCL 紧张可利于改善脱位复位后的稳定性。然而，对于某些患者，特别是年轻运动员，应用更快捷的功能康复，韧带和肌腱可以得到更好的恢复。

2. 修复断裂的韧带　肘关节伸展 > 45° 时，进行断裂韧带的修复并不能提高疗效。然而，如果肘部需要固定在极度屈曲位，则 LCL 和（或）MCL 应修复。屈肌 / 旋前和伸肌起点断裂应在韧带修复的同时将其与肱骨止点连接。如果韧带修复后肘部仍不稳定（罕见，但在不稳定性骨折中相对多见），外科医师应考虑应用角度可调的外固定器。现在的外固定器可控制肘关节的内、外翻，屈伸及关节减压。目前的治疗趋势仍然是靠肘部的解剖修复和重建以获得关键的稳定，从而使应用这种动态固定的可能性减到最低。

3. 相关骨折　相关骨折（桡骨小头、肱骨小头、冠突、鹰嘴）的治疗将在相应的章节进行讨论。

4. 主动运动　主动运动应在肘关节脱位后5 ～ 10 天进行，以减少关节僵直和异位骨化。早期被动运动可能会导致再脱位及异位骨化。患者仰卧位保持患臂于胸部以上（即与肩部成 90° 向前抬高）可克服患者的恐惧。从这个位置可以主动伸直肘关节以对抗重力，对于那些失去手臂控制能力的患者最为有利，能获得更稳定的屈肘位。这可减少患者对再脱位的忧虑，利于康复。如果损伤 5 周后伸直功能没有改善，则应考虑使用动态扩展夹板。

### （三）合并伤

神经血管损伤是肘关节脱位的罕见并发症。尺神经损伤最常见，常由于后脱位时过度牵拉引起。正中神经是第二常见的损伤，有可能在复位时被卡压。因此，复位前后神经和血管的检查十分重要。肱动脉断裂罕见，通常与开放性损伤有关。当存在不对称脉搏或动脉危象时建议行多普勒检查或动脉造影。检查远端脉搏可能因为周围的肘部侧支循环而并不可靠。肘关节脱位常由于手伸直位遭受外力引起，该机制造成的其他损伤可以从影像学检查及临床症状中寻找证据，如腕关节骨折脱位、桡骨远端骨折和前臂间膜损伤等已有相关报道。

## 五、鹰嘴骨折

关节内尺骨鹰嘴骨折（图 21-1）常由于摔倒时直接撞击肘后所致。关节外（撕脱）骨折的骨折块通常很小，常由间接创伤引起（比如摔倒时肱三头肌为对抗前臂屈曲异常收缩）。肘关节侧位 X 线片用于评估这些损伤。需要注意有无滑车压缩骨折或冠突骨折。

### （一）未移位骨折

Colton 定义"无移位"鹰嘴骨折为移位 < 2mm，屈肘至 90° 时仍稳定，肘关节的伸展活动尚可的骨折。非手术治疗这类骨折需仔细随访监测后续治疗过程中有无发生骨折移位。

### （二）有移位骨折

有移位的鹰嘴骨折一般要求手术治疗，除非患者不能耐受。移位的非粉碎性骨折一般采用钢丝张力带治疗，钢针最好穿透尺骨的前骨皮质，以减少钢针松动的风险。但要小心操作，避免损伤骨间前神经血管束，它毗邻于尺骨近端前侧。张力线应通过肱三头肌腱深面靠在鹰嘴皮质上，同时注意保护肘管内的尺神经。用张力带钢丝处理粉碎性、不稳定或累及冠突的骨折可能不够充分。鹰嘴骨折用张力带钢丝治疗最常见的并发症是克氏针从鹰嘴插入部位退出。这会刺激肱三头肌腱，迫使内固定物移除。撕脱骨折有时可以用粗的不可吸收缝线固定。鹰嘴粉碎性骨折，如果骨折块可容纳 2 ～ 3 枚螺钉则可考虑使用钢板固定，如果骨折块不能被重建则可考虑切除。钢板放置于外侧以减小疼痛和（或）内置物退出的风险，因为鹰嘴的内侧和后侧经常在前臂休息位时受压或承受重量。极少数情况下需要切除，将肱三头肌嵌入尺骨干骨松质中可为老年人提供足够的功能。文献表明，对于肘关节功能要求不高的患者，即使切除 2/3 的鹰嘴，仍可有良好的效果。然而，切除 25% 的鹰嘴突可降低 50% 的外翻负荷。因此，当骨折累及冠突或患者很年轻时，若存在肘部前方软组织损伤，切除手术是禁忌。切除后，肱三头肌应适当提前，使得肌腱与滑车切迹的关节面相匹配。尺骨鹰嘴骨折稳定内固定术后应即刻或早期活动以获得良好的功能。切除后，肱三头肌在尺骨近端止点处的修复是必要的。术中需对修复的稳定性进行评估以便于指导术后康复。

## 六、尺骨近端骨折

鹰嘴骨折累及冠突被视为尺骨近端骨折，它代表更复杂的肘部损伤和不同的固定技术。此类骨折多为粉碎性骨折。这些骨折被称为反鹰嘴骨折，常伴有肘关节脱位，多由于肘关节中度屈曲位时直接受到由后向前的高能量撞击引起。这将导致鹰嘴骨折和肘关节前脱位。横形鹰嘴骨折伴肘关节脱位，常被误诊为孟氏骨折，它与 Bado I 型孟氏骨折不同，因为在前者的肱尺关节不稳，而尺桡关节通常是稳定的。认识这些损伤有利于选择适当的入路来恢复肘关节稳定。在横形鹰嘴骨折伴脱位的情况下，鹰嘴的解剖恢复对恢复前臂对抗骨前移是非常重要的。简单的横形骨折或斜形骨折可以通过张力带钢丝或其他符合生物力学原则的固定方式治疗。如果滑车切迹已粉碎，则尺骨骨折选用钢板固定，鹰嘴骨折块通常具有足够的大小允许 2～3 枚螺钉固定。滑车切迹关节面修复（必要时可用骨移植物），包括冠突（恢复 MCL 的完整性）的固定可以允许早期活动。

### （一）孟氏骨折

孟氏骨折（图 21-4）仅占前臂骨折的 1%～2%。环状韧带撕裂、上尺桡关节脱位、合并尺骨近端骨折，是区分孟氏骨折与肘关节骨折脱位的要点。桡骨头可向前（Bado I 型）、向后（Bado II 型）或横向（Bado III 型）移位。合并桡骨干骨折被定义为 Bado IV 型（见表 21-1）。尺骨骨折通常远离冠突，但可能涉及滑车切迹。桡骨头脱位，尤其是向后或横向脱位，可能包含有 LCL 撕裂，若漏诊可能导致肘部后期不稳定。骨间后神经（PIN）麻痹最常见于 Bado I 型（前）骨折，可能因桡骨头未及时复位导致。这些损伤的处理原则是解剖复位和尺骨骨折内固定。如果上尺桡关节得以复位，同时尺骨获得稳定的解剖固定时，可允许早期活动，可减少肘关节僵直的发生。上尺桡关节不稳定罕见，环状韧带重建则不必要。肱尺关节的稳定性应该在手术过程中进行检查，以评

估是否合并 LCL 损伤；外侧不稳时 LCL 必须修复。尺骨骨折复位不良可导致持续性桡骨头半脱位、外翻不稳和创伤后关节炎。不太常见的导致持续桡骨小头半脱位的原因包括软组织嵌顿和外侧韧带损伤。

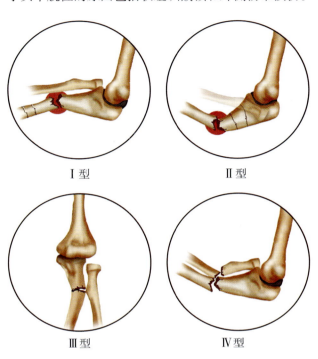

I 型          II 型

III 型          IV 型

**图 21-4　孟氏骨折的分型（Bado）**

I 型骨折 . 尺骨骨折向前成角伴桡骨头前脱位；II 型骨折 . 尺骨骨折向后成角伴桡骨头后脱位；III 型骨折 . 尺骨近端干骺端骨折伴桡骨头外侧脱位；IV 型骨折 . 桡骨头前脱位伴尺骨、桡骨双骨折

### （二）冠突骨折

冠突骨折（图 21-1 和图 21-5）根据骨折的百分比进行分型（见表 21-1）。冠突的尖端骨折（Regan 和 Morrey I 型）不会引起不稳定，不需要治疗，除非一个或多个骨折块进入关节内。前方关节囊起自冠突尖端以远 6.4mm 处，因此，I 型损伤并不意味着关节囊撕裂，但可能提示以前存在肘关节不稳定（即一个肘关节脱位或半脱位自发复位）。骨折累及冠突尖端以上但小于冠突的一半高度者意味着关节囊撕脱伤（Regan 和 Morrey II 型）。II 型损伤不经常与肘关节不稳定有关，通常可以非手术治疗。然而，某些冠突 II 型损伤可能导致肘伸展 > 45° 时向后半脱位。这类骨折可应用螺钉、粗缝线或锚钉缝合加以稳定。累及冠突 50% 或更多的骨折为 Regan 和 Morrey III 型。这类骨折导致肘关节不稳定，原因包括肱尺关节的骨完整性破坏，前方关节囊撕裂及

MCL 损伤。肘关节前方，内外翻及伸直均不稳（即使 LCL 和桡骨头完整的情况下）。因此，Ⅲ型冠突骨折应进行修复。虽然内固定是首选方式，但当冠突广泛粉碎时（很少），可以选择部分或完全切除冠突，并将肱肌固定于尺骨近端的骨槽中。许多学者建议将大块的冠突骨折块用缝线固定，至于其他小骨折块，如果与关节囊相连，则予以保留，这些小骨折块可促进骨愈合。最近，冠突的前内侧面骨折被认为是冠突骨折的一种重要类型。冠突的前内侧面骨折与内翻后内侧旋转不稳型肘关节损伤有关，术中要特别需要注意。除了修复 LCL 复合体以外，稳定这些骨折块的好处是显而易见的。复位后遗留肘关节不稳需同时修复外侧副韧带。在少数情况下，应用跨关节的外固定架可以在康复期维持肘关节保持复位状态。冠突骨折经常合并有桡骨头骨折。在这种情况下，肘关节内、外侧柱均被破坏。当这类骨折合并肘关节脱位（肘关节的"恐怖三联征"）时，常造成肘关节不稳定和创伤后关节炎。因此，即使是较小的冠突骨折也需要固定，以提供额外的稳定性。

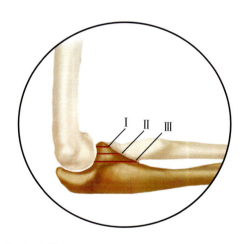

图 21-5　冠突骨折分型（Regan-Morrey）

Ⅰ型及Ⅱ型骨折累及 < 50% 的冠突，通常采取非手术治疗；Ⅲ型累及 > 50% 的冠突，通常需要手术稳定

## 七、桡骨头骨折

桡骨头骨折（图 21-1 和图 21-6）通常在手臂伸直位摔倒、受到轴向应力所致，常合并同样由此应力原理所致的其他骨折（如腕关节骨折）。骨间后神经（PIN）位于桡骨头附近，很可能也会受到损伤。仔细评价神经、血管的状态和功能很有必要，因为骨折端关节发生血肿后查体往往非常困难。通

过后外侧"薄弱点"处行关节内注射局部麻醉药物，以期在关节血肿处给予明显的关节减压，缓解疼痛，大大改善神经和血管功能。如此，可以发现关节捻发音和丢失的骨折碎片。临床检查和放射学检查评价前臂和腕关节是否存在尺骨、桡骨分离（如 Essex-Lopresti 病变）。前臂中立位手腕旋前、旋后的后前位 X 线片常用于评价尺骨的改变和尺骨、桡骨末端关节间隙扩大程度。

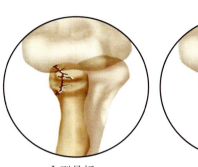

Ⅰ型骨折　　　　　Ⅱ型骨折

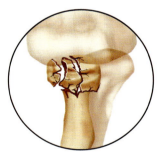

Ⅲ型骨折

图 21-6　桡骨头骨折的 Mason 分型 [ 不包含Ⅳ型骨折（桡骨头骨折伴肘关节脱位）]

分型及治疗（表 21-1）。Mason 分型是通过桡骨头粉碎和移位程度划分骨折类型的。Ⅰ型：骨折无移位，同时 X 线片未见异常。如出现后方病理学脂肪垫征，应对包括桡骨头及肱骨小头在内的结构进一步摄 X 线片。Ⅱ型：骨折累及 < 30% 的关节面，但 > 2mm 的骨折移位。Ⅲ型：桡骨头完全粉碎性骨折。关于 Mason Ⅱ型骨折（有移位骨折）的治疗一直存在争议，同时这一分型方法对指导治疗的作用微乎其微。Hotchkiss 用非常实用的方法划分这些骨折：不需要手术治疗（Ⅰ型）；需要切开复位内固定（ORIF）或手术切除（Ⅱ型）；粉碎性骨折难于切开复位内固定（ORIF），则需要切除桡骨头（Ⅲ型）。在桡骨头切除的情况下，未受损的内侧副韧带（MCL）提供足够抵抗外翻的力量。尽量先固定桡骨头，避免出现游离的桡骨头，否则应切除。老

年、肘关节功能要求较低的患者可以适度降低桡骨头切除标准，但目前倾向于只要切实可行就切开复位内固定（ORIF）。存在任何外翻不稳定可能的情况下，需认真地考虑桡骨头假体替换，而不是简单的手术切除。桡骨头切除术的并发症包括肌无力、腕关节疼痛、肘关节外翻不稳定、异位骨化和关节炎。> 2mm 的骨折移位增加关节炎的风险，也是切开复位内固定（ORIF）的手术指征。局部麻醉阻滞后，功能活动（ROM）受限也是手术治疗的指征。桡骨颈嵌入骨折通常比较稳定，治疗后可以早期活动。桡骨头完整的桡骨颈成角骨折常发生于儿童，但是当发生于成年人时，则需要手术治疗，特别是成角 > 30° 者。粉碎性骨折导致短缩或移位，首选合适的内固定固定。

桡骨头骨折合并肘关节脱位（占全部桡骨头骨折的 10%）非常难治疗。脱位后桡骨头切除引起退行性骨关节病和复发性肘关节脱位的发生率很高。桡骨长轴的复位不充分（ORIF 或桡骨头置换）会改变软组织的张力。复位和修复桡骨长轴，同时避免前臂骨筋膜和韧带损伤（Essex-Lopresti 病变）则非常困难。> 1cm 的桡骨短缩预示着前臂骨筋膜的损伤。这种情况下，切开复位内固定或金属假体置换，对避免 Essex-Lopresti 病变后遗症方面至关重要。

到达桡骨头的手术入路包括：Kocher 入路（在肘肌与尺侧腕伸肌之间）、Kaplan[ 入路桡侧腕短伸肌与指总伸肌之间，旋前用以保护骨间后神经（PIN）] 和 Pankovich 入路（尺骨与旋后肌之间，后部）等。

桡骨头完整、未受损时，无头加压螺钉能将桡骨头骨折碎片固定于余下的桡骨头与桡骨颈，同时埋头于关节软骨下面。如果桡骨颈粉碎性骨折，通过 Kaplan 入路能比较容易放置微小的骨折钢板。桡骨位于最大的旋前和旋后位之间的位置时，桡骨切迹正对面的点为"安全区"的中心，用于放置钢板。关节骨破碎通过骨移植修复是必要的。粉碎性骨折出现缺血性坏死（AVN）和骨不连风险的可能性很高。桡骨头的固定能够提供足够的时间用于肌腱愈合。在 AVN 和骨不连情况下，完整重建肘关节韧带后桡骨头切除是安全的。在肘关节脱位及桡骨头难于重建的情况下，则考虑桡骨头切除假体置换。硅胶置换不能维持外翻的稳定性，但相较于桡骨头的简单切除，能够获得一个较好的短期效果。然而，很少证实硅胶假体与滑膜炎、磨屑的产生有关联。近期通过更多的设计更好地吻合当地人群的桡骨头和桡骨颈解剖结构，金属移植物能够更好地恢复维持外翻的稳定性和获得更好的效果。

桡骨头 ORIF 或假体置换和外侧副韧带（LCL）修复术中需要确认肘关节的稳定性和外侧软组织对肱骨上髁的限制（通过骨隧道缝合或缝合锚钉）。如若肘关节不稳定，则需修复 MCL 和中间软组织。很少使用到外固定架，倘若肘关节中间软组织修复或重建后仍不稳定，则需要使用外固定架固定。

## 八、肘关节损伤的并发症

### （一）神经血管损伤

单一或复合正中神经、尺神经、桡神经、骨间前神经、背神经和肱动脉损伤可能由初始的创伤导致，少数是由医源性损伤所致。PIN 位于桡骨颈附近，桡骨近端脱位的牵拉可致其损伤，孟氏骨折也可发生。医源性损伤 PIN 的风险性也很高，特别是在放置钢板和桡骨颈骨折时。肘关节创伤后的尺神经病变很常见。尤其是牵引性神经病变和骨折碎片所致的尺神经损伤。由于瘢痕组织的发生，晚期神经病变发生于肘管内。关于肱骨骨折切开复位内固定术中预防性尺神经转位一直存在争议。如果存在硬物卡压风险，则需要将神经转位至皮下。

正如其他骨骼肌系统损伤，神经、血管损伤依赖于损伤机制和组织所承受的力。由于直接钝挫伤或低速枪弹冲击伤，尺神经、桡神经和骨间后神经通常出现神经失用和偶尔的轴索损伤。虽然正中神经和骨间前神经也常遭受此损伤，这两个神经伴行肱动脉，同时由于正中神经和骨间前神经位于动脉正中间位置，其分支比较容易受到损伤。较高应力损伤的肱骨远端和尺骨近端的骨折碎片能够刺破周围组织，特别是向后侧骨折及脱位和孟氏骨折。因为后者骨折通常需要手术治疗，所以需要术中检查和之前已提到的外科手术治疗。其他神经、血管损伤讨论详见特殊类型骨折章节。

### （二）创伤后僵直

活动度丢失是肘部损伤的常见后遗症。简单的肘部脱臼经常导致 15° 的伸直角度损失。复杂的肘关节脱位（即合并骨折）引起运动损失则更为多见。受伤超过 6 个月后伸直很少有明显改善。除非允许早期运动，关节纤维化发生频繁，尤其是涉及前关节囊损伤的患者。

如果超过 6 个月，损伤或活动改善均已达到了一个平台期，并且肘关节伸直达不到35°或屈曲不能超过100°，则应考虑手术松解。已有报道显示开放手术（即内侧入路、外侧入路或联合入路）和关节镜下松解均取得了良好的疗效。对于轻微的创伤（如单纯桡骨小头骨折）后僵直，关节镜下松解可获得很好的效果。开放手术时，MCL 和 LCL 应被保留。外侧松解时损伤 LCL 引起有症状的肘关节不稳定已见诸报道。

创伤后骨折畸形愈合或不愈合的患者出现的挛缩的松解则相当困难，效果往往不佳。因此，恢复骨性解剖结构与固定以达到骨愈合应优先于脆弱固定情况下的早期运动。

### （三）异位骨化

按发生频率，异位骨化涉及后外侧关节、前关节（或肌肉）及副韧带。手术和非手术治疗肘关节损伤引起异位骨化的风险相似。损伤日益加重、脱位延迟复位、强迫被动运动、中枢神经系统损伤，在最初的几周内重复手术以及烧伤都与异位骨化发生的风险增加相关。早期运动，非类固醇消炎药（疗效记录是关于髋关节而不是肘关节）和术后放射治疗（可高达 1000 cGy，但肘部皮下神经炎的风险增加）可减少异位骨化的发生率。异位骨（骨皮质和骨小梁形成）的影像学成熟是预测切除后复发的可接受风险的最佳指标。早期切除比晚期切除可获得更令人满意的结果。血清碱性磷酸酶水平、血清总蛋白水平和骨扫描都不太准确，不需要进行监测。功能障碍严重的情况下不排除使用手术切除。

### 九、总结

肘关节骨折和脱位的发生有复杂的生物力学特征。对肘关节骨和韧带解剖结构的充分理解是有效评估和治疗肘关节损伤所必需的。解剖复位坚强内固定与恢复软组织稳定性的更多最新的努力被证明优于非手术治疗或有限的外科疗法。遗留肘关节僵硬是一种常见的后遗症，通常需要用额外的外科手术来解决。

（陈加荣　译，章　莹　肖　进　审）

# 第 22 章

# 前臂损伤

Lisa K. Cannada

## 一、概述

前臂骨折是一种常见的损伤，常由于跌倒或直接打击引起。26%的前臂双骨折患者发生在年龄＜15岁的儿童。前臂损伤的治疗效果取决于一些因素，包括患者的年龄、骨质条件、损伤类型、合并伤和康复治疗等。

前臂骨折主要包括 4 种类型：①尺骨或桡骨单一骨折；②桡骨骨折合并远端尺桡关节（DRUJ）脱位（盖氏骨折）；③尺骨骨折合并桡骨小头脱位（孟氏骨折）；④尺骨与桡骨双骨折。前臂大部分骨折的治疗，除外一些单一的尺骨干骨折，一般需手术治疗。

## 二、解剖

前臂解剖的复杂性在于它包含两个平行且可移动的长骨，整体通过上下尺桡关节起到类似于关节的功能。一些肌肉起于前臂止于手部，并提供手部功能。因此，前臂骨折后，恢复前臂的旋转、手腕和肘部的活动度及握力非常重要。

### （一）骨

1. 桡骨：近端有桡骨结节与尺骨相关节，远端也有结节与尺骨形成下尺桡关节。桡骨近端结节还是肱二头肌止点。桡骨有一个生理弧度，必须在骨折治疗中得以恢复。每丧失 5° 会导致 15° 旋前和旋后的损失。前臂骨折切开复位内固定（ORIF）术后，握力及前臂活动度的恢复与正常桡骨弓的复位密切相关。

2. 尺骨。

### （二）骨间膜

骨间膜位于两个骨之间，对协助前臂功能及稳定性非常重要。骨间膜可分为近端、中间和远端。中间 1/3 是最强的，对维持前臂的稳定作用最显著。

### （三）肌肉

1. 掌侧　侧间室由肱桡肌、桡侧腕长伸肌（ECRL）和桡侧腕短伸肌（ECRB）构成，由桡神经支配。屈肌旋前部分为三层，由正中神经和尺神经支配。

（1）表层：该层包括 4 块肌肉，均起自肱骨内上髁，跨越整个前臂。如果把手置于旋后位，则很容易记住它们的方向。拇指表示旋前圆肌，示指代表桡侧腕屈肌，中指代表掌长肌（约 10% 的人缺如），环指表示尺侧腕屈肌。

（2）中间层：是指浅屈肌。

（3）深层：是指深屈肌、拇长伸肌及旋前方肌。

2. 背侧

（1）浅层：该层的伸肌起自肱骨外上髁。从尺侧至桡侧分别为：①肘肌；②尺侧腕伸肌；③小指伸肌；④指总伸肌。

（2）深层：①拇长展肌、拇长伸肌和拇短伸肌提供拇指运动功能，从尺侧到桡侧斜行穿越前臂。②其余深层肌肉是旋后肌和示指伸肌。

### （四）神经

1. 桡神经

（1）桡神经有浅感觉，分支沿着前臂的外侧面肱桡肌下走行。

（2）桡神经的前支支配肱桡肌、ECRL 和 ECRB。

（3）深支即为骨间后神经（PIN）（图 22-1）。它走行于旋后肌的两个头之间，在拇外展肌起点远端出现。约 25％ 的患者，PIN 直接贴近肱二头肌结节。

1）为了保护神经，不要将拉钩置于桡骨近端的后表面。

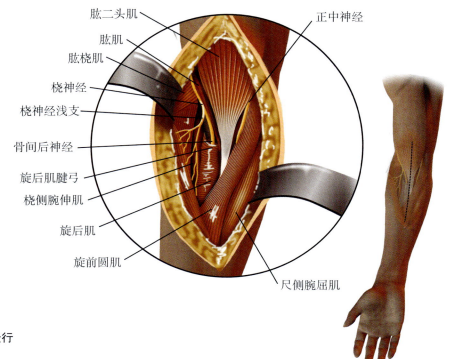

图 22-1    骨间后神经在前臂近端的走行

2）暴露前臂近端时，宜将前臂旋后以保护神经。

2. 正中神经    正中神经进入前臂和肘窝区域，穿过旋前圆肌，走行于指浅屈肌和指深屈肌之间。

3. 尺神经    尺神经走行于尺侧腕屈肌下、指深屈肌上。尺动脉位于神经的桡侧。

### （五）动脉

桡动脉和尺动脉是肱动脉的分支。

1. 桡动脉    前臂近端，桡动脉位于肱二头肌肌腱内侧，斜行跨过旋后肌、旋前圆肌和拇长屈肌起点，在桡骨远端前方易于扪及。

2. 尺动脉    尺动脉走行于指浅屈肌和指深屈肌之间。远端走行于尺侧腕屈肌和指浅屈肌之间。

### 三、手术入路

1. 掌侧（Henry）入路：该入路采用桡神经和正中神经之间的平面，从肱桡肌、旋前圆肌和桡侧腕屈肌之间进入。

2. 背侧（Thompson）入路：该入路采用桡神经和骨间后神经之间的平面，从桡侧腕短伸肌、总伸肌群和拇长伸肌间进入。

3. 尺侧入路：该入路是沿尺侧腕伸肌和尺侧腕屈肌之间进入。该入路的神经间平面是骨间后神经和尺神经。

4. 前臂解剖断面（图 22-2）。

### 四、体格检查

前臂骨折患者往往有明显的体征和症状，具有畸形和捻发音。查体应包括肘部和手腕。软组织的评估是必要的，以排除是否合并开放性骨折、软组织及神经损伤，评估患者是否存在骨筋膜隔室综合征同样重要（在本章的后面讨论）。

### 五、影像学检查

放射学检查包括前臂的前后位（AP）和侧位 X 线片以及肘部和手腕的 AP 位、侧位和斜位 X 线片。如果有桡骨头的骨折，可能需要加行一些特殊的影像学检查。对于前臂骨折的患者，CT 和磁共振检查不是常规的辅助检查手段。磁共振成像可以提供有关韧带损伤和关节受累的进一步信息。

### 六、特殊损伤类型与治疗

#### （一）桡骨干骨折

1. 无移位桡骨干骨折    无移位桡骨干骨折可以石膏外固定治疗，直到骨折愈合。最初用长臂石膏固定，直到骨折变为"稳定"后改为短臂石膏。

2. 移位的桡骨干骨折    移位的桡骨干骨折要求切开复位内固定，并要仔细评估下尺桡关节。下尺桡关节损伤的治疗在盖氏骨折的部分讨论。

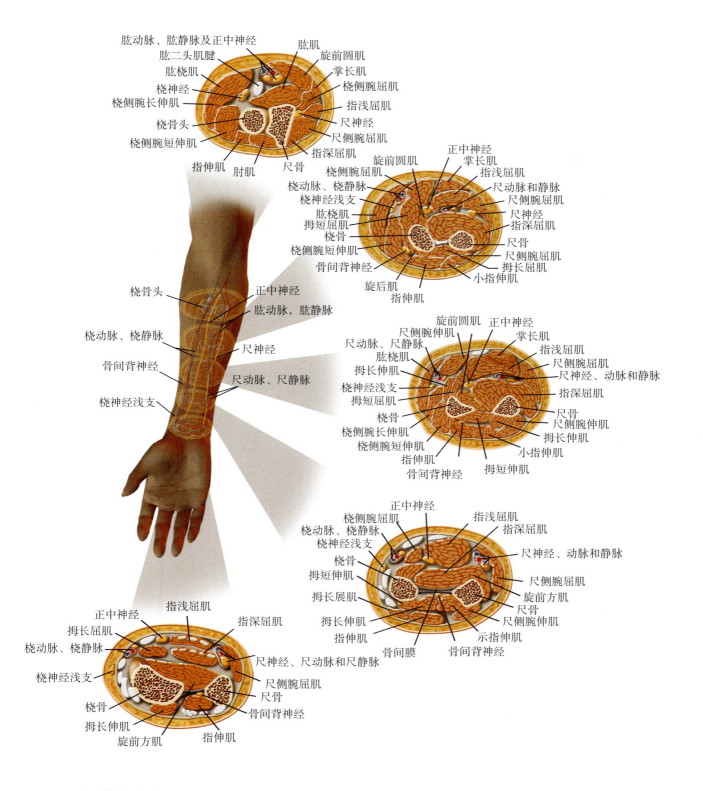

图 22-2 前臂横断面解剖

### （二）尺骨骨干骨折

单纯尺骨骨折经常发生在用前臂自卫时。因此，这些损伤通常被称为警棍骨折。

1. 稳定的单纯尺骨骨折的推荐治疗方式为功能支撑，关键是保持骨间膜中 1/3 的完整。

2. 骨折移位 > 50% 或骨折成角 > 10° 的尺骨干骨折要求切开复位内固定。

### （三）前臂双骨折

1. 儿童　闭合复位、夹板固定是儿童患者可以接受的治疗方法。< 9 岁的儿童，< 15° 的成角和 < 45° 的旋转不良是可以接受的。> 9 岁的儿童，< 10° 的成角和 < 30° 的旋转不良是可以接受的。对于儿童前臂骨折，已经有瘢痕或肌腱压迫的病例报告。仔细的体格检查是诊断的关键。

2. 成年人　对于成年人，石膏固定不足以维持复位的稳定，因此不是可接受的治疗方式。成年人前臂双骨折首选的治疗方法是切开复位钢板和螺钉内固定。目前，有几种钢板可供选择。

（1）限制接触动力加压钢板（LCDC）：建议桡骨和尺骨骨折两端都必须用螺钉各至少穿透 6 层骨皮质加以固定。

（2）锁定钢板代表新的固定类型，它的主要适应证为骨质疏松。如果是一个组合板，也可以实现对骨折部位的加压。然而，该技术的临床结果尚无足够多的数据。

（3）1/3 管形钢板和骨盆重建钢板不应用于前臂双骨骨干骨折。

（4）前臂骨折的髓内钉内固定不是标准的治疗方式。它起到类似内夹板的功能，并且需要额外的支撑或外固定。髓内钉可能是节段性骨折、病理性骨折及粉碎性骨折，尤其是枪伤所致的骨折的有效治疗方式。髓内钉内固定最好用于骨干骨折，而不是用于近端骨折或远端骨折。髓内钉内固定常用于儿童前臂骨折。

（5）外固定架：通常不建议采用外固定架治疗前臂骨折。因为外固定架有损伤神经血管结构的显著风险，并且有针道并发症的可能。外固定架通常应用于极不稳定的骨折或有显著污染的开放性损伤。

（6）其他技术：各种技术在前面介绍前臂钢板内固定术和标准治疗方法时已有描述。另一已得到普及的方法是使用较长的钢板（诸如桥接钢板技术）

及较少的螺钉。两项最近的研究支持使用长钢板，螺钉在骨折的任一侧各穿透 4 个骨皮质，有 2 个骨皮质贴近骨折端，另两个分别远离骨折端。这种技术的长期随访结果仍在进行中。

3. 骨移植在前臂双骨折中的应用　骨移植只有当无骨皮质接触时才是必要的。此前有学者建议，如果粉碎部分超过骨直径的 1/3，骨移植在放置内固定时同期完成。然而，一篇综述中对 319 例前臂骨干的不稳定粉碎性骨折行切开复位内固定时未给予植骨治疗（虽然其中显著的粉碎性骨折 < 5%），那些有明显粉碎性骨折的病例愈合时间延长。

### （四）孟氏骨折脱位

1. 分型　最常用的分类系统是 Bado 分类。该分类系统是按桡骨头错位的方向来分型。这种类型的骨折不能通过闭合复位技术复位。

（1）Ⅰ型：合并桡骨头前脱位。

（2）Ⅱ型：合并桡骨头后脱位。

（3）Ⅲ型：合并桡骨头侧方脱位。

（4）Ⅳ型：尺桡骨近 1/3 双骨折伴桡骨头前脱位。

2. 治疗　标准的治疗方式是尺骨切开复位内固定。随着尺骨的解剖复位，桡骨小头常可通过闭合方式复位。如果桡骨头不能通过闭合方式复位，可能有软组织插入，则需切开复位。约有 20% 的患者合并有骨间后神经损伤。正确处理尺骨近端粉碎性骨折的方法是后方钢板充当张力带。钢板不应放于内侧，因为其不能抵抗压缩力。

### （五）盖氏骨折

1. 定义　盖氏骨折是桡骨干骨折合并 DRUJ 脱位。骨折最常发生在桡骨远端 1/3 的干骺端与骨干交界处。因为该处有多条肌肉附着和牵拉，闭合复位十分困难。这种牵拉来自旋前方肌、肱桡肌、拇指伸肌收缩和手的重量（重力）。

2. 治疗　这种骨折也被称为"必须骨折"，因为这种损伤被认为必须切开复位钢板螺钉内固定，同时需要复位远端尺桡关节。复位桡骨并放置钢板后评估 DRUJ 非常重要。术后前臂常需要石膏固定于旋后位 6 周。Muenster 石膏十分适用于这种类型的损伤，因为它允许肘关节屈伸，但不支持旋前及旋后。如果闭合复位的方法不能维持 DRUJ 稳定时，可行经皮复位克氏针固定。闭合复位失败最常见的原因是尺侧腕伸肌嵌入 DRUJ。桡骨干骨折的位置可以为桡骨远端关节是否稳定提供一些线索。在最近的研究中，桡骨干骨折发生在距离桡骨远端关节面＜7.5cm 的位置时有 55％的患者 DRUJ 是不稳定的。如果桡骨干骨折发生在距离桡骨远端关节面＞7.5cm 的位置时只有 6％的患者 DRUJ 是不稳定的。

### （六）漂浮肘或多发伤患者

如果发生桡骨骨折或尺骨骨折，或尺骨、桡骨双骨折合并肱骨骨折常导致漂浮肘损伤。切开复位内固定是治疗选择。对于儿童，漂浮肘损伤发生骨筋膜隔室综合征的风险显著增加。

对于复合伤患者，手术干预须尽早以便搬运。

## 七、前臂损伤的并发症

### （一）骨筋膜隔室综合征

骨筋膜隔室综合征是前臂骨折并不多见但不应忽视的并发症。其发生率低，＜3％。高能量损伤所致近端尺骨骨折导致骨筋膜隔室综合征的发生率较高。前臂无骨折的枪伤也容易导致骨筋膜隔室综合征。

1. 病因
（1）高能量粉碎性骨折。
（2）明显移位的骨折。
（3）严重软组织损伤。
（4）挤压伤。
（5）血管损伤。
（6）术后骨筋膜隔室缝合过紧。
（7）长时间组织压迫。
（8）石膏过紧。
（9）服用抗凝血药物。

2. 临床评估　患者前臂出现渐进性疼痛应高度怀疑骨筋膜隔室综合征。患者的疼痛程度与损伤程度往往不成比例。前臂可能出现紧张和肿胀。被动牵拉受累骨筋膜隔室的肌肉会导致显著不适。最深的肌肉会最先受到影响和最早在体检中发现异常，因此，指深屈肌和拇长屈肌通常最先受累，因为它们是最深的肌肉。其次是指浅屈肌和旋前圆肌。患者可能出现骨筋膜隔室综合征，因此密切观察十分重要。

3. 治疗　尽早行筋膜切开术。大多数情况下，前臂掌侧隔室好发骨筋膜隔室综合征。因此，彻底松解掌侧隔室（包括腕管）很重要。前臂其他的隔室包括背侧隔室和外侧隔室。

### （二）感染

前臂骨折的手术感染率普遍较低，为 0.8％～7％。开放性骨折，感染的发生率可能会增加至 20％。治疗方式是灌洗和清创，以及根据药敏试验结果静脉使用抗生素。只要有可能，内置物应予以保留，直到骨折愈合。

### （三）骨折不愈合

前臂骨折不愈合率是 12％或更多，这取决于许多因素，包括开放性骨折、严重粉碎性骨折、多段骨折、伴有骨缺损的骨折、钢板固定不匹配以及髓内钉治疗等。最常见的治疗前臂骨折不愈合的方式是自体骨移植。需要指出的是，该骨移植物铺设到骨不连处，而不是跨越在间膜上，以促进骨性愈合。

### （四）神经损伤

神经损伤常与软组织过度肿胀压迫或外科手术暴露时软组织牵拉相关。正中神经损伤合并骨干骨折已有报道，但并不常见。在手术中显露前臂中远端 1/3 时最常见的风险是损伤前臂的桡神经浅支。在显露前臂近端的风险是损伤骨间后神经。不同类型的神经损伤引起特定肌肉功能丢失的临床表现，见表 22-1 和图 22-3 ～图 22-6。

### （五）功能受限

切开复位内固定术后恢复握力和前臂运动与桡侧弓的恢复相关（长期效果还没有得到很好记录）。McKee 对前臂双骨折行切开复位内固定治疗术后的患者随访 5.4 年，相比于未受伤手臂，受伤前臂的旋前、旋后功能约减少 30％。屈腕（16％）、伸腕（37％）和握力（25％）也有显著减少。

### （六）异位骨化

异位骨化常见于头部外伤、烧伤、软组织损伤的遗传易感性患者，或是骨碎片或骨移植物进入骨间膜中的患者。高能量粉碎性骨折，骨间膜使用螺钉或手术路径选择不当使尺、桡骨发生异位骨化的可能性增加。异位骨化可导致旋前和旋后功能的丢失。与周围其他关节异位骨化相比，前臂异位骨化的治疗是尽早手术切除。有报道显示，前臂异位骨化在损伤后 4 个月内行手术切除再辅以放射治疗及口服吲哚美辛，取得了良好的效果。发生在前臂近端 1/3 的异位骨化预后较差。

表 22-1　神经损伤

| 损伤神经 | 临床表现 | 支配肌肉 |
|---|---|---|
| **桡神经（图 22-3）** | | |
| 高位 | 垂腕畸形 | EDC |
| | | EPL |
| | | APL |
| | | ECRB |
| | | ECRL |
| | | BR |
| 低位 | 垂腕畸形 | EDC |
| | | EPL |
| | | APL |
| **尺神经** | | |
| 高位 | 爪形手畸形（图 22-4） | 拇收肌 |
| | | 骨间肌 |
| | | FDP（环指及小指） |
| | | FCU |
| | | 蚓状肌（环指及小指） |
| 低位 | 严重的爪形手畸形 | 拇收肌 |
| | | 骨间肌 |
| | | 蚓状肌（环指及小指） |
| **正中神经** | | |
| 高位 | 猿形手畸形（图 22-5） | PT |
| | | FCR |
| | | FDP（示指及中指） |
| | | FPL |
| | | APB |
| | | 蚓状肌（示指及中指） |
| 低位 | 鱼际肌萎缩（图 22-5） | APB |
| | | 蚓状肌（示指及中指） |

注：低位尺神经损伤反而比高位尺神经损伤引起更加严重的畸形是因为低位尺神经损伤后，环指及小指的指深屈肌仍保持神经支配，从而导致更加严重的爪形手畸形。EDC. 指伸肌；EPL. 拇长伸肌；APL. 拇长展肌；ECRB. 桡侧腕短伸肌；ECRL. 桡侧腕长伸肌；BR. 肱桡肌；FDP. 指深屈肌；PT. 旋前圆肌；FCR. 桡侧腕屈肌；FPL. 拇长屈肌；APB. 拇短展肌；FCU. 尺侧腕屈肌

（经许可，摘自 Brinker MR，Miller MD. *Fundamentals of Orthopaedics*. Philadelphia, PA：WB Saunders；1999.）

### （七）取出钢板后再骨折

这可能与使用长钢板，术后太早拆除钢板而没有很好地保护前臂所引起。采用长节段钢板的患者拆除内固定术后，再骨折的发病率接近 20%。患者往往在大螺钉孔处发生再骨折。所以，在骨折愈合和骨重塑完成之前不要拆除钢板十分重要。钢板拆除术后 8 ～ 12 周须减少活动量。

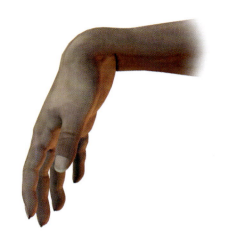

图 22-3　桡神经损伤所致垂腕畸形

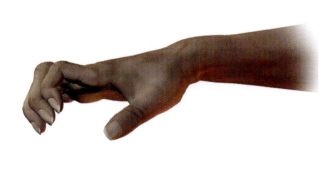

图 22-4　爪形手畸形
内附肌功能丢失及掌指关节的伸肌过伸导致掌指关节过伸及指间关节屈曲位

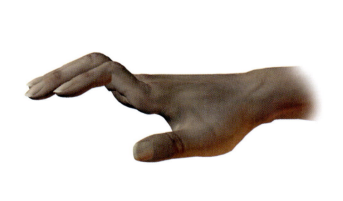

图 22-5　鱼际肌萎缩引起的猿形手（正中神经损伤），掌指关节过伸及拇指屈曲或对掌障碍

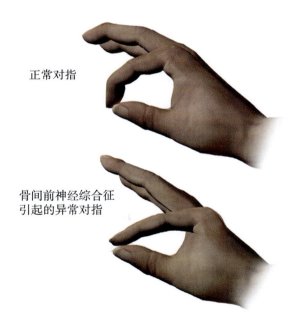

正常对指

骨间前神经综合征引起的异常对指

图 22-6　骨间前神经损伤可引起远端指间关节及拇指指间关节屈曲功能丢失，导致特征性的对指异常

（陈加荣　译，章　莹　肖　进　审）

# 第 23 章

# 腕关节骨折与脱位

R. Jay French

## 一、桡骨远端骨折

### （一）概述

桡骨远端骨折是上肢最常见的骨折，占每年治疗的所有骨折的 17%。尽管它们被认为最常见于老年妇女（年龄 60 ～ 70 岁），但年轻人也明显占有一定的比率。对于年龄 > 60 岁的患者中，近 70% 有明显的髋关节或脊柱骨质疏松。高能量损伤导致的复杂骨折类型催生新的治疗方式的发展。大部分患者的创伤性关节炎是由残余关节面移位 > 2mm 导致的，对于高能量损伤的治疗，传统的非手术疗法已被摒弃，取而代之的是恢复关节解剖结构的外科技术。

### （二）损伤机制

约 90% 的桡骨远端骨折是通过压缩力加载在背伸的腕关节造成的。粉碎的程度与传递到骨的能量大小成正比，高能量损伤导致更加粉碎以及日益复杂的骨折形态。

### （三）解剖

1. 骨的解剖

（1）桡骨远端：桡骨远端是由 3 个凹状关节面，即手舟骨窝、月骨窝和乙状切迹组成（图 23-1）。

（2）桡骨远端和尺骨的连接：桡骨远端与尺骨之间的关节衔接出现在乙状切迹，形成下尺桡关节（DRUJ），并允许前臂旋转。

（3）三角纤维软骨复合体（TFCC）：三角纤维软骨复合体与尺骨和腕骨有多个附件连接，可在桡骨远端骨折时联合损伤（详见后面的下尺桡关节部分）。

（4）生物力学：桡骨通常承受 80% 穿过腕关节的轴向载荷。骨折后，如果有桡骨短缩或桡骨远端关节面背倾，这个比例可能会改变。随着骨折畸形

的增加，更大的负荷被转移到手腕尺侧。桡骨远端关节面背倾 30°，将有 50% 的负载传递到尺骨。

（5）腕关节活动度：腕关节的正常活动范围为背伸达 80°；掌屈达 85°；桡偏达 25°；尺偏达 35°；旋前或旋后可达 90°。损伤后骨折的畸形、长时间固定，会使腕关节的活动范围减少。

2. 韧带的解剖　手腕的外在韧带将腕骨稳定于桡骨与尺骨的远端。手腕的内在韧带连接各个腕骨，这些将在本章的后面进行讨论。

（1）掌侧韧带：掌侧外在韧带更坚强，在临床上显得更为重要。它们包括桡舟头韧带（RSC）、桡月长韧带（LRL）、桡月短韧带（SRL）、尺月韧带（UL）和尺三角韧带（UT）（图 23-2）。现在认为桡舟尺韧带（Testut 韧带）是神经血管蒂，不提供韧带支持。

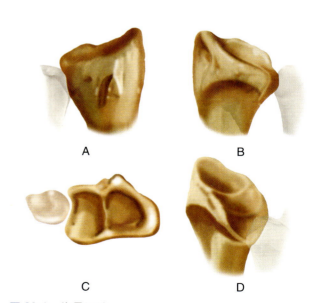

A

B

C

D

图 23-1　桡骨远端

A. 背面观可见 Lister 结节。B. 掌面观：远端的手舟骨和月骨窝、尺侧的乙状切迹。桡骨远端的掌面和背面可见滋养孔。C. 桡骨远端下尺桡关节的端视图显示舟骨窝、月骨窝、尺骨头位于乙状切迹内。D. 尺面观见乙状切迹

（2）背侧韧带：背侧外在韧带的作用不太明确，包括背侧桡腕韧带（DRC）和背侧腕骨间韧带（DIC）（图 23-3）。正因为它们的作用不太明确，所以在骨折复位中，韧带整复并不能起到有效的作用。

（3）三角纤维软骨（TFC）：三角纤维软骨通过掌侧的尺月韧带和尺三角韧带与腕骨相连（见图 23-2）。三角纤维软骨和与它相连的附件一起被称为三角纤维软骨复合体。

3.X 线测量（图 23-4） X 线测量在评估骨折复位和残留移位中很重要。

（1）尺偏角：正常范围是 15°～30°，平均为 23°（正位 X 线片）。

（2）桡骨高度：正常范围是 11～12mm，平均为 12mm（正位 X 线片）。

（3）掌倾角：正常范围可达 20°，平均为 11°（侧位 X 线片）。

### （四）骨折的分类

1.通常以人名命名 虽然以人名命名不甚严谨，但骨科医师们仍继续用它们来描述桡骨远端骨折。

（1）Colles 骨折（Colles，1814）：典型的 Colles 骨折通常是指关节外骨折，背侧粉碎，向背侧移位，并桡侧短缩（图 23-5）。

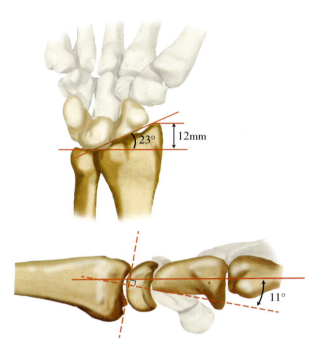

图 23-4 影像学测量在评估骨折复位和残留畸形时很重要：尺偏角（在此显示为正常的 23°），桡骨高度（在此显示为正常的 12mm），掌倾角（在此显示为正常的 11°）

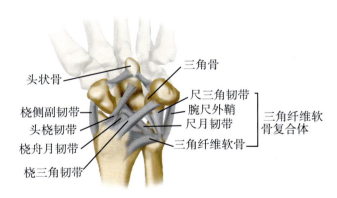

图 23-2 腕部掌侧外在韧带

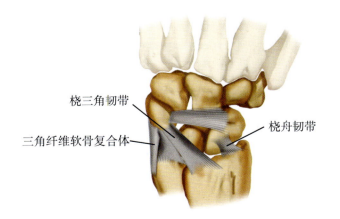

图 23-3 腕部背侧外在韧带

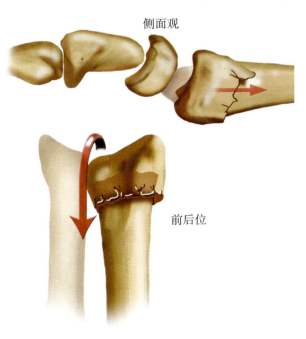

图 23-5 Colles 骨折所见的典型畸形：背侧粉碎性骨折并移位，桡骨相对于尺骨出现短缩

（2）Smith 骨折（Smith，1847）：Smith 骨折是一种"反 Colles 骨折"，远端向掌侧移位。Smith 骨折分为 Ⅰ 型、Ⅱ 型和Ⅲ型 3 种类型（图 23-6）。

（3）Barton 骨折（Barton，1838）：Barton 骨折是关节内骨折（一种腕部的骨折脱位）。这些骨折可以是掌侧骨折或背侧骨折，且通常不稳定（图 23-6）（Ⅱ型的 Smith 骨折与掌侧 Barton 骨折是一样的）。

（4）Chauffeur 骨折（Edwards，1910）：Chauffeur 骨折是桡骨茎突的关节内骨折。这可能与舟尺韧带的断裂有关（图 23-7）。

（5）Die-Punch（月骨负载）骨折（Rutherford，1891；Scheck，1962）：Die-Punch 骨折是桡骨远端的月骨窝关节内的凹陷性骨折（图 23-7）。

2. 现代分类系统　现代分类系统更重视治疗，且更加具体。

（1）Frykman 分型（1937）：根据骨折形态分为 Ⅰ ~ Ⅷ型（图 23-8）。

（2）Melone 分型（1984）：Melone 根据 4 个关节内主骨折块将桡骨远端骨折分为 Ⅰ ~ Ⅴ 型（图 23-9）。

（3）AO / ASIF 分类（1986）：AO / ASIF 系统是分类系统的综合系统。骨折可被分为以下 3 种类型之一：A 型，关节外骨折；B 型，部分关节内骨折；C 型，完全关节内骨折（图 23-10）。

**（五）评估**

1.X 线片　标准的 X 线片是正位和侧位，且能显示大部分骨折。放射测量（见前面的部分）可以用来计算初始移位、评估复位效果。标准 X 线片也有利于骨折的分型和治疗方法的选择。斜位 X 线片可显示隐匿的腕骨骨折（发生率 12%），而尺偏正位能更清晰地显示手舟骨。关节面侧位 X 线片拍摄时近端 20° 倾斜，给关节面更好的视野。

2. 特殊检查　复杂的骨折类型必须评估或怀疑有相关软组织损伤，特殊检查有助于诊断。

（1）计算机断层扫描（CT）：矢状面的 1 ~ 2mm 扫描能显示关节内凹陷性骨折（Die-punch 骨折）。轴位 X 线片能最好地评估下尺桡关节，并应包括健侧手腕进行比较。三维重建可提供解剖图像，可用于术前计划。

（2）磁共振成像（MRI）：MRI 应用于可疑的软组织损伤检查（三角纤维软骨复合体或舟尺韧带撕裂）。

（3）放射性核素骨显像：放射性核素骨显像用于发现可疑的隐匿性骨折或作为评估晚期并发症之一的反射性交感神经萎缩症（RSD）。

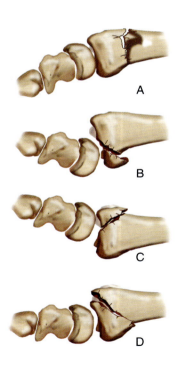

**图 23-6　Smith 骨折的 Thomas 分型**
A. Ⅰ型 Smith 骨折，远端骨折块向掌侧倾斜并移位的关节外骨折；B. Ⅱ型 Smith 骨折或掌侧 Barton 骨折，远端骨折块与腕骨一起向掌侧和近端移位的关节内骨折（与掌侧 Barton 骨折相同）；C. 背侧 Barton 骨折有对照插图，显示腕骨和远端骨折块向背侧及近端移位于桡骨干上方；D. Ⅲ型 Smith 骨折，远端骨折块和腕骨向掌侧移位的关节外骨折（Ⅲ型 Smith 骨折的骨折线比 Ⅰ 型更倾斜）

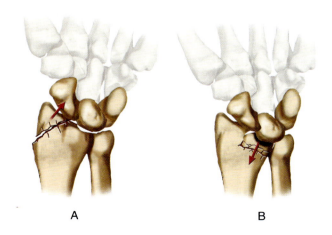

**图 23-7　Chauffer 骨折与月骨负载骨折**
A.Chauffeur 骨折：桡骨茎突骨折、腕骨向尺侧移位；B. 月骨负载（Die-Punch）骨折:桡骨的月骨窝凹陷以允许月骨和（或）近排腕骨向近端移动

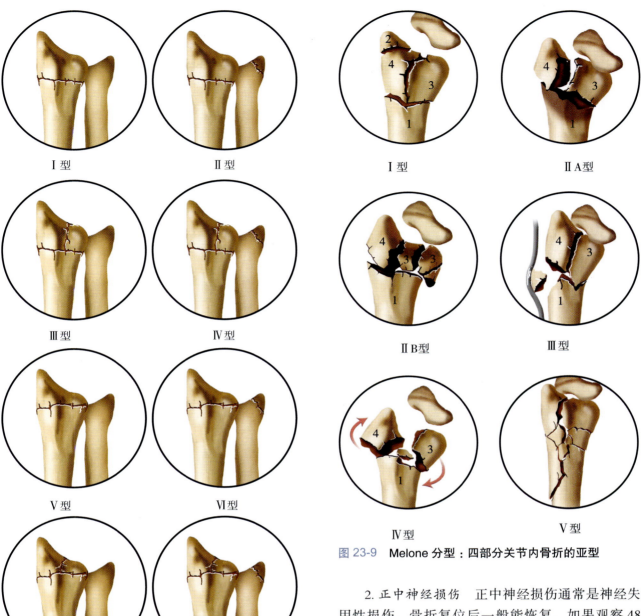

图 23-8　桡骨远端骨折 Frykman 分型

Ⅰ型、Ⅲ型、Ⅴ型和Ⅶ型不合并尺骨茎突骨折。Ⅲ～Ⅷ型均为关节内骨折。Ⅲ型和Ⅳ型骨折涉及桡腕关节，Ⅴ型和Ⅵ型涉及下尺桡关节，Ⅶ型和Ⅷ型同时涉及桡腕关节和下尺桡关节。骨折分型越高，预后越差

图 23-9　Melone 分型：四部分关节内骨折的亚型

### （六）联合软组织损伤

在高能量骨折中常联合软组织损伤。

1. 开放性骨折　处理方法包括急诊冲洗和清创、静脉使用抗生素和早期骨折固定（外固定）。创面可能需植皮或局部皮瓣转移来覆盖。

2. 正中神经损伤　正中神经损伤通常是神经失用性损伤，骨折复位后一般能恢复。如果观察 48 小时后没有恢复迹象，表明需行神经探查和腕管松解术治疗。

3.TFCC 损伤　三角软骨复合体损伤已多达桡骨远端骨折合并尺骨茎突骨折病例的 50%。往往会造成后期腕关节尺侧疼痛。当尺骨茎突骨折发生在基底部并移位时，下尺桡关节很可能不稳定，应进行治疗。

4. 腕关节韧带损伤　舟月韧带的完全撕裂（最常见）可导致手舟骨不稳定，如果不及时治疗，可出现腕骨滑脱和创伤性关节炎。

5. 肌腱损伤　急性肌腱撕裂伤是罕见的，但在骨折严重移位时可能合并发生。拇长伸肌腱（EPL）慢性摩擦断裂是一种晚期的后遗症（详见后面的部分）。

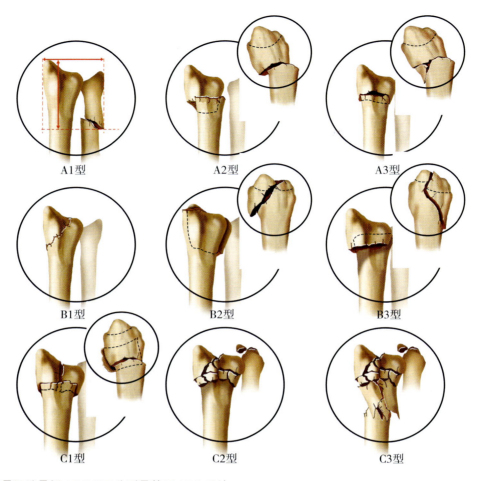

**图 23-10　桡骨远端骨折 AO/ASIF 分型是基于 ABC 系统**

亚型在此未显示。A 型是关节外的干骺端骨折。干骺端和骨干的交界处用"方形"或"T"形法确定（在前臂远端冠状面的最宽处，A1 型图上已标示）。 A1 型是单纯的尺骨远端骨折；A2 型是简单的桡骨远端骨折；A3 型是桡骨远端骨折并干骺端压缩；B 型是边缘的关节内骨折（保留了骨骺和干骺端的连续性）。B1 型是桡骨茎突骨折；B2 型是桡骨远端背侧缘骨折（背侧 Barton 骨折）；B3 型是桡骨远端掌侧缘骨折（掌侧 Barton 骨折，与Ⅱ型 Smith 骨折相同）；C 型是复杂的关节内骨折（骨骺和干骺端的连续性被破坏）。C1 型是干骺端骨折伴桡腕关节匹配保持良好；C2 型有关节内移位；C3 型涉及骨干及干骺端。在所有类型的骨折中可能均有下尺桡关节损伤

6. 动脉损伤　动脉损伤（桡动脉或尺动脉）是一种罕见但严重的并发症，需要急诊评估和修复。

7. 骨筋膜隔室综合征　骨筋膜隔室综合征在桡骨远端骨折中发生率约为 1%。主要体征有疼痛（手指被动牵拉痛）、麻痹、感觉异常，当出现这些体征时医师应警惕骨筋膜隔室综合征的发生。早期将涉及的筋膜隔室切开减压（前臂掌侧最常见）是必需的，效果也最好。

**（七）治疗**

1. 治疗原则

（1）骨折的稳定性：稳定性评估是确定治疗方案时要考虑的最重要的一点。不稳定骨折包括关节面压缩 > 2mm，桡侧短缩 > 5mm，桡骨远端背倾 > 20°。干骺端粉碎性骨折，同时涉及掌侧和背侧皮质也是一种不稳定的骨折。一般情况下，稳定骨折可通过闭合复位和石膏固定术处理，而不稳定骨折，需要某种形式的内固定或外固定。某些骨折类型被认为是不稳定骨折，所以应该总是需要外科处理。这些骨折包括关节缘的移位骨折，如 Barton 骨折和 Chauffeur 骨折（AO 分型中的 B1 ～ B3 型）。在伤处 X 线片上对下尺桡关节的稳定性也需要评估。下尺桡关节增宽或尺骨茎突骨折移位，说明下尺桡关节不稳定。

（2）复位的评估：在治疗年轻患者的桡骨远端

骨折时，最近的研究凸显了将骨折达到并维持接近解剖复位的重要性。指南中可接受的复位如下（按重要性排序）：关节面台阶 < 2mm，桡侧短缩 < 5mm，背倾 < 10°。未能实现和维持足够的复位将导致可预测的后遗症，并可致长期残疾。

2. 复位方法

（1）闭合复位：闭合复位依赖于韧带整复来恢复力线和纠正骨折畸形。使用牵引 / 对抗牵引，并与改变骨折远端掌屈、尺偏、旋前的角度相结合。由于桡腕韧带的存在，掌倾不能单独靠纵向牵引来可靠地恢复（掌侧韧带首先紧绷）。利用背侧骨膜铰链使手腕掌侧位移可改善掌倾角（图 23-11）。然而，此方法要求有完整的掌侧皮质支撑，无粉碎性骨折。复位后 X 线检查应仔细，以识别任何残余的关节不平或压缩骨折块（Die-Punch 骨块）。

（2）切开复位：需要切开复位，说明闭合复位未能达到可接受的结果。关节面压缩和 Die-Punch 骨折通常需要切开复位，通过有限的背侧入路和手法撬拨复位骨折块。以下还有其他的手术方式推荐给不同的骨折类型。

1）有限背侧入路（Lister 结节近端）：单纯的压缩骨块能在透视监控下复位的，可采用有限切开的背侧入路。经皮克氏针（斜向或横向）即可实现固定，并且可以植骨填充缺损。

2）正式背侧入路（通过第三背侧间隔联合背侧关节切开术）：正式背侧入路用于复杂的关节内骨折，要求直视下复位关节面。固定可用克氏针或背侧钢板来实现。几种解剖板已经开发用于此特定需求。骨移植物或骨移植替代品通常是撬起的骨折块必要的支撑。SL 韧带损伤也可以通过背侧入路修复。

3）标准掌侧入路（桡侧腕屈肌腱与桡动脉之间）：标准掌侧入路的适应证为向掌侧移位的关节缘骨折（Barton 骨折）。固定通常可用 T 形钢板来实现。这种方法现在也常用来固定背侧移位的骨折。固定角度的锁定板可被用来固定这些骨折。

4）掌侧延长入路（间隔在尺动脉、尺神经和腕管之间）：掌侧延长入路用于治疗复杂的关节内骨折累及下尺桡关节和月骨窝。这种方法还可行腕管松解术。

5）背桡侧入路（此间隔为第一背侧间隔入路和第二背侧间隔入路之间）：背桡侧入路用于桡骨茎突

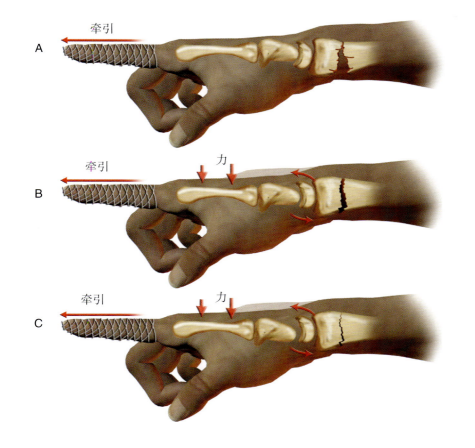

图 23-11 在背侧移位的桡骨远端骨折中，可通过两个独特的韧带整复术来获得复位

A. 通过纵向牵引力获得的韧带整复可恢复骨的长度，但远端骨折块仍向背侧倾斜；B 和 C. 应用向掌侧的旋转力（由医师施加）试将腕中关节半脱位，产生通过近排腕骨的旋转力，再通过关节囊韧带传到桡骨远端骨折块，使关节面向掌侧倾斜

骨折。固定可用针或螺钉实现。

6）掌背侧联合入路：掌背侧联合入路用于最严重的高能量骨折，既有掌侧关节内骨折，又有背侧关节面骨折。

（3）植骨：采用植骨或骨移植替代物，表明出现了纵向的关节面明显塌陷。骨折块抬高后，用骨移植物填充干骺端缺损。这种技术可以防止晚期塌陷，可允许桡腕关节早期活动。传统上使用自体骨松质（髂嵴）植骨，但在某些情况下可通过使用同种异体骨或骨移植替代物来代替自体骨松质。植骨可以用针或钢板固定。除了同种异体骨松质（骨传导效应），脱钙骨基质（DBM）也有骨诱导性。移植替代物由各种陶瓷制品组成，包括硫酸钙、磷酸钙、羟基磷灰石和二氧化硅（生物活性玻璃）。可使用重组技术来制作骨形态发生蛋白（BMPs），其具有诱导骨形成细胞（成骨潜力的能力）的新一代产品已经投入生产。

3. 固定方法　固定技术可单独使用或组合使用，需按骨折类型来决定。

（1）管形石膏或夹板：石膏或夹板是治疗骨折的传统方法，用于无移位骨折或经闭合复位后稳定的移位骨折。不同的病例选用夹板、长臂和短臂石膏，这取决于骨折的类型和移位程度。不管具体选择什么固定，连续的 X 线片（间隔 1～2 周的时间）则是必需的，以检查是否有后续的移位。石膏固定后再移位的骨折被认为是不稳定的，应通过其他方式进行处理。

（2）针和石膏：随着外固定架的出现，穿针加石膏的固定方式已逐渐减少。其并发症的发生率可高达 50%。

（3）经皮穿针：经皮穿针固定适用于成功闭合复位后不稳定的关节外骨折。某些关节内骨折也可以适用这种处理方式，尤其是那些没有明显粉碎的骨折。各种克氏针技术已经描述过，并且经常结合外固定架使用。克氏针技术包括桡骨茎突穿针固定、组合桡骨茎突及桡骨远端背侧克氏针固定（通常是交叉），克氏针应通过骨折部位。

（4）外固定架：当治疗不稳定、粉碎性桡骨远端骨折时，随着固定角度锁定钢板的出现，外固定架已经变得不那么受欢迎了。较新的外固定器的设计允许多平面骨折复位，包括掌侧移位，可用于恢复掌倾角。外固定架往往与针固定相结合，以提高骨折稳定性，减少整个腕骨牵引力量。过度牵引可导致手指僵硬

和骨折延迟愈合，则应避免。压缩的关节内骨折通常要求有限切开复位、植骨，并且除了外固定（图 23-12），还需补充克氏针固定。当两者组合时，外固定架可以较早去除（4～6 周或 6～8 周），以减少腕关节僵硬。开放置针技术可降低偏针、松针、桡神经感觉支损伤的发生率。其他的并发症包括针道感染、断针、术区疼痛综合征。当手腕固定在极度掌屈（腕管充满的位置）时可出现正中神经受压症状，所以固定架应锁定在一个中立位或略背伸位。在罕见的合并掌侧和背侧关节面受累的情况下，外固定架必须与关节面骨折块的切开复位内固定（ORIF）组合应用。板通常需要放在掌侧（作为最初步骤），随后利用韧带整复技术复位背侧骨折块。

（5）内固定：随着掌侧锁定板的发展，切开复位内固定已显得更受欢迎。这些板利用固定角度的螺钉或钉柱支持桡骨远端完整的软骨下骨。即使在严重粉碎的病例中，锁定螺钉也能防止塌陷并把持住骨折块维持长度。该板通常适用于桡骨远端掌侧，具有很好的容纳空间，肌腱问题也最少。在骨折端将近端骨折块旋前，可抬高塌陷的关节面骨块和植骨。利用钢板固定可允许腕关节早期活动，比外固定架产生更好的效果。虽然大多数桡骨远端骨折易于通过掌侧复位固定，但某些骨折仍需背侧或桡侧入路。

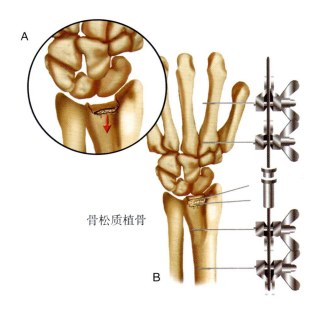

骨松质植骨

图 23-12　A. 桡骨远端凹陷性骨折，月骨窝的一部分向桡背侧及近端移位；B. 这一骨折的治疗：用外固定架撑开牵引腕关节，撬起凹陷的骨折块并用 2 枚克氏针固定，凹陷的骨折块抬高后遗留的骨缺损用骨松质植骨填充

1）桡骨茎突骨折（Chauffeur 骨折，AO 分型 B1 型）：桡骨茎突骨折移位时，必须经背桡侧入路来解剖复位。骨折固定可用经皮克氏针或拉力螺钉。

2）关节缘骨折（Barton 骨折，AO 分型 B2 和 B3 型）：根据骨折移位的方向放置 AO 的 T 形板于掌侧或背侧。这些骨折本身不稳定，并要求跨斜形骨折线用支撑钢板内固定。

3）复杂关节内骨折（AO 分型 C1～C3 型）：通常，复杂的关节内骨折无法通过其他方式复位，因此需要切开复位内固定。该手术方法根据骨折部位决定。对于关节掌侧的骨折块，推荐方式是用掌侧延长入路，然后用支撑钢板固定。特别值得关注的是桡骨远端掌尺侧骨折块，通过一个标准的掌侧入路可能很难复位及固定。此骨块固定失败可能导致持续的掌侧塌陷。这种类型的月骨窝骨折块应通过延长腕管隧道切口显露。背侧骨折块需要一个标准的背侧入路并用一个专门为这个位置设计的低切迹板固定。背侧钢板腱鞘炎的风险仍较掌侧板高许多（30%～50%），骨折完全愈合需要拆除内固定。复杂关节内骨折的治疗是最具挑战性的，偶尔需要内固定和外固定架结合、掌侧入路和背侧入路联合治疗。

（6）关节镜评估治疗：腕关节镜技术近期已被应用于桡骨远端骨折的治疗。关节镜治疗的适应证尚未完全覆盖。关节镜提供了桡骨远端关节面良好的视野，在复位过程中，关节面可以直接可视化，避免了残留的关节面台阶。相关腕关节韧带撕裂和 TFCC 撕裂可以很容易地识别和处理。关节镜评估不是没有风险，其风险包括液体渗漏和神经、血管损伤。

（7）尺骨茎突骨折的治疗：这些相关骨折的治疗历来很少受到关注。然而，如果是尺骨茎突基底部骨折的患者，特别是移位严重时，就会存在下尺桡关节不稳定的情况。在这些情况下，推荐行尺骨茎突骨折的切开复位内固定：用钢丝张力带固定或通过微型螺钉固定。由于三角韧带复合体附着于尺骨茎突，故骨折固定后一般也会稳定三角韧带复合体。

## （八）晚期并发症

对于早期并发症，请参阅前面关于软组织损伤的部分。晚期并发症如下。

1. 畸形愈合　关节外畸形愈合通常涉及背倾和桡侧长度的丢失。这些畸形进而导致尺腕撞击、下尺桡关节不匹配和腕骨间的不稳。慢性症状包括疼痛、乏力和活动度丢失。功能受限可致残，特别是年轻患者。这些患者的矫形手术是桡骨开放楔形（三平面）截骨、骨皮质骨松质植骨。关节内畸形愈合则更为严重，> 2mm 的关节面台阶有 90% 的患者出现早期的腕关节炎表现。手术治疗通常是一些姑息的办法，如关节融合术或关节成形术。

2. 骨不连　桡骨远端骨折的骨不连只是偶见报道，为外固定架过度牵引的结果，是一种罕见的并发症。

3. 肌腱的问题　肌腱的问题在桡骨远端骨折后相对常见，包括肌腱粘连、肌腱炎（背侧板固定时）和肌腱断裂。拇长伸肌腱最常累及并可能断裂，是第三背侧间隔变窄后机械磨损的结果。在无移位骨折中肌腱断裂的发生率更高，这提醒我们需要注意保护条带状的骨膜，即使在骨折移位的情况下，仍能保护拇长伸肌腱。直接修复拇长伸肌腱通常是不可能的，因此，治疗需用示指固有伸肌腱转位修复。

4. 复杂区域疼痛综合征（CRPS）　也称为 RSD，据报道，桡骨远端骨折后这种并发症的发生率各有不同（2%～20%）。有些研究涉及由外固定架过度牵引的问题。失用性疼痛、肿胀、手指僵硬，可能发展为骨质疏松并需要长期治疗。要想避免这个问题的发生，可通过积极的手法治疗，控制水肿和去除外固定（尽可能早），可帮助避免永久性的后遗症。当出现 CRPS 时，可通过药物和局部封闭进行联合治疗。

## （九）康复

骨折后康复治疗应尽早开始，石膏固定或内固定后应尽快手指屈伸功能锻炼。固定器的过度牵引可能会限制肌腱滑移，应避免。同样，石膏固定阻碍手指运动，可能会导致永久性的僵硬。当石膏或外固定架去除后，功能锻炼可随着患者耐受力推进。可拆卸夹板可允许腕关节间歇活动，同时还对骨折的愈合有帮助。有些患者可能需要由职业或物理治疗师的监督，做一些更正式的练习。钢板内固定术可允许患肢早期活动，改善腕关节功能。

## 二、腕骨骨折

### （一）手舟骨骨折

1. 概述　手舟骨骨折是最常见的腕骨骨折，最典型见于年轻人。当手背伸时倒地，桡偏和腕关节背伸＞90°可能导致手舟骨骨折。手舟骨腰部骨折是最常见的。早期评估和适当的治疗在避免骨不连、缺血性坏死（AVN）和晚期腕骨塌陷中起重要作用。

2. 解剖　手舟骨的近端是完全在关节内的（无软组织附着），从远端（掌侧和背侧）接收它的所有的血液供应的桡动脉的分支（图23-13）。近极骨折取决于骨内动脉血流，骨折愈合较远端骨折更慢。此骨折也有发生不愈合和缺血性坏死的风险。

3. 评估　"鼻烟窝压痛"是一个典型症状，并应提醒医师有手舟骨骨折的可能性。诊断用标准的后前位、侧位和手腕斜位X线片来证实。当最初的X线片看起来模棱两可时，需摄正位与尺偏位（手舟骨位）X线片以显示手舟骨。相关韧带损伤，必须通过仔细影像学检查或造影排除。如果最初没有看到骨折，应用夹板固定腕关节1～2周，待骨折线局部吸收后再摄一次X线片。隐匿性骨折可能以这种方式发现，或使用骨核素扫描或MRI来检查。已证实CT扫描在建立对骨折不愈合、腕骨塌陷的评估是有用的。

4. 分类系统　大多数系统强调骨折部位关乎治疗和后期并发症的重要性。腰部骨折是最常见的（65%），其次是近极（25%）和远端（10%）的骨折。

（1）Russe分型：Russe分型系统把手舟骨骨折分为横断型、水平型、斜型和垂直斜型。垂直斜型骨折被认为是不稳定的。

（2）Herbert分型：Herbert分型系统更全面，还包括延迟愈合和不愈合（图23-14）。

5. 治疗　治疗方式由骨折部位和移位的程度来确定。

（1）无移位骨折：无移位骨折通常稳定的，可以通过闭合的方法进行治疗。采用短臂拇人字石膏是标准的方法，通常会在治疗6～12周后愈合。近极骨折愈合更慢（12～24周）。长臂石膏固定（用于初始6周）已被推荐为治疗近极骨折和腰部骨折的垂直斜型。

（2）移位骨折：骨折移位＞1mm或任何成角移位都被认为是不稳定的，要求手术治疗。切开复位内固定是通过桡侧腕屈肌腱与桡动脉之间的掌侧入路（Russe）执行。这种做法使掌侧血供受到损害，但不是至关重要的背侧动脉分支，背侧动脉分支供应80%的手舟骨。骨折复位应该是解剖复位，固定用任何克氏针或螺钉实现。Herbert螺钉无头，中间无螺纹（提供骨折压缩），非常适合用于此骨折。新版螺钉包括空心和锥形螺杆设计。当刚性固定实现，立即的运动范围是可能的。如果有显著的粉碎性骨折，克氏针可以指示需不需要补充骨移植物。当用克氏针时，建议短周期固定（2～3周）。

（3）特殊情况：在移位的近极骨折情况下，背侧入路的办法是必要的。这是通过背侧第三间隔室显露，谨慎操作来保护背侧动脉分支。固定采用克氏针或螺钉。

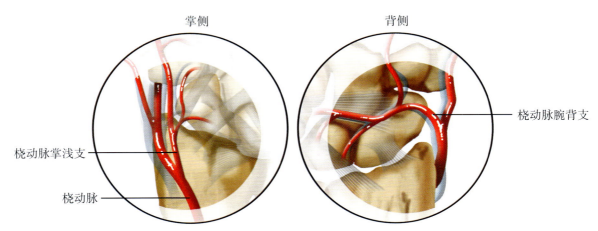

掌侧　　　　　　　背侧

桡动脉腕背支

桡动脉掌浅支

桡动脉

图 23-13　舟状骨的血液供应

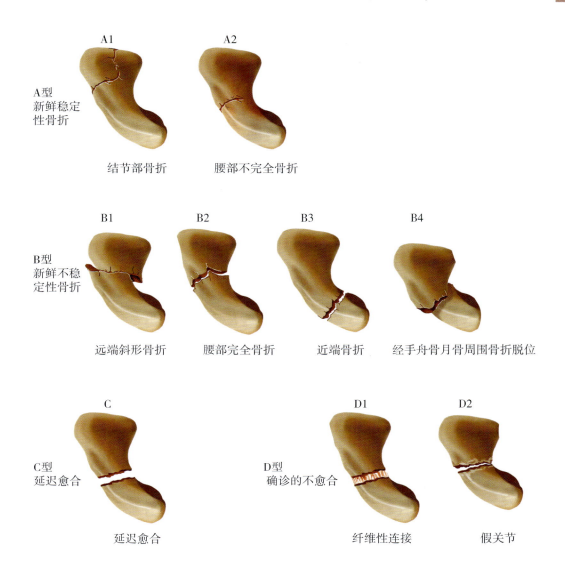

A1 A2

A型
新鲜稳定
性骨折

结节部骨折　　　腰部不完全骨折

B1 B2 B3 B4

B型
新鲜不稳
定性骨折

远端斜形骨折　　腰部完全骨折　　近端骨折　　经手舟骨月骨周围骨折脱位

C D1 D2

C型
延迟愈合

延迟愈合

D型
确诊的不愈合

纤维性连接　　　假关节

图 23-14　舟状骨骨折、延迟愈合和不愈合的 Herbert 分型系统

6. 并发症

（1）骨不连：对于无移位手舟骨骨折，骨不连的发病率是 5%～10%。移位近极骨折骨不连的发病率增加至 90% 以上。其他风险因素包括初始的延迟诊断、固定不牢靠和相关的韧带不稳定。6 个月后骨折未愈合可诊断骨不连。最近的研究表明，几乎所有的骨不连可导致腕骨塌陷和创伤后关节炎。出于这个原因，即使无症状，也建议对所有的手舟骨骨不连进行治疗。

1）影像学检查：薄层 CT 扫描（1～2mm）比常规的 X 线断层更详细地显示骨折（图 23-15）。矢状位对确定腕骨塌陷和"驼背畸形"（图 23-16）的程度有所帮助。

2）治疗

①骨移植：手舟骨骨不连有两种类型的骨移植术选择，即嵌入植骨和换位植骨。嵌入植骨技术（Russe 技术）用于稳定的骨不连，是用骨皮质骨松质柱跨越骨折线放置。一般情况下，加用克氏针固定比较安全。据报道，用这种方法的愈合率为 85%～90%。驼背成角畸形不愈合需要换位植骨治疗（见图 23-16）。Fernandez 描述了使用梯形髂骨移植来纠正角度和腕骨塌陷。固定用螺钉或克氏针可实现。在这两种类型的植骨过程中，掌侧入路常被使用，并应小心地保留局部的营养血管。

②补救措施：当骨不连造成腕骨塌陷和二期退行性改变时应启用补救程序。近排腕骨切除术、腕骨间融合术或患者有慢性腕关节疼痛和僵硬时，建议行腕关节融合术。当年轻患者症状较轻时，推荐桡骨茎突切除术和手舟骨插入关节成形术单独施行或结合其他方式治疗。以前还使用硅胶种植体，因

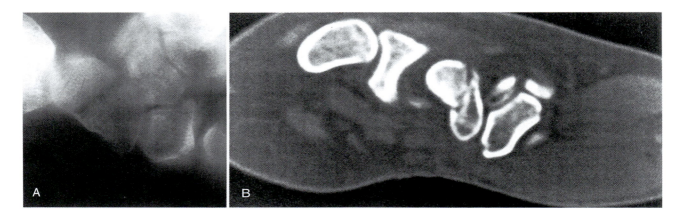

图 23-15　A. 侧位 X 线片示有一明显骨折线穿过手舟骨腰部；B. CT 扫描显示腕舟骨腰部骨折并成角
（经许可，摘自 Browner BD，Jupiter JB，Levine AM，et al，eds. Skeletal Trauma：Fractures，Dislocations，Ligamentous Injuries. 2nd ed. Philadelphia，PA: WB Saunders；1998.）

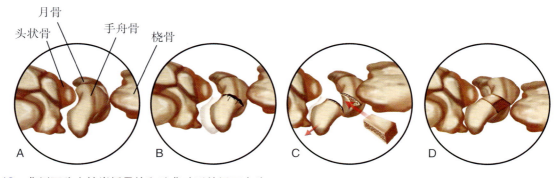

图 23-16　背侧不稳定性嵌插骨块和驼背畸形的矫正方法
A. 正常序列；B. 手舟骨骨折驼背畸形并月骨背屈。C. 楔形打开手舟骨间隙可见嵌插的骨块。D. 矫正手舟骨不稳和畸形并植骨

会发生硅氧烷滑膜炎，现在应避免使用。较新的技术包括使用胶原移植物（肌腱或筋膜）、同种异体移植物或钛衬垫。

③近端切除术：小的近端骨折块不适合骨移植，建议行近端切除和筋膜半关节成形术。

④电刺激：据调查，脉冲电磁场刺激已被作为一种非侵入性的手舟骨骨不连的治疗方法。尽管有争议，电刺激与骨移植手术联合使用时似乎有一些益处（缩短骨愈合时间）。

（2）畸形愈合：当移位或成角骨折未经解剖复位而愈合时，即可发生手舟骨畸形愈合。在大多数情况下，存在顶点向背侧成角形成一个固定的驼背畸形。腕骨塌陷的背嵌节段性不稳（DISI）的情况随之而来，可造成疼痛、活动度丢失、握力下降（见图 23-16）。年轻患者的治疗包括截骨术、楔形掌侧植骨、内固定术。一旦退行性关节炎出现，补救方式有近排腕骨切除术、腕骨间关节融合或全腕关节融合术。

（3）创伤性关节炎：如前所述，关节变性时正常腕关节运动学受到干扰。手舟骨骨不连、骨折畸形愈合，可导致整个桡腕关节异常应力，导致腕关节炎。手舟骨骨不连早期塌陷类似于舟月骨早期塌陷（SLAC），其创伤性关节炎的模式详见腕骨脱位和不稳定的章节。补救方式适用于腕部疼痛合并腕舟骨骨不连或早期塌陷。

（4）缺血性坏死（AVN）

1）发病：手舟骨缺血性坏死的发生率取决于骨折的位置，那些近端 1/5 的骨折，90%～100% 的患者将导致骨坏死。手舟骨腰部骨折有 30%～50% 的缺血性坏死发生率。之所以出现这种现象，是因为骨折破坏了手舟骨进入远端脆弱的血液供应（图 23-13）。骨折块的位移＞1mm 将增加 50% 的缺血性坏死的概率。

2）评估：当 X 线片中可见手舟骨近侧骨折块有相对高密度影时可诊断为缺血性坏死。MRI 是最敏感和最具体的检查，当 X 线片表现模棱两可时建议

使用。T₁ 加权像通常显示对应骨髓的低信号。手术活检中骨折端不存在点状出血，是诊断 AVN 最权威的方法。

3）治疗：当 AVN 发生在无移位骨折或经手术内固定的移位骨折之后，血供重建可通过爬行替代。这个过程是缓慢的，可能需要更长的时间甚至超过 1 年才能完成。在大多数情况下，AVN 与手舟骨骨折不愈合有关。当 AVN 和骨不连一起出现，治疗则比较困难，结果也不那么令人鼓舞。通常，植骨（镶嵌或换位）结合内固定治疗。在近侧骨折块的血供如有点状出血变化，骨折愈合率介于 50% ～ 90%。其他治疗方法包括带血管蒂的骨移植、近极切除以及脉冲电磁场刺激。当带血管蒂的骨移植用于近极缺血性坏死时，背蒂从 1、2 间隔动脉（1、2 ICSRA）切取。掌侧血管蒂从旋前方肌和下面骨质获取，可用于远端 AVN 和骨不连。一旦退变过程持续进展，即可启动补救程序。

（5）腕关节不稳：腕关节不稳可能是手舟骨骨折并发韧带破裂的结果。通常也作为一个月骨周围损伤（本章后面讨论）的结果。这些损伤须及早发现并行修复手术。

#### （二）单独的腕骨骨折（不包括手舟骨）

腕骨骨折往往与被称为大弧损伤脱位方式（图 21-17）有关。在这些情况下，腕骨骨折并撕脱伤表示有更严重的腕骨脱位。主治医师必须了解这些损伤，当 X 线片可见单独的骨折应怀疑是否存在韧带受累。这些组合骨折脱位将进一步在腕关节脱位和不稳定的部分讨论。

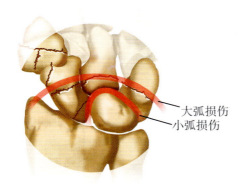

大弧损伤
小弧损伤

**图 23-17** Johnson 所描述的"腕骨薄弱带"，即他的试验产生的损伤大部分发生在腕骨的阴影区域
大弧损伤经过腕骨，小弧损伤则纯粹是韧带损伤。临床上可见这些"纯"损伤的多种组合或变异

1. **月骨骨折** 单纯月骨骨折罕见，必须与 Kienböck 病相区别（见后面的部分）。掌极骨折是最常见的，如果骨折移位则可能需要切开复位内固定。边缘片状骨折可非手术治疗。

2. **三角骨骨折** 三角骨骨折最常见的是近极的压缩骨折。强迫背伸和尺偏时，尺骨茎突可能折断一小骨块成为凿子。凿状骨折可以闭合治疗，而移位的体部骨折需要切开复位内固定。

3. **头状骨骨折** 头状骨骨折可能在手腕极度背伸过程中合并手舟骨骨折（舟头综合征）。这是一个严重的损伤，其中头状骨的近端杆可以旋转移位达 180°。如果骨折碎片残留共线，该骨折的诊断则很困难，可能漏诊。治疗包括手舟骨和头状骨骨折切开复位内固定。由于头状骨近端血供中断，不愈合和 AVN 的并发症可能会发生。

4. **钩骨骨折** 钩骨骨折可分为钩骨钩（钩突）骨折和钩骨体骨折。钩骨钩骨折是由手的直接打击引起，常见于棒球运动员或高尔夫球运动员。最初可能漏诊，并可能导致慢性症状和骨不连。这些骨折偶尔可能会影响屈肌腱的走行或小指肌腱炎，从而引起肌腱断裂。

当有症状时，骨折块应被切除。腕隧道摄 X 线片或 CT 扫描可证实急性骨折或不愈合。钩骨体骨折往往与第四掌骨和第五掌骨基底部脱位相关联。这些损伤需要切开复位、克氏针固定骨折以及所涉及的腕掌关节。

5. **大多角骨骨折** 大多角骨骨折类似于钩骨钩骨折，如果发展为骨不连，处理方法（切除术）也类似。正如其他腕骨骨折一样，移位的体部骨折需切开复位内固定，而无移位骨折可非手术治疗。

6. **小多角骨骨折** 单独的小多角骨骨折罕见，但可伴随着掌骨脱位发生。常规 X 线片的判读困难，体层摄影或 CT 扫描才能确诊。合并掌骨基底部骨折脱位常需切开复位内固定。无移位的体部骨折可非手术治疗。

#### （三）腕骨的缺血性坏死

1. **手舟骨** 手舟骨缺血性坏死作为创伤后的并发症在之前已讨论过。当无明显外伤时发生骨坏死，可诊断为 Preiser 病。其病因一直争论不休，可能包括使用类固醇、微型创伤或相连软组织紊乱。由于这种情况的罕见性，无正规的治疗指南。一般来说，所有的非手术措施用尽之后才能积极的手术植骨或切除手舟骨。

2. 头状骨　移位的头状骨骨折会导致脆弱的近极的 AVN。这是类似于手舟骨的 AVN。治疗是对症治疗，除非退行性变化进展和涉及腕关节。此时推荐舟头关节融合或近端切除术，非手术治疗无效。

3. 月骨　月骨坏死或 Kienböck 病，在矫形外科文献中有很好的描述。关于病因的理论各不相同，包括血管和创伤的因素。目前的共识是：微型创伤可能会导致月骨缺血性坏死。诱发因素包括手腕的负尺骨变异和单血供月骨。负尺变异可增加月骨窝负载。负尺骨变异只占正常人的 23%，但在那些月骨无菌性坏死的患者中占近 80%。与月骨血供有关，单血供月骨（占人口的 20%）比双血供月骨（占人口的 80%）的坏死风险更高。

（1）月骨无菌性坏死的诊断：诊断是 X 线片中有硬化、粉碎性骨折的表现。随之为该疾病的退化阶段，总结于表 23-1。

表 23-1　Kienböck 病的分期

| 分期 | 影像学表现 | 治疗方案 |
| --- | --- | --- |
| Ⅰ期 | 硬化 | 非手术治疗或夹板固定 |
| Ⅱ期 | 破碎 | 关节均衡术<br>（桡骨短缩或尺骨延长） |
| Ⅲ期 | 塌陷 | 有争议 [ 大多数治疗像 Ⅱ 期 ± 舟头关节融合或手舟骨周围（STT）融合和头状骨钩骨融合 ] |
| Ⅳ期 | 桡腕关节和腕骨间 DJD | 补救措施（腕关节融合或近排腕骨切除术） |

STT. 舟骨、大多角骨、小多角骨；DJD. 退行性关节病（经许可，摘自 Bruce JF. In : Miller MD, ed. Review of Orthopaedics. 2nd ed. Philadelphia, PA : WB Saunders, 1996.）

（2）治疗（见表 23-1）：初始治疗可非手术治疗，50% 的患者用夹板固定和休息对治疗有帮助。早期（Ⅰ期或Ⅱ期）的外科干预包括尺骨延长或桡骨缩短。第三阶段是有手月骨塌陷，采用手舟骨大多角骨融合术、月骨切除成形术或结合各方法进行处理。若已达Ⅳ期的广泛退行性改变，治疗仅限于近排腕骨切除术或完全融合腕关节。

## 三、腕关节脱位与不稳

### （一）概述

手腕的韧带和骨形成一个复杂的结构，该结构允许对力的传递和一个稳定的运动范围。当损伤发生时，微平衡被打破，导致功能的丢失和不稳。要想成功地治疗腕骨损伤，需要对腕关节的复杂解剖结构和运动学有充分的理解。

### （二）一般概念

7 个腕骨（不包括豌豆骨，这是一个籽骨）的几何形状被描述为理想模式。尽管学说众多，但腕骨成排被普遍接受，也能解释腕骨动力学。

1. 成排理论　该成排理论是手腕的传统模式，把腕骨由腕中关节分隔为近排腕骨和远排腕骨。近排腕骨包括手舟骨、月骨、三角骨和由内在的骨间韧带一起组成。远排腕骨有大多角骨、小多角骨、头状骨和钩骨，也通过内在韧带连接。腕中关节由外在韧带连接并提供占手腕总运动度 50%～60% 的活动范围。一些运动发生在近排腕骨内，但远排腕骨都相对固定。手舟骨用作两排腕骨之间的纽带，整合运动和提供稳定性。近排腕骨中无腱性连接，远端力作用在近排为中间部分，它们的运动是通过其独特的骨骼解剖结构和韧带来维持。

2. 韧带解剖　手腕韧带分为固有韧带和非固有韧带。

（1）固有韧带：腕关节固有韧带走行于同一排腕骨之间的近端。最重要的固有韧带是舟月韧带和月三角骨间韧带。它们位于月骨的两侧，并维持月骨在一个平衡位置。舟月韧带增强背侧，月三角韧带加强掌侧。

（2）非固有韧带：腕关节外在韧带分别跨越近排腕骨和远排腕骨，并附着于尺骨和桡骨的远端。掌侧外在韧带（见图 23-2）更厚，其功能比背侧外在韧带更重要。这些掌韧带形成双 V 形（顶点在远端），与在头月关节上的薄弱区域联合称为 Poirier 区。在 RSC 韧带（也称为桡头韧带）跨越桡腕关节和腕中关节，是手舟骨的重要稳定结构。桡舟月韧带主要作为血管的隔膜，具有很小的机械性能。在背侧，非固有韧带附着于三角骨形成 “Z” 形（见图 23-3）。其中最重要的是 DRC 韧带和 DIC 韧带。

3. 运动学　腕骨运动很复杂，它发生在 3 个平面，并同时在桡腕关节和腕中关节进行。由于其独特的结构，使近排腕骨可桡偏掌屈，也可尺偏背伸。通常是同步运动，但可能在某些不稳定情况下受到损伤（见后面的部分）。

### （三）损伤模式

没有哪一个分类系统可以轻易地描述所有腕部损伤。但是，一些广为人知的特殊分类系统可以用来指导治疗和判断预后。

1. 进行性月骨周围损伤　作为序贯的韧带损伤，可分 4 个阶段进行描述：第一阶段，舟月韧带撕裂（舟月骨分离）；第二阶段，头月韧带撕裂；第三阶段，月三角韧带撕裂（月骨半脱位）；第四阶段，背侧的桡月韧带撕裂（月骨脱位）。该系统解释了作为月骨周围损伤的结果及月骨脱位是如何发生的。

2. 小弧损伤和大弧损伤（见图 23-17）　月骨周围损伤可涉及韧带破坏、腕骨骨折，或者是两者联合发生。当受伤纯粹是韧带，它被称为小弧损伤。另一方面，当发生腕骨骨折时则称为大弧损伤。最常见的这类损伤是经舟骨 - 月骨周围骨折 - 脱位。这两种损伤的各种组合可以同时存在。

3. 轴向破坏　轴向或纵向损伤最近才被归类，根据通过腕骨骨折线来进行（图 23-18），这些罕见的损伤通常由爆炸伤或手和手腕的严重挤压伤导致。

### （四）不稳定

不稳定在伤后可能会进展（见前面的部分），也可能从病因学上说是非创伤性的（比如风湿性关节炎）。通常，腕部损伤可能发生且不被重视，直到它进展到更严重且出现不稳的症状（如舟月韧带撕裂进展至晚期塌陷）。因此，在急性损伤和慢性创伤后不稳定之间存在相当大的重叠。

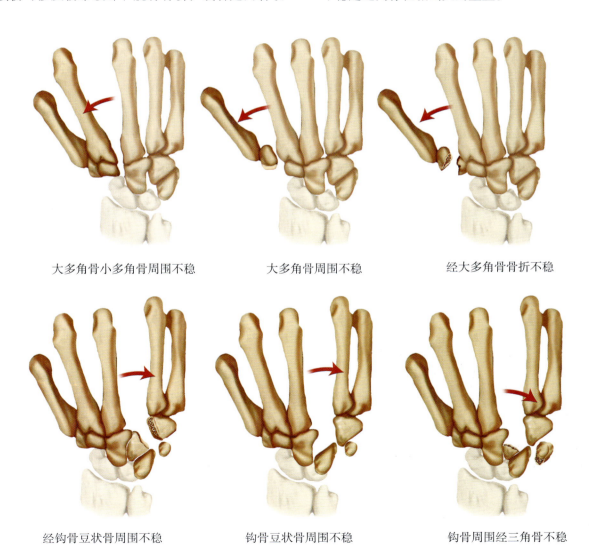

大多角骨小多角骨周围不稳　　　　大多角骨周围不稳　　　　经大多角骨骨折不稳

经钩骨豆状骨周围不稳　　　　钩骨豆状骨周围不稳　　　　钩骨周围经三角骨不稳

图 23-18　轴向（纵向）腕关节不稳的最常见类型

1. 背侧和掌侧不稳定

（1）DISI：是指手舟骨骨折或舟月韧带撕裂造成手舟骨与月骨分离或脱位。因为月骨是从手舟骨的附件分离，它在三角骨的影响下向背侧旋转（通过月三角韧带）。同样，手舟骨是不受支持并旋转至掌屈（塌陷）。这也被称为手舟骨旋转半脱位。在放射学上，该类型导致在侧位 X 线片中所测量的舟月角增大（> 60°）（图 23-19A）。正常舟月角的范围为 30° ～ 60°（平均值 47°）。此外，头月角（正常最大为 15°）和桡月角（正常最大为 15°）也增加。后前位 X 线片显示舟月间隙增宽（> 3mm）或可见手舟骨骨折。其他所见包括手舟骨的"皮质环"征，月骨呈现三角形外观（图 23-20）。随着时间的推移，在 DISI 类型导致头状骨向近端移位，因为它在旋转的月骨上向背侧半脱位。这导致退行性磨损和关节炎。最终，SLAC 出现渐进式的关节炎改变。

（2）掌骨间节段性不稳（VISI）：VISI 比 DISI 更罕见，了解较少。在 VISI 模式中，有月三角韧带的破坏，以及可能还有 DRC 韧带的破坏。其结果是月骨的掌屈和腕骨的掌侧移位。侧位 X 线片表现出舟月角减小（< 30°），以及头月角和桡月角的增加（图 23-19B）。

2. 分离和非分离，复合型和自适应性不稳定

（1）分离型腕不稳定（CID）：是指同一行的腕骨间发生的固有韧带断裂。包括舟月韧带撕裂导致舟月骨分离、月三角韧带撕裂造成月骨与三角骨分离。

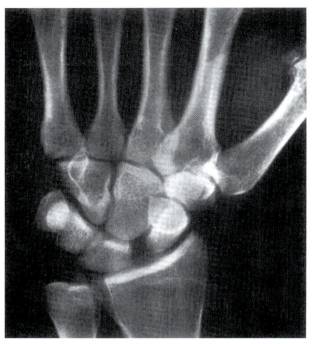

图 23-20　手舟骨旋转半脱位（舟月分离）的主要影像学表现见于腕关节前后位 X 线片：手舟骨和月骨间隙增宽、舟骨的缩短、"皮质环"征，即出现异常的手舟骨轴位投影

（经许可，摘自 Green DP, ed. Operative Hand Surgery. 3rd ed. New York, NY: Churchill Livingstone; 1993.）

（2）非分离性腕不稳定（CIND）：是指发生在远、近排腕骨间的，涉及非固有韧带的断裂。腕中关节不稳定就是一个例子，其中有连接近排腕骨和远排腕骨的非固有韧带断裂（或松弛）。因为从 X 线片上看通常是正常的，所以诊断必须通过查体或在透视仪的帮助下完成。

（3）复合型腕不稳定（CIC）：是分离型腕不稳定和非分离型腕不稳定的组合，它还包括所有类型的月骨半脱位。

（4）腕关节自适应性不稳（CIA）：是指发展于早期腕骨排列紊乱的适应性反应的腕关节不稳。最常见的例子是桡骨远端骨折背倾畸形愈合导致的腕中关节不稳定。

3. 静态不稳定和动态不稳定　目前，静态和动态这两个词已用于区分不稳定的类型。

（1）静态不稳定：静态不稳定是固定的，可在普通 X 线片上确诊。例子包括大多数的 DISI 和 VISI，它们有特有的角度测量（详见前面的部分）。

（2）动态不稳定：是指功能性不稳定，是短暂出现的，时有时无。这些异常很难在常规 X 线片中

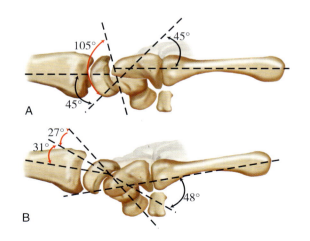

图 23-19　A. 背侧嵌插骨块的不稳。舟月角变大（105°），头月角变大（45°），以及桡月角变大（45°）。嵌插骨块被月骨取代。B. 掌侧嵌插骨块的不稳。舟月角减小（27°）

发现，但可以用应力位 X 线片来鉴别诊断（例如，握紧拳头后位 X 线片，可显示动态舟月骨不稳定）或在 X 线透视下鉴别（例如，腕中关节不稳定）。病史和体格检查在诊断动态不稳定中也很重要，手腕桡骨与尺骨分离时可能会出现一个疼痛的"弹响"。

### （五）评估

如前所述，腕关节损伤可以是急性的或慢性的。在急性情况下，伴随肿胀和畸形，诊断可能显而易见。但是，慢性损伤可能只有轻微的症状出现，并且有可能漏诊。虽然急性和慢性的不稳定可能有类似的影像学表现，但它们的治疗和预后则大相径庭。

1. 急性损伤　有急性手腕受伤的病史，加上体格检查可直接诊断。最常见受伤机制是腕关节背伸尺偏位摔倒受伤。对于这些损伤，彻底的检查很重要，以排除神经、血管损伤或手的骨筋膜隔室综合征。X 线片（正位、侧位和斜位）显示腕骨移位（例如，月骨半脱位）或排列不齐（如舟月骨分离、DISI）。很少情况需要加做检查来验证一个隐匿的损伤。紧握拳头的正位 X 线片可突出显示微小的舟月骨分离。

2. 慢性损伤　通常需要通过额外的检查来评估慢性或亚急性损伤。造影已被广泛用于诊断舟月韧带和月三角韧带撕裂。三重注射技术在评估造影剂在桡腕关节、腕中关节和下尺桡关节之间的流动很重要。当有异常的流动存在，则显示一个韧带撕裂。不幸的是，关节造影摄片只是在评估固有韧带损伤中有帮助，但非固有韧带断裂可能会漏诊。此外，多达 70% 的无症状的腕关节可能在造影摄片中出现异常信号。随着技术和图像细节的改善，MRI 在评估腕关节损伤中已变得越来越受欢迎。X 线电视摄影和 X 线透视摄影可明确动态不稳定的诊断。在很多情况下，所有其他的检查结果正常，但 X 线透视能证实腕中关节的移位，与在查体中得到的痛的弹响相符。腕关节镜检查是用于诊断腕关节韧带损伤的最广泛和直接的方式。韧带损伤的确切类型和程度可以在关节镜下明确，有些病例甚至可在关节镜下直接治疗。此外，关节镜下还可以提供关节磨损、软骨骨折、关节积液的有关信息。

3. 特殊试验　许多试验已经被研发，以帮助诊断特殊类型的不稳定。Watson 试验是指腕关节处于背伸位桡偏和尺偏运动时，拇指直接按压掌侧的舟骨结节。若可触及弹响并可引出疼痛即可诊断为舟月骨分离。另一个试验是漂浮试验或 Shuck 试验，

是将三角骨和月骨移至掌侧和背侧，试图引出任何不稳定或疼痛。漂浮试验阳性表明月三角骨分离。这两个试验都应该在健侧手腕以及受伤手腕进行，以排除正常变异。

### （六）治疗

1. 小弧损伤　小弧损伤是纯粹的韧带伤，可能涉及固有韧带损伤或非固有韧带损伤。

（1）舟月骨分离：舟月骨间韧带撕裂导致的舟月骨分离是最常见的腕部损伤。早期诊断和适当的治疗在预防腕中关节病变（DISI）和晚期塌陷（SLAC 关节病）中非常重要。

1）急性损伤的治疗：急性损伤的治疗包括切开复位内固定与韧带修复。手术入路选背侧入路，在第三和第四背侧间隔室之间。用拇指从掌侧按压并用克氏针撬拨手舟骨，可在直视下达到手舟骨的复位。骨针用于维持复位，并且通常从手舟骨穿入月骨和头状骨。韧带应修复至骨上的止点（通常是手舟骨），用锚钉线固定或通过钻孔固定。当没有足够的韧带时，需行扩大修复，利用背侧的关节囊来稳定和悬吊舟骨（Blatt 关节囊修复术）。其他的韧带重建已经描述过，大多数使用肌腱移植物或骨韧带结构来修复。术后康复方案有所不同，但保护性运动可在一段时间固定后开始进行。骨针通常在 8 ～ 12 周后拔除。

2）慢性损伤的治疗：慢性舟月骨分离（8 周后）不伴有关节炎可行手术治疗，行软组织修复或有限的关节融合术。手舟骨复位后，韧带修复并关节囊增强即可实现。克氏针再次用于维持复位并保留 8 ～ 12 周。在没有足够的软组织或软组织不可回纳的情况下，建议行有限的关节融合术。不同的融合方式包括手舟骨、大多角骨、小多角骨梯形融合，舟月骨融合或舟头骨融合。

3）SLAC 联合关节炎的治疗：SLAC 与关节炎的治疗类似于某种类型的抢救过程。最受欢迎的技术是手舟骨切除联合腕中关节四角融合术。其他的手术方式包括近排腕骨切除术、腕关节成形术和全腕关节融合术。

（2）月三角骨分离：月三角骨分离是月三角韧带断裂的结果。不像舟月骨分离，月三角骨分离很罕见，且对它的了解还不清楚。已有分期系统来指导治疗这些损伤。第一期是单纯的月三角骨间韧带撕裂，不涉及腕中韧带（VISI）损伤。这些损伤适

于非手术治疗，用夹板固定，抗感染药物局部注射。第二期指月三角韧带的断裂联合动态腕骨间不稳。第三期损伤更严重，其具特征性静态腕骨间不稳定。第二期和第三期损伤的治疗有争议，包括软组织重建（使用背侧关节囊或肌腱移植物）和有限的关节融合（月三角融合术或四角融合术）。

（3）月骨周围脱位：月骨周围损伤分期（如前面对进行性月骨周围损伤的部分所述）包括Ⅰ～Ⅳ期，Ⅲ期表示月骨周围脱位，Ⅳ期代表月骨脱位。这两种损伤密切相关，被大多数学者视为同一个疾病治疗。例如，月骨周围背侧脱位和月骨掌侧脱位视为一体，月骨周围掌侧脱位与月骨背侧脱位视为一体。

1）月骨周围背侧脱位与月骨掌侧脱位：月骨周围背侧脱位与月骨掌侧脱位是最常见的损伤类型。当这类损伤发生时，月骨周围韧带完全中断，但 SRL 韧带仍附着于月骨的掌侧。月骨可仍在月骨窝（第Ⅲ期，月骨周围脱位）或向掌侧移位到腕管（第Ⅳ期，真正的月骨脱位）。这些移位可见于侧位 X 线片中，作为损伤模式的一个连续（图 23-21）。治疗包括急诊闭合手法复位、夹板固定，随后确切的切开复位内固定。部分患者可出现由月骨移位造成的急性腕管综合征。这些情况下需急诊行腕管松解术和固定。虽然一些学者推荐闭合复位经皮克氏针固定，但开放的方法可获得更多可靠的结果，通常是通过掌侧和背侧联合入路实现。背侧入路是在第三和第四背侧间隔室之间，而掌侧入路则通过腕管。在一个月骨完全脱位的病例中，发现月骨在腕管内，可以用一个小的复位器复位。在月骨脱位和月骨周围脱位中，通过掌侧关节囊及韧带的"隧道"均应修复。在背侧，手舟骨、月骨和头状骨的正常序列已恢复，并用克氏针将骨固定在原位。背侧韧带修复不像掌侧那么简单，但应尝试修复，如有必要还可应用关节囊增强。术后处理有一共识，即克氏针应至少保留 8 周。由于广泛受损，最终的运动范围有限，在许多情况下达不到正常的 50%。陈旧性月骨周围脱位（＞8 周）可能不可修复，通常通过近排腕骨切除术治疗。

2）月骨周围掌侧脱位和月骨背侧脱位：月骨周围掌侧脱位和月骨背侧脱位很少见，但可用一个类似的方式进行处理。同样，结合掌侧入路和背侧入路用于恢复正常的解剖关系，同时需兼顾韧带修复。

2. 大弧损伤　大弧损伤是以并发腕骨骨折为特征。治疗上直接恢复正常的腕骨排列，加上复位和固定骨折。大弧损伤可单独发生或联合其他损伤同时出现。

（1）经手舟骨月骨周围骨折脱位：经手舟骨月骨周围骨折脱位是手舟骨骨折和月骨周围脱位的结合，是最常见的大弧损伤。初步治疗类似于小弧损伤，急诊闭合复位、夹板固定，以避免神经、血管的压迫损伤。确定性治疗应包括手舟骨骨折切开复位内固定，通常通过掌侧入路（Russe 入路）实现。骨折固定用 1 枚螺钉或克氏针即可，注意力需集中在月骨和头状骨的排列上。如果月三角韧带断裂导致 VISI 畸形，需加做背侧切口来复位和固定腕骨。在掌侧和背侧两个骨折脱位中，掌侧脱位更严重，可能需要通过掌侧和背侧联合入路治疗。术后护理与韧带损伤类似，因为有手舟骨骨折，术后并发症会增加一些。包括骨不连和手舟骨缺血性坏死，当有月骨周围脱位时，这两者出现的可能性增加。

（2）经桡骨茎突月骨周围骨折脱位：治疗包括桡骨茎突骨折切开复位内固定、复位月骨周围关节并用针固定。当骨折粉碎妨碍充分固定时，需将骨折块切除并将软组织重新附着于骨面。否则，可能会产生桡腕关节不稳定的后遗症。

（3）舟头综合征：顾名思义，舟头综合征是联合头状骨骨折和月骨周围脱位，伴或不伴手舟骨骨折。通常，头状骨的近端旋转 90°～180°，并且在正位 X 线片中是一个方形的骨折块。切开复位内固定适用于所有骨折，同时复位腕骨的正常排列。AVN 可能发生在头状骨的近端骨折块。

（4）经三角骨月骨周围骨折脱位：当骨折线延伸到三角骨，留下其近极连接到月骨即为经三角月骨周围骨折脱位。治疗和术后护理与其他大弧损伤相似。

3. 轴向损伤　轴向损伤罕见，通常是由高能量创伤传导至手和手腕造成的。损伤和脱位沿月骨周围损伤的矢状面发生。根据损伤的位置分型（见图 23-18），具体的分类分型前面已描述。轴向桡侧损伤涉及第一掌骨和第二掌骨以及大多角骨和小多角骨。轴向尺侧损伤通常造成头状骨和钩骨、第三掌骨和第四掌骨之间的分离。通过背侧入路来切开复位内固定治疗。许多这样的损伤都合并广泛的软组织损伤。

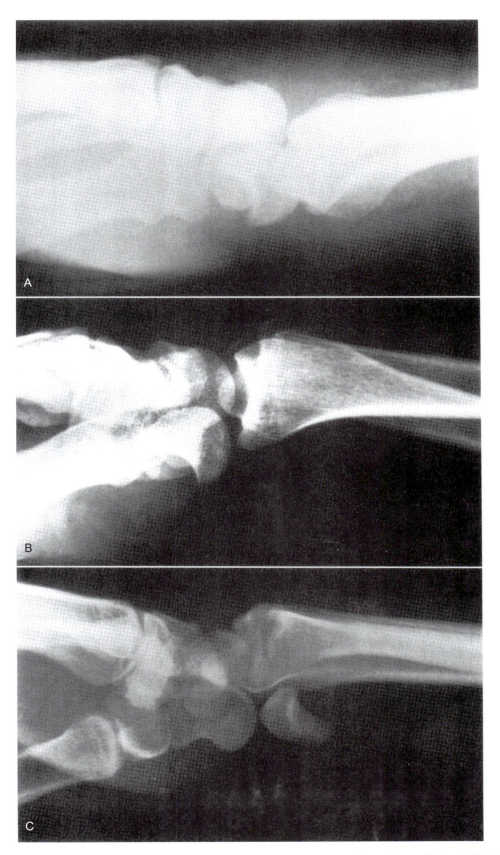

图 23-21 腕骨脱位造成一系列损伤，在有腕骨脱位患者的侧位 X 线片中在此系列的任一点可以描绘一种构型
A. 单纯月骨周围背侧脱位；B. 腕中关节脱位；C. 单纯月骨掌侧脱位
（经许可，摘自 Green DP，ed. Operative Hand Surgery. 3rd ed. New York，NY: Churchill Livingstone，1993.）

**4. 腕骨间不稳定** 不同类型的腕骨间不稳定已被区分开来。这些不稳定被认为未分离，因为它们涉及的是非固有韧带（腕骨远、近排之间），而不是固有韧带（同一排腕骨内）。通常情况下，不稳随着时间不知不觉地发展，并且患者出现广泛的韧带松弛。偶尔，不稳可能因月骨周围的损伤所致。在临床上，腕骨间不稳定可能有痛性弹响，表现为在近排腕骨和远排腕骨突然移动时产生。不稳的治疗存在争议，但可能包括软组织重建术或最终的腕骨间关节融合术。

## 四、下尺桡关节损伤

### （一）概述

随着对下尺桡关节的重要性认识的逐步深入，该关节的骨折、脱位、软组织损伤近期得到更多的关注。如果不恰当地治疗这些损伤可导致致残性的疼痛、不稳定或活动受限。治疗应包括恢复正常的关节对合和修复可能会导致后期不稳定的软组织损伤。全面理解这一关节的解剖是评估和治疗这一损伤的关键。

### （二）解剖

DRUJ 为咬合的车轴关节，由桡骨远端凹的乙状切迹和尺骨远端突出的尺骨小头组成（图 23-22）。2/3 的尺骨远端被关节软骨覆盖，但其背侧非关节表面区被开槽，以容纳尺侧腕伸肌腱（ECU）（第六背间室）。旋前和旋后活动度达 180°，其中约 30° 为平移运动。由于桡骨远端乙状切迹的开口曲率大于与之相对应尺骨基底部，当完全旋前时桡骨滑向掌侧，完全旋后时桡骨滑向背侧。在旋转的这两个极端，只有 10% 的关节表面之间接触，其稳定必须由软组织（韧带）的限制来提供。其中最重要的韧带稳定物是 TFCC。TFCC 包含下列结构（图 23-23）：TFC、

尺腕韧带（包括 UL、UT 和尺头韧带）、掌侧和背侧桡尺韧带、半月板类似体、ECU 肌腱鞘和尺侧副韧带。

TFC 在这个复杂结构的中心，并形成传输腕骨和尺骨之间的压缩承重构件。它附着于桡骨远端乙状切迹，并运行于尺骨茎突的基底部。TFC 的厚度为中心区 2mm，逐步变厚至边缘 5mm。通常情况下，尺骨和 TFC 厚度之间成反比关系。负尺骨手腕具有更厚的 TFC，而正尺骨性手腕具有较薄的 TFC。该 TFC 的脉管由骨间前动脉的掌侧和背侧支供应，其中灌注到外侧 20%，中央区仍然无血管。掌侧和背侧桡尺韧带与 TFC 紧密相连，并且是 DRUJ 最主要的稳定装置。在完全旋前和旋后时这些韧带提供全过程支持。尺腕韧带中最重要的是 UL 和 UT，其连接 TFC 到腕骨并支持下尺桡关节的掌侧面。尺侧副韧带从中心凹到第五掌骨的基底部走行，并包含有退化的半月板类似体，它可以随它的位置改变而变化。当完全发育后，关节盘可以包含一小骨片，存在于 4% 的手腕中。TFCC 主要的背侧支撑是 ECU 腱鞘。其由一个分离于伸肌支持带的纤维骨管组成。虽然没有包含在 TFCC 内，旋前方肌被认为是 DRUJ 的重要动态稳定结构。在旋前、旋后时，靠旋前方肌收缩来提供跨关节压缩力。小窝被描述为前臂的旋转轴线。它位于尺骨茎突的基部，并形成掌侧和背侧桡韧带的重要附着点。尺骨茎突基底部骨折时将破坏这些附件，并导致 DRUJ 不稳定。当这类骨折有移位时，则要求切开复位内固定，以防止慢性的不稳定。

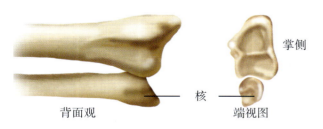

**图 23-22** 下尺桡关节在中立位或零度旋转位背面观和端视图

切迹的圆弧直径比尺骨头的直径大

（经许可，摘自 Green DP. ed. Operative Hand Surgery. 4th ed. New York，NY: Churchill Livingstone；1999.）

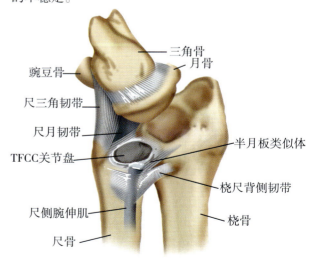

**图 23-23** 尺腕关节和 TFCC 的解剖

包括豌豆骨、三角骨、月骨、尺骨、桡骨、TFCC 关节盘、半月板类似体、尺侧腕伸肌、桡尺背侧韧带、尺三角韧带和尺月韧带。桡尺掌侧韧带和尺侧副韧带在此未显示

第 23 章 | 腕关节骨折与脱位 251

## （三）评估

1. 体格检查　下尺桡关节急性损伤可能单独发生，或与手腕和前臂骨折联合发生。因此，检查必须包括肘关节、前臂及手腕。肿胀、压痛、活动受限可能伴随着这些损伤，并与畸形相关联。当尺骨于背侧脱位，可见尺骨头突起畸形。相反，尺骨向掌侧脱位时可看到和触到凹陷。旋前和旋后也可能受限或障碍，这取决于损伤的程度。与 DRUJ 相关的慢性损伤可能会更难以诊断。在这些情况下，仔细检查每个结构很有必要。触诊可引起压痛，刺激手法能够鉴别 DRUJ 的不稳定。弹响并伴有疼痛被认为是特征性表现。琴键征阳性提示尺骨远端突起且极不稳定，它预示着背侧的不稳定。

2. 诊断性成像

（1）X 线片：X 线片应包括腕关节正位和前臂旋转至中立位时的腕关节侧位。正位片应显示桡骨、尺骨茎突，并允许尺骨变异的计算（请注意分离与前臂旋转的变化）。正位 X 线片显示桡骨和尺骨的分离，表明下尺桡关节脱位。一个真正的侧位 X 线片显示 DRUJ 脱位是尺骨明显的向掌侧和背侧移位。前臂和肘部的 X 线片也应该拍摄，以确认桡骨干和桡骨小头是否存在骨折。

（2）CT 扫描：CT 扫描，尤其是三维重建，为复杂骨折类型提供了有用的信息。轴向扫描可识别细微的关节破坏，并应包括双侧腕关节以用于比较。

（3）MRI 检查：MRI 已经被用于诊断手腕的软组织损伤，其中包括韧带破裂和 TFC 的撕裂。受伤的区域通常是在 $T_1$ 加权像上呈现低信号，而在 $T_2$ 加权像撕裂的周围会显示变亮。用专用腕线圈的机器，已经将磁共振检查的准确度提高到 > 90%。

（4）放射性核素骨显像：放射性核素骨显像在不明原因的手腕疼痛中是评估的重要工具。它是一个敏感的测试，可以用来检测隐性骨折、感染、肿瘤或 CRPS。

（5）关节造影：关节造影已被广泛用于 DRUJ 的评估。三重注射技术注射造影剂进入 DRUJ 以及腕关节和腕中关节。当与连续 X 线片或透视相结合，造影剂的流动可以证明韧带和 TFC 撕裂。造影的缺点是无症状的"沟通的缺损"，这可以证明和混淆病理撕裂的存在。DRUJ 注射后正常的结果包括茎突周围凹槽与三角骨周边关节相交通。

3. 关节镜检查　在诊断和治疗腕关节疾病中应用关节镜技术已发展迅猛。它现在被认为是评估 TFC 和腕关节韧带的金标准。关节镜评估已发展成一个关于 TFCC 异常的分类系统（表 23–2）。1 类病变为创伤性，而 2 类病变是退行性。许多这类问题现在可以在关节镜下治疗或与最小开放技术相结合治疗。评估 DRUJ 本身则比较困难，但关节镜可以提供有关关节软骨的诊断信息。

**表 23-2　TFCC 异常**

| 第一类：创伤性 | A | 中央穿孔 |
|---|---|---|
| | B | 尺侧撕裂（伴或不伴尺骨远端骨折） |
| | C | 远端撕裂 |
| | D | 桡侧撕裂（伴或不伴乙状切迹骨折） |
| 第二类：退变性（尺腕连接综合征） | A | TFCC 磨损 |
| | B | TFCC 磨损 + 月骨和（或）尺骨的软骨软化 |
| | C | TFCC 穿孔 + 月骨和（或）尺骨的软骨软化 |
| | D | TFCC 穿孔 + 月骨和（或）尺骨的软骨软化 + 月三角韧带穿孔 |
| | E | TFCC 穿孔 + 月骨和（或）尺骨的软骨软化 + 月三角韧带穿孔 + 尺腕关节炎 |

（经许可，摘自 Buterbaugh GA. In：American Society for Surgery of the Hand：Hand surgery Update. Rosemont, IL：American Academy of Orthopaedic Surgeons；1996.）

## （四）治疗

DRUJ 的问题包括单纯脱位、合并骨折脱位、软组织损伤及慢性关节紊乱。每个问题的治疗是不同的，因此需要分别论述。

1. 单纯下尺桡关节脱位　极度旋前可导致尺骨背侧脱位（多见），而极度旋后可导致尺骨掌侧脱位。损伤发生后，序贯发生桡尺韧带、TFCC、DRUJ 关节囊破裂。单纯脱位是指可闭合复位，并且通常是复位后能保持稳定。治疗包括长臂管形石膏固定 4 ～ 6 周，背侧脱位固定于旋后位，掌侧脱位固定于旋前位。复杂的脱位特指不可复位或闭合复位后不稳定。这是由于软组织嵌入，通常是 ECU 的肌腱和腱鞘。这些损伤必须切开治疗。背侧入路用于释放被困的 ECU 肌腱和复位 DRUJ。复位后是修复 TFC 至尺骨并用针固定 DRUJ。如果有尺骨茎突骨折存在，则用克氏针、张力带固定或骨间线缝合。术后处理应包括长臂管形石膏固定 6 周，接着拔针和关节康复训练。

2. 尺骨骨折合并 DRUJ 损伤　尺骨茎突骨折需要对 DRUJ 稳定性方面进行评估。因为是 TFCC 附件，骨折位于尺骨茎突基底部（凹）比在尖端更能导致不稳定。这些损伤通常与桡骨远端移位的骨折合并出现。在这种情况下，桡骨远端骨折需要先复位和固定，然后才能评估 DRUJ 的稳定性。如果手法按压或随着前臂旋转出现关节不稳定，尺骨茎突骨折应考虑切开复位内固定。另外，尺骨茎突骨折也可闭合复位，DRUJ 用针固定或使用外固定架。尺骨小头骨折也可造成 DRUJ 不稳定。这些关节内骨折如果移位，需要手术治疗以恢复关节匹配和稳定性。在极少数情况下，尺骨小头的严重粉碎性骨折可以考虑部分或全部切除。

3. 桡骨远端骨折合并 DRUJ 损伤　桡骨远端骨折合并 DRUJ 损伤见于桡骨远端骨折线延伸进入 DRUJ，或合并 TFCC 破裂或有尺骨茎突骨折。在每一种情况下，治疗 DRUJ 损伤不应被忽略。最近的研究表明，桡骨远端骨折畸形愈合和晚期腕关节尺侧疼痛之间有关。骨折在背倾 > 25° 愈合或短缩 > 5mm 可导致 DRUJ 破坏，并导致前臂旋转减少和尺腕嵌顿。同样，月骨窝涉及乙状切迹的骨折也应解剖复位，以避免关节内畸形愈合和 DRUJ 创伤后关节炎。这可以通过使用有限切开复位钢针固定或正式切开复位内固定来进行。另一个问题是由于 TFCC 破裂或尺骨茎突基底部骨折导致后期的不稳定。如前面所述，当 DRUJ 不稳定时，这些损伤需要进行手术治疗（切开复位内固定）。Fernandez 将尺侧损伤分为 A 型（稳定）、B 型（不稳定）和 C 型（潜在不稳定）（图 23-24）。A 型损伤可闭合复位治疗，而 B 型和 C 型损伤通常需要手术固定。

4. 桡骨干骨折合并 DRUJ 损伤　也称盖氏（Galeazzi）骨折，桡骨干骨折合并 DRUJ 损伤占前臂骨折的 5% ～ 7%。由于与 DRUJ 损伤有关，桡骨干骨折应总是对远端的问题提高警惕。仔细的手腕临床查体和影像学检查可提示 DRUJ 的半脱位或脱位。在一般情况下，距腕关节 7.5cm 内的桡骨干骨折更可能要与 DRUJ 脱位联系在一起。治疗包括桡骨干骨折切开复位内固定，接着复位和评估 DRUJ。当简

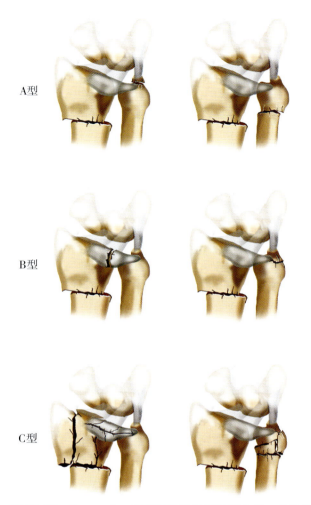

图 23-24　Fernandez 分型将尺侧损伤进行分类，并将其整合为整个治疗计划的一部分

单的脱位或半脱位存在时，DRUJ 损伤可闭合复位和固定 6 周，背侧脱位的固定在旋后位，掌侧脱位的固定在旋前位。在少数不稳定的简单脱位中，用一枚骨针贯穿关节并于 6 周后取出。复杂的脱位不能闭合复位，需切开复位并修复 TFCC 至尺骨上。骨针通常用于保护 DRUJ 的修复和稳定 4 ～ 6 周。

5. 桡骨小头骨折合并 DRUJ 损伤　又称为 Essex-Lopresti 损伤，当轴向负载施加于前臂，引起 DRUJ 的破坏、骨间膜断裂和桡骨小头骨折。再次强调，应对每一位桡骨小头骨折患者的手腕进行仔细检查。这种损伤的意义是整个桡侧的不稳定。未能鉴别和治疗这个问题可能会导致不稳定、疼痛、前臂功能丢失等晚期并发症。此外，桡骨小头粉碎性骨折存在桡骨向近端移位的风险，故不应被切除。切开复位内固定是首选的治疗方法，并结合尺骨和

桡骨远端穿针固定。倘若桡骨小头切除不可避免，用一个硅橡胶或钛的假体置入应能防止桡骨向近端迁移。由于骨间膜愈合得很慢，这些患者应随访至少 2 年。如果要取出置入物，应延迟至相同的时间周期。

6.TFC 损伤　TFC 急性撕裂可由作用在手腕或从轴向载荷的下降过程中持续旋转外力造成。如果没有相关的骨折或脱位，初始治疗包括夹板固定，接着逐渐活动。如果症状持续存在，则需更远期的随访。若患者有痛性弹响，MRI 或关节造影有 TFC 撕裂的证据，则可选择关节镜治疗。TFC 的创伤性撕裂被分为基于其解剖位置的 4 个分组（见表 23-2）。1A 级损伤指关节盘的中央撕裂和有症状，治疗通常是关节镜下清理术。因为它们均发生在缺血中心区域，不适合于修补。1B 类损伤是 DRUJ 脱位合并从小窝中完全撕裂或尺骨茎突基底部骨折。这些撕裂的处理通常包括 TFC 缝合修复（用缝线锚或钻孔）或尺骨茎突骨的切开复位内固定。1C 类撕裂位于远侧并且包括所述 UL 韧带、UT 韧带断裂，或两者兼而有之。1D 类损伤表示来自其径向附着于切迹的 TFC 的撕脱。这些损伤往往合并桡骨远端月骨窝的骨折，并需解剖复位及内固定。对这些撕裂的治疗仍存在争议。无论是利用关节镜或开放手术进行，大多数都能治疗。不管选择什么方式治疗，通常需要固定 6～8 周，以使已修复结构的愈合。

### （五）并发症

1.晚期不稳定　慢性不稳定可见于 DRUJ 及其稳定结构损伤后。在轻度半脱位的情况下，TFC 再附着到尺骨可通过钻孔或使用缝合锚来实现。如果尺骨茎突骨不连存在时，则可以用克氏针、螺钉或张力带钢丝复位并固定于尺骨。对于小的骨不连，推荐切除小骨片、修复软组织。在明显不稳定的情况下，可用肌腱移植物重建和修复 TFC。根据不稳定的位置，各种方式均可用于重建桡尺韧带或尺腕韧带。

2.创伤后关节炎　创伤后关节炎可能由 DRUJ 关节内畸形愈合或慢性不稳定造成。最初的治疗是长臂夹板非手术治疗（防止前臂旋转），口服消炎药和皮质类固醇局部注射。许多患者对这些治疗有反应。非手术治疗失败的患者选择手术治疗。手术的选择包括尺骨远端切除术（Darrach 法）、半关节切除成形术和下尺桡关节融合术。这些手术中，尺骨半关节切除成形术最受欢迎。它已经从比较激进的 Darrach 法演变成保留了 TFC 和有限的骨切除（只在关节边缘）技术。用游离的肌腱移植物置于残留的尺桡骨远端之间作为隔离物，以防止剩余的远端尺骨和桡骨之间的接触。Darrach 法仍适用于 DRUJ 关节炎合并不可重建的 TFC 病例。下尺桡关节远端融合结合近端骨假关节（Suave-Kapandji 法）是有症状关节炎的另一种选择。

3.尺腕桥接　尺腕桥接的特征在于尺骨正变异过度导致有症状的尺腕关节。最终导致 TFC 的逐步退化。桡骨远端骨折畸形愈合后，这种情况可能进一步发展。治疗包括打开桡骨楔形截骨术（延长）或尺骨缩短术（视骨折畸形愈合的程度）。其他的治疗方法包括"wafer"法切除尺骨下极（切开或关节镜下）和 Darrach 切除术。

4.创伤后 DRUJ 挛缩　DRUJ 创伤后关节囊的纤维化和挛缩，导致前臂旋转受限。更具体地说，掌侧关节囊挛缩限制前臂旋后，而背侧关节囊挛缩限制前臂旋前。治疗包括保留 TFC 的部分或全部关节囊切除术。

5.尺侧腕伸肌腱脱位　肌腱半脱位或脱位可发生在 TFC 损伤中。另外，这种情况可能会与单纯的 TFC 撕裂混淆，因为这两种情况可能都会有痛性弹响或噼啪声。急性 ECU 脱位治疗是固定前臂在旋前位 3～4 周。若非手术治疗失败，可使用一小条伸肌支持带来重建腱鞘。

（谢会斌　译，章　莹　夏远军　审）

# 第 24 章

# 手外伤

Thomas L. Mehlhoff，C. Craig Crouch，James B. Bennett

## 一、手的关节损伤

### （一）概述

1. 解剖（图 24-1～图 24-4）　手的小关节均为屈戍关节。掌指关节（MCP）具有杵臼结构，而近侧指间关节（PIP）和远侧指间关节（DIP）具有球窝形状。其稳定性取决于关节的轮廓、侧副韧带和掌板。掌板在侧面有坚强的附着，但远端菲薄。

2. 小关节损伤　侧副韧带、掌板、伸肌腱的部分或完全撕裂可导致手指关节半脱位或完全脱位。这些损伤可并发关节内骨折，包括撕脱性骨折和骨折脱位。

3. 评估　手指的肿胀、压痛、瘀斑应高度怀疑关节损伤。应力试验可揭示由潜在的骨折或韧带损伤造成的不稳定。在韧带松弛的病例中，健侧对照查应力试验有助于诊断。关节活动度受限可因关节半脱位或移位的关节内骨折块造成。评估这些损伤需优质的 X 线片，包括前后位（AP）X 线片、以受伤关节为中心的侧位 X 线片，以及一两张斜位 X 线片。必要时行断层扫描能更好地显示中央凹陷性骨折。

4. 治疗和预后　无痛性自由活动和关节稳定是

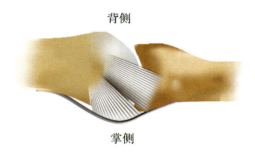

背侧

掌侧

图 24-2　侧副韧带有索状的背侧部分和扇形的掌侧部分

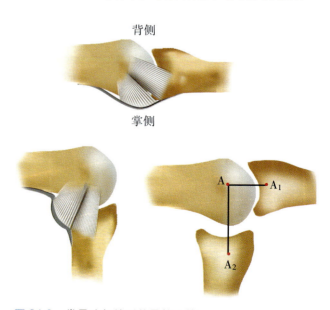

背侧

掌侧

图 24-3　掌骨头部的形状是偏心的
这就形成了一个凸轮效应，使副韧带在屈曲时比在伸直时更加紧绷（从 A 到 $A_1$ 的距离小于从 A 到 $A_2$ 的距离）

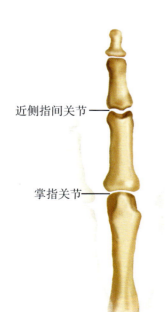

近侧指间关节

掌指关节

图 24-1　掌指关节是单髁，近侧指间关节是双髁，使近侧指间关节更稳定

这类损伤的治疗目标。治疗时必须纠正半脱位和恢复可接受的关节面。研究表明，手的小关节损伤后1年，关节的疼痛和活动度仍可能改善。

### （二）远侧指间关节（DIP）损伤

1. 锤状指（图 24-5） 突然的屈曲暴力作用于DIP 关节，可将伸肌腱从远节指骨撕裂，伴或不伴骨折片。大的骨折块若涉及关节面 > 30%，远节指骨有向掌侧半脱位的风险。

（1）评估：检查可见疼痛、肿胀和远侧指间关节下垂指。X 线片提示 DIP 关节屈曲畸形，可能有附着于伸肌腱止点的骨折块。远端指骨的掌侧半脱位可伴随骨折，尤其是骨折片很大时。

（2）锤状指的分型

1）Ⅰ型：包括闭合损伤或钝性损伤，肌腱的连续性损伤，伴或不伴小的骨折片。

2）Ⅱ型：涉及在 DIP 关节平面或其近端的撕裂，肌腱的连续性损伤。

3）Ⅲ型：涉及深部磨损，有皮肤、皮下组织、腱性组织缺损。

4）Ⅳ型：涉及儿童的骨骺骨折，过度屈曲损伤涉及 20%～50% 的关节面骨折，或过伸损伤并涉及关节面通常 > 50% 的骨折，并末节指骨早期或后期向掌侧半脱位。

（3）治疗

1）非手术治疗：锤状指损伤的小骨折片涉及关节面 < 30% 或移位 ≥ 2mm 时，推荐用夹板或石膏固定。将锤状指全天固定于伸直位 6 周，接着仅夜间固定 4 周（图 24-6）。

2）手术治疗：锤状指畸形且骨折片涉及关节面 > 30%，移位 > 2mm 或合并远节指骨掌侧半脱位时需手术治疗。DIP 关节掌侧半脱位是绝对的手术指征。建议骨折切开复位内固定（ORIF）纠正 DIP 关节的掌侧半脱位，并用纵行克氏针固定远侧指间关节于过伸位（图 24-7）。根据需要进行肌腱的修复。使用拉出纽扣技术可能导致皮肤腐烂（纽扣的下方）。用缝合锚固定可能更可取。

（4）并发症：并发症包括永久性的锤状指畸形、继发鹅颈畸形（图 24-8），以及关节不匹配或掌侧半脱位导致的远侧指间关节创伤性关节炎。

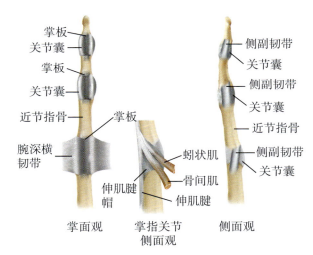

图 24-4 关于掌指关节和指间关节的结构

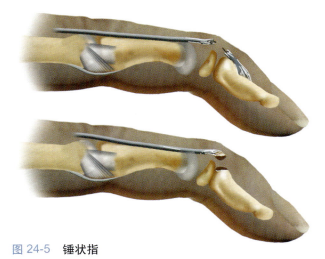

图 24-5 锤状指
软组织（伸肌腱末端撕裂）锤状指（上图）和骨性锤状指（下图）

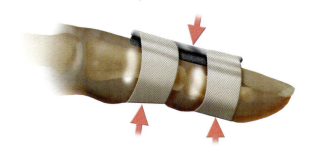

图 24-6 远侧指间关节锤状指损伤用夹板伸直位固定
利用三点固定原则在指背与夹板间填充（箭头位置）

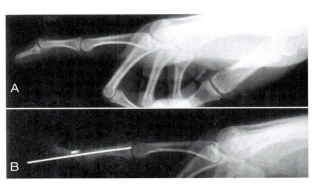

图 24-7 A. X 线片显示骨止点撕脱的锤状指；B. 术后 X线片显示使用缝合锚和克氏针固定牢靠

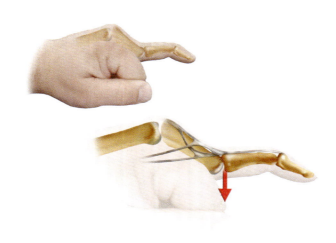

图 24-8 鹅颈畸形：侧索向背侧半脱位

2. 远侧指间关节背侧脱位 过伸暴力作用于指尖可导致掌板和侧副韧带断裂，而深部的肌腱保持完整。由于皮肤被牢固地约束于下面的骨骼，这些损伤经常合并掌侧软组织的撕裂（64% 的病例）。

（1）评估

1）临床检查：远侧指间关节可有压痛及畸形。患者不能弯曲或伸直关节。

2）影像学检查：在手法复位前需摄正位和侧位 X 线片。脱位通常是向背侧，很少向侧面脱位。是否合并撕脱骨折应明确。

（2）分型：包括闭合脱位、开放脱位、骨折脱位。

（3）治疗

1）闭合复位：轻柔的闭合复位术应在掌部阻滞麻醉下进行。末节指骨牵引后越过指骨髁复位。虽然再脱位的趋势很小，但复位后其稳定性需再评估。复位后 X 线片可证实关节复位、无合并骨折。短期固定（10 ~ 14 天）通常就足够了。对开放伤在复位前应进行彻底的冲洗和清创。

2）手术治疗：掌板的嵌入、指深屈肌腱的嵌入、移位的骨软骨骨折块可导致远侧指间关节不可复性脱位。在这些情况下，有必要行切开复位提出卡入的掌板、籽骨或骨折块。深肌腱的嵌入意味着至少有一条侧副韧带破裂，并且在这种情况下，固定应持续 3 周。

（4）并发症：包括创伤后僵硬、复发性不稳定、创伤性关节炎、感染（化脓性关节炎和骨髓炎）。

### （三）PIP 关节损伤

1. 近侧指间关节侧副韧带扭伤 外展或内收暴力施加于伸直的手指，可导致 PIP 关节桡侧副韧带或尺侧副韧带的撕裂。桡侧副韧带比尺侧副韧带损伤更常见。

（1）诊断：临床检查可触及损伤部位的明确压痛点。韧带断裂通常发生在近节指骨平面，相对少见于韧带的中部。应力试验应在关节伸直或屈曲 20° 进行。缺乏坚强的止点可诊断完全撕裂。正位应力 X 线片见成角 > 20° 也可诊断完全撕裂。小的骨折片可见于侧副韧带起点。数码照片可以更容易检查。

（2）治疗

1）非手术治疗：部分撕裂和大多数的完全撕裂可以用静态夹板固定 7 ~ 14 天，随后用胶带固定到邻指 3 周。主动运动从一开始就鼓励进行。深层瘢痕组织形成常会后遗关节不适和侧副韧带增厚，可持续 3 ~ 6 个月。

2）手术治疗：手术适应证包括软组织嵌入的影像学证据、移位的指骨髁骨折、3 周静态夹板固定后的持续不稳定。对示指的桡侧副韧带手术则很必要，以恢复侧副韧带的强度。

2. PIP 关节掌板损伤 PIP 关节过伸位损伤可能导致掌板从中间指骨撕裂，伴或不伴骨折块。

（1）诊断

1）临床检查：近侧指间关节梭形肿胀，伴掌板体表的明显压痛点。

2）影像学检查：侧位 X 线片上可显示位于中间指骨基底部的小撕脱骨折片，通常小于关节面的 10%。近侧指间关节通常是复位的，没有半脱位。

（2）治疗：闭合治疗是有指征的。稳定的损伤用背侧夹板固定于屈曲 20° 位 1 周，随后在胶布保护下关节主动活动。

（3）并发症：包括创伤后屈曲挛缩、疼痛与运动范围受限，后期鹅颈畸形。

3. PIP 关节背侧脱位 PIP 关节背侧脱位是手部最常发生的关节损伤之一。PIP 关节过伸，暴力使手指反向移位，导致中节指骨背侧脱位，累及近节指骨，撕裂掌板。

（1）诊断

1）临床检查：脱位通常导致手指具有明显的畸形，除非它已经被教练或旁观者复位。过伸应力试验用来确定剩余不稳定。单纯的背侧脱位可能预示侧副韧带的稳定。

2）影像学检查：X 线片表明近侧指间关节脱位（图 24-9）。可见从中间指骨撕下的一个小的撕脱骨折块，可分辨掌板的远端位置。

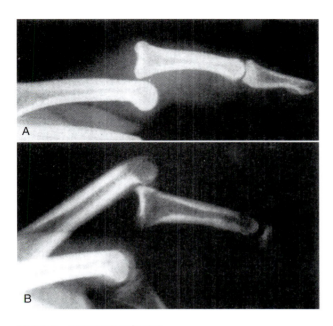

**图 24-9　近侧指间关节脱位**

A. 背侧脱位（最常见）常可闭合复位，粘贴胶带处理。若伸直时复位丢失则需背伸阻挡夹板固定；B. 掌侧脱位（罕见）需手术修复伸肌腱中央束

（经许可，摘自 Green DP，Strickland JW. In: DeLee JC，Drez D Jr，eds. *Orthopaedic Sports Medicine: Principles and Practice.* Philadelphia, PA: WB Saunders；1994.）

（2）治疗：纵向牵引闭合复位在掌部神经阻滞麻醉下进行。大多数背侧脱位可较容易复位。对稳定的复位，胶带保护下屈伸活动可早期开始，持续 3～6 周。不太稳定的损伤可能需要延长阻挡夹板固定 3 周，防止最后 20° 的伸直。如果掌侧骨折片含有掌侧关节面的 15% 以上，手术干预是必要的。开放性脱位应在手术室彻底冲洗，如果有必要可延长皮肤原伤口。手指的旋转畸形可能表明中节指骨髁滞留侧索和中央束之间。这种情况往往是闭合牵引不可复位的，并且需要切开复位、修复伸肌结构。

（3）并发症：包括创伤后屈曲挛缩、间隙太宽畸形和过伸不稳定。

4.PIP 关节掌侧脱位　中央束损伤后卡压于近节指骨。

（1）诊断

1）临床检查：畸形和活动受限通常是显而易见的。如果关节已经自发地复位，中节指骨抗阻力主动伸直障碍提示中央束破裂。如果侧索或中央束滞留于近节指骨头下方，则可能发生不可复性脱位。

2）影像学检查：X 线片可显示近侧指间关节掌侧脱位（见图 24-9）。可见一个小的撕脱骨折在中

间指骨的背侧，由中央束撕裂卡压所致。

（2）治疗：可纵向牵引和屈曲 MCP 及 PIP 关节试行闭合复位。复位后测试中央束的稳定性和强度。如果中央束是完整的，短时间固定之后可以进行有限运动范围的功能锻炼。中央束破裂必须用静力夹板固定伸直位 6 周或开放手术修复破坏的中央束装置。

（3）并发症：包括伸直挛缩、PIP 或 DIP 关节僵硬、进展性 Boutonnière 畸形。中央束断裂漏诊可致进行性伸直结构损伤掌侧半脱位，结果导致 Boutonnière 畸形（图 24-10）。整体不稳定是另一种并发症。

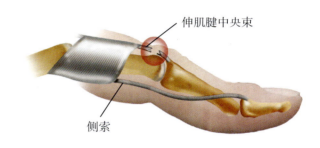

伸肌腱中央束

侧索

**图 24-10　中央束损伤**如不进行治疗，可导致侧索向掌侧移位和 Boutonnière 畸形。近侧指间关节掌侧脱位虽然少见，也可导致中央束损伤。只要患者能主动伸直近侧指间关节在完全伸直的 30° 以内，可用夹板固定近侧指间关节（不包括远侧指间关节）于伸直位，并鼓励患者被动屈曲远侧指间关节，这是治疗急性中央束损伤的正确方法

5.PIP 关节骨折脱位　过伸、压缩、剪切暴力可能发生 Pilon 骨折脱位。这些损伤是最易致残的 PIP 关节损伤。

（1）诊断

1）临床检查：可见肿胀、疼痛、活动受限，常无严重畸形。这种损伤通常误诊为扭伤。

2）影像学检查：X 线评估势在必行。在以损伤关节为中心的侧位 X 线片中，可见关节内骨折片。随着中间指骨背侧半脱位的严重程度，骨块大小从一小片至占关节表面达 50% 变化。近侧指间关节屈曲位的侧位 X 线片有助于评估是否会再脱位。

（2）治疗：有效的治疗方式包括背伸位夹板固定、骨牵引、切开复位内固定术和掌板成形术。

1）闭合复位治疗：屈曲稳定的 PIP 关节可用背侧伸直位夹板进行处理。允许自主屈曲，4 周后方允许逐步伸直活动。骨折块占关节面 < 30% 的也非

常适合这种方法。

2）手术治疗

①切开复位内固定：大骨折块累及关节面50%以上可予以外科手术修复，用拔出钢丝、克氏针或加压螺钉固定。Pilon骨折合并关节面压缩需抬高、植骨克氏针固定。

②掌板成形术：粉碎性骨折需要切除掌侧骨片，掌板前移至中节指骨来重获稳定，重塑破坏的关节面。

③骨牵引：对极度粉碎的骨折，可能没有别的选择，只能持续纵向牵引直到骨折成形。

④并发症：包括复发性脱位、关节活动受限（在半脱位的近侧指间关节的铰链运动）和创伤后关节炎。

### （四）MCP 关节损伤

1. 拇指掌指关节尺侧副韧带损伤　拇指掌指关节尺侧副韧带损伤也被称为猎场看守人拇指或滑雪杖拇指。掌指关节强有力的尺侧副韧带对有效地侧捏关节至关重要。

（1）评估

1）临床检查：在 MCP 关节尺侧面可及压痛。若明显的发胀可提示 Stener 损伤（拇内收肌腱膜卡压于尺侧副韧带撕裂端和近节指骨之间）。尺侧副韧带桡侧应力试验应与健侧拇指进行比较。稍屈曲时测试的是固有侧副韧带，伸直时测试的是掌侧副韧带。在屈曲和伸直位同时测得止点松弛，则可确认韧带完全撕裂并关节不稳定。临床检查前需先行数码摄片检查。

2）影像学检查：应力试验前应进行拇指摄 X 线片检查看是否伴随骨折。应力位 X 线片见掌指关节张开＞35°表示韧带完全撕裂（图 24-11）。

（2）治疗

1）非手术治疗：尺侧副韧带部分撕裂、止点完整、应力试验中张开＜35°的可以用石膏固定，或用功能支具维持掌指关节轻度屈曲位 3～4 周。

2）手术治疗：尺侧副韧带完全撕裂联合 MCP 关节不稳定（应力试验张开＞35°）或有移位的骨折块，需要手术来重新使尺侧副韧带附着。在这些情况下，通常存在 Stener 损伤，非手术治疗不会愈合至近节指骨。手术修复韧带可通过缝合锚或拔出钢丝来实现。尺侧副韧带慢性损伤需要韧带重建或将拇收肌腱前移至近节指骨。

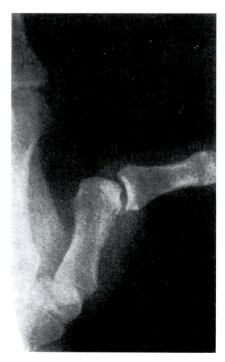

图 24-11　第一掌指关节尺侧副韧带的应力试验表明拇指在第一掌指关节明显桡偏并成角（正如这张应力位 X 线片所示）

（经许可，摘自 O'Donoghue DH. *Treatment of Injuries to Athletes*. Philadelphia，PA: WB Saunders，1986.）

（3）并发症：包括伴随疼痛的残余不稳定、侧捏力量减弱、MCP 关节掌侧半脱位和晚期关节炎的变化。

2. 拇指掌指关节桡侧副韧带损伤　拇指掌指关节桡侧副韧带损伤不太常见。但经常会漏诊，所以治疗可能会延误。

（1）评估

1）临床检查：可触及拇指 MCP 关节的桡侧肿胀和压痛。应力试验可引出疼痛或证实关节的桡侧张开。掌侧半脱位通常并发于拇指 MCP 关节桡侧副韧带损伤。

2）影像学检查：拇指两个位置的 X 线片被用来评估相关骨折。来自掌骨的小骨软骨骨折块通常能显示出来。

（2）治疗

1）石膏固定：几乎所有的桡侧副韧带损伤一旦确诊，都需用管形石膏或拇指人字夹板固定 4～6 周。管形石膏需预防 MCP 关节掌侧半脱位。

2）手术治疗：如果 MCP 关节不稳定或有掌侧半脱位，则需手术修复桡侧副韧带。韧带通常从掌骨头撕裂，需要用缝合锚或拔出钢丝修复。

（3）并发症：与拇指 MCP 尺侧副韧带损伤所列的相同。

3. 手指 MCP 侧副韧带损伤　暴力作用于指璞，可导致手指掌指关节桡侧副韧带或尺侧副韧带损伤。掌指关节侧副韧带通常在近节指骨附着处断裂，有时包含一撕脱骨片。

（1）诊断

1）临床检查：在两掌骨头之间的指璞可见轻微肿胀。局部压痛可证实损伤的部位。掌指关节轻柔的应力试验，在伸直或屈曲位时可诱发疼痛或表现出不稳。

2）影像学检查：X 线片可显示从掌骨头部撕脱的小骨块。

（2）治疗

1）非手术治疗：大多数手指侧副韧带损伤可用非手术治疗处理。推荐使用手指粘贴胶带保护 MCP 关节的副韧带，对不稳定损伤可间断使用夹板固定掌指关节在屈曲 50° 以上位置。预期 3 个月以上可以缓慢改善症状。

2）手术治疗：手术治疗适用于撕脱骨折涉及关节面的 20% 或移位 > 2mm 的患者。手术修复的相对适应证包括示指或小指的桡侧副韧带损伤。

（3）并发症：包括不稳、松弛、无力或疼痛。比起不稳定，慢性疼痛和继发粘连是更常见的后遗

症，因此建议应用静态夹板固定应不超过 3 周。伸直挛缩也可发生。

4.MCP 关节背侧脱位　MCP 关节脱位最常发生向背侧脱位，最常见于示指、拇指和小指。背侧脱位可能简单（可复位）或复杂（不可复位）。

（1）评估

1）单纯脱位：可见掌指关节处于过伸位且有明显畸形。X 线片显示近端指骨位于掌骨头的背侧过伸 60° ～ 90° 位置。

2）复杂脱位（图 24-12）：畸形并不明显，关节仅稍微过伸。一个常见的发现是在远端掌横纹处有皮肤凹陷（皱褶）。X 线片显示出近节指骨和掌骨近平行排列。若在增宽的掌指关节间隙中出现籽骨表明卡入其中。

（2）治疗

1）简单脱位：应进行轻柔闭合复位，先过伸掌指关节，然后将近节指骨推入掌骨头前方。应避免直接纵向牵引，因为这样可能会使简单脱位变成复杂脱位。

2）复杂脱位：闭合复位可以尝试一次，但最复杂的脱位需要在手术室切开复位。开放复位可以通过背侧入路或掌侧入路来实现，并且需要拉出嵌入的掌板。掌侧入路时可见桡侧指神经跨在示指掌骨头上，或尺侧指神经跨在小指掌骨头上。如有需要，可将掌板纵行劈开来协助关节复位。背侧入路可免

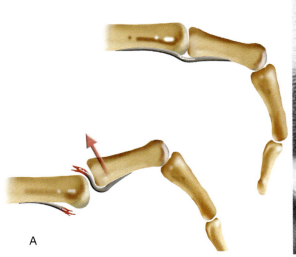
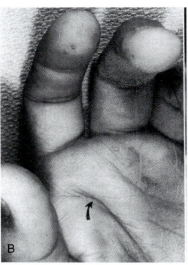
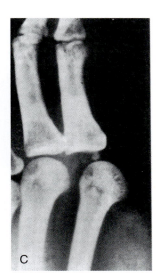

图 24-12　掌指关节的复杂背侧脱位

A. 图示说明掌板如何向背侧移位，并阻挡背侧脱位之掌指关节的复位；B. 临床照片说明手掌皮肤的皱褶（箭头处）；C. X 线片显示籽骨卡入增宽的掌指关节间隙

（经许可，图 B 和图 C 转载自 Green DP，Strickland JW. In: DeLee JC，Drez D Jr，eds. Orthopaedic Sports *Medicine: Principles and Practice*. Philadelphia，PA: WB Saunders，1994.）

除损伤指神经的风险，并可处理任何相关的掌骨头骨折。复位后，该 MCP 关节通常是稳定的，并允许在粘贴胶带保护下主动屈伸锻炼。

（3）并发症：可包括指神经损伤、关节僵硬和关节炎（如果合并掌骨头骨折）。

### （五）腕掌（CMC）关节损伤

腕掌关节脱位和骨折脱位　第二、第三、第四腕掌关节是稳定的关节，仅允许轻微滑移运动，被归类为微动关节。第五腕掌关节有更大的活动度，它类似于第一腕掌关节。作为鞍状关节，第五掌腕关节不仅可滑移，而且还可旋转运动，以允许其可以对拇指活动。腕掌关节靠很强的掌骨间韧带和腕掌韧带维持关节背侧和掌侧面的稳定。腕掌关节骨折脱位需严重的暴力。脱位一般向背侧（除非暴力从背侧直接作用，使腕掌关节向掌侧脱位）。掌侧脱位较背侧脱位罕见，但由于第五腕掌关节活动度增加，所以在第五腕掌关节掌侧脱位相对常见一些。

1. 评估　由于腕掌关节骨结构的重叠，X 线片评估损伤非常困难，倘若要准确了解损伤则需要各种角度的 X 线片。X 线片可显示腕掌关节半脱位或脱位（伴或不伴涉及 CMC 关节面的骨折块）（图 24-13）。计算机断层扫描（CT）可显示更难诊断的问题。手的 30° 旋前位片可能是必要的，以评估关节表面的对位情况。

2. 治疗　闭合复位一般在纵向牵引下较容易，但不能单纯用管形石膏来维持复位。除了用石膏固定外，联合经皮克氏针内固定很有必要。再脱位或不完全复位常发生于第二和第五腕掌关节，是桡侧伸腕长肌腱和尺侧腕伸肌腱牵拉掌骨的结果。因为这些损伤合并不稳和明显的肿胀，所以闭合复位后用石膏固定往往会造成复发。

3. 并发症　包括再脱位、疼痛、无力和关节炎。CMC 关节创伤性关节炎可用关节融合术得到有效的治疗。

## 二、手部骨折

手指骨和掌骨骨折是常见的，约占所有骨折的 10%。

### （一）指骨骨折

1. 分类　关节外指骨骨折按部位描述，包括基底部、骨干、中节和近节指骨颈以及远节指骨粗隆。这些损伤可进一步描述为移位和无移位、开放和闭合、有无合并旋转或成角畸形。它们可能联合皮肤、神经、固有动脉、肌腱的损伤。

2. 变形力　骨骼解剖结构是一个居中的骨链。在这条链中，指骨骨折导致一个可预见的畸形。

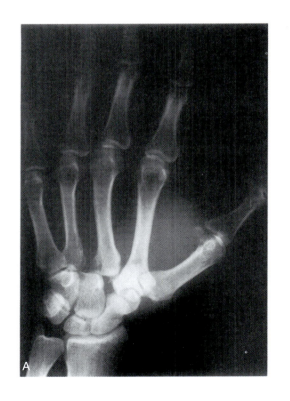
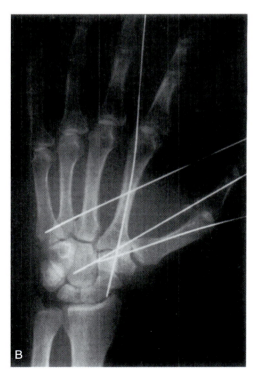

图 24-13　A. 损伤处 X 线片显示第二和第三腕掌关节脱位；B. 将脱位整复并用克氏针固定术后 X 线片

（1）中节指骨：骨折近端有指浅屈肌（FDS）介入，致中节指骨向背侧成角。骨折远端有 FDS 介入使中节指骨向掌侧成角。

（2）近节指骨：指骨近端的骨间附件固定近端骨折片屈曲，而中央束使远端部分背伸，从而导致骨折向掌侧成角。

3. 评估　肿胀、疼痛、活动受限或畸形应考虑骨折并进行影像学检查。指骨骨折的 30% 可能是开放性的。应确定是否合并屈肌腱或固有神经损伤。不愈合和感染率在开放性骨折中更高。摄侧位 X 线片时应让各手指不同程度地屈曲，防止各指骨的重叠。

4. 治疗

（1）一般原则：要求骨折精确复位，骨折稳定后伤指尽早活动。其他手指也应及早活动，以防止关节僵硬。近侧指间关节是手指运动和功能最重要的关节。

（2）稳定性骨折：稳定指骨骨折如具有良好的影像学对线，可给予粘贴胶带、夹板或管形石膏处理。7～10 天后应复查 X 线片。

（3）移位骨折：移位骨折若可复位并获得稳定的位置可非手术治疗，包括石膏或夹板固定，然后行保护下功能锻炼。必要时经皮穿针以防止骨折移位。

（4）不稳定骨折：骨折不能复位或尽管闭合复位，但有持续不稳定存在，需要切开复位内固定处理。治疗方案包括克氏针内固定、骨内线缆、骨片螺钉、钢板螺钉内固定。

（5）节段性骨缺损：骨缺损经常与严重的软组织损伤有关。初步处理应包括打开敷料、软组织彻底冲洗和清创。这些骨折通常是高度复杂的，并可能需要外固定维持长度，直到最终可以植骨进行骨的重建。可能需要皮瓣覆盖创面。

5. 并发症

（1）活动受限：由于屈肌腱和伸肌腱紧贴于指骨，可能导致肌腱粘连于指骨。为提高骨折愈合后的活动度，需行肌腱松解治疗。PIP 屈曲挛缩也是指骨骨折后常见的并发症。如果经物理治疗后无改善，则需行关节松解治疗。

（2）畸形愈合：矫正成角畸形需行指骨闭合式楔形截骨术。手指旋转短缩畸形需行指骨横形去旋转截骨术治疗。

（3）感染。

（4）不愈合。

（5）暴露在外的克氏针可并发浅表针道感染。

钢板和螺钉固定指骨骨折往往并发各种不适症状，需要待骨折愈合后将内固定取出，同时行伸指装置松解术。

**（二）掌骨骨折**

掌骨骨折占所有手部骨折的 36%。

1. 分类　掌骨骨折根据部位可分为：掌骨头骨折、掌骨颈骨折、掌骨干骨折、掌骨基底部骨折。这些骨折通常进一步分为无移位骨折或移位骨折，闭合性骨折或开放性骨折，或成角畸形、旋转畸形、短缩畸形。

2. 评估　X 线片可显示骨折对线情况。Brewerton X 线摄片法对评估掌骨头骨折特别有帮助。

3. 治疗

（1）掌骨头骨折：无移位的掌骨头骨折可用管形石膏固定或用粘贴胶带治疗。移位的斜形骨折需切开复位克氏针或小螺钉内固定。小的骨软骨骨折可切除骨折片。即使是无移位的横形掌骨头骨折也可能出现掌骨头缺血性坏死。

（2）掌骨颈骨折（图 24-14）：又称为拳击手骨折、斗士骨折或击打骨折。作用于小指或环指掌骨头的直接打击可导致掌骨颈的骨折并成角。如果骨折成角 < 15°，可在尺侧用沟形夹板治疗 2 周，随后全范围运动练习。若骨折成角 15°～40°，需复位后用沟形夹板治疗。如果骨折成角 > 40°，出现临床不可接受的畸形，推荐行闭合复位后经皮穿针固定骨折。第五掌骨颈骨折向背侧成角 40° 是可以接受的，由于第五掌指关节代偿运动，最终可获得很好的功能。第二和第三掌骨颈骨折残余成角 > 15° 是不可接受的，因为这些掌骨的掌指关节代偿活动不足。

（3）掌骨干骨折：掌骨干横形骨折通常是由直接打击造成，骨折向背侧成角。这些骨折通常适合于闭合复位管形石膏治疗。掌骨干螺旋形骨折和长斜形骨折本质上是不稳定的，存在短缩和旋转。旋转畸形握拳时（图 24-15），表现为手指的重叠。掌骨干骨折切开复位内固定推荐用于旋转不良、第二和第三掌骨骨折向背侧成角 > 10°、第四和第五掌骨骨折向背侧成角 > 20°、任何短缩 > 3mm 的骨折。多根掌骨干的移位骨折是切开复位内固定的指征。治疗方式包括克氏针，骨间缆线，骨片钉、钉板系统。长斜形骨折和螺旋形骨折非常适合骨片钉内固定。短斜形和横形骨折需用中和钢板和螺钉内固定（图 24-16）。手术治疗掌骨骨折需要同时治疗

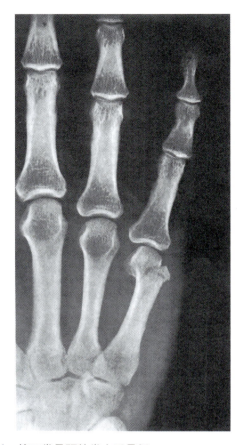

**图 24-14　第五掌骨颈的拳击手骨折**

（经许可，转载自 Gartland JJ. *Fundamentals of Orthopaedics*. 4th ed. Philadelphia，PA: WB Saunders，1987.）

相关软组织损伤，若骨折高度粉碎则可能需要外固定和经皮克氏针固定（图 24-17）。

（4）掌骨基底部骨折：稳定的掌骨基底部骨折可单独用管形石膏固定。移位掌骨基底部骨折需闭合复位经皮穿针固定。

4. 并发症

（1）畸形愈合：掌骨干骨折背侧成角可打乱内在或外在肌腱的平衡。要纠正这种成角畸形，可能有必要用背侧闭合楔形截骨或掌侧开放楔形截骨术。通过掌骨基底部去旋转截骨术可纠正旋转畸形。

（2）其他并发症：包括骨不连、MCP 关节挛缩、内在肌挛缩、再骨折。

### （三）第一掌骨基底部骨折

第一掌骨基底部骨折可减弱侧捏功能和拇指对指功能。

1. 分类（图 24-18）

（1）Bennett 骨折脱位。

（2）Rolando "Y" 形或 "T" 形髁部骨折。

（3）Epibasal 骨折。

（4）粉碎性骨折。

2. 评估

（1）临床检查：拇指基底部有肿胀和疼痛，常伴大鱼际区发绀。

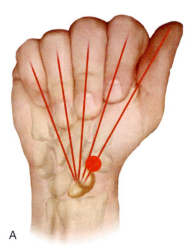
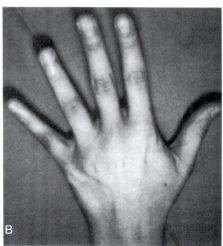
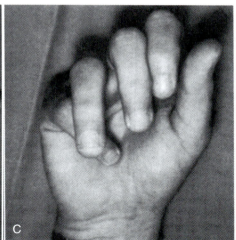

**图 24-15　评估手指旋转畸形的方法**

A. 正常情况下，4 个手指弯曲时会聚于手舟骨结节，且各指甲是对齐的；B. 旋转排列不齐在手指伸直时不能呈现；C. 与 B 图的同一患者随着手指屈曲，可见环指旋转不良

（经许可，图 B 和图 C 转载自 Culver JE, Anderson TE. *Clin Sports Med*. 1992，11:101‑128.）

（2）影像学检查:需摄正位、侧位和斜位 X 线片。斜位 X 线片则是必需的，以评估腕掌关节的对位情况。

3. 治疗

（1）无移位骨折:无移位的、良好对位的骨折可给予石膏固定 4 周，随后用可拆卸夹板治疗。

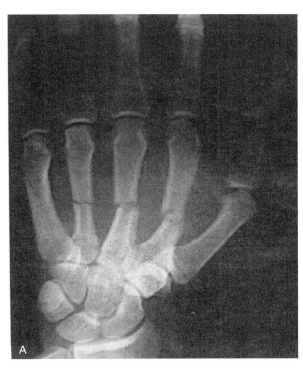
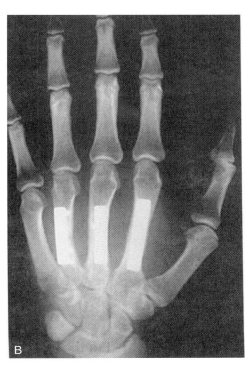

图 24-16　A. 损伤后 X 线片显示第一、第二、第三掌骨干的横形骨折或短斜形骨折；B. 用钢板和螺钉牢靠内固定术后 X 线片（经许可，摘自 Jupiter J，Silver MA. In: Chapman M，ed. Operative *Orthopaedics*. Philadelphia，PA: J.B. Lippincott Company，1988.）

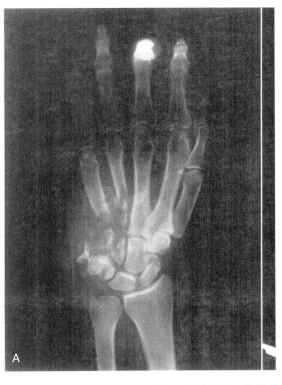
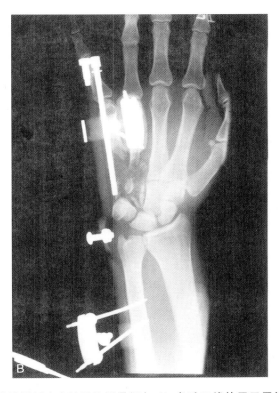

图 24-17　A. 伤后 X 线片显示枪伤致第四掌骨和第五掌骨粉碎性骨折（也涉及腕骨骨折）；B. 术后 X 线片显示用外固定架固定牢靠

Bennett骨折

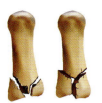
侧面　正面
Rolando Y形骨折

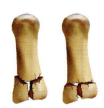
侧面　正面
Rolando T形骨折

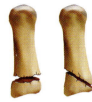
横形骨折　斜形骨折
基底部以上骨折

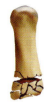
粉碎性骨折

图 24-18　第一掌骨基底部骨折分类

（2）移位骨折：移位骨折合并 CMC 关节不匹配或半脱位需手术治疗。若 CMC 关节不匹配只有 1～3mm 是可以接受的。若移位的 Bennett 骨折脱位掌尺侧骨块很小，则可给予纵向牵引和经皮克氏针内固定治疗。大的骨折块可能需切开复位用克氏针或小拉力螺钉内固定。粉碎性骨折需经关节克氏针固定或用外固定架通过间接复位来维持掌骨长度。

4. 并发症　并发症包括畸形愈合、骨不连、创伤后关节炎。关节面的精确复位可减少创伤后关节炎的发生。只要骨折块达到稳定愈合而无 CMC 关节半脱位，＞3mm 的 CMC 关节不匹配也可接受。

### （四）儿童骨骺骨折

超过 34% 的儿童手部骨折涉及骺板。这种骨折的常见位置在近节指骨基底部、远节指骨基底部和第二、第三、第四掌骨基底部。

1. 分型　Salter-Harris 分型被用于手的骨骺损伤。

（1）Ⅰ型损伤：是常见于幼儿的剪力损伤，预后良好。

（2）Ⅱ型损伤：通常见于 10 岁以上的儿童，也是因剪力或成角暴力造成。预后也较好。

（3）Ⅲ型损伤：也见于 10 岁以上的儿童，损伤向关节内延伸。此损伤需精确复位关节面以避免创伤后关节炎。

（4）Ⅳ型损伤：也有关节内延伸，并有干骺端

的骨折移位。骨折必须实现解剖复位。若未解剖对位则预后差。

（5）Ⅴ型损伤：可发生于任何年龄，但在手部极为罕见。这类骨折通常认为是由严重的轴向负载作用于骺板造成。预后较差，即使手术也不能改善预后。

2. 并发症　包括畸形愈合、创伤性关节炎、残留畸形和骺板生长停滞。虽然 Salter-Harris Ⅱ 型无移位骨折可出现生长障碍，但Ⅳ型和Ⅴ型骨折的预后明显更差。

## 三、手部软组织损伤

### （一）屈肌腱损伤

1. 解剖　肌腱是由Ⅰ型胶原纤维组成。屈肌腱的大多数血管位于腱外膜，它连续于肌腱内包裹独立胶原束的腱内膜。指浅屈肌腱劈开包绕指深屈肌腱（FDP），止于中节指骨。指深屈肌腱止于末节指骨。指浅屈肌腱随着屈曲运动在掌中的滑移为 26mm，在近节指骨为 16mm。指深屈肌腱随屈曲运动在掌中滑移为 23mm，在近节指骨滑移 17mm，在中节指骨上滑移 5mm。在手掌和手指的远端，屈肌腱被滑液鞘包裹。内侧滑膜层覆盖屈肌腱，壁层连续于环形滑车和十字滑车。纤维骨管从 MCP 关节延伸至末节指骨，以确保手指有效的屈曲。环形滑车可提供机械稳定性，而十字滑车则允许手指关节的灵活性（图 24-19）。必须保护近节指骨上的 A2 滑车和在中节指骨上的 A4 滑车，以防止弓弦畸形（图 24-20）。在 A1、A3 和 A5 的滑车分别源自 MCP 关节、PIP 关节和 DIP 关节的掌板。拇指有 A1 滑车、斜形滑车和 A2 滑车。

2. 营养　肌腱的营养是由直接的纤维管连接和滑液扩散组成。节段性纤维管连接通过短的和长的血管连接来供给浅屈肌腱和深屈肌腱营养。指屈肌腱的血管区面积在背侧比掌侧丰富。滑液弥散是屈肌腱的另一种营养途径，可能比血流灌注更迅速和完全。滑液中的营养物质通过肌腱表面的脉络"吮吸"被泵入肌腱内，肌腱的滑动可增强营养物质吸收。

3. 屈肌腱的愈合　屈肌腱同时具有内在的和外在的愈合能力。愈合过程包括炎性反应期、成纤维细胞期（或胶原产生期）和重塑期。在第一个 3～5 天以炎性反应期为主。在此期间，修复的强度几乎

掌侧

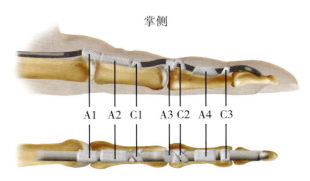

**图 24-19　屈肌腱滑车系统**

有 5 个环形的（A1、A2、A3、A4、A5）和 3 个十字形的（C1、C2、C3）滑车。其中 A2 和 A4 是最重要的滑车，需注意保护。奇数的环形滑车覆盖在关节上：A1（第一环形滑车）覆盖于掌指关节，A3（第三环形滑车）覆盖在近侧指间关节，A5（第五环形滑车）覆盖在远侧指间关节（未示出）。偶数的环形滑车和十字形滑车覆盖于指骨上，A2（第二环形滑车）覆盖于近节指骨，A4（第四环形滑车）覆盖在中节指骨，C1（第一十字滑车）覆于近节指骨 A2 滑车的远端，C2 和 C3（第 2 和第 3 个十字滑车）覆于中节指骨近端 A4 滑车的近端（C2）和远端（C3）

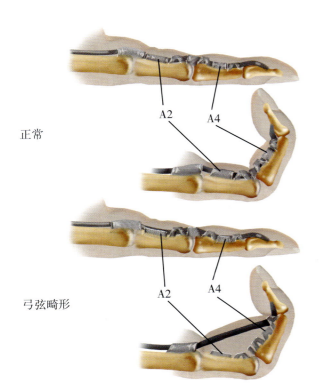

正常

弓弦畸形

**图 24-20　屈肌腱的弓弦畸形可由 A2 和 A4 滑车断裂所致**

完全由缝线本身来传递。成纤维细胞期或胶原产生期开始于第 5 天，并直到第 21 天。在此阶段，修复的强度迅速增加，由肉芽组织桥接缺陷。在这一时期适当的被动活动可加速胶原纤维的重建、增加拉

伸强度、减少粘连并改善滑移度。重塑阶段在第 21 天之后，随着成纤维细胞在修复部位的完全成熟，需通过 112 天转变为正常的肌腱细胞。在 8 周时，成熟的胶原蛋白重新排列呈一直线。屈肌腱周围粘连形成的程度与组织破碎的程度或肌腱表面损伤的数量成正比。非甾体抗炎药（布洛芬和吲哚美辛）可减少粘连形成，但也可显著降低肌腱愈合过程中修复的强度。

4. 屈肌腱拉伤　手指屈肌腱损伤处理不当可致严重残疾。

（1）分型：屈肌腱损伤根据其独有的解剖特点分区（Verdan Ⅰ～Ⅴ区）。

1）Ⅰ区是 FDS 的远端。在这个平面，只有深屈肌腱被包含在纤维骨管内。

2）Ⅱ区全部在纤维骨管内。FDP 和 FDS 都包含在这个紧密的纤维骨管里。这个区域是最难取得较好疗效的区域，因此，它被 Sterling Bunnell 博士称为"无人区"。

3）Ⅲ区是手掌部位。在这个平面，虽然两条肌腱都可能损伤，但由于没有骨腱钮，所以直接修复的预后很好。

4）Ⅳ区包括腕管。由于腕骨的保护常使屈肌腱免受损伤，但常合并正中神经或尺神经损伤。

5）Ⅴ区包括手腕和前臂。由于在腕横韧带近端，屈肌腱受限较少，并且被疏松的结缔组织包围，所以在这个区域的修复也有很好的预后。在此区合并周围主要神经和血管的损伤也很普遍。

（2）临床检查：需观察手指所处的姿势。随着腕关节的屈伸活动，肌腱固定效应可以证实它未受损。指浅屈肌腱和指深屈肌腱的抗阻力试验需分别进行（图 24-21）。在抗阻力活动时疼痛提示肌腱部撕裂。

（3）治疗：一期手术修复的适应证为几乎所有的屈肌腱撕裂，即使在Ⅱ区的损伤也是如此。

（4）时限：可行一期或延期修复。修复需伤口清洁。在修复的部位应有适当的软组织覆盖。修复需在伤后尽早进行，虽然有时需延期 2～3 周进行，但也不危及最终的结果。并发骨折并不是屈肌腱修复的禁忌证。破伤风预防措施必须考虑所有的手部贯通伤。有关预防破伤风的进一步的细节详见第 1 章。

（5）手术技巧：由于肌腱从损伤部位回缩，沿伤口纵向延长则很有必要。肌肉牵拉近断端，而手

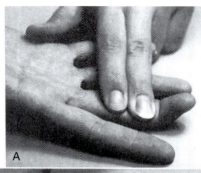

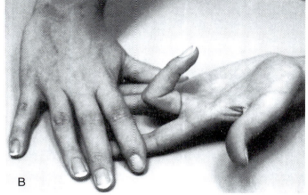

**图 24-21　手指屈肌的测试方法**

A. 测试指深屈肌腱可通过按住近侧指间关节于伸直位，看远侧指间关节能否屈曲。在此例中 FDP 是完整的。 B. 测试指浅屈肌腱可通过按住相邻手指于伸直位，看近侧指间关节能否屈曲。在本例中 FDS 完好无损

（经许可，转载自 Rettig AC. *Clin Sports* Med. 1992，11:77 - 99.）

指伸直牵拉远断端。常应用 Bruner 锯齿状切口或侧正中切口。破坏腱鞘可加重粘连，有必要用无创技术进行屈肌腱修复。屈肌腱鞘需保留，且必须保留 A2 和 A4 滑车，以预防复合屈曲时不会有弓弦畸形。缝合技术采用的是 3-0 或 4-0 不可吸收的合成线作轴心缝合，以防止在术后早期出现分离间隙。环周加固缝合一圈，使肌腱表面平整。目前，腱鞘修复虽仍有争议，但可提高肌腱的滑动度和内部滑膜的营养。

（6）按区修复

1）Ⅰ区：指深屈肌腱需一期直接修复。如果附着于末节指骨的腱性组织＜ 1.0cm，需用拉出钢丝使肌腱重新塞入末节指骨。肌腱向远端推进不能＞ 1.0cm。

2）Ⅱ区：FDS 和 FDP 肌腱需尝试同时修复，以保留手指的自由活动和屈曲动力。修复指浅屈肌腱可防止偶发的 DIP 关节过伸畸形，并为指深屈肌腱提供更平滑的滑移床。

3）Ⅲ区：可有多根屈肌腱损伤，可合并掌浅弓的血管损伤或掌指神经损伤。对于有严重污染伤口或挤压伤，只修复指深屈肌腱比修复深、浅两条肌腱更好。

4）Ⅳ区：虽然少见，但该区域的刺伤可致屈肌腱及正中神经损伤。手术探查对于诊断屈肌腱的部分裂伤是必要的。

5）Ⅴ区：这个平面的砍伤通常涉及多个屈肌腱损伤，还有正中神经和尺神经、桡动脉或尺动脉损伤。这一区的损伤又称为"意大利面手腕"。

6）拇指：拇指只有一条屈肌腱。除了Ⅲ区的修复，手术修复相对比较简单，因此区有大鱼际肌群，使其中的拇长屈肌（FPL）腱断端很难找出。通常需要在腕管单独做切口，安全地找出回缩的屈肌腱断端。

（7）预后因素：清洁的切割伤比挤压伤预后好。有合并伤如骨折或皮肤缺损会使预后更差。Ⅱ区损伤的预后最差。虽然目前儿童存在受伤结构偏小和治疗的合作能力的特殊管理问题，但年轻患者往往比老年患者预后好。

（8）屈肌腱损伤康复计划：修复术后处理包括背侧夹板和可控范围内活动 6 周。完全固定适用于年轻的或不合作的患者。固定于手腕屈曲 35°、MCP 关节屈曲 45°、指间关节伸直位。可控范围内活动可限制粘连的形成。早期功能锻炼包括被动运动（Duran 方案）、组合式橡皮筋下轻柔的被动 / 主动肌腱屈伸练习（Kleinert 方案）。手术修复后 3 ～ 5 天启动这个方案。主动屈伸练习可以在修复后 4 ～ 6 周开始。独立的抗阻力练习或屈肌的电刺激治疗需延迟至 6 周后开始。对于年龄较小的儿童，屈肌腱修复术后康复训练应在石膏固定 4 周后开始。

（9）结果：尽管屈肌腱修复技术在持续改进，但正常的功能恢复还是很难实现。手术修复在Ⅰ区、Ⅲ区、Ⅳ区和Ⅴ区的结果比较好。Ⅱ区修复后的功能仍不能明确。结果往往以总的主动活动度（TAM）来进行报道的，其总和是 MCP、PIP 和 DIP 关节主动屈曲度减去这 3 个关节伸直不全的度数。

（10）部分撕裂：无法确诊的部分撕裂可致机械触发或破裂。涉及的横截面积＜ 25% 的肌腱撕裂可切除斜形翼片。涉及横截面积 50% 的撕裂伤可以围绕周边连续缝合处理。撕裂伤的横截面积＞ 50% 的应行轴心缝合，并围绕周边连续缝合加固。

（11）二期修复：伤后 4 周延迟一期修复仍不太可能实现。二期修复需行屈肌腱移植术或用 Silastic Hunter 棒进行节段性重建，也包括可能修复的滑车重建。患者多次手术失败可致缺少肌腱供区，可能要做近侧指间关节融合术甚至肌腱切断术。

（12）并发症

1）粘连：粘连可限制主动屈曲活动，但被动活动可在正常范围内。屈肌腱松解术可改善主动活动。肌腱松解术需在比较积极的患者中进行，且很少在伤后 3 个月内做。评估运动功能进展建议行局部麻醉。如果在全身麻醉下，可能需要在近端加做切口行肌腱牵引或转移。肌腱松解术后 24 小时即应开始主动运动功能锻炼。

2）修复肌腱再断裂：修复肌腱再断裂一旦确诊，应立即进行重新修复。其疗效仍可能接近一期修复。在肌腱松解术中或术后出现再断裂，需用游离移植物进行节段性重建。

3）四马战车效应：当一手指与一邻近受伤的手指有共同的肌肉起始部时，如手指的指深屈肌腱，未受伤手指可出现主动活动度减少。Verdan 将这一效应类比为罗马二轮战车，4 匹马的缰绳控制一致。4 个 FDP 肌腱有一个共同的肌腹，因此，任何一手指的 DIP 关节屈曲通常会导致其他 3 个手指的 DIP 屈曲。任何手指 DIP 屈曲受限（如指深屈肌腱切断后修复所致的过度短缩）也会导致其他 3 个手指 DIP 屈曲受限。相对于 FDP 而言，FDS 拥有独立的肌肉，每个手指有独立的屈伸功能。

5. 指深屈肌（FDP）断裂

（1）概述：FDP 撕脱最常发生于年轻的成年男子踢足球和玩橄榄球时。大多数患者的环指受累。断裂发生于指深屈肌最大收缩时手指被迫过伸。此诊断的特殊体征是伤指无法主动屈曲 DIP 关节。

（2）分型：指深屈肌撕脱伤由 Leddy 和 Packer 分型。

1）Ⅰ型：FDP 肌腱全程回缩至手掌，并保持在蚓状肌的起点。因两条腱纽均已断裂，所以深肌腱血供的重要组成部分已丢失。

2）Ⅱ型：FDP 肌腱回缩至 PIP 关节平面，指深屈肌腱的长纽带保持完好，从而保留更多的血液供应和维持更多的长度。在侧位 X 线片中偶尔可见一小骨片位于 PIP 关节平面。

3）Ⅲ型：FDP 肌腱撕裂并伴有一大的骨片，FDP 肌腱被拉往远端 A4 滑车。大骨片可并发远侧指间关节内粉碎性骨折。

（3）治疗：FDP 肌腱撕裂一旦确诊，应尽早手术修复，最好在伤后 2 周内进行。

1）Ⅰ型：手术修复应在伤后 7～10 天进行，将 FDP 肌腱推进到远节指骨并用拔出钢丝纽扣固定。如果延迟治疗，由于肌腱的营养供应被破坏，肌腱会收缩和坏死，且无法再被推进至远节指骨。

2）Ⅱ型：建议将指深屈肌腱手术修复至远节指骨上。由于有更好的血供和肌腱长度的保留，与Ⅰ型损伤相比，这型损伤在伤后稍晚一些还可以手术修复，可在伤后 4 周或更长时间手术。

3）Ⅲ型：有必要行骨折的切开复位内固定来恢复 DIP 关节的一致性，并可使屈肌腱重新塞入远节指骨。在罕见的情况下，深肌腱也可从大的骨片上撕裂，需作为Ⅰ型或Ⅱ型损伤来治疗（图24-22）。

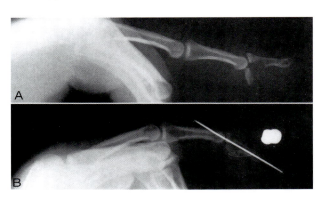

图 24-22　A. 伤后 X 线片显示指深屈肌腱止点撕脱骨折（Leddy–Packer Ⅲ 型损伤）。B. 术后 X 线片显示骨折复位并用克氏针和拔出钢丝固定牢靠

4）被忽视的损伤：如伤者就诊太晚，最好不做干预或将收缩的深肌腱切除，如果 DIP 关节不稳定可行肌腱固定术或关节融合术治疗。

（4）并发症：这类损伤误诊为手指的扭伤或挤压伤将延误治疗，并使最终结果陷入困境。尽管做了修复，屈肌腱粘连仍可能限制手指的屈曲功能。深肌腱重新推进修复后，常见 DIP 关节 10°～15° 的伸指受限。术后康复必须仔细跟踪，特别是肌腱撕裂后延期修复的患者，以免造成 PIP 屈曲挛缩畸形。

**（二）伸肌腱损伤**

1. 解剖（图 24-23）　与屈指相比，伸指是一个复杂且更难懂的运动，它合并外在伸肌腱和手的内在肌作用。伸肌腱被矢状带稳定在 MCP 关节上，矢状带附着于近节指骨和 MCP 关节的掌板。指总伸肌腱在远端分为三束至 MCP 关节，中央束直达中节指骨并可伸 PIP 关节。两个侧束与骨间肌和蚓状肌会合，并形成横向韧带至末梢（伸肌腱末端），附着于末节指骨以伸展 DIP 关节。在近节指骨上，固有伸肌腱在骨折或肌腱撕裂后特别容易粘连。伸肌腱侧带也同样可能在骨折或撕裂后粘连于中节指骨。骨间肌包括背侧 4 条用于外展示指、中指和环指，以及掌侧 3 条用于外展示指、环指和小指。所有骨间肌通过掌侧到 MCP 关节的轴线，提供有效的 MCP 关节屈曲和指间关节伸直。所有骨间肌由尺神经深支支配。斜形韧带也有助于手指的功能。手指的横向支持韧带从屈肌腱鞘至联合横向带的边缘，用于防止横向带的过度背侧移位。斜形支持韧带从近节指骨掌侧顶部向外侧伸肌腱末端，连接 PIP 和 DIP 关节的运动。三角韧带保持横向韧带在中节指骨上，防止横向韧带过度向掌侧移位。Grayson 韧带从掌侧到血管神经束，当手指屈曲时保持固有动脉和神经在合适的位置，避免出现弓弦畸形时手指弯曲，Cleland 韧带是从背侧到神经血管束。

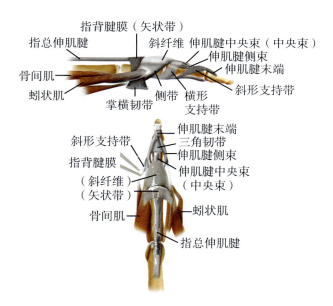

指背腱膜（矢状带）
指总伸肌腱
斜纤维　伸肌腱中央束（中央束）
　　　伸肌腱侧束
骨间肌　　　　　　伸肌腱末端
蚓状肌　　　　　　斜形支持带
掌横韧带　侧带　横形
　　　　　　支持带

斜形支持带　　　伸肌腱末端
　　　　　　三角韧带
指背腱膜　　　伸肌腱侧束
（斜纤维）　　伸肌腱中央束
（矢状带）　　（中央束）
骨间肌　　　　蚓状肌
　　　　　　指总伸肌腱

**图 24-23　伸肌装置**

**2. 伸肌腱撕裂伤**　伸指装置撕裂的处理所需的技巧和知识与屈肌腱损伤相同。

（1）分型：根据损伤区域，伸肌腱撕裂被分为Ⅰ～Ⅸ区。

1）Ⅰ区是远侧指间关节。

2）Ⅱ区是中节指骨。

3）Ⅲ区是近侧指间关节。

4）Ⅳ区是近节指骨。

5）Ⅴ区是掌指关节。

6）Ⅵ区是掌骨。

7）Ⅶ区是腕背侧支持带。

8）Ⅷ区是前臂远端。

9）Ⅸ区是前臂中上段。

（2）诊断和临床检查：创伤后主动伸指受限应考虑部分或完全性伸肌腱损伤。

（3）治疗

1）Ⅰ区：伸肌腱末端在 DIP 关节平面撕裂，可造成锤状指畸形。虽然可被动活动，但主动伸直消失。由于没有中央束的拉伸对抗、PIP 掌板松弛，可观察到近侧指间关节处于过伸位。开放性肌腱撕裂伤应使用未染色缝线修复，并用克氏针贯穿固定远侧指间关节于伸直位，再加夹板外固定保护。有限的运动可开始于伤后 6 周，单用夜间夹板固定仍需 2 个月。深部损伤有皮肤、皮下组织或肌腱组织的缺损，需行肌腱移植或 DIP 关节融合术（肌腱末端闭合性撕裂将在下一节讨论。）

2）Ⅱ区：伸肌装置在中节指骨平面损伤，通常是由于撕裂而不是撕脱造成的。因为肌腱在中节指骨展开较宽且为弯曲形状，所以肌腱部分撕裂很常见。部分撕裂伤（< 50% 的肌腱）可给予创口贴治疗，随后 7 ～ 10 天可轻柔主动运动。完全撕裂伤需手术缝合修复，并用静态夹板保持完全伸直 6 周，可能需用克氏针固定 DIP 关节于伸直位。

3）Ⅲ区：伸肌腱的中央束在 PIP 关节断裂可导致横向韧带向掌侧移位，形成 Boutonnière 畸形（见图 24-10）。DIP 关节可发生代偿性过伸。开放性肌腱撕裂伤应缝合修复，用克氏针贯穿固定 PIP 关节于伸直位但不过伸，并加用夹板固定 6 周以上。DIP 关节任由其屈曲以保持侧带的偏移。先拔除克氏针，然后去除夹板开始屈伸功能锻炼。使用部分侧带来加强修复中央束的技术前面已有描述（中央束闭合性撕脱将在下一节讨论）。

4）Ⅳ区：这类伸肌腱撕裂类似于Ⅱ区的撕裂，由于肌腱的宽度以及弯曲覆盖在指骨上，所以它们通常是部分撕裂伤。单纯的侧带撕裂伤可以手术修复，随后在保护下立即活动。完全撕裂伤需要直接修复，PIP 关节用静态夹板或克氏针固定在伸直位 6 周。有的患者也可使用动态牵引。

5）Ⅴ区：在 MCP 关节的伸肌腱撕裂伤需切开

修复伸指装置，接着用动态夹板保护。必须将矢状带修复缝合至伸肌腱，否则，肌腱可以从掌指关节背侧半脱位且手指仍然会出现伸指障碍。在 MCP 关节，伸指装置损伤往往可能继发于人咬伤。检查这一区域的撕裂伤时应高度怀疑。人咬伤的伤口存在感染、化脓性关节炎和伸肌腱裂伤等高风险。这种伤口必须进行冲洗和清创、伸肌腱修复，并使用适当的抗生素治疗。如果污染严重，肌腱撕裂可能不得不推至 5 ～ 7 天后行二期修复。动态夹板在处理 MCP 关节平面的撕裂时特别有效。

6）Ⅵ区：手背的伸肌腱撕裂伤比手指的预后更好。在Ⅵ区肌腱位于皮下组织而不贴近掌骨，有足够的横向空间来埋入肌腱缝合口。因为有更大的肌腱移动空间，所以用动态夹板可达到有效地康复。动态夹板可在手术修复后 3 ～ 5 天开始使用。

7）Ⅶ区：在腕关节平面的伸肌装置损伤与伸肌支持带损伤有关。需将支持带部分切除，以助于肌腱显露和防止机械卡压或修复术后粘连。保留一部分支持带以预防腕关节活动时出现弓弦状。此外，早期使用动态夹板已被证实有很好的疗效。

8）Ⅷ区：修复前臂远端的伸肌腱撕裂，需将远端向近端肌腹逼近。将纤维组织缝在肌腹，应用多组缝线且不能勒住肌肉。有效的肌腹修复术后处理需将手腕静态固定在背伸 45°　4 ～ 5 周。

9）Ⅸ区：前臂近端的伸肌腱撕裂可并发桡神经损伤。如果受伤只涉及肌腹，应仔细修复肌腹，用掌长肌编织修复是一种有效的技术，可修复 50% 以上肌肉撕裂的损伤。需探查桡神经，若有损伤即需修复。术后将腕关节固定在背伸 45° 位，如果受伤的肌肉起点在肱骨外上髁以上，则还需将肘关节固定在屈曲 90° 位。固定需持续 4 周，随后保护下功能锻炼 4 周。

3. 伸肌腱断裂（闭合伤）

（1）末端断裂（锤状指）（见图 24-5）：闭合性损伤或钝伤可将伸肌腱从远节指骨撕下，导致锤状指畸形。此损伤可被称为锤状指、棒球指或下垂指。

1）诊断：虽然全范围被动活动存在，但可见在 DIP 关节末节手指下垂。可见 PIP 关节过伸，尤其见于 PIP 掌板松弛的患者。指伸肌腱远端解剖揭示 DIP 关节血供不足，这就解释了它易于受伤断裂的原因，切开缝合修复断裂的肌腱或夹板应用不当可致效果不佳。

2）治疗：伸肌腱在 PIP 关节平面的闭合性撕裂

伤，应用外夹板保持 DIP 关节处于伸直位（不过伸）8 周，然后 4 周内逐渐将夹板去除。如早期得到治疗，优良率为 80%。治疗结果为一般或较差，多由治疗延误或夹板佩戴不当所致。未合并骨折的肌腱损伤，不一定要直接手术修复。不能佩戴夹板的患者需用经关节不露尾克氏针固定 6 周，如牙科医师、外科医师或专业运动员，仍需在大部分时间佩戴夹板以防克氏针断裂。手术治疗合并骨折块累及关节面 > 30% 的锤状指在本章前面"手部关节损伤"一节中已讨论过。

3）并发症

①夹板的并发症：夹板治疗锤状指的并发症发生率高达 40%，通常包括暂时的皮肤问题，如背侧浸渍、皮肤刺激症状或胶带过敏。其他并发症包括甲沟横裂、戴夹板时疼痛或 DIP 关节过伸时皮肤坏死。可能出现残余伸指受限，需要更长时间的全天夹板固定治疗。

②手术的并发症：据记载，手术治疗锤状指的并发症发生率 > 50%。并发症包括永久性的指甲畸形、关节不匹配、感染、克氏针或拔出钢丝失效、创伤性关节炎、关节半脱位和后遗伸指无力。在一个系列研究中，45 例患者中有 7 例需接受二次手术，其中包括 4 例关节融合术和 1 例截指术。

③鹅颈畸形（见图 24-8）：锤状指畸形与 PIP 掌板松弛同时存在，使得 PIP 关节可过伸，从而导致鹅颈畸形。纠正锤状指畸形通常需恢复近侧指间关节的中央束和 DIP 关节末梢正确平衡。纠正这一问题的一项技术是用掌长肌腱螺旋重建斜形韧带。其次，Fowler 法的伸肌腱中央束松解被认为可重新平衡伸指装置。

④被忽视的锤状指畸形：慢性锤状指畸形的处理包括关节融合术或二期伸肌腱重建。如果关节良好且无关节炎，可将伸肌腱推进 2 ～ 3mm，接着再用克氏针固定 DIP 关节于伸直位 6 周。如果已出现明显的退行性关节炎，唯一可行的手术方式是关节融合术。

（2）中央束断裂（Boutonnière 指）（见图 24-10）

1）概述：在 PIP 关节的中央束闭合性损伤破裂，由于侧带向掌侧移位，可导致 Boutonnière 畸形。因 PIP 关节不能背伸，所以 DIP 关节代偿性过伸。急性屈曲暴力作用于 PIP 关节可造成这种损伤。PIP 关节的掌侧脱位也可导致中央束撕裂。

2）诊断：最初可见近侧指间关节肿胀，可伴有轻微的伸指乏力。Boutonnière 畸形可到损伤后 10～21 天才出现。PIP 关节 15°～20° 伸指受限或抗阻力伸指力弱可提示中央束断裂。

3）治疗

①急性闭合性损伤：急性中央束断裂且尚未发展为侧带向掌侧半脱位的，可给予静态夹板固定 PIP 关节于完全伸直位 6 周。鼓励行 DIP 关节主动和被动屈曲练习，可使侧带集中，防止斜形支持带紧缩，促进中央束恢复。保持 PIP 关节伸直有多种方法可供选择，包括静态夹板、石膏固定或经关节克氏针固定。若中央束在 PIP 关节带一骨块撕脱，则需切开修复，将骨块切除或将中央束修复至中节指骨，用克氏针贯穿固定 PIP 关节 2～6 周。

②延期治疗：对于确诊的 Boutonnière 畸形的延期治疗需先拉伸关节和夹板固定。任何肌腱的治疗步骤最好等关节重新获得全范围的被动活动后再开始。对夹板治疗没有反应的僵硬可能需要行关节囊松解，然后再进行中央束的修复或推进术。只有在长时间非手术治疗失败后才考虑手术治疗。手术方法的选择包括中央束前移至中节指骨（Kilgore 法）、侧索传输（Matev 法）、在中节指骨伸腱切断术（Fowler 法）。治疗结果差与 PIP 挛缩较最初评估时 > 30°、术前 PIP 关节未达到完全伸直或患者年龄 > 45 岁有关。

（3）伸肌腱创伤性脱位（矢状带破裂）：在 MCP 关节，桡侧矢状带的破裂可导致伸肌腱从掌骨头半脱位或脱位。中指最常受累。

1）诊断：伸肌腱通常向尺侧脱位，伴手指不完全伸直且患指尺偏畸形。伸指活动时，伸肌腱可重新归位于掌骨头背侧，在试图主动屈曲时再次半脱位。

2）治疗：急性撕裂，将裂口一期缝合可得到良好的修复。如不可能一期修复，则用伸肌腱的远端基底部分从尺侧穿至桡侧副韧带，以稳定伸肌腱，这一方法是由 Carroll 描述的。已见多例用石膏固定 MCP 关节伸直位 4 周非手术成功的报道。若伤后立即制订治疗方案，非手术治疗则比较容易成功。

### （三）神经损伤

1. 解剖　周围神经是由运动神经纤维、感觉神经纤维和交感神经纤维组成。指神经主要包含感觉神经纤维和交感神经纤维。由结缔组织支撑神经组织。外部神经外膜形成周围神经的外层。此结缔组织向内延伸将神经分隔为束组的部分称为内部神经外膜。神经束膜是包裹神经束的结缔组织，神经内膜是神经纤维之间的细微结缔组织。节段性营养血管通过神经外膜纵向供给神经营养。内在纵向供血系统便于通过长距离组织床安全地供养神经。

2. 神经再生　当轴突断裂，远端神经发生华氏变性。施万细胞增殖并吞噬在远端神经段的轴突和髓磷脂的碎片。这一过程将清除施万细胞管的退变髓磷脂，为轴突再生提供一个良好的环境。细胞本身对损伤的反应为增大体积、将细胞核迁移到细胞的边缘，并产生神经修复和神经递质功能所需的物质。生长相关蛋白的生成量增加 100 倍。神经撕裂 24 小时后在损伤部位出现轴突的萌芽。大多数轴芽是在最远端未受损的郎飞结产生的。从每个轴突发出多个侧支轴芽，然后向远端生长形成一个再生单元，继之可以在远侧神经蒂进入分离且常与施万细胞管不相关。一旦进入，修复途径将沿着神经管直到终末器官。在再生轴突顶部的生长锥向周围环境探试，将轴突引入最适合的环境。施万细胞对生长锥的延伸至关重要。一些物质有助于生长锥的延伸，包括施万细胞膜上的层粘连蛋白。

3. 分型　若干分型系统已见描述。Seddon 分型包括神经失用、轴索断裂和神经断裂。Sunderland 分型包括第一度损伤、第二度损伤、第三度损伤、第四度损伤和第五度损伤。Mackinnon 分型增加了第六度损伤或混合型神经损伤。

（1）神经失用或第一度损伤：是指神经的擦伤或挫伤。无须手术，其预后也很好。因没有轴突破坏，仅有局部的神经传导阻滞。治疗方法是观察，等待其恢复需数天至 12 周。

（2）轴索断裂或第二度损伤：轴突损伤伴远端发生华氏变性。然而，神经管道仍完好无损。在合适的神经管内轴突发生萌芽。预期无须手术即可获得很好的恢复，但恢复的速度较慢，可能 1 个月才生长 1in。

（3）第三度损伤：轴突发生损伤，伴随神经内有膜内有不同程度的瘢痕形成。根据神经内膜瘢痕形成和再生感觉神经纤维与运动神经纤维的错配的程度，恢复的情况可从完全恢复到没有恢复不等。

（4）第四度损伤：神经的外观是完整的，但瘢痕组织阻止神经组织通过损伤区域再生。这称为神经瘤性连续。如果不将瘢痕组织切除并行神经吻合修复或神经移植，将无恢复的可能。

（5）神经断裂或第五度损伤：表示神经完全横断。要获得恢复，必须行直接神经修复或神经移植。如果不修复，将完全没有功能恢复。

（6）混合损伤或第六度损伤：兼有多种损伤模式，在同一神经的多束损伤或神经多平面的损伤。

4. 评估　撕裂伤后的术前评估对手术计划很关键。静态或动态的两点分辨觉可表明感觉有无障碍。没有出汗表明交感神经功能障碍。指神经功能测试应在远节指骨的近端 1/3 进行，不是在指尖。正中神经掌侧皮神经分支可以在大鱼际附近进行测试。尺神经的背侧皮支应在手背尺侧皮肤进行测试。桡神经功能应在手背第一指璞位置进行测试。正中神经功能可以通过拇指和示指进行测试。尺神经功能可以在小指进行测试。

5. 治疗

（1）神经修复

1）手术技巧：成功的神经修复需具备显微外科技术，并采用适当的放大倍率、显微手术器械和缝合材料。神经修复需在无张力下完成。如果达不到无张力修复，则需考虑用神经移植物或胶原神经导管置入。神经一期修复可获得最好的疗效。神经的远近端需适当游离，使修复时无张力，并将损伤神经断端的瘢痕组织适当切除以能看见神经乳头。应避免利用肢体的极端姿势来达到端–端吻合修复。对大多数手部混合感觉神经采用神经外膜缝合技术疗效满意。对这些感觉神经不推荐行束膜缝合修复，因为增加对神经膜的手术操作，可比单纯的外膜缝合产生更多的瘢痕组织。

2）手术时限：当有熟练的外科医师、有合适的显微外科器械可用、患者身体状态合适并充分禁食，大多数急性神经损伤应一期修复。神经延期修复仍有可能在伤后 3 周或更长时间完成（断端去新鲜化），但修复难度会越来越大。

3）术后康复：神经修复完成后，术中应记录手指允许的活动范围，并与术后保护性活动一起列入康复计划。术后运动和感觉的再教育，可使潜在手术效果发挥到极致。

（2）神经移植物：当不可能无张力修复神经时，需考虑使用神经移植物。神经移植的供区包括重建粗大周围神经的腓肠神经和修复指神经缺损的前臂内侧皮神经。血管化的神经移植物尚未确立应用于临床。

（3）连续性神经瘤：连续性神经瘤的术中评估有助于决策的制订。将神经瘤部位的神经松解后，可用一次性神经刺激器来识别神经瘤远端的运动功能。有用的运动神经纤维予以保护，无用的感觉神经束予以切除，如果有必要则用神经移植物进行重建。如果感觉神经束完好而运动功能消失，则更适合行肌腱转位术治疗。

（4）闭合性神经损伤：患者有闭合性神经损伤需耐心等待观察 3 个月。如果没有恢复的迹象，则有必要行手术探查，尤其是定位于局部有神经卡压的情况，可通过早期的神经减压而获得恢复。

6. 结果　自第二次世界大战以后，神经修复和神经移植术的效果得到了改善。虽然效果仍不能肯定，但患者经神经修复术后有 86% 的患者感觉恢复至 S3，并有 80% 采用神经移植术后的患者感觉恢复至 S3[ 最终结果的评估采用 Hyatt 法，S3 指感觉恢复浅表皮肤痛觉和触觉（本体感觉和知觉）]。此外，儿童在神经损伤后较成年人有更强的康复能力，年龄是神经恢复最好的预后指标。

**（四）血管损伤**

1. 解剖（图 24-24）　尺动脉通常比桡动脉更占主导地位，是掌浅弓主要的供血动脉。桡动脉穿过拇指和示指掌骨之间的鼻烟壶深部形成掌深弓。除小指外，尺侧指动脉一般较桡侧指动脉粗。

2. 评估

（1）病史：出现缺血的症状，可出现疼痛、苍白和脉搏消失。患者可见之前受伤的部位有一个搏动性肿块或感觉畏寒、溃疡形成，或出现 Raynaud 病的症状。应积极寻找是否暴露于振动的物体和有无已知的结缔组织病。

（2）体格检查：应观察肢体颜色、毛细血管再充盈、甲床的甲下线状出血。触摸周围动脉搏动，并在腕部的桡动脉和尺动脉进行 Allen 试验检查（图 24-25），指动脉也可进行此项检查（图 24-26）。压痛区域或搏动性肿块需进行记录。

（3）无创诊断：行多普勒扫描可描绘动脉走行并记录脉率。寒冷应激试验对有 Raynaud 病症状的患者诊断很有帮助。

（4）有创诊断：动脉造影可以检查腋动脉到指动脉的整个上肢。数字减影技术对仅有小量差别的研究可提供良好的细节。如需要使血管舒张，可在进行动脉造影时缓慢静脉滴注妥拉唑啉或尿激酶。

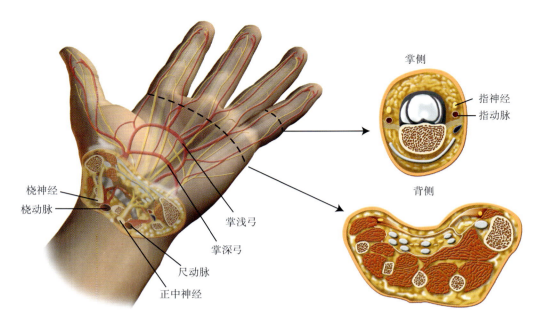

**图 24-24　手部血管和神经的解剖**
指神经是正中神经和尺神经的分支，在手指中位于指动脉的掌侧

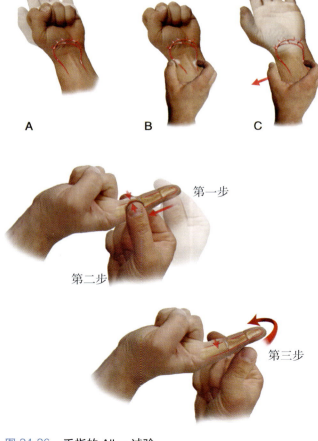

**图 24-26　手指的 Allen 试验**
与手腕的 Allen 试验类似（见图 24-25）

**图 24-25　Allen 试验**
A. 令患者反复多次手掌打开和握拳后保持紧握；B. 检查者捏闭桡动脉和尺动脉。C. 令患者打开手掌，检查者松开一条动脉。D. 如果动脉完好，手将恢复正常的颜色。两条动脉应分别进行测试。若患者测试桡动脉时手能更快恢复正常颜色，则桡动脉为优势动脉，反之，则尺动脉为优势动脉

3. 穿透伤　穿透性创伤导致血管损伤，需对部分或完全损伤的血管行手术探查。伤后立即出血应直接压迫止血。不要尝试在急诊室探查伤口或结扎血管。在视线差的情况下结扎血管可能损伤神经或危及需在手术室修复的血管。指动脉受伤后收缩并有断端血凝块止血，除非合并指神经或肌腱损伤，否则无须进一步处理。

4. 假性动脉瘤　动脉壁的部分损伤可导致假性动脉瘤的形成。假性动脉瘤可表现为一搏动性包块。动静脉瘘也可能因动脉的部分损伤所致。假性动脉瘤应手术切除，再根据末梢循环情况考虑做或不做动脉重建。

5. 置管损伤　在用针进行动脉置管时可对血管

壁造成直接损伤，如抽动脉血进行血气分析或放置桡动脉导管时。如果尺动脉发育不良或先天性缺失，手的远端缺血可能是一个难题。治疗可能需要血管扩张药、星状神经节阻滞术或手术修复动脉并用 Fogarty 导管取栓。

6. **急性注射性损伤** 当进行动脉内注射时重要血管可发生痉挛和闭塞。药物处理包括造影时动脉内注射尿激酶、全身血管扩张药或星状神经节阻滞术。持久的血凝块需用 Fogarty 导管取出。

7. **尺动脉血栓形成** 在手掌的小鱼际区反复创伤可导致尺动脉血栓形成。血栓形成后可出现小鱼际轻微肿块、不耐冷、手指血管供血不足。用 Allen 试验可证实尺动脉无血流。多普勒检查或动脉造影可进一步确诊。治疗方法包括交感神经切除术、尺动脉血栓切除不重建、用静脉移植重建尺动脉。

8. **环形撕脱伤** Urbaniak 将环形撕脱伤进行如下分级。

（1）Ⅰ级：有足够的血液循环。正常的骨和软组织的治疗充足。

（2）Ⅱ级：血液循环不足，但骨、肌腱和神经都完好无损。血管修复后能保存功能。推荐对动脉行血供重建，必要时用静脉移植修复。

（3）Ⅲ级：发生脱套伤或完全离断伤。这类损伤回植后预后最差，常将手指切除。如果在指浅屈肌腱的远端离断，则可用静脉和神经移植来回植修复。如果近侧指间关节已破坏或近节指骨骨折，则建议截指治疗。

### （五）再植

1. **概述** 显微外科技术的进步使得手指在任何平面锐器离断伤均可再植。

（1）再植：是指将已经完全从身体离断、没有任何软组织附着的身体的一部分重新附着于身体的过程。

（2）血供重建：是指修复或重建已被破坏的血管，以恢复不全离断伤肢体的血液循环。

（3）缺血时间：腕部近端离断伤温缺血时间＞6 小时、断指＞12 小时通常不建议进行再植，而冷缺血时间在腕部近端离断伤可以延长至 10～12 小时再植。由于手指没有肌肉，断指可延长至 24 小时进行再植。

2. **手术指征** 影响决定是否尝试再植的因素包括肢体离断的平面、损伤的类型（如锐器伤、挤压伤、

撕脱伤或多节段损伤）、温缺血或冷缺血的时间、患者的年龄、一般健康状况，以及患者的职业、康复的可能性等。再植的适应证：①任何平面的拇指离断伤（因为成功再植优于切除后的任何方式的重建）；②指离断（其中损伤不甚严重的手指常可再植成功）；③断掌（因为再植比装义肢的效果更好）；④儿童的任何离断伤；⑤指浅屈肌腱止点平面以远的断指。患者必须明白，离断部分虽经成功再植，但功能受限和不美外观将持续存在。

3. **禁忌证** 再植的禁忌证包括严重粉碎或压榨离断伤、离断的温缺血时间长、多平面离断。此外，患者有严重动脉硬化性疾病或精神状态不稳定也不适合行再植术。由于成年人的指浅屈肌腱止点平面近端的断指再植后不能改善手部功能，特别对示指而言，故患者更适合于切除术。

4. **急诊室处理** 离断的肢体不应直接放置在冰块上，且不能冷冻。肢体应放置在无菌的塑料样品杯中，杯中装满乳酸林格溶液，然后整个容器置于冰块上。需对患者的内科情况进行评估，并安置在急诊室。离断的部分可带入手术室进行初步解剖分离，并对重要结构进行标记。

5. **手术技术**

（1）骨的短缩：指骨需短缩 0.5～1.0cm，使动脉和静脉可以一期修复。可用交叉克氏针、贯穿克氏针或钢板固定。

（2）修复伸肌腱。

（3）修复屈肌腱：建议用 Tajima 法或改良 Kessler 法。

（4）吻合指动脉：每个手指至少需吻合一条动脉。如有明显节段性缺损则需用静脉移植。

（5）修复指神经。

（6）吻合静脉：每个手指需吻合两条静脉。

（7）皮肤的修复：无张力的伤口可以直接缝合。皮肤覆盖可用中厚皮片移植或必要时用局部转移皮瓣修复。

6. **术后处理** 肢体远端需抬高。患者应在安静、温暖的病房卧床休息，患者应适量补水，且禁食任何含尼古丁或咖啡因的食物。可使用抗凝血药如阿司匹林、双嘧达莫、右旋糖酐-40。再植后需密切监测。如果术后皮肤温度降低，第一步是松开绷带并检查是否有任何压迫的情况。静脉淤血需用医用水蛭治疗。再植失败需仔细评估。如果在 4～6 小时情况仍没有改善，需返回手术室再次评估并重新吻合。

手术技术问题可包括后壁被缝合、血栓形成或由痉挛导致近端供血减少。技术问题在术后第一个 48 小时内最可能处理成功。吻合口的处理常需静脉移植。

7. 结果　利用现代的显微外科技术再植的存活率可达 85%。感觉恢复可能达不到正常，但 50% 的成年人两点分辨觉恢复为 10mm 或更小。虽然不耐寒的症状很常见，但症状可在 2 ～ 3 年改善。虽然再植后活动范围不正常，但患者对再植指的接受度很好。指浅屈肌腱止点以远平面的断指再植效果最好。儿童的骺板仍保持开放并可持续生长。

### （六）截肢（指）

当手指无法保留时则需截肢（指）。患者严重损伤的手指需早期截肢（指），以缩短恢复周期和早期重返社会。

1. 原则　截肢（指）应在保持功能和美观的同时努力保留长度。稳定和无触痛的软组织覆盖则很必要，以保持其敏感性（本体感觉和知觉）。须避免有症状的神经瘤生长。早期进行近端关节功能锻炼可减少邻近组织的挛缩。有必要对部分患者进行理疗和心理治疗，使其早期接纳伤肢并重返独立生活。

2. 截肢平面

（1）末节指骨（指尖截肢在稍后论述）：如果创伤性离断发生在 DIP 关节，则指骨需短缩并修整圆滑以便一期闭合伤口。指神经在远离皮肤伤口处切断以防神经瘤。屈肌腱不应与伸肌腱缝合。残端用掌侧皮瓣包埋更可取。

（2）中节指骨：将指骨缩短并修整圆滑，一期闭合伤口。为使其能主动屈曲 PIP 关节并保持屈指力量，指浅屈肌腱的止点应保留。

（3）近节指骨：将指骨缩短并修整圆滑，一期闭合伤口。固有肌腱可控制 MCP 关节的屈曲。特别是对于示指而言，可考虑经掌截肢术，因拇指可将对指功能转移至中指上。

（4）经掌截肢术：如果截肢需包括 MCP 关节，则建议一期行经掌截肢术。有的患者渴望再截肢，经掌截肢术可作为备选手术随后进行。经掌截肢术有美容效果，它与截短的手指相比往往没那么显眼，特别对于示指来说。

3. 拇指截指

（1）概述：拇指提供 50% 的手功能。任何情况的拇指短缩均可致残。

（2）治疗

1）再植：拇指离断伤应尽可能进行再植，因为拇指再造无论在外形和功能上都处于劣势。拇指的锐器切割离断伤的再植成活率达 75% ～ 90%，而撕脱伤的再植成活率仅为 40%。对损伤组织积极地清创和使用静脉移植都能提高拇指再植的存活率。

2）截指：只有当离断伤发生在指间关节的远端，且经证实患者拇指可做正常的侧捏活动，才考虑截指术。如果无法选择再植，则指骨残端不应短缩，应予以有感觉的稳定的软组织覆盖。

3）手指拇化：如果拇指、第一掌骨外伤性缺失，则将示指移植到拇指的位置，以提供对指功能。

4）足趾代拇指移植术：对于在掌指关节平面离断的患者，伴随近节指骨的缺失，可用显微外科技术将踇趾或第二足趾移植至拇指，以期在手的抓握时提供对指功能。

## 四、指尖和甲床损伤

指尖和甲床损伤是常见的手部外伤，且可致明显的残疾。治疗的目标是保持适当的感觉能力而无过度敏感，并恢复手指的正常运动范围。制订治疗方案时，临床医师要考虑患者的年龄、性别、职业以及所涉及的手指。

### （一）指尖损伤

1. 分类

（1）单纯的撕裂伤：皮肤和真皮都受累。

（2）软组织缺损：有软组织缺损，伴或不伴指骨损伤。

1）横形缺损：损伤直线穿过组织。

2）背侧斜形缺损：组织缺损原发于背侧。

3）掌侧斜形缺损：组织缺损原发于掌侧。

2. 治疗

（1）简单撕裂伤：治疗应包括局部的伤口清洗与适当的清创，然后直接关闭伤口。对于成年人，临床医师通常使用不可吸收的 5-0 缝线，以减少瘢痕形成。对于儿童，应使用可吸收缝线为宜。

（2）组织缺损：对伤口适当地清洁和清创非常重要。

1）旷置治疗：对于成年人的组织缺损＜ 1cm²、儿童稍大一些的缺损可首选旷置治疗。这种技术是让伤口直接上皮形成，随着瘢痕的挛缩逐渐缩小面积，可收到很好的疗效。这项技术的缺点是完全愈合所需的时间较长。

2）直接关闭伤口：若要成功的直接关闭伤口，必须保证缝合时伤口无任何张力。如有必要，可将指骨修整和缩短。指甲根部不应跨越指骨缝合，否则将产生钩状甲畸形。该技术的主要优点是它能一步到位。

3）植皮

①中厚皮片移植：中厚皮片移植可为软组织提供覆盖并相对减少伤口面积，促进伤口愈合。皮片可从前臂或手腕上较易获得，但可在供区留下瘢痕。此项技术对骨外露无效。

②全厚皮片移植：全厚皮片移植比中厚皮片移植更耐磨，但更容易失败。供区最好行整形术。全厚皮片移植也不能用于骨外露的治疗。

③复合组织移植术：复合组织移植术最好用于儿童，但仍难以预料其效果，且可能延误确定性的治疗。如果移植成活，其疗效将会相当好。

4）再植术：在指浅屈肌腱止点至远侧指间关节之间的断指再植疗效最好。可获得正常的外观和良好的感觉，但可能会导致不耐冷、过度敏感或指尖营养缺乏。再植具有更长的恢复期，且花费更大。

5）局部转移皮瓣

①V-Y 推移皮瓣：两侧（Kutler 法）和掌面（Atasoy 法）皮瓣虽然对技术要求很高，但能为横形或背斜形皮肤软组织缺损提供有神经支配的软组织覆盖。这些皮瓣通常只能推进 1cm 以内。在分离时不要伤及皮瓣血管，这一点非常重要。

②掌侧推移皮瓣：Moberg 皮瓣仅可用于拇指。它可用于覆盖约 1.5cm 的缺损，但可能会导致屈曲挛缩畸形。最大的并发症是如果皮瓣的血液供应被破坏，皮瓣的尖端会发生坏死。

③邻指皮瓣：邻指皮瓣可覆盖手指掌侧斜形缺损，尤其是掌侧表面，此皮瓣非常可靠。这个皮瓣可有神经支配。其缺点是可致手指僵硬和供区不美观。

④大鱼际皮瓣：大鱼际皮瓣在儿童和年轻患者中特别适用，但老年人因为关节僵硬，所以应用减少。该皮瓣因供区的可用性而应用受限。

### （二）甲床损伤

甲床损伤，及时治疗能获得最好的疗效。

1. 分类

（1）甲下血肿：挤压伤后患者主诉搏动性疼痛。查体可见甲下淤血，而指甲完好无损。

（2）甲床裂伤：有甲床损伤，但甲根仍然存在。

（3）甲根缺损。

2. 治疗

（1）甲下血肿：若甲下血肿超过甲床的 50%，应该用钻头、烧灼或热针打孔引流减压。之后将手指浸泡，淤血即可排出。治疗应在无菌下进行，因为这种损伤可能联合远节指骨粗隆开放性骨折。

（2）甲床裂伤：甲床裂伤包括甲床的切割伤或挤压伤。先将指甲掀开，甲床用 6-0 普通可吸收缝线缝合修复。指甲可作为保护盖回植。

（3）甲根缺损：伴甲根缺损的伤口需进行冲洗、清洁，尽可能修复。通常需要从另一个手指或足趾做甲床移植修复。

3. 并发症　包括甲裂、翘甲、嵌甲、骨髓炎、皱甲和过度敏感。

### 五、烧伤

烧伤是由热、电或化学物品造成的非机械性的组织破坏。

#### （一）热烧伤

热烧伤只要早期清楚地认识组织损伤的程度并适当地处理伤口，都能获得有效的治疗。

1. 分类

（1）一度烧伤：一度烧伤是浅表的烧伤，出现红斑和一些小水疱。这类烧伤相当痛。

（2）二度烧伤：二度烧伤涉及中厚皮肤损伤。有深度红斑和广泛的水疱。这类烧伤很痛且感染的风险很高。

（3）三度烧伤：三度烧伤有全层皮肤的损伤。皮肤就像打了麻醉药，因此它是不痛的。它看起来像有一层脏的奶油盖着焦痂。

2. 治疗

（1）一度烧伤：应用冷水轻柔地清洗，像处理晒伤一样局部治疗。

（2）二度烧伤：治疗包括使用抗感染药膏，如 1% 磺胺嘧啶银乳膏。大的水疱应让它自行破裂。伤口应每天清洁并用敷料覆盖保护。除了使用夹板治疗，还需早期进行屈伸功能锻炼以减少挛缩。

（3）三度烧伤：需清创、切痂和软组织覆盖。预后取决于热损伤的程度和深度。如果伤口超过 2 周仍没有愈合，则需行中厚皮片移植术修复，这有助于防止瘢痕的形成。

3. 并发症

（1）早期并发症：包括体液丢失和骨筋膜隔室综合征。

（2）晚期并发症：手指、手腕或肘关节的挛缩需手术松解。肘部异位骨化形成是上肢的另一个晚期并发症。

### （二）电烧伤

区分电流通路造成的热损伤和电损伤非常重要。损伤的程度是由通过的电流量、电流的类型、途径以及暴露于电流的持续时间来决定的。

1. 诊断 伤口损伤最严重的部位总是在电流的入口和出口，其通常表现为"烧焦"并伴有一块完整但坏死的组织。由于电流沿着最小阻力的路径通行（因神经的电阻最小，骨骼的电阻最大），通常很难确定坏死组织的范围。

2. 治疗 初步治疗是将明显失活的组织进行清创，并根据指征行筋膜切开术和神经减压术。随后应在 48 小时内行"二探"手术（作为第二次清创术）。临床医师若见渐进性坏死，需进一步清创。当患者情况稳定，可行确定性治疗，包括皮瓣手术或必要时的截肢术。

### （三）化学烧伤

化学烧伤的严重程度取决于化学物质的浓度、接触时间的长短、剂量、作用机制及其渗透性。组织破坏一直会持续到化学物质被移除或中和为止。因此，处理任何化学烧伤的第一步是用水冲洗（即打开自来水龙头）。表 24-1 介绍了特殊化学品烧伤的处理方案。

**表 24-1 化学烧伤的处理方案**

| 化学物质 | 治疗方法 |
| --- | --- |
| 酸 | 稀释碳酸氢钠外用 |
| 碱 | 稀释醋酸外用 |
| 苯酚 | 乙醇外用 |
| 氢氟酸 | 10% 葡萄糖酸钙局部注射 |

## 六、高压喷射损伤

这种损伤通常发生于干一份新工作的青壮年男性，且最常涉及非优势手。

### （一）评估

初步检查可见一个看似平淡无奇的伤口，患者主诉的疼痛程度不一。肿胀与伤口的部位、喷射的数量和伤后的时间有关。肿胀既有物理膨胀，又有化学刺激造成。

### （二）预后

1. 喷射的材料 最常见的是油漆或润滑油。油漆会导致组织坏死，润滑油可引起组织纤维化。油漆喷射损伤有 60% 的截肢率，而润滑油喷射损伤的截肢率为 25%。

2. 压力 用于喷射的压力可为 3000 ～ 10 000lb/in$^2$。如果压力 > 7000lb/in$^2$，则截肢率为 100%。

3. 涉及部位 手指比手掌的预后差。

4. 数量 喷射注入的量越大，可直接导致预后越差。

5. 时间 治疗开始的时间越晚，预后越差。

### （三）治疗

1. 急诊室处理

（1）影像学检查：X 线片可显示涉及软组织的范围或物质渗入近端的程度，特别是当渗入物质含有金属成分时更能清楚地显示。

（2）使用抗生素，预防破伤风。

（3）类固醇。

2. 手术室处理 这些患者必须去手术室进行彻底清创、大量水冲洗，以及必要时行神经减压和前臂减压术。

3. 术后处理 术后处理包括安全的体位（原有体位加上预防或减少挛缩的体位）、交感神经阻滞（疼痛控制和循环支持）、二次探查（进一步清创）。这些病例通常需要多次手术治疗。

## 七、手部感染

大部分手部感染是外科的而不是内科的问题。抗生素是外科处理的辅助治疗。对于任何感染，查明基础疾病的病史及捐献史非常重要，如糖尿病、人类免疫缺陷病毒感染、痛风或全身性感染。临床医师应认识到深层淋巴管排出至手掌，而浅表淋巴管排出至手的背侧和掌侧。手的尺侧排至肱骨内上髁淋巴结，手的桡侧排至腋窝淋巴结。所有这些淋巴结都应仔细检查。

### （一）甲沟炎

甲沟炎是常见的甲周组织感染。甲沟炎通常与咬甲癖和修指甲有关。最常见的细菌是金黄色葡萄球菌（厌氧菌也很常见）。如果可早期诊断，这种感染可用抗生素和浸泡治疗获得效果。

1. 诊断　可见指甲疼痛、发红、肿胀。

2. 治疗　切开或拔甲以通畅引流，随后浸泡和使用抗生素。

3. 并发症　包括指甲畸形和骨髓炎。

4. 其他因素　经常与他人口腔黏膜有接触的人（牙科医师、麻醉师、摔跤手），由单纯疱疹病毒引发甲沟炎（疱疹性瘭疽）的风险增加。这些患者可见内含清亮液体的小囊疱。选择的治疗方法是应用阿昔洛韦，不必对囊疱清创。从事需长时间将手浸泡在水中工作的人（如洗碗工），由念珠菌属引发感染的风险增加。对于这类感染的治疗是局部应用抗真菌药物。

### （二）瘭疽

瘭疽是在手指指腹深部的感染，通常有穿刺伤或其他开放性损伤的病史。

1. 诊断　指尖有强烈的搏动性疼痛，并指腹肿胀，局部触之紧绷。

2. 治疗　包括切开和引流，并确保打开划分感染的隔膜。除非脓肿的脓头很表浅，否则切口应在侧正中以避开指腹。切开引流后治疗为浸泡和使用抗生素。

### （三）腱鞘感染

腱鞘感染通常是由贯通伤所致，通常是无毒的刺伤。

1. 诊断　患者手指疼痛、肿胀，Kanavel 征阳性（包括沿屈肌腱腱鞘走行的对称性肿胀、沿屈肌腱腱鞘压痛及红斑、手指半屈曲位和手指被动伸直时剧烈疼痛）。最后一个体征是腱鞘感染最具诊断意义的体征。这种感染也可延伸至掌中间隙。

2. 治疗

（1）外科引流

1）侧正中切开技术：可以让瘢痕远离掌面皮肤，且仍能获得充分显露。此切口可任其敞开，它既能直接愈合，也可二期缝合关闭。

2）有限切开置管冲洗：是将腱鞘在中节指骨和

手掌远端打开，将导管置入腱鞘，每 2 小时用 5ml 盐水冲洗 1 次，共 48 小时。

（2）静脉注射抗生素：需根据细菌培养和药敏试验结果来选用。

（3）功能锻炼：需早期进行。

（4）非典型感染：如果感染对常规治疗无效，则应考虑非典型感染，包括结核分枝杆菌感染、真菌感染、厌氧菌感染等。

（5）人咬伤感染：人咬伤引起的感染通常迅速发病，应积极治疗。

### （四）掌间隙感染

1. 诊断　刺伤后可引起掌中间隙和大鱼际间隙发生脓肿。掌中间隙是手的尺侧面屈肌腱和掌骨之间的潜在间隙。大鱼际间隙是示指和拇指之间的潜在间隙。主要症状是这些区域的疼痛、肿胀。掌深间隙感染需切开引流。

2. 治疗　应小心切开和引流，避免损伤掌侧的血管和神经。抗生素应静脉内给药。

3. 并发症　最常见的并发症是引流不通畅，未深入局部病灶切开引流，如对于钮孔脓肿，其中浅表的脓肿切开排脓了，但掌间隙感染并未引流。

### （五）化脓性关节炎

化脓性关节炎可继发于贯通伤或脓毒血症。最有名的是人咬伤，通常发生在掌指关节的第一口咬伤。

1. 诊断　症状和体征包括红斑、关节压痛、活动时疼痛。X 线片可显示骨质的改变。

2. 治疗　包括关节内穿刺抽液用于诊断和细菌培养、切开引流、细菌培养及药敏试验，随后静脉应用敏感抗生素 3～6 周。

3. 并发症　包括关节破坏、僵硬和骨髓炎。

## 八、反射性交感神经营养不良（区域性疼痛综合征）

### （一）概述

反射性交感神经营养不良（RSD）是一个包罗万象的术语，它涵盖了广泛的创伤后营养不良。这些营养不良虽没有生理基础，但都显得像是长期治疗的正常反应。自然病史了解甚少，但可能会造成永久性残疾。预期可恢复的损伤或手术相关性疼痛、僵硬和解剖上的功能障碍是早期诊断 RSD 的临床特征。慢性区域性疼痛综合征（CRPS）的Ⅰ型和Ⅱ型已相继介绍出现，以取代 RSD 一词。CRPS Ⅰ型对应于经典的没有可识别的神经损伤的 RSD。 CRPS Ⅱ型于可识别的神经损伤后发生。无论哪种类型，都可能是交感神经介导或独立感应。

### （二）评估

1. 分类

（1）一期：是指受伤后的前 3 个月，有时称为急性期。

（2）二期：是指受伤后 3 ～ 12 个月，称为营养障碍期。

（3）三期：是指受伤后超过 1 年，称为萎缩期。

2. 体格检查　虽然 RSD 有多种临床表现，但总有外伤史，尽管可能是很轻微的外伤。体征和症状包括与预期比例不相称的疼痛、僵硬、延迟康复、营养性皮肤改变以及自主神经功能紊乱。

3. 诊断性测试

（1）X 线片：可在确诊的 RSD 中提示关节周围的骨质疏松。

（2）骨扫描：建议用三相骨扫描仪，尽管其意义仍存在争议（未知预后的重要性）。

（3）星状神经节阻滞：是一个重要的诊断工具。神经阻滞后表现为疼痛明显缓解，可诊断为感应介导的疼痛。

4. 治疗

（1）早期干预：治疗的关键在于早期诊断。在前 12 个月治疗的病例中有 80% 的患者有改善，而在第 2 年才开始治疗的患者中，只有 50% 的改善率。

（2）治疗：治疗包括主动运动和被动活动、降低痛阈、用夹板和刺激仪刺激，以及压力加载（Watson 法）。

（3）用药：临床医师可用处方阿米替林、皮质类固醇、硝苯地平或苯妥英钠。

（4）星状神经节阻滞术：连续的星状神经节阻滞术有时可以打破 RSD 循环。

（5）交感神经切除术：星状神经节阻滞后时好时坏的情况最适用于交感神经切除术。

（6）心理治疗。

## 九、外伤后的晚期效应

### （一）内在肌阳性指畸形

内在肌阳性指畸形（图 24-27）是由内在肌的缩短造成的。治疗方法为手术软组织松解。

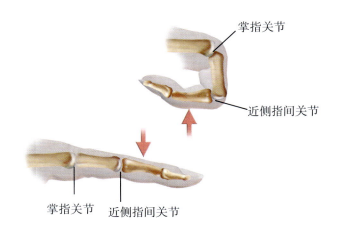

图 24-27　内在肌张力的测试方法
若有内在肌紧张，当掌指关节保持伸直位时近侧指间关节不能被动屈曲

### （二）内在肌阴性指畸形

内在肌阴性指畸形（见第 22 章，图 22-4）是由于尺神经损伤（伴或不伴正中神经损伤）引起的爪形手畸形（MCP 关节高度紧张，而 PIP 关节屈曲）。这是由于内在肌失神经支配，而 MCP 关节可正常地屈曲和 PIP 关节伸直，并对外在肌的活动不拮抗（FDS、FDP 和指总伸肌）。治疗需肌腱移植使肌腱改道，矫正畸形。

### （三）外在肌过紧（图 24-28）

近侧指间关节可以在掌指关节伸直的同时被动弯曲，但当掌指关节屈曲时无法被动屈曲，这是因为伸指肌腱在手腕或掌骨背侧与指骨或支持带粘连。此肌腱缺乏必要的偏移则 MCP 关节和 PIP 关节不能同时屈曲。

### （四）蚓状肌阳性指畸形

蚓状肌阳性指畸形（图 24-29）是由蚓状肌过紧所致。它可作为 FDP 远端裂伤至蚓状肌起点的后期效应。查体可见当掌指关节主动屈曲时 PIP 关节出现异常的伸指动作（PIP 关节开始在屈曲的位置）（见图 24-29）。治疗采用手术软组织松解和修复。

### （五）Boutonnière 畸形

Boutonnière 畸形（见图 24-10）可发生在中央束损伤的迟发效应。治疗方法在前面的章节中已讨论。

### （六）鹅颈畸形

鹅颈畸形（见图 24-8）是锤状指损伤、PIP 关节的掌板损伤或指浅屈肌腱断裂的迟发效应。治疗方法在前面的章节中已讨论。

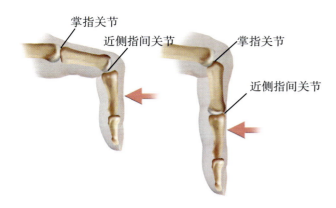

图 24-28 外在肌张力测试方法

若有外在肌紧张，当掌指关节保持屈曲位时近侧指间关节不能被动屈曲

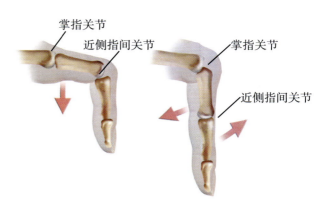

图 24-29 蚓状肌过强畸形

当掌指关节伸直、近侧指间关节屈曲时，主动屈曲掌指关节反而引起近侧指间关节背伸

（谢会斌 译，章 莹 夏远军 审）

# 第 25 章

# 脊髓及其附属结构的损伤

Michael Fehlings，Marcus Timlin，Nicolas Phan

## 一、概述

很少有情况具有像脊髓损伤（Spinal cord injury，SCI）一样的毁灭性。SCI 患者通常面临着一些医学相关问题，如初始制动、长时间的康复期，生活方式明显被重新调整、疾病慢性期的潜在并发症等。SCI 现可被追溯到的最早记载始于公元前 1700 年，是由埃及人记录的。甚至在那个时候，患者们的损伤就被描述的如此严重，以至于他们被认为怀有"不治之症"。在 21 世纪初，SCI 的致死率约是 90%。在第一次世界大战结束时，由于对泌尿道、呼吸系统和皮肤的特殊护理而大大提高 SCI 患者的生存率。尽管提高了生存率，但患者却遗留下严重的残疾，并且他们的康复似乎并没有从任何形式的治疗中有所受益。艾伦早期对实验犬的研究显示：在一些实例中，关于初始损伤及后期自身损害对组织的影响，提出了脊髓的二次损伤学说，如早期积极的减压治疗，可以改善神经恢复。近几十年来，SCI 疾病的治疗目标主要聚焦在对疾病的早期积极治疗以及阻止二次损伤机制的发生上。

## 二、流行病学

过去的 20 年间，在北美做了详细的发病率和患病率研究（表 25-1）。

由于方法学固有的局限性，致使对确切数字难以把握。例如，单个患者的多重录用可能会高估疾病的实际发病率，然而对 SCI 患者当前多重损害的错误归类又可能会低估它的发病率。SCI 的发病率是指在特定的时间范围内，特定人口在分散地理区域中的新发患者例数，估计每年在百万人中约有 40 个。

SCI 的患病率指在特定时间点的特定人口中，个体发生 SCI 的患者数量，在美国平均每 10 万人中就有 70 人患病，或者可以说总病患有 20 万～ 25 万。

表 25-1　北美脊髓损伤的流行病学

| 参数 | 数值 |
| --- | --- |
| 发病率 [ 例数 / （ 1 000 000 · 年 ）] | 40 |
| 患病率（ 例数 /100 000 ） | 70 |
| 男、女比例 | 3 : 1 |

和大多数外伤一样，男性 SCI 的发病率显著高于女性（75% 的病例发生在男性中）。男性和女性的平均发病年龄约为 35 岁。发病高峰相比，女性为 25 ～ 29 岁，男性为 20 ～ 24 岁。在男性中，发病率在 15 岁后大幅提高而在 30 岁后下降，并且在随后的几十年中又稳固增加。女性的发病率初始峰约比男性晚 5 年。

急性 SCI 的发病原因是多种多样的，但在过去的 20 年间保持着相对的稳定状态（表 25-2）。机动车事故仍然是该病最常见的病因，约占总病例的 50%。随后是意外事故或企图自杀导致的摔伤也占了很大一部分，比例约为 20%。城市地区的暴力袭击事件在过去的 15 年中明显增加，现在估计占 SCI 疾病病因的 15% ～ 20%。绝大多数的侵入性脊髓损伤主要由枪支造成。发生在体育竞技和娱乐活动的急性 SCI 在 10% ～ 20%，其中潜水约占到 2/3。因为科学普及和媒体报道，自 1975 年以来运动造成的 SCI 稳步下降。

表 25-2 北美脊髓损伤病因

| 致病因素 | 频率 |
| --- | --- |
| 机动车辆事故 | 50% |
| 坠落 | 20% |
| 暴力袭击事件 | 15%～20% |
| 运动和娱乐活动 | 10%～20% |

除了巨大身体以及心理伤害外，受害者的住院治疗、康复、环境改变所产生的财政负担惊人。SCI患者的终身花费根据其产生的原因在 60 万～ 100 万美元。依据 SCI 的发病率计算，美国所有 SCI 患者的直接花费高达 80 亿美元。

## 三、脊髓解剖

### （一）脑膜层

成年人的脊髓位于椎管和从枕骨大孔一直延伸至第 1 腰椎（图 25-1）。有 3 层脑膜层覆盖它。最外层的硬脊膜，是一个管状的颅硬脑膜的脑膜层的延续。相比颅脑部分，硬脑膜被硬膜外隙从毗邻脊椎的内骨膜分离开，该腔内包含大量的松散的结缔组织（硬膜外脂肪）和内部椎静脉丛。软脑膜附着在脊髓的表面，并在两侧形成一个三角形凝固结构，在规则的间隔中，其黏附在硬膜管的内表面。这些结构被称为齿状韧带。蛛网膜位于硬脑膜与软脑膜之间，其延伸到脊神经根的近端。位于软膜与蛛网膜之间的腔隙称为蛛网膜下腔。脑脊液在该腔隙中循环。脊髓有两处膨大部位，分别为颈膨大和腰膨大，其联系着支配上、下肢活动的脊髓神经根。脊髓的终止点有一个圆锥形结构，称为脊髓圆锥。该圆锥附着于软脑膜，是终丝的集合。丝状物质向尾端延伸直至变成硬膜囊的末端，并形成尾骨韧带，其紧接尾椎，形成连续性的骨膜。

### （二）血液供应

脊髓由椎动脉降支及多支脊椎节段血管的根动脉供血。两侧的椎后动脉，起源于其各自的椎动脉后方，其沿脊髓后方循行，正好位于脊神经后根的内侧。其接收延续下行的多支脊椎节段血管的供血，并形成两支丛状通道。它们供应脊髓后 1/3 的血液。双侧的前脊髓动脉在它们分叉成各自的脊髓

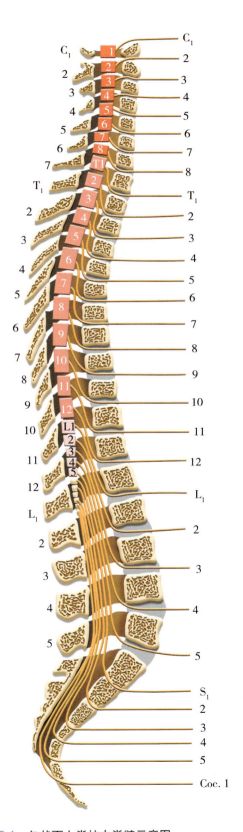

图 25-1 矢状面上脊柱内脊髓示意图

通过参考椎体和椎骨的棘突，注意脊髓节段的位置。神经根的出入位置如图示

动脉后在其尾部联合，并如进入脊髓前正中裂的单支血管一样下行。前根动脉的分支与前脊髓动脉的各级分支汇合，以便形成一支连续性血管。尽管它可能变得不连续或在一些分支血管中非常小。前脊髓动脉供应脊髓前 2/3 的血液。根动脉起源于节段动脉，如颈椎升支、颈椎深支、肋间支、腰动脉、骶动脉。一旦其进入椎间孔，根动脉形成前根动脉或后根动脉，或同时分成前、后两支。根动脉通常起源于胸椎或腰椎的左侧，然而两侧同样供养颈椎部位。胸椎间的每一支其供血根动脉都相隔较远，以至于其更容易因某支血管梗塞而出现局部缺血。"Adamkiewicz"动脉是一支前根动脉，主要在胸腰部循行，并且比其他血管都要大，其通常出现在 $T_8 \sim L_2$ 椎体间，其主要起自于左侧。

### （三）断层解剖

对脊髓节段解剖学的理解，是对解释发生 SCI 的患者所表现出不同的神经综合征的根本。完整的解剖描述不是本章详述的范围，本章只会对相关的结构和路径进行描述。图 25-2 说明脊髓的横切面。在脊髓中间的灰质，是一个对称的蝴蝶形的结构。脊髓背角（灰质后角）位于后外侧的位置，并包含接收来自胞体位于同侧背根神经节的感官传入纤维的主要神经元。脊髓前角运动神经元包含轴突通过

脊神经前根发送给各自的节段性骨骼肌纤维和肌梭内的肌肉纤维。胸髓，有一个侧角，从 $C_8$ 延伸到 $L_2$。它由节前交感神经元组成。在 $T_1 \sim L_2$ 水平，这些交感神经纤维细胞体从前根出来，经白支到脊柱每侧的交感神经核。在那里，节后交感神经元突触和交感神经纤维与血管伴行到达其所支配的内脏和血管床。

1. 感觉传导通路　两个主要感觉传导通路。辨别感觉通路通过背根的粗纤维传导两点辨别感觉、本体感受、振动觉。大部分的神经纤维进入脊髓后立即在位于脊髓的后正中线上的同侧后柱内上升。与脑干的二级神经元形成突触，然后越过中线，入颅止于对侧丘脑。三级神经元在丘脑投射至躯体感觉皮质。痛温觉通路通过背根的细纤维传导伤害感觉、温度觉和简单（原始）触觉。神经纤维进入脊髓，在后角与二级神经元形成突触。二级神经元的轴突在脊髓内穿过中线之后上升或下降一或两个节段。这些交叉神经纤维形成前连合、中央管的腹侧，延伸到脊髓丘脑束，止于脊髓腹侧面。然后上升至对侧丘脑与三级神经元形成突触。三级神经元位于丘脑，其轴突上行投射至大脑皮质躯体感觉皮质。由于第一通路穿过中线位于脊髓上方，而第二通路位于脊髓内，部分脊髓症状可以出现感觉分离（见后面的部分）。

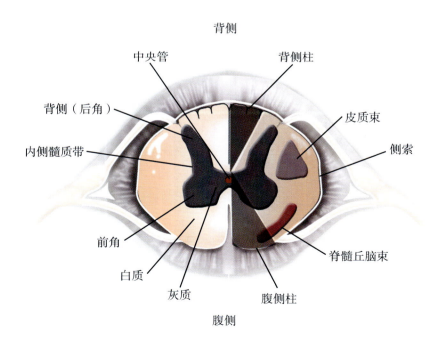

背侧

中央管　　　　　　背侧柱

背侧（后角）　　　　　　　　皮质束

内侧髓质带　　　　　　　　　侧索

前角

白质　　　　　　　　　脊髓丘脑束

灰质　　　腹侧柱

腹侧

图 25-2　脊髓横断面

脊髓白质分为三柱（后柱、侧柱、前柱），由脊髓灰质纵贯而成。后柱相关的是触觉、本体感觉、振动觉，腹外侧的脊髓丘脑束与痛温觉相关，位于侧边的皮质脊髓束具有上运动神经元的轴突。脊髓灰质分为负责感觉的灰质后角，负责运动的灰质前角。位于前角和后角之间的中间区包含交感神经的节前神经元（胸髓）和骶部副交感系统。中央灰质及周围组成见图示

2. 运动通路 运动通路起源于大脑运动皮质以及更深的锥体外核。大量纤维经尾端的内囊进入脑干形成位于腹侧的皮质脊髓束。在髓质中，纤维在腹侧形成金字塔形。在较低位置的髓质，近 80% 的纤维在进入脊髓前跨越中线交叉至对侧。皮质脊髓束位于中外侧，由腹侧角的运动神经元纤维在适当的水平形成突触。

3. 板层纤维 脊髓不同传导束中的神经纤维是以特定的方式组成的。图 25-3 显示后柱和脊髓丘脑束控制四肢的轴突的位置。虽然这种板层纤维有助于了解脊髓损伤表现某些不完全的症状，现在很清楚这样的皮质脊髓束的躯体特定区的组织可能不存在（参见后面的部分）。

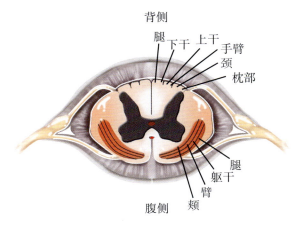

背侧
腿
下干 上干
手臂
颈
枕部

腿
躯干
臂
颊
腹侧

图 25-3 脊髓断层解剖图解在主要的白质束神经纤维的分层，背侧柱和脊髓丘脑束支配躯体皮质定位

4. 脊髓皮区和肌节 脊髓的每个节段支配身体的某种感觉区域称为皮区，并且骨骼肌的特定组群叫作肌节。图 25-4 说明了人体的主要肌节和所有皮区。

## 四、SCI 的分类

基于神经功能检查达成的 SCI 分类共识，对于判断预后、随访检查和纵向研究都很重要。最新的分类是 1992 年由美国脊髓损伤协会（ASIA）和国际截瘫医学会（IMSOP）制定的脊髓损伤神经和功能分类国际标准。该系统目前已在国际上得到广泛应用（表 25-3 和图 25-4）。

### （一）亚洲或国际截瘫医学会损伤评级

评级如表 25-3 所示分为 5 个等级。A 级定义为完全性损伤，B 级、C 级和 D 级代表不同程度的不完全损伤，而 E 级代表正常的神经系统检查。完全

脊髓损伤被定义为在最低的骶段（S$_4$ 和 S$_5$）不存在运动和感觉功能。如图 25-4 所示，评级需检查双侧 10 个关键肌肉群和双侧各 28 个皮区。该评级系统对运动功能评价使用 MRC 评分，从 0 ～ 5（参照图 25-4），最大可能得分为 100。对感官功能的评价是基于针刺感评分，从 0 ～ 2，最大可能得分为 112。

为了确定病变是否完全，最低骶段 S$_4$ 和 S$_5$ 的感觉功能和运动功能必须检测。感觉功能评估在肛周区域和肌节，检查肛门深感觉和肛门外括约肌的自主收缩必须使用直肠指诊。由于不完全损伤的预后更好，需要尽早确定病变是否完全。

脊髓损伤平面是根据躯体双侧的感觉功能和运动功能判断的。感觉和运动的水平是由最尾（最低）段具有正常感觉功能或运动功能确定的。1992 年的分类将正常运动功能定义为 4 或 5 级，这给解释某些患者的神经学层面带来一些混乱，尤其是那些不完全损伤的患者。因此，1996 年对分类进行了修改，其中运动水平被定义为最低处关键肌肉的等级至少为 3 级。由于躯体每侧的运动功能和感觉功能检查可能不同，可能多达 4 个不同级别。如果皮区和肌节低于被确定的损伤平面，仍有部分支配功能则被归类为部分残留区域。

### （二）脊髓休克

脊髓休克被定义为脊髓损伤后躯体运动功能、感觉功能、交感神经自主功能丧失。躯体运动功能丧失导致弛缓性麻痹和反射消失。感觉缺失可能是所有主要感觉的完全消失。自主神经功能丧失，主要是交感神经支配的缺失，可表现为低血压、心动过缓以及皮肤温暖和充血。脊髓休克的严重程度和持续时间变化很大，但它与脊髓损伤的严重程度和损伤的水平相关，因此颈椎完全损伤和上胸段脊髓损伤通常最严重，不完全损伤或腰部损伤则损伤最小，而最严重的交感神经张力的缺失（心脏和血管），甚至可导致持续低血压和心动过缓。脊髓休克的病因尚不清楚，尽管可能的机制包括了横跨膜的离子浓度和继发于局部组织创伤渗透率的失衡，如抑制局部神经元兴奋的细胞外钾浓度的增加。脊髓休克的存在，对患者初期的神经评估方面引起大量的困惑。因此，一般认为脊髓休克对躯体运动和感觉的影响在受伤 1 小时后会消退，但是自主神经功能和本能反射障碍可能持续几天到几周。

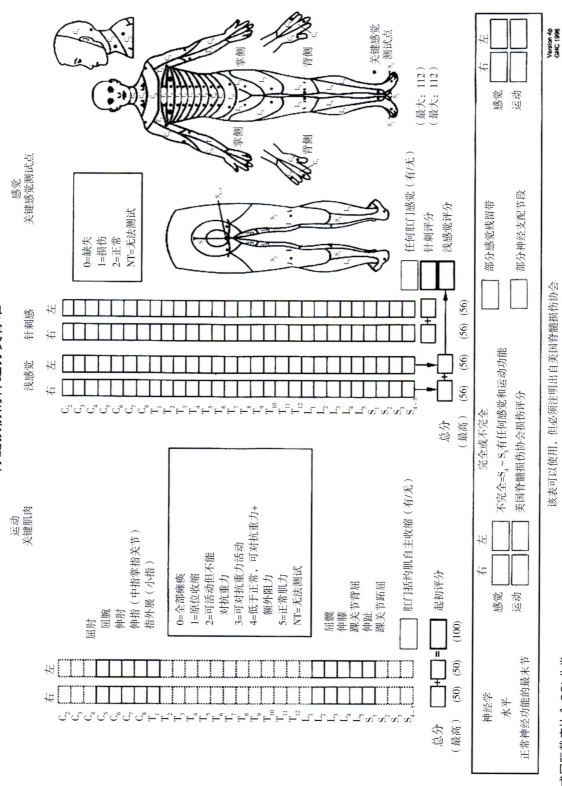

图 25-4 亚洲或国际截瘫协会 SCI 分类

图表展示了急性脊髓损伤评分和分类所需的运动感觉和括约肌功能相关信息。左侧是待测的 10 个主要肌肉群和 MRC 评分系统，右侧是躯体双侧 28 个皮区感觉功能的检查（图片来源：American Spinal Injury Association, International Medical Society for Paraplegia: International standards for neurological and functional classification of SCI, revised 1996, Chicago, 1996, The Association and The Society.）

## 表 25-3 基于亚洲或国际截瘫协会神经功能国际标准的 SCI 分类

**亚洲／国际截瘫协会 功能损伤评分**

| | | |
|---|---|---|
| A 级 | 完全 | 在骶段 $S_{4\sim5}$ 没有运动功能或感觉功能保留 |
| B 级 | 不完全 | 通过骶段 $S_{4\sim5}$ 神经水平以下和延伸的感觉功能保留但运动功能缺失 |
| C 级 | 不完全 | 神经水平以下运动功能保留且大部分关键肌肉的肌力 < 3 级 |
| D 级 | 不完全 | 神经水平以下运动功能保留且大部分关键肌肉的肌力 ≥ 3 级 |
| E 级 | 正常 | 运动功能和感觉功能正常 |

急性 SCI 在很多情况下与肺水肿有关。其机制不明，但有学者怀疑在受伤时大量交感神经放电导致血浆儿茶酚胺增加。儿茶酚胺的快速增加会导致急性左心室衰竭，这些儿茶酚胺的快速增加是源于后负荷的增加和体液从外周到肺部脉管系统的转移。

## 五、脊髓不全综合征

在最低的 $S_4$ 和 $S_5$ 骶段仍保留有感觉或运动功能的 SCI 即为不完全损伤。按 ASIA/IMSOP 标准进行 B、C、D 级分类。不完全性损伤的 SCI 患者常表现为特定神经功能的缺损。不完全损伤的症状通常根据脊髓的横切面的损伤位置进行分类。这种分类对理解病理生理学和特定类型的损伤机制是有用的，它可以帮助指导早期治疗。由于不同的症状神经恢复的潜能不同，这种分类也有助于预后的评估。

### （一）颈髓综合征

该综合征一般发生在高位颈髓及髓质损伤的情况，虽然损伤尾端可扩展到 $C_4$，头侧可达脑桥。它是由脊髓直接损伤，或髓质的损伤或在颈椎创伤时由椎动脉的破坏引起。对这种表现的其他表述如"延髓颈分离"。在最严重的情况，该综合征可导致呼吸停止、低血压、四肢瘫痪和麻木，位置通常低于 $C_4$。如果没有马上急救治疗，创伤迅速导致心肺骤停，从而导致患者死亡。现场紧急气道管理和心脏复苏术提高了患者生存率，导致出现这种综合征的患者增多。损伤的机制通常是由于高位颈髓受牵拉、脱位、

或前后压缩骨折或椎间盘破裂压迫髓质引起的。椎动脉进入 $C_6$ 横突孔，通过每个椎孔垂直上升，由 $C_2$ 椎孔出来，结束于 $C_1$ 侧块。颈椎受伤时，动脉在走行中的任何一个点上都有可能发生阻断，尤其是上颈椎脱位和急性扭伤时最易发生。

颈髓综合征的临床表现有两个重要特征。

1. Dejerine 麻痹　患者可出现经典的 Dejerine 麻痹面容（面部外边缘麻痹，但中间部分包括鼻翼到口唇的红色边缘没有麻痹）。这种特殊的表现是因为面部的感觉神经纤维在脊髓下行三叉神经束进入脑干和脊髓三叉神经核形成突触，位置和 $C_4$ 一样低。控制面部外围的神经纤维走行更低，而那些控制面部中心部位的神经纤维突触几乎立即进入脑干，这说明了当伤害发生在颈髓水平时为什么它们能免于受伤。麻木出现在损伤平面以下，但 $C_{2\sim4}$ 颈部区域可能幸免。这可能是由于经过这些区域的感觉神经纤维被分为两个不同途径；经典的脊髓丘脑侧束和脊髓三叉神经束，在跨越脑干前从尾端上升。第二束可能会因为跨越水平的不同免于受伤。因此，为了鉴别这种麻痹形式，完整的感觉测试，包括面部感觉，是所有颈椎脊髓损伤患者评估的基本要求。

2. Bell 交叉性瘫痪　颈髓综合征也可能类似脊髓中央损伤综合征，上肢无力的症状比下肢更明显。这种形式的无力称为 Bell 交叉性瘫痪。1901 年，Wallenberg 提出了这种症状的神经解剖学解释。他提出，相比于手臂的纤维，锥体中皮质脊髓纤维的躯体皮节定位结构导致下肢纤维更不规律的交叉位置。虽然没有神经解剖学的证据支持这个理论，但这种理论已经很流行了。现在基于的一系列证据认为，手功能更易受影响是由于皮质脊髓束对手功能的影响更重要。皮质脊髓束的具体研究证实，躯体皮节特定区缺少结构。Marchi 变性研究以及现代解剖路径表明，支配四肢的皮质脊髓束纤维广泛地分布在锥体、交叉及脊髓的皮质脊髓束中。Schneider 对脊髓症状的观点是：他发现在齿突骨折、寰枢椎脱位或邻近组织受损，如肿瘤过程中锥体容易受齿突尖压迫。锥体的局部损伤可以解释 Bell 交叉性瘫痪不协调的手无力。Dickman 及其同事报道了 14 例临床诊断为交叉性瘫痪的患者有 8 例上颈椎骨折（$C_{1\sim3}$）。且每位患者的 $C_2$ 椎体都受到影响。其中 7 位患者行 MRI 检查，结果表明 3 位患者颈髓交界处和上颈椎前侧或前外侧发生擦伤或局部水肿，这些支持一个观点，即损伤必须是轻度至中度，破坏运

动功能（促进锥体里的皮质脊髓束），但维持生命。

### （二）脊髓中央损伤综合征

这种综合征也是由 Schneider 最先描述。它的特点是不成比例的肌肉运动能量的损失上肢比下肢更严重，膀胱功能障碍通常表现为尿潴留，病变以下平面不同程度的感觉损失，损伤后死亡患者的病理报告提示脊柱和韧带完好无损，脊髓经常有中心区域出血。Taylor 证明即使没有脊柱损伤也可能出现脊髓压迫。他在尸体颈部不同体位进行颈椎脊髓造影术，证明在强迫过伸位，在层间空间的脊柱后表面有一系列压痕。这些压痕似乎是由于黄韧带向内凸出引起的，导致椎管狭窄可高达 30%。当后椎体骨赘突出出现时，狭窄更加明显。因此，认为脊髓中央损伤综合征的主要机制包括颈椎过伸导致急性脊髓的前后压迫。Holmes 在分析脊髓中央损伤综合征患者的脊髓段时，发现损伤部位有大量的水肿组织。

Schneider 推定该综合征的发生是由于脊髓中央部位出血和周围水肿，这表明上下肢肌力的差异是由于皮质脊髓束内的纤维发生层压造成的。他也假定颈髓的前角神经元的参与能解释更显著的上肢乏力。正如前面的解释，现代研究不能证明并划分出脊髓皮质脊髓束的躯体定位区域。另一种解释人类皮质脊髓束功能与参与下肢的功能相比较，更多参与手和上肢的功能。几个研究证明皮质脊髓束的不连续损伤，其中大多数研究涉及延髓锥体束，结论令人吃惊，运动缺陷相对较少，并且实验动物随时间延长有显著恢复。最一致和特征性的运动缺陷是手部功能障碍，这比上肢和腿部功能障碍更突出。运动功能的恢复与人类的脊髓中央损失综合征类似（即运动的恢复从接近身体中央肌肉群开始向远端肌肉群发展，下肢常比上肢恢复早）。近期放射学研究调查，诊断为急性脊髓中央损伤综合征患者的 MRI，未显示特征性出血。从 3 个尸检标本获得的组织学研究显示，从伤后 3 天到 7 周，亦未发现脊髓实质有血液或血液产物的证据。最初的发现是轴突的弥散性破坏，特别是被皮质脊髓束占据的颈髓侧柱。而且，11 名患者中有 10 名显示先前潜在的骨或椎间盘异常导致颈椎管狭窄。

脊髓中央损伤综合征之所以很重要，是由于其预后较其他综合征通常要好。有一些病例能快速完全地恢复，通常遵照特定模式。运动的恢复首先开始于下肢，其次是膀胱功能的恢复，最后是上肢运动功能的恢复。手和手指的动作是最晚恢复的，并可能恢复不完全。而感觉恢复的发生无特定模式。由于恢复能够自发实现，通常采取非手术治疗即可，但病例的检查必须个体化，如果存在不稳定性或持续的压迫，早期的手术处理显示可能使功能恢复得更好。

### （三）前索综合征

这个综合征同样最初由 Schneider 描述，它表现为损伤水平下的瘫痪和痛觉减退，并伴有触觉区别、本体觉和振动觉的缺失。他描述的情况，要么是颈椎盘破裂、骨折移位，或者两者都导致脊髓前角压迫。这些创伤造成的组织损伤机制的最初理论指出该综合征是由于脊髓前动脉受压和血供不足造成的，然而这缺乏病理证据，从而导致结论不可信服。Kahn 最初假设一种机制是继发于钙化椎间盘突出，脊髓前角受压迫引发的慢性脊髓病。他建议把脊髓固定在齿状韧带，然后缓慢牵引，就会产生一系列的临床表现，包括反射亢进、痉挛状态、步态失常、下肢更严重的无力及主观感觉障碍等。他相信皮质脊髓束与脊髓丘脑束相比更易受这种应力的影响，因为皮质脊髓束拥有更大的纤维。他还认为，将脊髓侧方固定于齿状韧带，造成侧索硬化，从而更大程度地影响皮质脊髓束。Schneider 将这一理论应用于急性脊髓前侧压迫来解释临床所见。他还推荐这种综合征患者应早期手术治疗。前索综合征患者的感觉功能和运动功能的恢复差异性很大。

### （四）Brown-Séquard 综合征

Brown-Séquard 综合征或半切综合征，特征是脊髓半侧功能缺失。形式上，是损伤同侧的运动功能、触觉分辨、振动觉和本体感觉缺失，以及对侧的疼痛和温度觉缺失。损伤机制包括过伸伤、压迫性骨折、椎间盘脱出和贯穿伤。与胸髓和脊髓圆锥相比，更常发生在颈髓部位。这通常合并其他不全损伤的症状，并可能在最初不完全损伤几天后才被发现。尽管表现为 Brown-Séquard 综合征的相当数量患者能步行，但神经恢复的预后仍变化多样。

### （五）脊髓圆锥综合征

脊髓圆锥包括逐渐变细的脊髓末端，脊髓下段浓集在圆锥部分。的确，几乎所有的腰部节段，对应于 $T_{12}$ 椎体而大多数骶段对应于 $L_1$ 椎体（见图 25-1）。脊髓解剖的改变，从僵硬的胸椎到更灵活的腰椎，当胸腰段受到危险压力时更趋向于不稳定。爆裂骨折和骨折脱位常见于 $T_{11\sim12}$ 椎体和 $T_{12}\sim L_1$ 椎体。这使脊髓圆锥在直接损伤时风险更大。该综合征通常表现为下运动神经元缺陷引发下肢弛缓性瘫痪和括约肌功能障碍。感觉障碍是多样的。在慢性期，上运动神经元损伤的症状逐渐显露，如痉挛状态、反射亢进和足部背伸反应。这种预后通常不好；这可能与圆锥的下运动神经元细胞胞体破坏有关，这将没有再生的可能。

### （六）马尾神经综合征

脊髓终止于 $L_{1\sim2}$ 的椎间隙。马尾由腰椎和骶段的神经根组成，位于脊髓末端以远。损伤在 $L_{1\sim2}$ 椎间隙以下，会影响马尾。类似脊髓损伤，马尾损伤根据标准被分为完全损伤或不完全损伤。损伤机制包括骨折脱位、爆裂骨折和急性椎间盘突出。急性中央型腰椎间盘突出造成的损害往往发生在正中的骶神经根，从而使腰椎及 $S_1$ 神经根免于受伤。临床表现包括肛周感觉缺失、括约肌功能障碍、正常的腿部力量和神经根痛的缺失。骶神经根非常容易受压损害，而且压迫时间越长，功能越难恢复。一旦出现如上表现，急诊手术减压是必要的。总体上来说，马尾神经损伤的预后较脊髓损伤的预后更好，因为下运动神经元在遭受创伤和二次损伤后有更强的再生能力。

## 六、慢性创伤后综合征

经受脊髓损伤的患者在亚急性和慢性阶段能产生一些重要的综合征（表 25-4）。完整地分析这些综合征远超出本章的范围，所以仅简单地描述。急性损伤后，脊髓中央常发生改变。如果损伤严重，出血坏死和脊髓的局部缺血会有中心空洞的形成。

**表 25-4　脊髓损伤后慢性创伤后综合征**

| |
|---|
| 脊髓空洞 |
| 微囊性脊髓软化 |
| 蛛网膜炎 |
| 传入神经阻滞疼痛 |

### （一）脊髓空洞症

脊髓空洞症指脊髓的空洞倾向于纵向扩展。约

3% 脊髓损伤的患者表现为脊髓空洞症的症状。发病的时间从几个月到几年不等（最长 30 年），并显示一些传入神经阻滞性疼痛的类型。随后在已存在的原发损伤平面以上出现渐进性的运动功能和感觉功能损失。这种损伤一定程度上类似于脊髓中央损伤综合征，脊髓丘脑束较背索受影响程度更大。运动功能缺失常涉及在损伤水平或以上水平的下运动神经元损伤。脊髓空洞症产生的确切机制仍未知。当周期性增加压力时，椎管内脑脊液压力会异常地传输，比如一个 Valsalva 动作能导致液体腔扩大。通过蛛网膜炎阻碍正常椎管内脑脊液的流动被认为能起到阻止脊髓空洞症进展的作用。

### （二）微囊性脊髓软化

创伤后微囊性脊髓软化与创伤后脊髓空洞症有相同的临床表现。脊髓显示微囊性变，但没有像脊髓空洞症那样产生空洞。囊性变能延续至损伤部位的上下几个节段，并且在其中也会有正常的脊髓片段插入。即使应用磁共振检查，微囊性变有时亦很难与脊髓空洞症区分，并且这也与蛛网膜炎有关。

### （三）蛛网膜炎

任何类型、任何严重程度的脊髓损伤后都可以发生蛛网膜炎，是脊髓和其周围的蛛网膜之间发生的结缔组织粘连，常涉及硬脑膜。与蛛网膜炎有关的神经功能恶化呈阶梯性或渐进性。脊髓拴系、淤血、蛛网膜血管纤维化造成的缺血，与椎管内脑脊液流动受阻一样被假定用于解释蛛网膜炎引发神经功能恶化的机制。

### （四）传入神经阻滞疼痛综合征

传入神经阻滞疼痛综合征能影响慢性阶段约 25% 的脊髓损伤患者，是各个平面（譬如损伤的神经根、脊髓和脑损伤后）的异常伤害感受冲动产生的结果。

## 七、运动相关的脊髓损伤

运动相关的脊髓损伤是非常重要的一类，因其好发于特定的运动项目且对预防并减少损伤的数量具有重要作用。赛车、摩托车赛车、潜水、滑翔、足球和体操等运动都被认为是高风险运动，其他高风险运动还包括骑马、冰上曲棍球、登山、跳伞、滑雪、雪地摩托、蹦床、摔跤等。在过去 20 年，运动相关的严重脊髓损伤的发生率已明显降低。在

1977 年，国家大学生体育协会（NCAA）资助发起了一项全国性的足球相关严重损伤的调查。该调查到 1982 年后扩展为包括对所有男性和女性运动的调查。

### （一）足球相关的损伤

学校运动中，足球是灾难性损伤数量最大的运动之一。但其发生率相比于 19 世纪 70 年代（颈椎损伤 4.1/10 万人，永久性四肢瘫痪 1.58/10 万人）的数据已显著降低。评价当时所提供的调查数据，认为主要原因之一是重新设计的头盔，由于头盔设计改进可提供更好的头部保护，参与者开始使用头部作为主要的身体接触部分用于抢断和拦截，从而颈脊髓损伤增加。因此，NCAA 禁止在足球运动中使用头部作为进攻性武器，之后脊髓损伤及肢体瘫痪的发生率明显降低并趋于稳定（颈椎损伤 1.3/10 万人，永久性四肢瘫痪 0.4/10 万人）。

### （二）曲棍球相关损伤

在 20 世纪 70 年代中期，与冰球运动相关的脊椎受伤显著增加，并直接促成加拿大委员会的形成来预防脊柱和头部受伤。委员会发现在 1948 ～ 1973 年几乎没有曲棍球相关的脊髓损伤案例报道，然而 1977 ～ 1981 年曲棍球成为在运动和娱乐活动中引起脊髓损伤的第二常见原因。委员会还发现大部分案例是由于摔倒或被没有加护垫的球板打中，使头顶受到直接打击造成的。基于以上发现，委员会进行了一些改进，比如禁止球板打击头部以及相互打击、禁止从身后打击、颈部肌肉调理、球员教育、头盔的重新设计，这使曲棍球相关的脊髓损伤自 1984 年以来总体下降了 50%。

### （三）病理生理学

运动相关的脊髓损伤的病理生理学好像是相似的，与涉及的运动无关。绝大部分案例涉及颈髓，足球相关的脊髓损伤的事实最能说明这点：所有记录在案的案例均发生在颈髓。Torg 及其同事仔细分析了这些损伤病例，明确地证明最常见的损伤机制是对颈髓的轴向载荷。的确，脊椎正常的前凸能够吸收来自轴向的力量，同时也可以通过颈部肌肉传递和耗损能量。当颈部轻微屈曲时，颈椎变得笔直，从而失去了有效吸收和传递机械能量的能力，所以负荷主要传递到椎骨、韧带和椎间盘上。如果超过了椎骨、韧带和椎间盘可以承受的力量，它们就会遭到损伤，从而引起不同类型的脊髓损伤。很多学者都强调该损伤机制的正确性，并且能够运用于几乎所有的运动及娱乐活动，如曲棍球和跳水。通过理解在这些运动中颈髓损伤的病理力学，能够更好地进行训练、体育锻炼以及采取预防措施，这能够限制严重脊髓损伤的发生。

## 八、脊髓损伤患者的早期治疗

### （一）急性医疗干预措施

任何类型的脊髓损伤患者（合并或不合并其他相关的创伤）必须由现场初级医疗团队和急诊的医疗团队迅速进行治疗。不能过分强调 ABC 原则的绝对地位。保证受伤组织有一定的灌注和氧供应则是最佳的恢复必要条件。即使是短暂灌注不足也会增加死亡率，降低脊髓损伤患者的神经恢复。假设任何一个有明显外伤史的患者都有脊柱损伤，所以在解救、运输、转移的过程中都要保持椎体的稳定性直到证明其没有脊柱损伤。如果是一个已经有脊柱或脊髓损伤的患者，从开始便进行全脊椎的固定对于预防进一步的损伤是必需的。如果需要进行气管插管，则应温柔的线性牵引颈椎，且不能过伸。这些重要的措施能减少多发性损伤患者由四肢轻瘫发展为截瘫的发生率。

恢复任何全身性低血压至正常是一个抢救脊髓损伤患者的急救原则，原因在于损伤脊髓容易通过改变局部微循环包括血管痉挛和小血栓形成而继发血管危象。对低血压的患者初始复苏包括扩容治疗、平衡电解质溶液（如林格溶液），如果怀疑持续出血需要输血。即使是脊髓损伤的患者，脊髓休克导致低血压的现象比血容量低导致低血压的现象更少见。只有在确保足够的容量治疗之后，才能排除持续出血的可能性。治疗这种低血压包括使用升压药物，如多巴胺、多巴酚丁胺和去甲肾上腺素。早期和积极的治疗（容量复苏和升高血压）急性脊髓损伤患者，已被证实具有改善创伤后神经功能恢复的可能性。

### （二）原发性急性脊髓损伤与继发性急性脊髓损伤的概念（表 25-5）

脊髓受损后导致的原发性急性脊髓损伤及继发性急性脊髓损伤，包含一系列的细胞及分子机制导致更进一步的组织破坏。

### 表 25-5  急性脊髓损伤后的原发性及继发性损伤机制

**原发性损伤机制**

急性压迫
撞击
枪弹伤
牵张
切割

**继发性损伤机制**

系统原因
全身性低血压
神经源性休克
缺氧
高热
血管的变化
自动调节功能丧失
出血
微循环障碍
血流量减少
血管痉挛
血栓形成
电解质的变化
增加细胞钙离子内流
增加细胞钾离子外流
钠通透性增加
生物化学变化
神经递质积累
儿茶酚胺（去甲肾上腺素、多巴胺）
毒性氨基酸（谷氨酸）
花生四烯酸释放
自由基的产生
类二十烷酸生产（前列腺素）
脂质过氧化作用
内源性阿片类物质
细胞因子
过度水肿
能量代谢缺失
腺苷三磷酸生成减少
细胞凋亡

1. 原发性损伤  原发性损伤涉及一个或多个外力因素：压缩、挫伤、分离、撕裂、切割或枪弹伤。原发性损伤启动一连串的继发性损伤，总结见表

25-5。急性损伤后，脊髓经历一系列的变化，包括出血、水肿、轴突的神经坏死、凋亡（基因程序性细胞死亡）、脱髓鞘及空化。在重大创伤24～48小时后，损伤部位坏死，特别是中央出血部位。几天后，这些出血部位出现空化现象，邻近部位亦出现片状坏死。这些空化现象是凝固性坏死的结果。

2. 继发性损伤  继发性损伤的机制包括缺血、细胞内钙离子内流、游离自由基相关的脂质过氧化反应、谷氨酸中毒。特别是在神经元培养的谷氨酸细胞毒性的研究中，在脊髓创伤后缺氧性白质损伤和压缩性白质损伤，通过超微结构研究轴突损伤的钙积累的报道中，共焦成像研究提供强有力的证据支持神经损伤的钙假说。细胞凋亡是一种在各种情况下出现的程序性细胞死亡，如免疫细胞的选择和发育。最近，一直在外伤性脊髓损伤的动物模型和人类研究中观察到凋亡，表明活跃的细胞死亡可能介导中枢神经系统损伤后的损害。这种类型的细胞死亡能在神经元细胞和非神经元细胞观察到，如少突胶质细胞等负责中枢神经系统轴突髓鞘化。

#### （三）对于急性脊髓损伤患者的药物治疗

脊髓损伤患者，即使是完全性的脊髓损伤，通常需要一些药物保护受伤的神经元。通过躯体感觉诱发电位的记录，能够发现完全性脊髓损伤患者的部分解剖和功能被保留。因此，可以想象在初始神经损伤后限制继发性二次神经损伤可以增强神经系统功能的恢复。它已被证明，增加10%～20%的神经组织可能足以允许患者返回临床挽回部分重要的神经功能。这样做的目的是改善神经组织损伤对药物治疗的反应，提高生存率。只有少数药物进行了临床试验，并且只有一种药物可以在临床应用。

1. 全国性急性脊髓损伤研究（NASCIS I）  第一个国家脊髓损伤研究（NASCIS I）发生于1984年，应用甲泼尼龙治疗脊髓损伤，比较两种不同方案的效果（高剂量和低剂量）。两组在神经系统功能恢复方面无统计学差异，但该研究受到批评，因为甲泼尼龙的剂量太低（30mg/kg），而且缺乏安慰剂对照。

2. NASCIS II  共有3组，一组给予甲泼尼龙30mg/kg，然后以每小时5.4mg/kg维持23小时，一组给予纳洛酮5.4mg/kg，然后以每小时4.0mg/kg维持23小时，一组给予安慰剂。研究结果发表

于 1990 年。结果发现患者在受伤后 8 小时内应用甲泼尼龙较纳洛酮和安慰剂更能有效地改善运动功能及感觉功能，即使是脊髓完全性损伤或不完全性损伤。

3.NASCIS Ⅲ 最新的研究，NASCIS Ⅲ 于 1997 年发表，比较甲泼尼松龙的两个方案，标准为 30mg/kg，然后以每小时 5.4mg/kg 维持 24 小时。另一种剂量为 30mg/kg，然后以每小时 5.4mg/kg 维持 48 小时。第 3 种方案：患者接受 30mg/kg 甲泼尼龙治疗，然后应用替拉扎特 2.5mg/kg，每 6 小时给予 1 次，共维持 48 小时。患者在受伤后 3 小时内接受治疗，三组之间的神经恢复无差异。受伤后 3 ～ 8 小时，接受 48 小时甲泼尼龙较 24 小时组有更好的神经恢复，接受替拉扎特组和接受 24 小时甲泼尼龙治疗的效果一致。因此，本研究强调脊髓损伤后尽早药物治疗的重要性，患者伤后 3 ～ 8 小时接受为时 48 小时的甲泼尼龙治疗效果最佳。具体见表 25-6。因为甲泼尼龙主要改善损伤平面以下的神经功能，它主要通过限制对脊髓的主要长神经束的损伤而产生有益的影响。其机制可能与抑制脂质过氧化、水解神经和血管内皮膜的自由基有关。

在过去数年，NASCIS 试验已经受到了强烈的批评。我们应该注意，美国神经外科医师协会和脊柱及周围神经医学专家委员会在审查甲泼尼龙冲击治疗成年人急性脊髓损伤的患者时，该药物用法仅被（AANS/CNS 2002）所支持。尽管如此，针对 NASCIS 第二和第三试验强烈的批评必须与当前尚缺乏备选的神经保护措施所平衡。此外，适度应用甲泼尼龙治疗，使颈髓损伤患者的功能及生活质量得到提高。

**表 25-6** 急性脊髓损伤的甲泼尼龙冲击治疗时间及剂量（NASCIS Ⅱ 和 NASCIS Ⅲ）

| 伤后给药时间 | 初始剂量 | 维持剂量 |
| --- | --- | --- |
| 伤后 < 3 小时 | 30mg/kg | 每小时 5.4mg/kg，维持 24 小时 |
| 伤后 3 ～ 8 小时 | 30mg/kg | 每小时 5.4mg/kg，维持 48 小时 |

### （四）治疗脊髓损伤的新兴药物

目前许多有希望能够保护神经的药物治疗方法正在脊髓损伤的动物模型上进行研究。包括钠通道阻滞药利鲁唑、四环素衍生物米诺环素、融合共聚物聚乙二醇和组织保护性激素促红细胞生成素。此外，有临床试验在胸髓、颈髓损伤的患者进行 Rho 通路拮抗药干预神经保护和神经退化、自体活性巨噬细胞移植的研究。我们预期这些研究将会开拓出一个临床试验的新纪元。

## 九、脊髓损伤后外科手术干预的时机

尽管在北美洲外科手术已经广泛地运用于脊髓损伤患者，但是其提高神经系统的恢复作用还存在争议，这是因为手术缺乏精确的设计以及随机对照试验。早期解压和稳定脊柱骨折有几个潜在的优势：①允许患者早期活动以防止因长期制动引起的全身并发症，如肺部感染、压疮、血栓性静脉炎、肺栓塞；②提高脊髓损伤的神经恢复，尤其是在不完全脊髓损伤的患者；③减少住院天数；④提高康复效果。

已经证明在多发性创伤中迅速固定长骨及骨盆骨折能够明显减少患者的发病率和死亡率。近期有研究比较了对完全性或不完全性脊髓损伤的患者早期与延迟脊柱手术，发现在早期组并没有增加并发症的发生。有一种趋势是通过外科手术来减少患者住院时间、早期进行康复训练。

尽管在脊髓损伤的患者中早期减压能提高神经恢复看起来很直观，但很大程度上仍有一些问题没有答案。动物实验表明，在脊髓损伤的发病机制中机械因素非常重要。脊髓损伤患者的 MRI 证明脊髓受压的程度和范围是预测神经恢复最重要的一个因素。Guttman 首先倡导运用姿势技巧和床支架来获得减压和自然融合非手术治疗脊髓损伤患者。在那时大家相信脊髓损伤的椎板切除术会导致神经并发症的发生率升高。很多研究已经发现，经过非手术治疗后神经状况能自发提高。大部分关于非手术治疗的研究都局限于非对照研究和回顾性分析，因此其提供的证据有限。此外，单纯的椎板切除术治疗脊髓损伤常不能完全地解除脊髓受压，并且会导致脊柱的不稳定和随后的神经功能恶化。

多年来在治疗脊髓损伤上现代医学的重症监护管理和外科技术进步非常快，已能够允许在极低的血流动力学和全身并发症的状况下早期实施手术治疗。尽管一些研究表明，早期的外科手术能获得更好的神经恢复，但是没有很好的统计数据支持该方式。大部分研究是回顾性的、历史对照案例分析。回顾这些研究发现，对于脊髓损伤后手术的时机没有统一意见，也没有明确的证据显示脊髓损伤后解压能影响神经恢复。只有一个前瞻性随机对照试验报道了关于脊髓损伤的外科减压时机。这是一个单中心的试验，62 位患者被随机分配到早期手术组和晚期手术组。早期手术是指在损伤后 72 小时内，平均的减压时间为 1.8 天。晚期手术是指在损伤后超过 5 天才进行减压手术，平均为 16.8 天。随访 1 年后并没有发现运动功能有明显差异。研究者也没有发现两组间在重症监护时间或住院康复时间上有明显差异。但是有 20 位患者失访。

现在研究发现，相比晚期手术，早期手术并不增加全身并发症的发生率。基于该假设早期减压和稳定能够为脊髓损伤患者的早期活动和康复提供一个最佳时机。关于神经恢复的问题，在早期与晚期为脊髓损伤患者手术减压迄今仍没有答案。急性脊髓损伤外科治疗（STASCIS）研究提到了这个问题，这是一个多中心的前瞻性随机试验。在 2008 年，加拿大脊柱协会的一个资深学者展示的早期数据显示，脊髓早期外科减压手术有益。神经功能恶化合并椎间盘或骨折片永久性地压迫脊髓是公认的早期手术治疗的指征。

## 十、脊髓损伤的恢复

### （一）躯体运动恢复

神经功能的改善往往发生在脊髓损伤之后，甚至是完整时也一样。在完全性脊髓损伤，恢复主要是在损伤区并一直持续 2 年。当低于损伤水平的脊髓节段出现一定肌力时，80% ～ 90% 的患者能恢复到 4 级或 5 级。当没有肌力出现在这些节段时，只有 25% ～ 35% 的患者能恢复到 3 ～ 5 级。如果完全性损伤持续超过 1 周，那么部分保留区以下神经功能恢复通常是无效的。在一个对完全损伤患者的神经恢复进行的大型回顾性研究中，Hansebout 发现只有约 1% 的完全损伤患者恢复行走能力。Stover 及其同事发现，最佳的恢复在 B 类和 C 类不完全性损伤，30% ～ 50% 的患者提高一个等级。目前，50% ～ 60% 的患者有不完全性损伤。不完全颈髓损伤的患者通常在损伤区域以及其远端恢复的比较迅速。如果患者在损伤区域远端的下肢能有任何的随

意运动，那么超过 80% 的患者将恢复有用的运动功能（ASIA D 级或更好）。

### （二）脊髓损伤患者的功能状态

截瘫是指一种神经功能状态，即失去收缩功能的最前端的肌肉低于第一背侧骨间肌平面（$C_8 \sim T_1$），其远端同样失去肌肉收缩功能。

四肢瘫痪被定义为另一种神经功能状态，即最前端的失去收缩功能的肌肉是第一背侧骨间肌（$C_8 \sim T_1$）甚至更高平面。

1. 截瘫　如果手臂能产生足够的力量利用拐杖使身体保持在直立位，那么截瘫患者通常能够站起来。如果四肢肌力＜ 3 级，那么站立时就需要用膝关节矫形器来保持稳定。在摇摆运动中利用拐杖的帮助进行步态训练。截瘫患者利用拐杖进行步态训练需要大量的能量，这是不实际的。大部分患者更愿意使用轮椅。如果臀部和膝关系的力量能达到 3 级以上，那么患者只需要利用足部矫形器保持足和踝关节的稳定就能够站立。拐杖经常被用来帮助患者步态训练，患者通常只能走非常有限的一段距离。长距离时需要轮椅。

2. 四肢瘫痪　四肢瘫痪患者功能的准确分级是至关重要的。$C_4$ 水平以上的损伤往往造成呼吸系统的损害，如果患者存活，则需要依靠呼吸机来维持生命。如果是因为上运动神经元损伤导致的膈肌麻痹，那么膈神经刺激可能使患者能运用自己的膈肌进行呼吸。患者能够在有呼吸设备的轮椅上进行操作，他们能够运用口操纵杆在桌面上实施。通过气管切开进行通气，并允许患者用呼气进行交谈。

表 25-7 说明了在四肢瘫痪患者中 $C_4$ 水平以下的肌肉功能及其功能节段。在 $C_5$ 节段三角肌和肘屈肌能使肩关节和肘关节屈曲。用矫形器固定腕关节使拇指能够抓紧，其余手指通过一个被动闭合机制实现。患者就能够独立地进食。

颈 6 肌群提供了四肢瘫痪患者在功能状态下的主要力量。伸腕肌使患者能够自己向前推动轮椅，用手从床上转移到轮椅上以及独立生活。如果伸腕肌比较弱小，那么腕手矫形器能用来提高伸腕肌的力量。当腕关节伸直时，另一个连接腕部和掌指关节的矫形器能使手指屈曲，并能够使拇指和手指进行有效的抓握。

表 25-7　四肢瘫痪的功能节段

| 功能节段 | 关键肌肉的神经支配 | 功能能力 |
|---|---|---|
| C$_5$ | 三角肌<br>肱二头肌 | 肩关节和肘关节屈曲<br>上举手臂<br>利用矫形器进食和抓握 |
| C$_6$ | 肱桡肌<br>桡侧腕长肌、桡侧短伸肌<br>旋前圆肌 | 伸腕<br>推动轮椅<br>转移<br>利用矫形器抓握<br>独立生活的可能 |
| C$_7$ | 肱三头肌<br>指伸肌<br>桡侧腕屈肌 | 完全地转移<br>独立生活 |
| C$_8$ | 指深屈肌 | 良好地抓握 |
| T$_1$ | 内在手部肌肉 | 内在手部肌肉的功能 |

C$_7$ 的功能是使患者能够运用肱三头肌。所有肱三头肌功能完整的患者都应能够移动和独立生活。腕关节的屈和伸，以及部分手指能够伸直。拇指和手指无法屈曲。C$_8$ 水平的关键肌肉是拇指和手指的屈肌，能使拇指和示指进行粗略的握持和侧向收聚。

3. 脊髓损伤后的自动恢复

（1）膀胱和肠功能：由于脊髓休克的初始期，能持续几天至几周，通常不能预计脊髓损伤后的膀胱和性功能恢复。当脊髓休克过后，可能出现反射活动和下肢痉挛，膀胱反射和肠功能恢复正常。完全损伤后如果骶部反射活动恢复，绝大多数患者保留膀胱反射排空功能。触发反射性膀胱排空可以通过耻骨弓上敲击、抚摸大腿、Valsalva 动作等来实现。反射消失性膀胱通过外部膀胱施压或 Valsalva 动作促进排空。尽管反射性膀胱保留排空功能，但是其剩余尿量还较多，通过抗胆碱能药物减少膀胱颈内括约肌的肌肉痉挛或抗痉挛药物减少外部括约肌的骨骼肌肌张力得到改善。外括约肌痉挛有时需要施行括约肌切除术，从而保持合适的膀胱排空。留置导管被视为禁忌，其原因是该措施可能导致膀胱收缩，膀胱收缩会反过来导致肾结石形成和早期肾衰竭。对于男性患者，推荐使用外部尿管；女性，也推荐使用垫料或尿布。

（2）性功能：很长一段时间，脊髓损伤后的患者丧失性功能，在余下的生命里无性生活。最近发现，在了解性功能的神经机制及方法后，可以增强性活动，改善性功能，尤其在男性脊髓损伤患者中。男性的勃起功能由 S$_{2\sim4}$ 节段副交感神经系统调节。它是自然反射，需要完整的反射弧，而且可以由损伤平面以下的皮肤或黏液膜刺激引起。如果损伤在 T$_{11}$ 平面以上，勃起能完全实现。如果损伤平面在 T$_{11}$ 以下，仅阴茎海绵体受累，而不会累及尿道海绵体。心因性的勃起主要是由位于 T$_{11}$～L$_2$ 节段的皮质交感神经系统调节，能被视觉、声音、嗅觉或精神刺激所引起。损伤低于 L$_2$ 水平，这种形式的勃起能够维持，但是阴茎仅能膨胀，勃起硬度差而不能性交。当病变位于 L$_2$～S$_2$，可以诱导混合类型的勃起。脊髓损伤后 2 年，54%～95% 的患者能重新勃起，但它的质量通常达不到正常标准。这就表明了更差的性交成功率（5%～75%）。颈椎和胸椎脊髓损伤患者往往比腰椎损伤患者有更高、更快的恢复速度。几种方法可以用来增强脊髓损伤患者的勃起功能，譬如真空设备、海绵窦内或皮肤注射血管活性药物、阴茎假体和骶前神经根刺激。

（3）射精：对于男性，射精是通过交感神经、副交感神经及躯体通道进行调节。交感神经中枢位于 T$_{11}$～L$_2$ 脊髓，负责射精管射精，精囊和前列腺及膀胱颈的关闭。副交感神经中枢位于 S$_2$～S$_4$ 脊髓，支配前列腺并帮助精液形成。躯体通道控制中心在 S$_{2\sim4}$ 脊髓，负责球海绵体肌和坐骨海绵体肌的阵挛性收缩，导致精液从尿道射出。这个中枢的功能一旦受损将阻止适当的射精，导致只能漏泄。男性不完全脊髓损伤患者较完全损伤者的射精频率更高，下运动神经元损伤与上运动神经元比较，低位损伤与高位损伤比较亦是如此。提高射精的方法或获得精液的产生包括震动刺激阴茎、通过探针释放电刺激射精和输精管手术。

（易红蕾　译，夏　虹　尹庆水　审）

# 第 26 章

# 脊柱椎体和韧带伤及穿透伤处理的一般原则

Robert Greenleaf, Jory D. Richman, Daniel T. Altman

## 一、颈椎

### （一）临床解剖学

1. 枕寰枢复合体 颈椎包括两节非典型椎骨[寰椎（$C_1$ 锥体）和枢椎（$C_2$ 椎体）]，和 5 节下位颈椎。作为一个功能单元，枕寰枢复合体由滑膜关节构成，无椎间盘结构。寰椎由前后弓和两个侧块组成。侧块的上关节面与枕骨髁构成寰枕关节，可做 25° 的屈伸运动和 5° 的侧弯及旋转运动。寰椎（$C_1$ 椎体）侧块的下关节面，与枢椎（$C_2$ 椎体）的上关节面构成寰枢关节，可做旋转运动。整个颈椎的旋转运动中，约 50% 发生在寰枢关节。在上颈椎中，屈曲运动受骨性解剖结构的限制，伸展运动受覆膜限制，而旋转和侧弯运动则受对侧翼状韧带的限制。枢椎，即第 2 颈椎，由椎体、齿状突（齿突）、椎弓根、椎板和棘突组成。齿突和枢椎椎体之间的软骨结合通常在人体 6 岁时就会关闭，但也可能持续到人体成年期变成薄硬化带，类似于无移位骨折。

2. 齿状突 齿状突（齿突）及其附属韧带是寰枢关节的主要稳定结构。寰枢关节的稳定性依赖于一系列韧带组织（图 26-1）。受嵌在寰椎（$C_1$ 椎体）侧块间的强大的横韧带影响，齿状突紧贴寰椎的前弓。翼状韧带起源于枕骨髁，连接齿状突的尖部，限制过度的侧弯旋转运动。齿突尖韧带起源于枕骨大孔的腹侧面，附着在齿状突的尖部。它只是颅、颈交界处的一个小的稳定组织。齿状突可单独骨折或有时伴随韧带断裂。横韧带的孤立断裂，虽然在类风湿关节炎患者中比较常见，但对于继发于外伤的患者来说，相对并不常见。在 $C_{1\sim2}$ 椎体水平，脊髓可用的空间大于颈椎其他水平提供的空间。Steel 的三原则阐明寰椎的内部空间由齿状突、脊髓和间隙平均占据。间隙主要由脑脊液占据。这意味着脊髓损伤伴随 $C_1$ 和 $C_2$ 椎体骨折的发生率很低。在这个水平，完全性脊髓损伤很少发生。

3. 下位颈椎的解剖 下位颈椎（$C_{3\sim7}$ 椎体）的形态学特征相对均匀。椎体通过椎弓根向后和椎弓连接。椎弓根将椎体和侧块连接起来。侧块构成运动关节的上、下关节面。关节面在矢状面中成 45°，

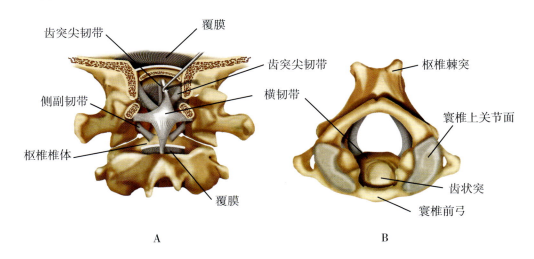

图 26-1 寰枢关节和颅底结构（颅脊交界复合体）

A. 后前冠状位观，标注为翼状韧带、横韧带及齿突尖韧带；B. 寰枢关节上位观

冠状面中呈中立型。（下位椎骨的）上关节面位于上椎骨下关节面的下前方。钩突是小的骨嵴，从椎体上终板的后外侧突入。它们与相邻椎体的下表面凹陷处相关节，该凹陷处构成钩椎关节。$C_{2\sim7}$ 的颈椎横突孔被椎弓根、横突和关节面包绕。$C_{2\sim6}$ 的棘突通常是分叉的。通常 $C_7$ 棘突不分叉，而且最易触及。椎动脉起源于锁骨下动脉的第一支，通常在 $C_6$ 横突孔中进入脊柱。动脉穿过 $C_1$ 椎体的横突孔，然后向内侧及向上面急转入枕骨大孔。虽然罕见，但横突骨折或颈椎骨折 – 脱位可能会造成椎动脉伤害。

4. 下位颈椎的稳定性　下颈椎几乎没有内在的骨性稳定性。脊椎韧带包括前纵韧带、后纵韧带、黄韧带、棘上韧带、棘间韧带和横突间韧带。前纵韧带覆盖椎体的前表面，限制脊柱过伸。后纵韧带比前纵韧带窄，与覆膜相连。它还覆盖椎体的后表面，阻止其过度屈曲。该棘间韧带和棘上韧带嵌在棘突上，限制屈曲运动。椎骨之间的椎间盘由中央髓核和强大的外纤维环组成。这个外纤维环也提供稳定作用，限制下位颈椎各个水平的运动。

### （二）颈椎损伤

1. 损伤涉及枕部、寰椎和枢椎

（1）寰枕关节脱节：通常是因为有头部创伤的患者受到高能量损伤；这种损伤通常致命的。这种罕见的损伤通常与诊断的明显延误有关。

（2）枕骨髁骨折：Anderson 和 Montesano 以损伤机制为基础，结合 CT 图像对枕骨髁骨折进行分型。

1）Ⅰ型损伤为继发于轴向负载的髁嵌入骨折。

2）Ⅱ型损伤是和髁骨折相关的头颅基底骨折。

3）Ⅲ型损伤是翼状韧带的撕脱性骨折。这类损伤代表了一种更加不稳定的伤害，它和寰枕关节脱位有着高度关联性。

（3）寰椎（$C_1$ 椎体）骨折：寰椎（$C_1$ 椎体）骨折一般被认为是继发于轴向负载。$C_1$ 椎体的环状结构骨折可能涉及前弓、后弓、侧块或最常见的前后弓骨折（Jefferson 骨折）。寰椎骨折通常与神经系统

症状无关，且大部分的骨折是稳定性骨折。如果前后位 X 线片显示两侧侧块的分离 > 7mm，那么这类损伤在 X 线影像学的角度上看会被认为不稳定。这一分离的数量表明最强劲的、同时也是 $C_1$ 椎体和 $C_2$ 椎体之间最重要的起稳定作用的横韧带断裂。后弓骨折通常是过伸应力的结果，并常与齿状突骨折或 $C_2$ 椎体的创伤性脱位相关联。

（4）$C_{1\sim2}$ 椎体半脱位：急性横韧带断裂产生的 $C_{1\sim2}$ 椎体半脱位十分罕见，与寰枕关节脱位一样往往是致命的。该机制是指横韧带破裂，并导致寰齿前间距（ADI）增加。根据 Fielding 的理论，如果向前移位 < 3mm，则横韧带完好；如果前移位 3 ～ 5mm，则横韧带破裂；如果前移位 > 5mm，则横韧带和翼状韧带很可能已经破裂。此外，如果 ADI > 7mm，覆膜则可能破裂。

（5）寰枢椎旋转性半脱位：寰枢椎旋转性半脱位通常很难诊断，因此，可能导致治疗的延误。成年人中，这类损伤通常与机动车创伤相关联，也可能和屈曲旋转运动导致的侧块骨折有关。儿童中，这类损伤通常具有自限性，是病毒性疾病导致的结果。Fielding 将旋转性半脱位划分为 4 型（图 26-2）。

1）Ⅰ型损伤：是最常见。影像学检查结果示旋转畸形固定，并无前移位或横韧带破裂的情况发生。

2）Ⅱ型损伤：表明寰椎前移位 3 ～ 5mm 时，横韧带不全损伤。

3）Ⅲ型损伤：是指寰椎前移位 > 5mm 时，横韧带完全破裂。

4）Ⅳ型损伤：最不常见，包括寰椎后移位和相关的旋转性半脱位。

（6）齿状突骨折：齿状突骨折可能发生于屈曲应力导致前移位或延伸应力引起齿状突向后移位时。这些运动导致齿状突撞击寰椎前弓或横韧带。最经常使用的分类体系是由 Anderson 和 D'Alonzo 共同设定的体系（图 26-3）。

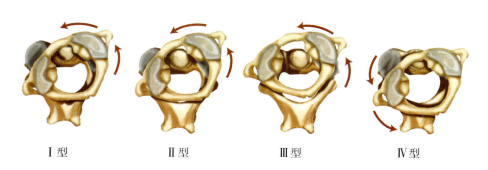

Ⅰ型　　　Ⅱ型　　　Ⅲ型　　　Ⅳ型

图 26-2　根据 Fielding 分类方法，寰枢椎旋转半脱位分为 4 种类型

1）Ⅰ型骨折极不常见，它通常发生在齿状突的尖部，可能是翼状韧带撕脱造成的。Ⅰ类骨折和颅脊脱位相关联，并且必须在影像学和临床上进行排除。

2）Ⅱ型骨折最常见，它发生在齿状突和 $C_2$ 椎体的基底连接处。这类骨折并不会延伸至 $C_{1~2}$ 关节中。由于供给到头侧的血供中断，Ⅱ类骨折不愈合和假关节的发生率很高。

3）Ⅲ型骨折发生在枢椎椎体的骨松质之中。

（7）创伤性枢椎滑脱：创伤性枢椎滑脱（Hangman 骨折）通常是过度伸展和轴向负载共同作用的损伤，可导致 $C_2$ 椎体峡部骨折。和上位颈椎的其他骨折一样，创伤性枢椎滑脱会给神经管减压，因此神经受累并不常见。最广泛使用的分类是由 Levine 和 Edwards 设定的，该分类是以颈椎侧位 X 线片为基础（图 26-4）。

1）Ⅰ型骨折：通常继发于过度伸展和轴向负载，且 $C_2$ 椎体在 $C_3$ 椎体的移位 < 3mm。

2）Ⅱ型骨折：同样是由过度伸展和轴向负载造成的，但会发生明显的成角、移位或两者都有。Ⅱa 型骨折是屈曲应力导致的结果，会出现极小的移动且严重的成角。

3）Ⅲ型骨折 – 移位继发于屈曲应力，可导致严重的成角、移位，$C_{2~3}$ 椎体处伴随单侧或双侧小关节移位。Ⅲ型损伤是与神经系统缺失最普遍关联的类型。

4）稳定性：Ⅰ型骨折稳定，而Ⅱ型、Ⅱa 型和Ⅲ型骨折不稳定，由 $C_{2~3}$ 运动节段的断裂引起。

2. 涉及下位颈椎的损伤　通过观测颈椎侧位 X 线片，确保纵向"线"的连续性，对于评估严重的骨或韧带损伤来说十分重要（图 26-5）。Allen 和 Ferguson 已经对以损伤机制为基础的闭合性骨折和下位颈椎脱位的综合分类体系进行了描述（图 26-6）。该分类描述了主要的损伤矢量以及受伤时头颈部

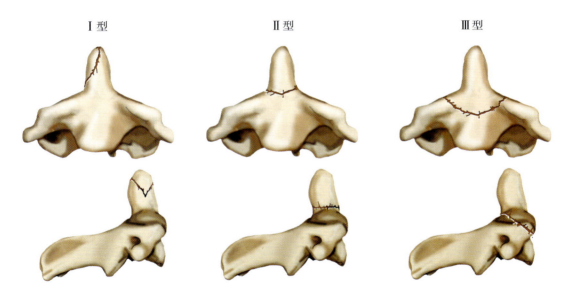

Ⅰ型　　Ⅱ型　　Ⅲ型

图 26-3　齿状突骨折的 Anderson 和 D'Alonzo 分型

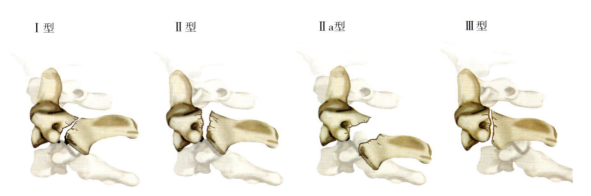

Ⅰ型　　Ⅱ型　　Ⅱa型　　Ⅲ型

图 26-4　被 Levine 和 Edwards 定义的枢椎创伤性滑脱的分型

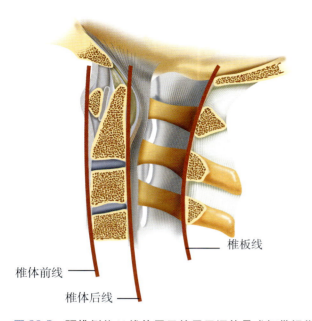

椎板线

椎体前线

椎体后线

图 26-5 颈椎侧位 X 线片展示的用于评估骨或韧带损伤的线状征

所处的位置。有 6 种基本分类。

（1）屈曲压缩性损伤：由轴向负载力所导致，如跳水伤害、足球伤害、机动车伤害等。算上增加的脊椎粉碎和后部结构破裂，这些伤害可细分为 5 个阶段。

（2）垂直压缩性损伤：是由轴向负载造成的，有时也被称为爆裂骨折。这种损伤是因为对椎体的压缩造成的，而此过程中后部韧带保持完好。

（3）屈曲牵张性损伤：屈曲牵张性损伤通常会导致后方韧带破裂而非骨折。这些损伤最常发生在机动车辆事故或跌倒时，会在后韧带结构产生张力和牵引力。

1）第一阶段的损伤是简单的屈曲扭伤。

2）第二阶段的损伤通常伴随旋转运动发生，它会导致单侧小关节脱位和约 25% 的椎体移位。

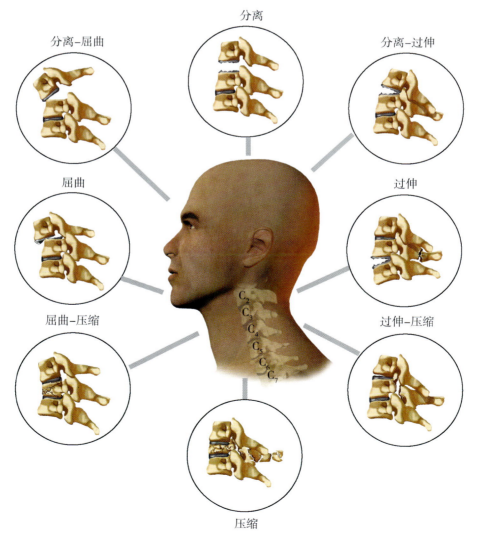

图 26-6 被 Allen 和 Ferguson 定义的下颈椎骨折移位的分类机制

3）第三阶段损伤会出现双侧小关节脱位和约50%的移位。在复位行动迟缓或麻醉的患者之前，MRI 对于评估椎间盘突出非常有必要。

4）第四阶段损伤表明会发生 100% 的椎体移位。

（4）过伸型压缩性损伤：是头部或面部受到正面力导致的，经常和上颌面创伤相关联。这些损伤基于后部结构和椎体移位的破裂程度被细分成 5 个阶段。

（5）过伸型牵张性损伤：没有过伸型压缩性损伤常见。损伤机制会导致前纵韧带损伤或椎体的横突骨折。这些损伤可能很难被诊断，因为它们主要涉及软组织，并且在头部位于正中位置时可能会自动减少。过伸型牵张性损伤经常和中央型脊髓损伤综合征相关联，发生在先前就有椎骨滑脱和中央椎管狭窄的老年患者中。

（6）侧向屈曲损伤：是最不常见的损伤，它是由椎体的不对称压缩造成的。可能会有相关的椎弓骨折。

## 二、胸、腰椎

### （一）临床解剖

1. 胸椎 胸椎有 12 块椎骨。小关节面在矢状面成 60°，在后冠状面成 20°。

2. 腰椎 腰椎有 5 块椎骨（图 26-7）。小关节面在矢状面成 90°，在后冠状面成 45°。

3. 上关节面 在胸椎和腰椎中，小关节面中的

上关节面（从下位颈椎开始）位于上位颈椎下关节面的前面和侧面。

4. 胸、腰椎的支撑韧带（图 26-8）
（1）脊柱的整个长度
1）前纵韧带。
2）后纵韧带。
3）棘上韧带。
（2）脊柱的每一个水平
1）黄韧带。
2）棘突间韧带。

### （二）胸腰椎脊柱损伤

1. 分类 胸、腰椎脊柱损伤的分类有很多种；这些分类根据的是骨折形态、骨折机制，或两个因素结合一起。凭借先进的成像技术，分类方案已经进一步明确，以解决脊柱稳定性的问题。White 和 Panjabi 在临床上将脊柱的不稳定性定义为脊柱在生理条件下维持其结构能力的丢失。在 Holdsworth 最初的二柱理论中，后侧韧带复合体的完整性决定脊柱的稳定性。Denis 通过 CT 的应用，又进一步将脊柱划分为三柱理论学说（图 26-9）。前柱包括前纵韧带以及椎骨和椎间盘的前半部分。中柱包括后纵韧带以及椎骨和椎间盘的后半部分。后柱包括骨性椎弓（椎弓根、椎板、小关节面和棘突）和相关的韧带结构（包括关节囊、黄韧带和棘突韧带）。

2. 损伤机制 胸、腰段交界处是椎体最易发生骨折的地方，因为这里是硬的胸椎和更加灵活的腰

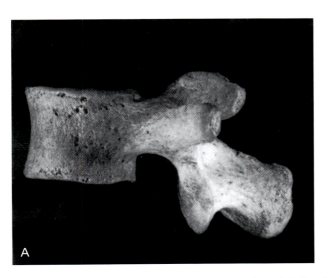
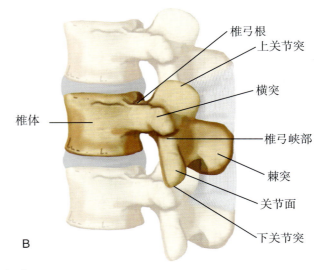

椎弓根
上关节突
横突
椎体
椎弓峡部
棘突
关节面
下关节突

A

B

**图 26-7** 腰椎侧面观（A）和上、下关节突关节面的结构图解（B）

（A. 经 Weissman 许可，摘自 BNW，Sledge CB. Orthopedic Radiology. Philadelphia，PA：WB Saunders，1986.）

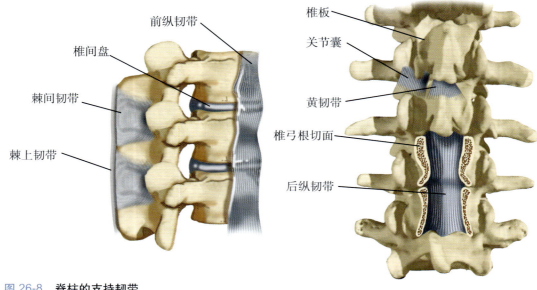

图 26-8 脊柱的支持韧带

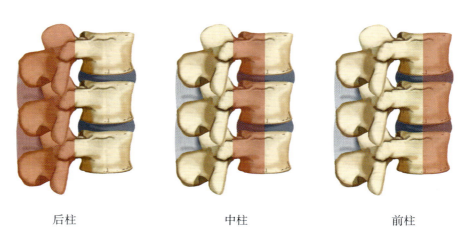

后柱　　　　　　　　中柱　　　　　　　　前柱

图 26-9 Denis 关于胸、腰椎三柱模型的相关结构

椎的移行区域。除此之外，轴向力量也集中在胸、腰椎交界处，因为脊柱的矢状径位于胸椎后凸和腰椎前凸的中间。和胸、腰段损伤相关的最常见机制是轴向压缩、屈曲、剪切和屈曲分离。Denis 制定了一个分类体系，它将主要的脊柱损伤分成 4 组：压缩性骨折、爆裂骨折、屈曲分离损伤和骨折 - 脱位。Gertzbein 又提出了一个更全面的分类，它包括三大机制类型：压缩、牵引和多向移位。其中每一个都根据骨折类型进一步划分（见 26-10）。

（1）压缩性骨折：压缩性骨折的定义涉及前柱，通常是脊柱受到屈曲力的结果。如果椎体压缩 > 50%，后侧韧带结构可能会破裂。Denis 将压缩性骨折分为 4 类。骨折可包括同时累及上、下终板（A 类）；仅累及上终板（B 类）；仅累及下终板（C 类）；上、下终板均无损伤，前面皮质有骨折（D 类）。B 类损

伤最常见。压缩性骨折在老年人中很普遍，尤其是在绝经后患有骨质疏松的妇女中。STIR-MRI 是准确评定压缩性骨折的最好方法。X 线片上脊柱内真空裂缝的存在和 MRI 高 $T_2$ 像会可显示椎体骨折骨坏死引起的骨不连。

（2）爆裂骨折：爆裂骨折可造成前中柱破裂，且最常发生在胸、腰椎交界处。它们主要是轴向负载机制造成的。约 50% 爆裂骨折的患者会出现神经损伤。我们试图基于后侧韧带结构的完整性而将这些骨折分为稳定性骨折和不稳定性骨折。

（3）屈曲分离损伤：屈曲分离损伤是由屈曲应力造成的，屈曲应力可造成三柱毁灭性损伤。它可能会透过骨骼、软组织或这两个结构发生。这些损伤有时也被称为汽车安全带损伤或机会性骨折。它通常是发生在系了安全腰带但却没有对肩部束缚的乘客中。同

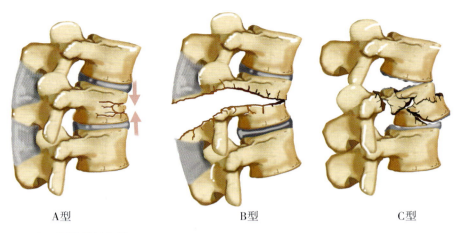

A型            B型            C型

图 26-10   Gertzbein 胸、腰椎骨折分类

A 型. 涉及椎体压缩；B 型. 涉及前、后元件损伤的分离；C 型. 涉及前、后元件损伤牵拉和旋转运动

（经许可，摘自 Gertzbein SD. Fractures of the Thoracic and Lumbar Spine. Baltimore，MD: Williams & Wilkins，1992）

样，"安全带"迹象，即因安全腰带造成的腹部淤血可能存在，且需怀疑它会引起潜在的腹部损伤。包括主要韧带受累的损伤可能会造成慢性不稳定性，而包括主要累及骨骼的屈曲牵张损伤愈合能力强。

（4）移位损伤（骨折 – 脱位）：移位损伤十分不稳定，涉及脊柱三柱，且经常会造成神经损伤。这些损伤可能源于压缩、牵张、旋转或剪切力造成的（图 26-11）。一般情况下，这类损伤表现为脊柱骨折 – 脱位。不太常见的情况是，可能会出现纯粹的脱位（韧带损伤但没有骨折）。移位损伤的影像学特征包括横突骨折、肋骨脱位、棘突增宽、轻微的椎体滑脱，尤其是横向偏移。这些复杂的损伤导致神经损伤的发生率最高。医师必须要警惕减少复位或部分复位后脱位。

## 三、脊柱穿透伤

### （一）弹道学

1. 概述   弹道学是一门研究从武器发出弹体后弹体运动和所产生影响的学科。发射物所产生的伤害取决于其质量、速度、子弹头组成和设计。子弹所造成的组织损伤量级取决于它的动能（KE），它可用公式 $KE = 1/2\ MV^2$ 定义。其中 $M$ 代表质量，$V$ 代表速度。低速度一般是指可在 1 秒或更短时间内发射出射程可达 1000 英尺（1 英尺 =0.3048m）的子弹的武器。高速度子弹射程每秒可超过 2000 英尺。民用和军用武器之间的差别逐渐模糊。民用武器伤害的比例增加是高速度武器造成的。然而，大多数手枪受伤应被看作是低速弹道创伤。

2. 杀伤力   子弹的组成和设计影响它的杀伤力。

国际法规定，军用弹药的外壳必须全部包上硬金属，比如铜，以防止弹药的膨胀和不必要的变形。包壳弹是为最大穿透和最小变形设计的。民用武器和很多执法人员使用的武器不受这点限制。无壳弹、弹尖型子弹或软头弹受冲击后会明显变形，比起类似质量和速度的包壳弹会破坏更多的组织。

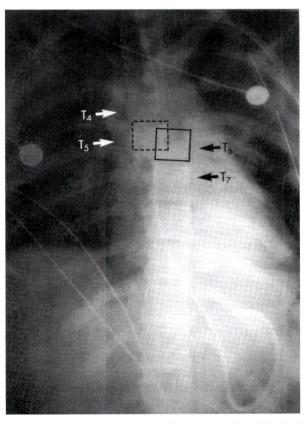

图 26-11   机动车事故致 $T_{5\sim6}$ 椎体不稳定脱位损伤的前后位 X 线片

3. 爆炸抛射物　子弹击中身体会造成爆炸抛射物，比如骨块或衣物，这也可能导致明显的组织损伤。粉碎的骨块会比真正的子弹给神经元带来的损伤更大，因为它们的移动路径不稳定且不可预知。以高速度发射的子弹有偏航或翻转的倾向，这也增加受冲击而破碎的可能性。

4. 瞬时空腔和永久空腔　创伤弹道学的另一个关键要素涉及瞬时空腔和永久空腔机制。瞬时空腔发生在高速发射物令组织向前和侧面加速时，这造成空腔在子弹发射路径中的膨胀。形成的空腔低于大气压，这使得空气和材料进到伤口的入口处和出口处。瞬时空腔迅速坍塌形成永久空腔，这是发射物永久浸润或击碎的组织。瞬时空腔解释了为什么神经和血管在和子弹的直接路径有一定距离时还会受到明显的损伤。瞬时空腔在高速损伤中更加显著，而低速损伤涉及更多的组织破碎机制。

5. 猎枪损伤　猎枪损伤和枪伤不同，因为发射体的质量更大，在近距离开枪时产生的动能更多。除了小子弹，猎枪的装料还包括填塞物，它经常嵌在伤口中，这使得伤口处理变得复杂。填塞物的材料包括纸或塑料颗粒。这些材料必须进行彻底的清创，以防继发感染和伤口坏死。

### （二）流行病学

约14%的脊髓伤害是由穿透伤所致，虽然这个数字在许多城市的创伤中心更高。枪伤目前是机动车事故后导致脊髓损伤的第二大原因。在最近的一项研究中，男性受害者的人数以近10∶1的比例超过女性受害者。不幸的是，患有穿透性脊髓创伤的受害者大多是年轻人，而30岁的年龄段则是发病高峰期。由穿透伤所致的脊髓损伤中，超过50%的是完全性损伤。

### （三）患者评估

有疑似脊柱枪伤的患者应根据标准创伤治疗方案进行评估。直到脊柱的临床检查和影像学检查确定之前，脊柱固定都是必要的。

1. 受伤史　如果可能，受伤史决定造成伤害的武器类型。清醒的患者应该质疑感觉异常和麻木的状态。外伤后短暂性麻痹的主诉十分明显。

2. 体格检查　首先应检查入口处和出口处的伤口。大伤口的存在可提醒医师注意伤口空腔的可能性。一个详细的神经系统检查需要评估运动功能、反射能力和感觉。任何异常都需要记录，并且要时常进行再评估，以防可能会出现恶化或向头侧扩展的现象。直肠检查和球海绵体肌反射的评估应决定是否存在脊髓休克。当它存在时，阴茎异常勃起是神经功能恢复的一种不良迹象。

3. X线片　脊柱前后位和侧位X线片用来评估弹体和骨碎裂的程度。明显的子弹碎片暗示有大的永久空腔。建议做CT扫描来评估椎管受骨碎片或三柱子弹碎片的侵占程度。其他影像学检查，如钡剂造影，动脉造影和静脉肾盂造影，在评估相邻内脏的完整性或血管结构上可能有必要。

### （四）脊柱枪伤的治疗

1. 伤口处理　胸部、腹部的穿透性伤口需要立即进行手术探查，以查看是否有血管、气管、食管或内脏损伤。大的或感染的伤口，尤其是枪伤，可能需要进行手术清创。经验性抗生素治疗，首先要让患者服用第一代或第二代头孢菌素，连服48～72小时，这是针对未感染伤口和没有空腔脏器穿孔的情况。严重感染的伤口，特别是子弹可能已经穿过结肠的情况下，应积极治疗1～2周，并针对肠道微生物注射广谱抗生素。

2. 脊柱稳定性评估　民用武器导致的脊柱枪伤很少会造成脊柱不稳定。脊柱受伤中，如果脊髓前柱或后侧关节面受伤，则建议使用固定矫形器。两柱损伤则可能需要使用Halo架固定。而胸、腰段脊柱损伤，Denis所述的前柱、中柱、后柱损伤则需CT成像进行评估。两柱或更多脊柱不稳定的损伤，建议使用刚性固定。另一个潜在的不稳定损伤包括损伤椎弓根或小关节面的横径。然而，至少一个椎弓根和一个小关节面未受损，不稳定是不可能的。很少通过手术来恢复脊柱的稳定性。脊柱融合术可能在因子弹移动引起两柱或三柱损伤时有所应用。

3. 子弹在椎管和椎间盘的处理

（1）子弹去除：一项对90例椎管内存留子弹的患者的多中心研究可发现，子弹去除对于在$T_{12}$～$L_4$椎管的枪伤的神经功能有着积极影响。对于$T_{1\sim11}$椎管的病变，无论是否去除子弹，有完整损伤或不完整损伤的患者在结果上无明显差异。同样，在颈椎，子弹去除似乎不影响最终的神经功能。清除颈椎管中的子弹可能会改善现存神经根的神经功能，类似于去除其他原因引起的颈脊髓损伤患者的骨或椎间盘碎片。

（2）手术时机：脊髓或马尾神经损伤的手术时

机一直都有争议。急诊手术几乎很少，只有在血肿扩大或存留的骨、椎间盘或体外物体等碎片的存在导致神经功能减退时进行手术。对于神经系统检查结果稳定的患者，子弹去除应延迟数天或更长的时间进行。这种延迟有利于更全面的创伤复苏和评估，也简化硬脑膜撕裂的修复。在没有神经系统功能恶化的情况下，没有迹象表明要做急诊手术来去除残留的子弹碎片。

（3）铅中毒：椎间盘中残留的子弹或碎片可能被观察到。铅中毒的来源是椎间盘或滑膜中残留的子弹。出于这个原因，应获得基线血铅水平。如果血铅水平上升或铅中毒的临床症状发展，则应取出子弹。如果椎间盘受损，则需考虑关节固定术。如果患者采取非手术治疗，出现难治的腰痛症状，则也需进行子弹去除和植骨融合。

### （五）脊柱枪伤的并发症

1. 脑脊液漏 如果进行椎板切除术、清创和子弹去除，约 6% 的脊柱枪伤患者会出现脑脊液漏。脑脊液漏在无手术干预的情况下相当罕见。如果进行外科清创或取出子弹，密闭修复硬脑膜对于避免并发症的发展非常重要。也应考虑使用纤维蛋白胶或蛛网膜下腔引流来补充硬脑膜修复术。

2. 感染 脊柱感染，包括骨髓炎、椎间盘炎和脑膜炎，发生在脊柱枪伤后。这些创伤造成咽部、食管或结肠穿孔的并发症。横穿结肠的子弹特别容易造成脊柱感染，且应被看作是高度感染。有必要对内脏损伤进行积极治疗，可能包括造口手术。建议广谱肠外抗生素使用 1～2 周。脊柱感染的手术治疗适用于无神经功能或畸形增加的患者。如果感染发展，则应取出子弹，因为在异物残留的情况下，根除已出现的感染十分困难。椎间盘炎或骨髓炎应至少治疗 6 周，或根据药物敏感试验结果选择抗生素。

3. 慢性疼痛 感觉迟钝的慢性疼痛在脊髓损伤且继发于穿透伤的患者中特别常见。取出子弹和减压尚未被证明有积极作用。内科治疗仍是主要的治疗方法。如果内科治疗失败，置入吗啡泵或背侧神经根入口区镇痛可能会有一些好处。永久性置入脊髓刺激器也可以考虑。如果疼痛或神经功能障碍向头侧扩展，应使用 MRI 或脊髓造影来评估创伤后脊髓空洞症的存在。慢性感染也必须排除在外。

### （六）脊柱刺伤

造成脊髓损伤的戳伤或刺穿损伤相对少见。最常见的不完全性脊髓损伤和戳伤是 Brown-Séquard 综合征，比其他不完全性脊髓损伤的神经功能恢复的机会更大。排除任何残留异体都需要有 X 线片。从戳伤伤口中去除异体需要有更加充分的考虑，因为这种情况下伤口感染的发生率比枪伤更高。如果伤口较大，有脊髓穿刺损伤的患者应手术清创。戳伤出现伤口感染和脑脊液漏的情况比枪伤更常见。应该积极进行手术清创并长期注射抗生素。

（张　宇　译，夏　虹　尹庆水　审）

# 第 27 章

# 颈椎损伤

Jens R. Chapman，Sohail K. Mirza

## 一、概述

### （一）解剖

从功能和解剖上可以将颈椎分为两个区域：上颈椎（UCS）和下颈椎（LCS）。

1. 上颈椎 UCS（图 27-1）的范围是从颅底到 $C_2$ 椎体下终板。它包括枕髁和枕骨大孔周围的骨孔、$C_1$ 椎体（寰椎）和 $C_2$ 椎体（枢椎）。从理论上讲，$C_1$ 椎体是在颅底和 $C_2$ 椎体之间起着"垫圈"的作用。齿突作为枢椎的一部分，其范围从寰椎侧块之间的尖端到狭窄的基底。寰椎的上关节突呈凸形，其下的关节面呈凹形，上、下关节突通过骨桥连接（峡部）。由于独特的解剖结构，UCS 可在颅骨基底和 LCS 之间进行大范围活动，并在起作用的节段提供最小的内在稳定性。UCS 的骨性解剖排列由重要的韧带结构维持（表 27-1，图 26-1）。表 27-1 列出了提供枕颈部稳定性的关键韧带，图 26-1 描述韧带的

功能。在这些韧带的限制下，上颈椎可进行约占颈椎一半的旋转和屈伸运动，同时保护颈椎脊髓和椎动脉。需要特别注意的是，这些韧带与骨共同形成的 UCS 的功能单元，其位置上的任何骨或韧带损伤都非常严重。

2. 下颈椎 LCS 开始于 $C_2$ 椎体的下 1/2，止于 $T_1$ 椎体。与上颈椎类似，只有在软组织功能完整时才能维持下颈椎列线和保护脊髓神经（表 27-2）。从 $C_2$ 椎体下方到 $C_7$ 椎体下方具有约 20° 的生理前凸。颈椎前凸保证椎体和侧块之间的负载均衡分布（设想为三脚架构造）。钩突是颈椎的独特结构，位于椎体上表面的侧方并向上突起，能防止脊柱过度的侧方倾斜。功能良好的伸肌能控制颈椎的活动并维持颈部的平衡。虽然相邻节段间的前屈、后伸活动角度 < 11°，平移 > 3.5mm，但总体上看，LCS 的解剖特点允许颈椎具有相当大的活动范围。

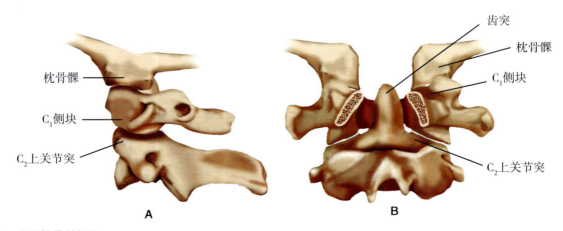

**图 27-1　上颈椎骨性解剖**

图示上颈椎功能单位由枕髁和枢椎形成；寰椎只是作为一个"垫圈"。骨性结构之间没有固有的稳定性。

A. 侧面观可看到重要的关节；B. 通过椎弓根位置切除寰椎和枢椎后方结构的后前剖视图

**表 27-1　上颈椎的韧带**

| 韧带名称 | 位置 | 功能 | 结构的作用 |
|---|---|---|---|
| 覆膜 | 斜坡到 $C_2$ 椎体后缘（后纵韧带向上延续到颅底） | 抗牵引和屈曲 | 关键韧带 |
| 翼状韧带 | （1 对）齿状突尖端外侧至枕骨髁内侧面 | 限制颅颈部旋转和横向倾斜 | 两侧损伤应引起重视，而孤立的单侧损伤可能不会造成明显的不稳定 |
| 寰椎横韧带（TAL）；又称横韧带 | $C_1$ 侧块的内侧（从左至右） | 位于 $C_1$ 侧块间的齿状突尖，允许齿状突旋转 | 关键的韧带 |
| 前颅颈膜（深、浅） | 前颅底延伸到前纵韧带（ALL） | 防止过伸 | 关键结构 |
| 枕颈后膜和寰枢后膜 | 连接枕骨（枕骨大孔后侧）至寰椎和枢椎的椎板（黄韧带向上的延续） | 抗屈曲 | 辅助功能 |
| 齿状突尖韧带 | 颅底（枕骨大孔的前缘）至齿状突尖 | 抗轴向牵引 | 残留的韧带 |
| 十字韧带 | 横韧带与覆膜间的一层薄层疏松结缔组织（横韧带和覆膜纤维复合体） | 多向 | 横韧带和覆膜的辅助功能 |
| 关节囊（枕颈和寰枢，1 对） | 关节间的囊性组织 | 多向 | 辅助功能 |

## （二）发病率和损伤机制

由于上颈椎的位置特殊、活动范围大、尺寸相对较小和韧带结构相对脆弱，颈部及其周围软组织结构比下胸腰段脊柱更容易受伤。颈椎上方连接着质量较大的头颅，使颈椎容易受到间接暴力而损伤。损伤类型和严重程度取决于撞击时头部的位置、作用于颈椎的力量的方向和动能的大小。损伤的严重程度取决于多种因素，包括患者的年龄、骨质量、韧带松紧程度、脊柱僵硬程度和椎管大小。一般情况下，LCS 屈曲和爆裂性损伤最常见于运动量大的年轻患者的减速创伤，而老年患者通常是过伸损伤。颈椎的直接损伤一般是贯通伤，尤其是在北美城市地区。颈椎损伤的程度从轻度的软组织扭伤到危及生命的严重骨折脱位。其中 2% ～ 5% 的钝性损伤可能导致颈椎骨折或脱位。合并退行性颈椎疾病和多种合并症的老年体弱患者更易导致严重的颈椎损伤，这类患者颈椎损伤很容易漏诊，而且治疗上通常比较棘手。

表 27-2　下颈椎重要的软组织结构

| 韧带名称 | 位置 | 功能 | 结构的作用 |
| --- | --- | --- | --- |
| 前纵韧带（ALL） | 覆盖在椎体前侧 | 限制过伸 | 很重要 |
| 颈长肌（成对） | 椎体前外侧 | 屈曲、侧屈、旋转 | 较重要，部分限制颈椎结构 |
| 椎间盘 | 连接椎体 | 椎体间缓冲，维持列线和结构 | 关键 |
| 椎间盘韧带 | 连接椎体侧边的环形纤维。这个结构在前后区域较厚 | 将椎间盘固定于椎体，限制过伸／过屈和侧向倾斜 | 关键 |
| 后纵韧带（PLL） | 在椎管内覆盖椎体后侧 | 限制屈曲 | 较小 |
| 关节囊 | 连接后侧关节 | 限制屈曲 | 中等 |
| 棘间韧带、棘上韧带 | 连接后侧棘突 | 限制屈曲 | 重要 |
| 伸肌群（多层） | 从颅底向下的 LCS 的不同后方和侧后方结构 | 颈部过伸／旋转／倾斜。主动限制过伸和旋转 | 重要（仅仅是主动－不是被动的结构） |
| 项韧带 | 后侧伸肌筋膜的表面增厚 | 防止过度屈曲 | 较小 |

## 二、评估

### （一）概况

系统的临床评估是颈椎损伤诊断的基础。下一步需明确患者的情况：①认知能力未受损害；②没有持续的严重暴力作用［如每小时 35 英里（1 英里 =1609.344m）的机动车辆碰撞，从 4 英尺高处坠落将出现急性颅颈骨折、长骨或骨盆骨折］；③非损伤区的神经系统检查和颈部无活动疼痛提示不需要进一步影像学检查。这些情况虽可高度排除颈部损伤，但在创伤中却很少被关注。创伤患者诊断的基本原则是获得存在不稳定脊椎损伤的证据，这些证据可通过临床评价和影像学研究来排除。直到明确脊柱稳定性前，对于所有的创伤患者，在患者恢复知觉和诊断时要始终保护脊柱，如颈椎固定。

### （二）临床评估

临床评估开始于损伤机制（在可获得的情况）和基本生命体征检查。使用高级创伤生命支持 ABC 原则复苏成功后，应对患者进行更全面的评估，包括对脊髓损伤进行评估。从后枕骨到骶骨使用滑动手法检查触及创伤患者的脊椎。除了拯救生命，应避免对颈部的任何操作。应特别注意的是沿后正中线青肿、触痛或棘突间隙张开的位置。对有意识的合作的患者，正式评估包括格拉斯哥昏迷量表评估（见表 1-1），脑神经功能、肢体运动评估、感觉功能和反射功能评估。这些功能测试是根据美国脊髓损伤协会的指南（ASIA）完成的（见图 25-4）。对无意识的昏迷患者，应尝试节段性运动和感觉检查，但通常是有限的。条件反射、深肌腱反射和病理征是评估的重要体征。对于怀疑有脊髓损伤的昏迷患者，应对男性进行阴茎异常勃起评估、详细的直肠检查、球海绵体反射评估。

### （三）影像学检查（图 27-2 和表 27-3）

1.X 线片　对明显损伤后颈部疼痛、面部骨折、多发伤、神经损伤或症状以及精神状态改变和可能的严重外伤建议进行颈椎影像学检查。颈椎侧位 X 线片仍然是最重要的影像资料，它可确定颈部骨折脱位以及理论上可看到颅底至 $C_7 \sim T_1$ 椎体的运动节段。通常，由于颈、胸椎交界处影像的缺失，可用游泳者体位或肩下拉侧位 X 线片来评估颈、胸椎交界。张口位 X 线片用于评估齿状突和 C₁ 侧块。前后位（AP）颈椎 X 线片用来对 C₃ 至 UCS 的评价。外伤性斜位 X 线片有助于显示神经孔和 LCS 的关节。

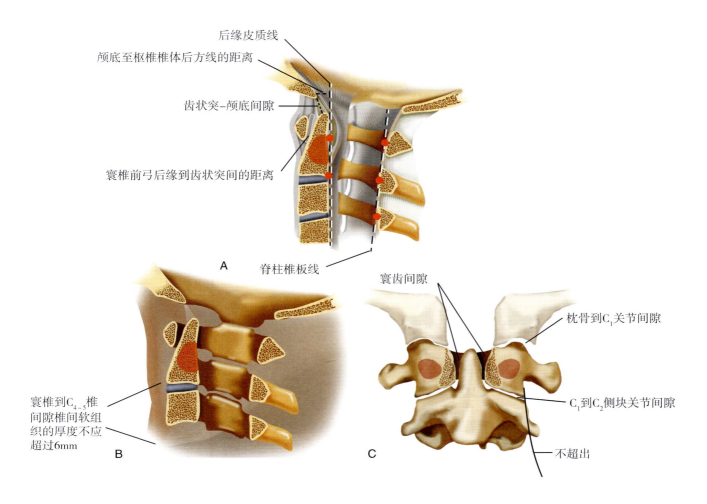

**图 27-2　上颈椎标志点的准确把握对评估这个区域的损伤非常重要**

A. 侧位 X 线片上，C₁~₃ 骨性椎管的后皮质边缘应形成一条线（脊柱椎板线），这条线上的点偏差不超过 1mm。齿状突前缘皮质应接近（和平行）C₁ 前弓后皮质；寰椎前弓后缘到齿状突间的距离称为 ADI，正常成年人的 ADI 不应超过 3mm，儿童应 < 5mm。ADI 主要是由寰椎横韧带维持。生理性颅颈关节的两个重要参考线是齿状突 – 颅底间隙（DBI）和颅底至枢椎椎体后方线的距离（PAL–B），DBI 应 < 12mm，PAL–B 不应超过 12mm，并且颅底骨向后突出 < 4 mm。B. 正常人寰椎到 C₄~₅ 椎间隙椎前软组织的厚度不应超过 6mm（侧位 X 线片）。气管或食管和哭喊的伪影可能影响其厚度判断。C. 在颈椎张口位 X 线片或冠状位 CT 重建片上，寰椎侧块不应突出枢椎。此外，枕骨到寰椎和寰椎到枢椎的关节间隙应该几乎等距（枕骨到寰椎关节间隙是 1 ~ 2mm；寰椎到枢椎侧块关节间隙是 2 ~ 3 mm）。齿状突在寰椎侧块间为中心对称 [ 侧位寰 – 齿间隙（LADI）不应超过 2mm]

表 27-3　上、下颈椎的 X 线参考线

| 参考线 | 位置 | 意义 |
| --- | --- | --- |
| **上颈椎** | | |
| Harris 线 | 斜坡到齿状突尖、斜坡到齿状突后表面的延长线（均不超过 12 mm） | 枕颈脱位的可能 |
| Wackenheim 线 | 斜坡后表面线与齿突间的相对位置。此线基本上位于齿状突尖上 | 帮助评估枕颈的脱位 |
| Power 率 | 颅底到寰椎后环的前表面间的距离与寰椎前环到颅后点的距离的比值（异常情况下＞1） | 帮助评估枕颈的脱位 |
| 寰齿间距（ADI） | 寰椎环的后表面与齿状突前表面的距离（成年人应为 3 mm，儿童为 4 mm） | 评估寰、枢椎的稳定性 |
| 椎前软组织 | 在 $C_4$ 椎体上＞5mm（由于尖叫、年龄、插管、感染因素而不同） | 出血可能（间接损伤征象） |
| 脊柱椎板线（SLL） | 连接每一个节段的椎板的前皮质边缘线 | 这条线上每一个节段具有 4mm 的平移。出现更大的平移距离间接提示不稳 |
| Spence 法则 | 张口位 X 线片或冠状位 CT 重建，寰椎侧块的整体突出枢椎侧块不应超过 7mm | 如果超过 7mm，高度提示横韧带（TAL）撕裂 |
| **下颈椎** | | |
| 椎前软组织肿胀 | 在 $C_4$ 椎体上＞5mm（由于尖叫、年龄、插管、感染因素而不同） | 出血可能（间接损伤征象） |
| 椎体前缘线（AVBL） | 椎体前缘的光滑前凸连续线 | 节段间出现台阶，提示椎前的肿胀 |
| 椎体后缘线（PVBL） | 椎体后缘的光滑前凸连续线 | 应该与 AVBL 平行，沿椎体后缘行走，正常情况下是平滑的 |
| 脊柱椎板线（SLL） | 连接每一个椎体的椎板前缘线 | 这条线的每一个椎间具有 4mm 的平移。出现更大的平移提示不稳定 |
| 棘突间隙（ISPS） | 缺少棘突间局部沟缝隙。目前没有特定的角度或距离描述 | 在某节段沟的出现表示棘间韧带撕裂 |
| 椎骨间距离（IVD） | 椎体间的距离（椎体间前后） | 与其他椎间隙相比，过度地张开提示牵张性损伤。与其他椎间盘相比，局部的后凸提示椎间盘退变或节段不稳 |
| 椎体间角度（IVA） | 一般情况下，LCS 的相邻椎体终板应平行 | 局部成 11° 后凸提示非常不稳或潜在损伤 |
| 关节突关节 | 每一个侧块应与上或下一个椎体接近或平行 | 关节突关节张开或缺少过多代表损伤所致的不稳 |
| Torg/Pavlov 比 | 椎管前后最短距离（椎体后方至椎板皮质前缘）与椎体前后最短距离的比 | 筛查线，可提示椎管狭窄 |

从时间和资源利用上考虑，如从颅底到上胸椎的颈椎 X 线片日益被螺旋 CT 冠状面和矢状面重建所取代。

一个正常的颈椎侧位 X 线片可显示生理前凸、无后凸和椎体半脱位、对称椎间盘高度、无关节半脱位、正常重叠小关节、狭窄的椎前软组织阴影。虽然今天仍在使用普通颈椎 X 线片，但很快被更快和更敏感的螺旋 CT 扫描重建所取代。

2. 侧位过伸过屈位 X 线片　侧位过伸过屈位 X 线片仍具有争议，但能有效评估颈椎稳定性。在清醒情况下，对那些充分合作的神经功能完好和正常 X 线片的患者，颈部无痛性最大的过伸过屈位 X 线检查有助于脊柱稳定性的早期判断。患者如果不满足这些条件和持续颈痛，在非急性的情况下，可延期进行过伸过屈位 X 线检查。

3. 计算机断层扫描（CT）　对评估和诊断颈椎损伤，颈部 CT 平扫超越普通 X 线片而作为首选的影像学检查方法。螺旋 CT 扫描的矢状面和冠状面可以获得比 X 线片更敏感的图像。头颅 CT 平扫已成为对有认知障碍患者的常规初步筛选。添加从颅底至 $T_4$ 椎体的颈椎筛选具有时间和成本效益。CT 扫描也被认为比 X 线片更敏感和具有成本效益，缺点是具有较高的辐射暴露。对失去知觉的患者，CT 扫描无异常可以明确颈椎情况，而不需要进一步行屈伸位 X 线片或 MRI 检查。

4. 磁共振成像（MRI）　建议脊髓损伤的患者行 MRI 检查，特别是存在进展或不明原因的神经功能障碍或骨骼异常和神经损伤。关于 MRI 检查和脊柱损伤复位时间仍存在争议。清醒患者在进行 MRI 检查前，应用颅骨牵引对定位的脊柱进行闭合复位被广泛接受；目的是减少脊髓压迫持续的时间和促进脊髓功能恢复。MRI 扫描也可应用在神经功能正常或无神经症状的患者，从而在复位前排除大的椎间盘突出，否则可能会导致复位后脊髓压迫。在 72 小时内，MRI 也可以检测棘间韧带和关节囊损伤，也能区别是全层撕裂或扭伤。但由于成本和成像时间，限制了 MRI 作为常规筛查。由于儿童无法配合 MRI 扫描，故 MRI 在儿童中的应用也受到限制。高级生命支持要求睡眠状态的监测或优先气管插管，而这在预约 MRI 检查前应予以考虑。MRI 无法应用在病态肥胖患者（无法进入 MRI 检查仪器中）、严重强直畸形的炎性脊柱疾病和置入心脏起搏器或置入式刺激器的患者。

5. 骨扫描　骨扫描很少用于急性颈椎损伤的评估。骨扫描仅用于隐匿性脊柱骨折，尤其是骨骼未发育成熟的患者。通常情况下，伤后 48 小时内做骨扫描没有作用；另外，单光子发射增强 CT（SPECT）有必要用来增加颈椎小的骨性结构的图像分辨率。与现有技术如 CT 和 MRI 成像分辨率相比，骨扫描对外伤的评估已过时。

6. 其他检查　无创血管检查可用于评估椎动脉损伤。CT 血管造影（CT-A）推荐应用于横突孔的骨折、创伤后明显畸形或小关节脱位位移。CT-A 基本取代侵入性造影而作为筛选工具。对于 CT-A 不清晰或无法解释的精神状态改变，经颅多普勒超声检查和磁共振血管造影通常作为备选检查。虽然这些检查的灵敏度高，特异性仍远低于动脉造影。常规无创血管检查和可疑椎动脉损伤的治疗仍在研究中。

## 三、损伤分类

脊柱损伤分类通过神经、骨和纤维环韧带损伤来预测脊柱的稳定性。目前已有资料可确定受伤的节段的解剖位置。最后，分类系统将损伤机制与影像学检查结合起来。脊髓损伤按第 25 章所述进行。上颈椎具有特定节段的有效分类。然而，下颈椎仍没有共识。解剖学描述和机械模型的差异的存在妨碍研究和测试的进行。

### （一）UCS 损伤

1. 枕骨髁骨折（图 27-3）　常用 Anderson 和 Montesano1988 描述的分类方法区分枕骨髁骨折。

（1）I 型——碰撞机制：因碰撞所致的枕骨髁粉碎；此骨折稳定，非手术治疗。

（2）II 型——剪切机制：累及枕髁的颅底骨折；此骨折稳定，通常与颅底骨折处理一致。

（3）III 型——牵拉机制：合并枕髁的尖端翼状韧带撕脱；此骨折不稳定，必须排除枕颈脱位（CCD）或寰枕脱位（AOD）。

2. AODs 或 CCDs（图 27-4）　这些损伤不稳定。有两种分类：第一种是 Raynelis 1986 年提出的，他主要描述头颅相对于 $C_1$ 关节的位置。

（1）I 型：枕骨相对于颈椎向前移位（11%）。

（2）II 型：枕骨相对于颈椎垂直移位（3%）。

（3）III 型：枕骨相对于颈椎向后移位（2%）。

（4）IV 型：枕骨相对于颈椎斜向移位（84%）。

最新的分类是 Harbor 影像分类，它基于韧带损伤

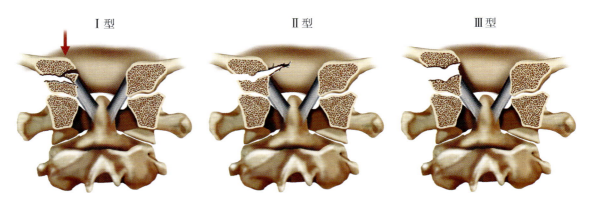

**图 27-3　枕骨髁骨折**
翼状韧带是颅颈交界区重要的支撑结构。Ⅰ型损伤相对稳定，显示枕骨髁粉碎。Ⅱ型损伤，颅底骨折延伸至枕髁；相对稳定。Ⅲ型合并枕髁的尖端翼状韧带撕脱损伤，潜在不稳定

伤的严重程度的分级，而与枕骨相对于相邻的 C1 关节位置无关。

（1）Ⅰ型：韧带不完全损伤，如单侧翼状韧带撕裂。有足够的生物力学稳定性，可以非手术治疗。

（2）Ⅱ型：侧位 X 线片的完整 CCD 显示筛选测量边缘值。然而，此类损伤是颅颈区交界关键韧带的完全撕裂和先天不稳定。通过一些残余的韧带使颅颈位置自发的部分复位而可能无法发现损伤。

（3）ⅢA 型：至少 24 小时存活者的 X 线片显示枕颈韧带完全撕裂后严重移位。

（4）ⅢB 型：与ⅢA 一样的影像标准，患者在损伤后 24 小时内死于 AOD。

3.C1 环骨折　Levine 和 Edwards（1991）使用解

剖学描述术语来区分骨折类型。

（1）后弓骨折：稳定。

（2）横突骨折：稳定。

（3）简单的侧块骨折：简单骨折通常是稳定的；然而，单侧矢状劈裂骨折逐渐出现半脱位，导致"知更鸟形畸形。"

（4）前弓骨折：前弓骨折不稳定。

（5）粉碎性侧块骨折：不稳定。

（6）三或四部分骨折（Jefferson 骨折）：当 TAL 撕裂时，三或四部分爆裂骨折是不稳定的。这种情况下，颈椎张口正位 X 线片显示侧块突出枢椎＞7mm。这个著名的发现最初由斯彭斯在 1970 年提出；尽管有用，1996 年 Dickman 等反驳认为许多患者受

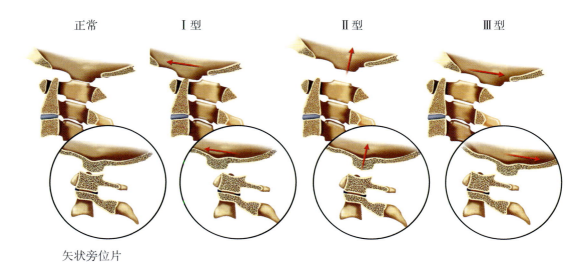

矢状旁位片

**图 27-4　根据 Traynelis 的枕颈部脱位分类（AOD）（下面是矢状旁位片）**
Ⅰ型损伤：枕骨相对颈椎向前位移；Ⅱ型损伤：枕骨相对于颈椎垂直移位；Ⅲ型损伤：枕骨相对于颈椎向后移位；Ⅳ型损伤：最常见，显示一个倾斜的平面位移（未示出）。隐匿性韧带损伤必须注意评估

伤之前被认为是稳定的，但事实上是不稳定的。

4. 寰枢椎不稳 成年人寰齿间隙（ADI）应 < 3mm；3 ～ 7mm 有横韧带撕裂的可能性，> 7mm 提示横韧带完全撕裂。儿童 ADI 不应超过 3 ～ 5mm；5 ～ 10mm 提示有横向韧带撕裂；10 ～ 12mm 提示所有韧带都断裂。

（1）横韧带损伤

1）Ⅰ型：Ⅰ型横韧带损伤是中段实质或韧带完全撕裂。它通常需要手术融合 $C_{1 \sim 2}$ 椎体。

2）Ⅱ型：Ⅱ型损伤是骨性撕脱。可以非手术治疗。

（2）寰枢椎脱位：寰枢椎脱位代表 AOD 特殊情况，严重失稳。脱位通常发生在垂直方向上并伴有翼状韧带断裂。

（3）旋转移位

1）A 型：ADI < 3mm，TAL 完整。

2）B 型：ADI 3 ～ 5mm，TAL 损伤。

3）C 型：ADI > 5mm，翼状韧带损伤。

4）D 型：寰枢椎完全向后移位。

5. 齿状突骨折（图 27-5） 齿状突骨折的分类一般按 1974 年 Anderson 和 D' Alonzo 提出的骨折程度。

（1）Ⅰ型：Ⅰ型骨折发生在齿状突尖。这是一种罕见的损伤，稳定性值得怀疑。临床医师应排除 AOD。鉴别诊断包括齿突游离。

（2）Ⅱ型：A 型骨折发生在齿状突腰部。是最常见的类型，很容易漏诊。骨折不稳定。临床相关

的特点包括骨折类型、位移、分离、成角和患者的年龄。这种骨折方式具有较高的骨不连的风险。

（3）Ⅲ型：Ⅲ型骨折发生在枢椎的骨松质。这种骨折相对稳定。

6 枢椎环骨折（Hangman 骨折） 枢椎环骨折涉及枢椎创伤性脱位（图 27-6）。所采用的分类方法是 1981 年 Effendi 最初提出并在 1985 年由 Levine 和 Edwards 进一步修改。

（1）Ⅰ型：Ⅰ型骨折是 < 3mm 的移位；没有成角。骨折相对稳定。

（2）Ⅱ型：Ⅱ型骨折是 > 3mm 的移位和成角。潜在不稳定。

（3）Ⅱ A：Ⅱ A 型骨折是 $C_{2 \sim 3}$ 椎体屈曲牵张损伤的变异，明显成角。骨折不稳定。

（4）Ⅲ型：Ⅲ型骨折是关节骨折 - 脱位。严重失稳。

## （二）LCS 损伤

如前所述，没有被普遍接受的 LCS 损伤分类系统。每个系统都有其局限性和缺点。至少有一个解剖学描述，一个机械模型以及基本的颈椎稳定性的相关概念系统被提出（图 27-7）。

1. 下颈椎稳定性 下颈椎稳定性定义为"脊柱在生理条件下承受荷载的能力。"1990 年 White 和 Panjabi 提出的下颈椎临床的不稳定仍被接受，包括

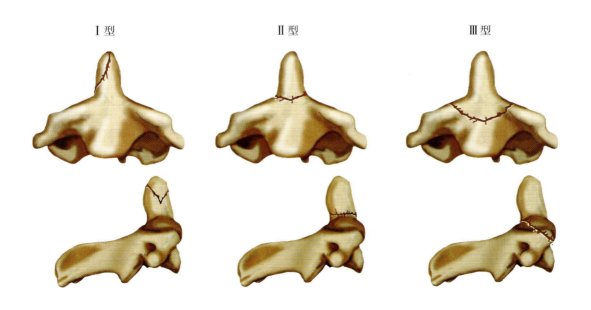

Ⅰ型　　　　　Ⅱ型　　　　　Ⅲ型

**图 27-5　齿状突骨折分类（Anderson–D' Alonzo 分类）**
Ⅰ型.齿状突尖的撕脱（不稳定）；Ⅱ型.齿状突腰部断裂（不稳定）；Ⅲ型.齿状突经椎体骨折（根据情况可能是稳定）

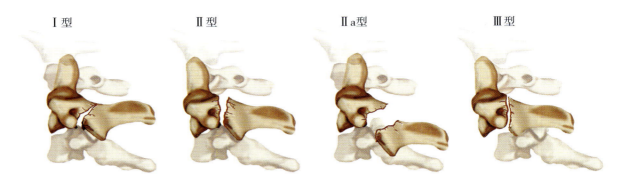

Ⅰ型　　　　　　Ⅱ型　　　　　　Ⅱa型　　　　　　Ⅲ型

图 27-6　枢椎创伤性滑脱的 Levine 分类（见下文详细介绍）

以下因素：①前方结构破坏或无功能（2 分）；②后方结构破坏或无功能（2 分）；③ X 线上测量矢状位移 > 3.5mm（2 分）；④矢状位角度 > 11°（2 分）；⑤拉伸试验阳性（2 分）；⑥脊髓损伤（2 分）；⑦神经根损伤（1 分）；⑧异常椎间隙狭窄（1 分）；⑨估计有危险负荷（1 分）。累积 5 个或更多的分值表明颈椎临床不稳定。

2. 解剖学描述　见表 27-4。

3. 机械模型　由 Allen 和 Ferguson 在 1982 年提出的 6 种基本的损伤类型；越来越不稳定的分期。

（1）屈曲牵张型（Ⅰ～Ⅳ期）：腹侧受压和背侧损伤。

（2）垂直压缩型（Ⅰ～Ⅲ期）：轴向载荷。

（3）压缩屈曲型（Ⅰ～Ⅴ期）：逐渐严重的椎体粉碎。

（4）压缩伸展型（Ⅰ～Ⅴ期）：后面受压，垂直损伤。

（5）牵拉伸展型（Ⅰ期和Ⅱ期）：后面受压缩和整体损伤。

（6）侧屈型（Ⅰ期和Ⅱ期）：横向压缩。

4. 颈椎损伤严重度评分　Moore、Anderson 及其同事在 2006 年提出颈椎损伤严重度评分；采用量表通过椎间盘或关节两个侧柱和前、后柱的位移来评估骨折或脱位的总量。这种位移是以毫米单位，每柱至少 0mm 到最大 5mm。4 柱加到一起得到可能总分范围为 0 ～ 20mm。总分数 > 7 的损伤提示可能存在不稳定。

5. 下颈椎损伤分类系统（SLIC）　SLIC 在 2007 年由 Vaccaro 出版，它由 3 个不同部位损伤的总和组成。< 4 分的应考虑非手术治疗，分数为 4 的两种治疗方法都可以，而得分 > 4 提示不稳定损伤，应手术治疗。

（1）损伤形态（最多 4 分）：①压缩（1 分）；②破裂（2 分）；③牵引（3 分）；④滑移 / 旋转（4 分）。

（2）纤维环韧带复合体（最多 2 分）：①完整（0 分）；②不确定（1 分）；③断裂（2 分）。

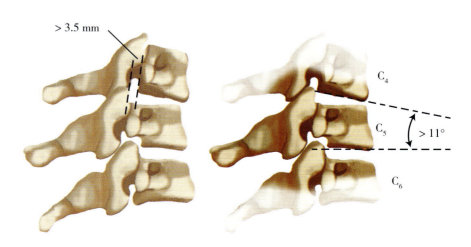

> 3.5 mm

C₄

C₅　> 11°

C₆

图 27-7　屈伸侧位 X 线片显示平移 > 3.5mm 或成角 > 11° 与颈椎不稳有关

表 27-4 下颈椎 AO /ASIF 和损伤创伤骨科协会分类

| A 型 | B 型 | C 型 |
| --- | --- | --- |
| "垂直"负荷 | "屈曲"损伤 | "环形"损伤 |
| 通常稳定 | 不稳定 | 严重失稳 |
| 简单压缩性骨折 | 单侧关节脱位 | 屈曲泪滴样 |
| 棘突骨折 | 双侧关节脱位 | 分离移位的韧带损伤 |
| 椎板骨折 | 单侧关节骨折 – 脱位 | 不稳定性爆裂骨折 |
| 简单侧块骨折 | 双侧关节骨折 – 脱位 | 伸展、撕脱，泪滴样骨折 |
| 伸展 – 撕脱，泪滴样骨折 | | 不稳定的伸展骨折 – 脱位 |

注：对 3 种基本损伤类型存在多种亚型，其亚型由字母系统列出。这里没有显现清楚的目的，不可能成为检查标准

（3）神经功能（最大 4 分）：①完整（0 分）；②神经根损伤（1 分）；③脊髓完全性损伤（2 分）；④不完全脊髓损伤（3 分）；⑤加上：伴有脊髓损伤的持续压迫或狭窄（1 分）。

从这一点上对临床来说，由于采用常用的术语和相对简单的分组并且可重复的分类，AO / OTA 系统的基本因素似乎是最可取的。然而，由于科学的严谨性，如 SLIC 评分，由于他们更系统的方法和综合性越来越高，可能在未来更广泛应用。

## 四、合并伤

### （一）贯通伤

最初，治疗医师应处理危及生命的血管和气道损伤。

### （二）自身免疫性疾病

合并有强直性脊柱炎、类风湿关节炎的患者，更容易发生脊柱骨折，且由于骨质异常容易漏诊。如果不正确治疗，强直性脊柱骨折一般是严重失稳，容易继发神经损伤加重。在伴有强直性脊柱炎的颈椎骨折患者，有报道伴有食管损伤 [ 大块的椎体前骨赘可能损伤周围的软组织结构（如食管）]。

### （三）脊髓型颈椎管狭窄

脊髓型颈椎管狭窄可能与脊髓损伤增加相关。"Spear-tackler 脊柱"定义为临床和 X 线显示为颈椎前凸丢失和压迫神经根的椎间孔狭窄，如用头冲撞的运动员。有 "Spear-tackler 脊柱"征象或症状性脊髓型颈椎病的运动员应避免体育活动，这些运动将头部或颈部处于损伤的风险中，也增加神经根损伤的风险。

### （四）椎动脉损伤

估计颈椎外伤后椎动脉损伤的发病率为 5% ～ 30%。出现的症状从精神状态改变至重度脑卒中。病情检查和监测包括 CT 血管造影，如发现椎动脉损伤，再经颅多普勒对栓子进行评估。治疗是基于个体患者的表现和观察，服用阿司匹林、正规抗凝血治疗或血管栓塞。

## 五、治疗和治疗依据

### （一）Rogers 原则

脊髓损伤的治疗原则遵循 Rogers 原则：畸形复位，神经组织的减压，损伤节段固定以防进一步伤害。

### （二）非手术治疗

1. 概述　大部分颈椎的骨性损伤通过合适的固定可以治愈。外固定如支具或 Halo 式架可为脊柱制动提供不同程度的固定。

2. 不稳定的骨损伤　非手术治疗真正不稳定的骨损伤不被临床研究或基础科学的支持，因此不推荐非手术治疗。对此类损伤通常建议行植骨融合固定手术。

3. 韧带和椎间盘不稳定的损伤　与四肢骨相比，韧带和颈椎的椎间盘的不稳定损伤通过非手术

治疗愈合欠佳，即使延长外固定时间。脊柱韧带撕裂的外科修复不被临床研究或基础科学的支持，因此不推荐。这种损伤通常建议行植骨融合固定手术。

4. 软颈托　软颈托无法对颈椎提供结构支撑或固定，主要用于颈部肌肉酸痛的短暂对症治疗。

5. 硬颈托　硬颈托减少颈椎的运动很有限，因此仅用于小骨折或损伤；它们也可被用来作为手术后辅助稳定。

6. 颈胸背架　颈胸背架，如胸骨—枕—下颌固定（SOM）和 Minerva 架是限制颈椎屈伸最有效的非侵入性外固定设备。其有效性依赖于对枕骨下颌骨紧密贴合支撑以及背架与躯干的贴身。这些支具被认为可明确治疗移位较少的寰椎骨折、Ⅲ型齿状突骨折、稳定的爆裂骨折或关节骨折。支具与体形贴合是促进治疗的必要条件。

7. 颅骨牵引　对于脱位或可复的椎体碎片累及椎管的患者，通过适当地应用骨牵引间接复位非常有效，也是手术医师最有效的早期处理。具有急性脊髓损伤的患者，骨折-脱位或爆裂骨折的早期闭合复位能非常有效地改善神经功能。因此，有明显的脊髓损伤患者，最好是进行早期的牵引复位。颅骨牵引的禁忌证是某些颅骨骨折、颈部牵拉损伤和强直性脊柱疾病（牵引可导致继发性神经功能恶化）。骨折复位延迟可导致脊髓肿胀增加，缺血和脊髓继发性损伤区加大。对于小关节脱位的患者，有报道闭合复位后导致神经功能恶化的患者，可能是椎间盘碎片脱落进入椎管，因此建议在复位前进行 MRI 扫描。有报道认为髓核脱出的发生率在双侧小关节突脱位与单侧小关节突脱位分别为 13% 和 23%。因此，建议对昏迷患者和计划在全身麻醉下行开放复位前行 MR 扫描。神经功能完整的和有意识的小关节脱位患者，如果检查不会推迟治疗，应在复位前行 MRI 扫描。然而，目前围绕复位前是否行磁共振检查仍有争论，因为为了获得这些检查可能延迟治疗，而且在搬运患者的过程中可能加重脊髓损伤。

8. Halo 架　Halo 架应用螺钉固定颅骨，对于成年人颅骨固定至少使用 4 枚螺钉收紧 6～8 in/lb 而对于儿童，根据大小和年龄因素使用 6～8 枚螺钉收紧 2～6 in/lb。Halo 架螺钉的放置位置很重要。前钉应放置在眉的外 1/3 一指宽以上（置钉过程中，患者的眼睛应闭上），位于眶上神经的侧方、额窦前

方和颞窝前侧。后钉的理想位置与前钉截然相反（耳垂后方的乳突上方）。对 Halo 架的生物力学稳定性影响最大的是架子与躯干的固定贴合情况。Halo 架限制脊柱的旋转比颈托更有效。

（1）指征：Halo 架可以应用在稳定的枕颈损伤、不稳定的寰枢椎骨折、枢椎 Hangman 骨折、Ⅱ型和Ⅲ型齿状突骨折、无神经损伤的爆裂骨折和一些单侧自动解剖复位的关节骨折。伴强直性脊柱炎的无移位颈椎骨折的患者如果没有手术固定治疗，至少需要应用 Halo 架固定。

（2）治疗结果：已有复位丢失的报道，主要发生在 Halo 架获得骨折复位后由于架子的松动导致。应用 Halo 架治疗的患者，其"蛇形"和其他方式变化的发生率为 20%～77%。

（3）禁忌证：对颅骨骨折的患者进行颅骨牵引或 Halo 架固定，危险性很大，通常要避免。一般来说，颈椎牵引的应用禁忌证是颈椎分离或过伸损伤的患者。

9. 甲泼尼龙　根据 NASCIS 的实验报道，认为在脊髓损伤后 8 小时内经静脉给予大剂量的甲泼尼龙能改善神经功能。目前的推荐剂量如下：静脉注射，甲泼尼龙 30mg/kg，1 小时内；随后以每小时 5.4mg/kg 注射，如果在伤后 3 小时内给药，给药持续 23 小时，如果是伤后 3～8 小时给药，持续 48 小时。目前，医学文献并不支持在损伤后 8 小时使用类固醇；也不支持其用于周围神经损伤。有报道认为大剂量类固醇治疗的不良反应是增加胃肠道出血的发生率和败血症。近年来，由于缺乏明确的临床作用，使用类固醇治疗脊髓损伤越来越受到人们的质疑和不受赞同。现在，大量的科学文献认为使用类固醇只是"可选择的治疗"。

10. 其他治疗　其他药物如纳洛酮、拉扎洛依（tirilizad）和神经节苷脂（GM-1）正在研究中，但不是治疗的标准。同样，脊髓的抗凝血治疗及冷治疗却不推荐用来治疗脊髓损伤。然而，建议脊髓损伤的患者进行相对简单的创伤复苏的措施，如主要维持血压正常而避免继发性低血压，维持正常的血细胞比容和提供足够的氧。

**（三）手术治疗**

1. 适应证　一般情况下，神经损伤、韧带断裂（脱位）、严重爆裂性粉碎性骨折移位的Ⅱ型齿状突骨折和多节段脊柱骨折或多发伤患者建议手术治疗，一

个或多个脊柱骨折稳定可以促进患者的活动和护理。并发颈部畸形和强直性脊柱且由于外固定无法固定的情况下也建议患者手术治疗。

2. 全身麻醉　颈椎不稳定的患者最好进行气管内全身麻醉，同时避免颈部搬动。建议手动轴线牵引来最大减少颈部活动。为了减少颈部搬动不慎导致的危险，通过清醒的经鼻插管和纤维支气管插管（同时保持颈部固定）可提供气道通畅。然而，并不总是应用这项技术。临床查体和神经电生理监测脊髓功能有助于确定可能出现的神经功能恶化。

3. 手术时机　颈椎骨折的手术时机仍有争议。目前还没有达成定义"早期"手术的共识。先前的观点认为颈椎损伤的早期外科干预可导致神经功能恶化的风险增加，目前这个观点已被驳倒。对早期外科干预的益处和对神经功能恢复的作用仍没有共识。然而，有大量证据表明早期内固定可允许患者早期活动，从而减少并发症，如肺部并发症及压疮。

4. 急诊手术　颈椎急诊手术干预的指征为脊髓受压，如髓核或骨碎片突出、增大的硬膜外肿块（如硬膜外血肿）、不能复位的骨折脱位使脊髓受压，渐进的神经功能障碍的脊髓肿胀（有争议的）。

5. 手术入路　颈椎创伤手术治疗包括前侧入路、后侧入路或前后侧联合入路。目前大多数颈椎损伤手术不再需要多种入路，仅经前侧入路或后侧入路已能达到充分的治疗。

6. 植骨　在任何关节融合术，颈椎融合术一般需要植骨融合。植骨可以来源于原位、自体骨块或异体骨块，能根据需要将骨块制成碎块或符合植入位置的结构。对于创伤，骨移植或假体装置的使用不被认为是标准的治疗。

7. 前侧入路　大部分条件下，通过椎间盘切除或椎体切除的前侧入路脊髓减压能获得比后侧入路更完全和充分的神经减压。前侧入路相对无创且无须搬动患者。然而，它的生物力学固定强度较为有限，尤其是在骨质疏松、严重躁动和强直性脊柱炎的患者。

8. 后侧入路　后侧入路具有更大的显露范围，它可以根据需要从枕骨显露至胸椎。后侧入路内固定器械比前侧入路的器械更能提供坚强的稳定性。

9. 颈椎椎板切除术　颈椎椎板切除术的指征是被椎板骨折和小关节骨折引起的椎间孔结构受压的患者。然而，颈椎椎板切除术导致脊柱不稳定并不能解除前方的脊髓压迫。因此，不推荐颈椎椎板切

除术作为一个独立的方法治疗颈椎创伤，通常是结合多节段后侧入路固定融合。

10. 脊柱内固定器械　脊柱内固定器械的目的是维持骨折复位和列线，从而提供一个稳定的环境使椎体及时融合。对手术治疗颈椎外伤，应用得当的内固定能获得可预见的骨融合。

## 六、解剖和生物力学的因素及手术技术

### （一）颈椎前路手术

1. 前路显露　标准的前侧入路可显示枢椎基底到 T1 椎体。

（1）Smith-Robinson 入路：左侧 Smith-Robinson 入路的目的是减少喉返神经损伤的危险，但可预知的神经解剖路径仍有争论，并越来越受怀疑。喉返神经是迷走神经的分支。

（2）标志点：从影像学上看，颈动脉结节位于 $C_6$ 椎体节段，此骨性标志有助于确定颈椎节段。环状软骨环通常对着 $C_6$ 椎体。胸导管进入颈部食管左侧并进入后方的颈动脉鞘。椎动脉穿过 $C_{2\sim6}$ 椎体的横突孔，前面覆盖着颈长肌。迷走神经位于颈长肌的前外侧。

2. 自体髂骨植骨　前路融合植骨最常应用自体髂骨。有报道认为该技术融合率＞ 90%。异体骨越来越多地用来替代自体髂骨植骨，从而减少取骨区的并发症，但与自体骨相比，异体骨融合率稍低。填充同种异体骨移植材料的各种生物材料融合器可避免并发症和减少取骨移植的时间。

3. 外伤进行前路融合的指征　除了关节融合术，前路钉-板结构坚强固定融合术成为推荐的治疗方法：①融合率更高；②恢复生理曲度；③保护神经。如前所述，前路手术创伤小，仰卧位即能提供有效的神经减压和内固定。但仍有较少适应证需行前后路联合手术。例如，小关节交锁合并椎间盘突出的患者，由于侵犯了后方脊髓的危险使前路处理较为困难。在这种情况下，应行后路切开复位融合内固定后进行前路椎间盘切除和椎间植骨。当然，另一个处理的顺序是先前路切除椎间盘，随后切开复位，然后再前路应用锁定板进行融合内固定。

4. 前路植骨内固定生物力学　除了过伸负荷，前路内固定系统固定强度比后路内固定系统更低。这可能在颈椎损伤后行前路内固定具有较高不融合率的原因，然而，前路方法仍是首选（患者恢复得

更快）。前路还无法应用在多节段固定和枕颈以及颈胸内固定上。

5. 前路钢板固定　目前，前路钢板的优点是外形设计较小、应用钛材料、最大程度减少对食管的影响。螺钉的锁定特性可允许单皮质螺钉固定并减少螺钉拔出和松动的危险。钉-板的表面无任何锋利的边缘或突起能使食管活动不受影响。由于担心不稳定，创伤的情况很少（如果有的话）具有"动态"的或可压缩的前路钢板。虽然前路钢板置入物可以放置在 $C_2 \sim T_1$ 椎体的任何位置，但关于前路钢板多节段融合仍存在争议并更易发生并发症。幸运的是，需要手术稳定的 LCS 损伤大部分不需要超过 1 个或 2 个运动节段的融合。

6. 前路加压螺钉固定　前路加压螺钉固定专门为 II 型齿状突骨折设计。如果用 Halo 架非手术治疗失败或 $C_{1 \sim 2}$ 椎体融合不理想，可考虑应用前路加压螺钉固定。与传统的双螺钉固定相比，单钉固定能提供足够的骨折固定强度。前路螺钉固定不建议应用在游离齿状突或齿状突延迟愈合或明确骨不连的患者。对于老弱患者，前路螺钉固定可能会增加吞咽困难的发生率，并因明显的吞咽困难导致误吸。因为这些问题，许多医师支持后路内固定来避免前路手术。

7. 前路 $C_{1 \sim 2}$ 椎体融合　前路 $C_{1 \sim 2}$ 椎体融合可以通过关节突关节和骨折块间加压螺钉或经口咽入路前路放置钢板来稳定。此手术技术上可行，但因为可增加喉上神经丛回缩和上食管收缩而引起吞咽困难的风险，故很少使用。

8. $C_1$ 椎体或 $C_2$ 椎体前路减压　由于急性颈椎骨折没有 $C_1$ 椎体或 $C_2$ 椎体前方位置的压迫，很少有 $C_1$ 椎体或 $C_2$ 椎体前路减压的指征。一般用于治疗有症状的齿状突骨折畸形愈合或骨不连。

### （二）颈椎后路手术

1. 颈椎后路融合术　颈椎后路融合治疗创伤需应用自体骨松质、同种异体骨和（或）骨替代物放置于所在小关节面和椎板上（如果存在）。另外，对于损伤来说，推荐行后路内固定来提高融合和恢复解剖序列。

2. 棘突间钢丝固定　Rogers 推广的颈椎棘突间钢丝固定可以进行 1 个或 2 个运动节段的小关节突脱位的后路复位融合。对于损伤的患者，棘突间钢丝固定可应用在不稳定关节损伤。但这个简单的、便宜的内固定无法应用在椎板或棘突骨折、椎板已切除、多节段融合、严重的骨质疏松和旋转不稳定损伤。随着现代内固定方式的出现，很少应用具有较高的骨不连和失败的棘突间钢丝固定。

3. 颈椎后路短节段固定　颈椎后路钉棒或钢板内固定术已成为后路内固定的首选，它可为交界区（枕颈和颈胸段）甚至能为后方结构损伤或多节段颈椎提供稳定固定。如 Roy Camille、Magerl 等描述的，在 $C_{3 \sim 6}$ 侧块置入螺钉也可获得把持力。置钉的关键在于避免内侧的脊髓、前方的椎动脉和外下方的神经根损伤。但 $C_2$ 椎体和 $C_7$ 椎体及上胸椎由于侧块缺如或较小，对这些脊椎可按照其的骨性解剖通过椎弓根置钉进入椎体。与棘突间钢丝固定相比，颈椎后路短节段固定能提高抗旋转强度以及在多节段固定的各方向上都能提高固定强度。这些内固定技术需要复杂的脊柱解剖知识，因此需要有经验的脊柱外科医师来完成。

4. 寰枢椎后路融合术　寰枢椎后路融合术的指征是寰枢椎复杂骨折或脱位导致创伤性不稳定。各种技术已经被描述。

（1）Gallie 和 Brooks 钢丝技术：最基本的 Gallie 和 Brooks 钢丝技术是应用线缆来融合 $C_{1 \sim 2}$ 椎体，具有多种改良。Gallie 技术包括 $C_1$ 椎板下钢丝圈固定至 $C_2$ 棘突，此技术只能达到有限的生物力学强度。棘突间植骨融合通过植入自体带骨皮质的衣夹状骨松质。相对于 Gallie 技术，Brooks 技术能增加生物力学强度，特别是对屈曲和滑移。Brooks 技术需 1 个或 2 个椎板下钢丝穿过 $C_1$ 椎体和 $C_2$ 椎体后弓的两侧。通常应用带骨皮质的椭圆形骨松质移植至棘突两侧达到融合。

（2）经关节螺钉：经关节螺钉可获得更为稳定的 $C_{1 \sim 2}$ 椎体固定，其方法是从后路通过枢椎下关节突穿入到寰椎侧块。如果置钉得当，经关节螺钉能获得令人满意的稳定性，甚至应用在寰椎和枢椎椎板缺乏的患者中。后路融合可以通过类似 Gallie 和 Brooks 技术或如果寰椎、枢椎椎板缺失或骨折情况下进行小关节融合。不当的钻孔或螺钉通道可导致椎动脉损伤。为减少这种风险需要术前进行 CT 薄层扫描，从而寻找异常靠内的椎孔并在有经验的外科医师充分应用 C 臂定位下置钉。约 15% 的患者有不利于螺钉安全置入的椎动脉解剖结构。

（3）Harms 技术：虽然最初为 Goelle 描述，但通常称为 Harms 技术。该技术包括寰椎侧块螺钉、

$C_2$ 椎弓根螺钉及其连接杆的置入。Harms 技术的生物力学上与反关节螺钉技术相同，可用于因椎动脉解剖原因无法行反关节螺钉置入的患者。该技术可用于椎板有缺陷或损伤的患者。另外，需应用轴位和矢状位 CT 扫描来仔细评估，以获得详细的手术方案。

5. 枕颈融合术 特殊情况下，无法达到 $C_{1\sim2}$ 椎体稳定时应考虑行枕颈融合术。枕颈融合术也可用来治疗寰枕关节脱位。手术方式包括使用带骨皮质的骨松质移植和应用枕颈板或环状的线缆固定。新的内固定结构使用锁定板固定在枕骨上，并通过棒连接至 UCS 上的万向螺钉尾端上。

6. 椎板钩和椎板夹 由于可能侵犯脊髓，椎板钩和椎板夹一般禁忌应用在下颈椎。由于线缆或经关节螺钉固定具有较高的成功率，后路椎板钩和加压夹因缺乏生物力学的优势而限制其的应用。

## 七、颈椎损伤的并发症

### （一）颈椎损伤的漏诊

CT 检查之前，初始检查完成后有超过 33% 的颈椎损伤漏诊。颈椎损伤中主要漏诊的位置是交界区（枕颈和颈胸段）和隐匿性韧带损伤。造成颈椎损伤漏诊的原因包括没有检查一般情况、没有损伤的概念和认识以及少见情况如没有报告损伤。颈椎损伤漏诊后约 30% 的患者出现神经功能恶化。患者的各种因素，如粗壮的体形形成的短颈、X 线片显示骨质疏松、骨骼未成熟、原有的骨骼畸形或严重的退行性改变和精神变化或无意识都使颈椎损伤的诊断非常困难。

1. 齿状突骨折 在上颈椎，齿状突骨折很容易漏诊。由于骨折在同一轴面 CT 平面上，可能无法看到齿状突骨折。未经治疗的移位的 II 型齿状突骨折将导致不愈合。骨赘或病变的骨质导致诊断困难。矢状位和冠状面的 CT 图像可得到可靠的诊断。

2. 寰枕关节损伤 寰枕关节损伤很罕见，其漏诊率为 60% ～ 75%。枕颈自发的部分复位和不理想的 X 线片是导致漏诊的可能原因。有报道指出寰枕关节损伤漏诊将引发严重的神经功能恶化。根据以往的病例，寰枕关节损伤漏诊的患者均导致死亡，而随着对寰枕关节损伤的不断认识，患者具有存活的可能。仔细检查对做出准确诊断和及时治疗很有必要。

3. 颈胸交界区损伤 颈胸交界区的损伤具有 50% ～ 70% 的漏诊率或低估其严重性，主要是由于传统 X 线片难于显示颈胸交界区域。CT 重建片有助于显示颈胸交界区域。

4. 隐匿性韧带损伤 尽管有 MRI，对颈椎韧带损伤的诊断和治疗仍具有困难。直立的侧位 X 线片、动力位 X 线片和 MRI 有助于评估颈椎韧带的完整性。一般来说，如果轴向，冠状面和矢状位螺旋 CT 扫描没有显示任何异常，颈椎情况将很清晰。对于诊断困难的退变性患者，需要做 MRI 检查。

5. 存在脊柱强直 强直性脊柱炎或其他强直性情况下，脊柱特别是颈椎更易于骨折。这些损伤的 90% 是过伸型损伤，并伴有前方结构增宽或撕裂，多发于 $C_{5\sim6}$ 椎体或 $C_{6\sim7}$ 椎体节段。通常情况下具有独特的骨折线，由于在卧床下使 X 线显示失真而造成漏诊。强直性脊柱炎的大部分骨折是不稳定的。如果漏诊，继发性神经功能恶化将有 75% 的发生率。

### （二）神经功能恶化

1. 严重损伤 颈椎损伤中有大量因素导致脊髓损伤。外力的大小和方向是显而易见的因素。同样，神经结构受压的持续时间可能对神经功能障碍的严重性和恢复有一定的影响。相对于脊髓，较小的椎管具有更高的脊髓损伤发生率。其他病理机制包括脊髓缺血和脊髓肿胀。神经损伤的严重程度与早期损伤后 MRI 显示不正常的脊髓信号出现和程度具有相关性。

2. 精神状态变化 椎动脉损伤导致不完整的 Willis 环的血液受阻，将引起持续性脑梗死或卒中甚至死亡。

### （三）肌肉骨骼功能

颈部扭伤如挥鞭式损伤最常与暂时运动减少和疼痛相关。无严重的结构损伤的颈部扭伤预后良好。持续性颈部疼痛提示应进行临床和影像学检查，如过伸过屈 X 线片或 MRI。绝大多数的颈椎持续骨折或脱位导致神经损伤和影响神经功能恢复。到目前为止，损伤严重程度、治疗方式和颈部疼痛之间无相关性。

## 八、颈椎损伤治疗的并发症

### （一）围术期早期神经功能恶化

围术期早期神经功能恶化令人担心，但并发症罕见。定期检查、记录术后神经功能状态对早期识别神经功能恶化很重要。在突发神经系统状况恶化的情况下，建议进一步行神经影像学检查如 CT 扫描或增强 MRI 检查。在术后早期（术后 2～3 周），应考虑各种可能的原因。术后早期神经功能恶化的原因包括椎管或椎间孔复位欠佳、器械干扰、复位丢失、植骨块移位、硬膜外血肿、脊髓肿胀、脊髓缺血和硬膜外感染。脊髓缺血将对神经功能产生持久的不利影响，目前普遍缺乏认识。

### （二）治疗后晚期神经功能恶化

晚期神经功能恶化开始于损伤愈合完成后，应进行神经影像学检查。晚期神经功能恶化的原因包括相邻椎管狭窄、骨折不愈合或没有对线的骨折畸形愈合（或融合）、空洞、失神经囊肿、列线丢失和骨髓炎或椎间盘炎。

### （三）Halo 架治疗

Halo 架治疗最常见的并发症是复位丢失、针道松动（占 36%）、针道感染（占 20%）和复位丢失（占 15%）。尽管并发症的发生率较常见，Halo 架在北美洲许多颈椎损伤的非手术治疗中具有关键作用。一般较常见的并发症，如针道松动或感染可以很容易地处理。相对于复位丢失，应明白哪种损伤方式适合 Halo 架治疗，哪一种损伤将引起复位丢失，因而从一开始就进行手术而得到更好的处理。

1. 颈椎列线的丢失　这里不能对颈椎列线的丢失建议具体的治疗。对特定的患者进行非手术治疗的基本治疗设想应重新评估；可以考虑调整 Halo 架装配。另外，可考虑再次卧位闭合牵引复位或手术固定。

2. 针道感染　针道感染常与针松动相关。需要通过持续的在骨骼定位点进行消毒以及避免皮肤打褶来预防。日常针道护理和患者宣教非常重要。对针道感染或针松动的情况，应进行局部伤口护理、抗生素治疗并拧紧针。如果第一次出现针松动，可以进行 20.32cm/0.454kg（8in/1b）拧紧。复发性松动应去除针，在另一个安全的地方重新置针。

3. 眶上神经损伤　放置前针不当最常见的损伤是眶上神经损伤。前针应放置在颞窝及颞肌前面和额窦以及眶上神经外侧。滑车神经上方内侧是位于眉毛正上方的眶上神经。

### （四）颈椎前路手术

颈椎前路手术的并发症主要与手术显露、患者合并症和移植物的愈合相关。

1. 颈前入路　颈前入路并发症包括声音嘶哑（喉返神经麻痹）、吞咽困难（食管撕裂、过度收缩、失神经支配）、交感神经丛损伤（Horner 综合征）、血管损伤（颈动脉、椎动脉、颈静脉）和限制性气道问题。有报道这些并发症 < 5%。

（1）喉返神经损伤：喉返神经损伤是颈椎前路手术后最常见的神经系统并发症。最常见的原因是牵拉导致神经功能障碍。如果声音嘶哑持续超过 6 周，则需要喉镜检查。手术探查常在手术后 6 个月后进行。

（2）咽后血肿：咽后血肿可在术后早期发生。临床表现从吞咽困难至呼吸困难。

2. 颈前融合　颈前融合的并发症包括移植物移位、移植物塌陷、内固定断裂、内固定拔出、骨不连和畸形愈合。一般来说，这些并发症的发生率 < 5%。并发症的发生率增加可能与多节段前路手术而没有行后路固定、骨质量差或骨愈合缺陷有关。

### （五）颈椎后路手术

颈椎后路手术的并发症较少见，有 0.6% 的患者发生医源性神经根损伤和 2.4% 的患者因内固定失效引起延迟愈合或不愈合。与前路手术相比，目前颈椎后路手术的主要并发症是手术暴露相关的肌肉骨骼疼痛和神经功能恢复减少。骨不连和医源性椎动脉损伤时有报道。

## 九、骨不连

### （一）寰椎

寰椎骨不连很罕见，因此很少引起人们的关注。主要发生在寰椎侧块张开 > 7mm 或超过枢椎侧块，与横韧带损伤相关并引起寰枢椎严重不稳的病例。单侧寰椎侧块矢状劈开随着枕骨下沉到枢椎上也导致骨不连，枕骨下沉可引起枢椎神经根症状和"知更鸟形畸形"。

### （二）齿状突

> 5mm 移位的 II 型齿状突骨折骨不连的风险增加。此骨折的非手术治疗通常需要闭合复位后 Halo 架固定至少 3 个月。有报道此骨折不愈合率达 50%。原发性寰枢椎（$C_{1～2}$ 椎体）融合是 II 型齿状突骨折不愈合率中最低的。加压螺钉内固定治疗齿状突骨折具有不同结果的报道。II 型齿状突骨折不愈合率增加与技术缺陷、骨质疏松、老年患者、粉碎性骨

折与反向倾斜骨折线有关。齿状突骨折不愈合通常需要应用内固定和自体带骨质的松质进行寰枢椎融合。枕颈融合术通常可以避免，但仍可选择。

### （三）枢椎环骨折

如果损伤诊断明确并行固定，枢椎环骨折（Hangman 骨折）骨不连不常见。

### （四）下颈椎骨折

非手术治疗的下颈椎骨折骨不连不常见。

## 十、畸形愈合及畸形

### （一）寰椎

关节内骨折端不平与疼痛和运动范围丢失相关。

### （二）齿状突

无论采取何种治疗方式，寰枢椎的旋转运动很少恢复正常，甚至在骨折解剖愈合下也无法达到。因为在寰枢关节瘢痕和异位骨形成，寰枢椎旋转通常减少 30% 以上。

### （三）枢椎环骨折

移位的 Hangman 骨折治疗后无韧带不稳定的畸形愈合一般可以接受。

### （四）下颈椎

外伤性下颈椎畸形最常见的类型是颈椎后凸畸形。脊柱后凸的原因包括压缩性骨折或爆裂骨折和棘间韧带断裂。无法识别的棘突和棘上韧带损伤可能导致椎棘突间扩大、椎体移位和疼痛。不稳定性的评估包括临床检查、动态检查和神经影像学检查。不稳定参数（见前面下颈椎稳定性部分）可帮助制订治疗方案。如果确定是不稳定或列线很差，建议的治疗通常包括融合以及尝试畸形的矫正，其畸形矫正根据移位的严重性和出现的时机来决定后路、前路或前后路联合手术。

## 十一、特殊情况

### （一）强直性脊柱炎和弥漫性特发性骨肥厚

强直情况下骨折更容易发生和漏诊，其骨折是不稳定的。强直性骨折患者更容易出现并发症，包括脊髓损害。约 20% 的患者将出现硬膜外血肿，特别是在进行性神经功能恶化的情况下需行 MRI 检查。如果患者的医疗状况允许手术，早期稳定手术通常首选后路多节段融合固定。

### （二）无骨折脱位型脊髓损伤（SCIWORA）

SCIWORA 出现在脊柱活动度高的节段（如儿科患者）。根据 MRI 扫描，这种伤害越来越罕见。原因不明的神经功能缺损的患者评估集中在排除隐匿性骨折或韧带损伤。如果没有发现，建议非手术治疗即固定持续几周到几个月。

（陈旭琼　译，夏　虹　尹庆水　审）

# 第 28 章

# 胸腰椎骨折脱位

C. Chambliss Harrod, Michael Banffy, Mitchel B. Harris

## 一、概述

### （一）解剖

椎体的楔形变引起（后方比前方高）胸椎后凸畸形。正常胸椎后凸范围是 20°～50°。正常腰椎前凸的范围是 40°～70°（平均为 50°），主要因椎间盘前高后低的形状引起。胸椎的特征是肋骨和胸骨相连，进一步提高了强度，从而保护脊髓。固定的胸椎与活动的腰椎形成鲜明的对比，产生胸腰段过渡区（在 $T_{10}$～$L_2$ 椎体）。胸腰段过渡区的主要标志是肋骨的缺失，以及从小的胸椎管过渡到较大的腰椎管。同时，小关节方向从冠状位（胸）过渡到矢状位（腰）。胸腰过渡区 $T_{10}$～$L_2$ 椎体明显变"直"。

所有骨折中脊柱占 6%，其中 90% 涉及胸腰椎区域。$T_{10}$～$L_2$ 胸腰段过渡区 40% 的骨折伴有脊髓损伤。在高能量作用下，完全／不完全性神经损伤的比率是 6：1。

脊髓一般中止在 $L_{1～2}$ 椎间隙，因此，胸腰段除了是结构过渡区，也是神经过渡区。脊髓圆锥和马尾损伤的预后比更高位置的脊髓好，这是由于处于脊髓末端以及具有神经。脊神经更有弹性，与脊髓相比恢复能力更强。由于不同的脊髓和脊神经混合，神经损伤程度与椎管退让程度间的关联度最小。

### （二）流行病学

椎体骨折最常见的部位（所有脊柱骨折中 $T_{10}$～$L_2$ 椎体占 50%）。

1. 年龄：呈双峰型分布，最常见于 30 岁和老年人。
2. 车祸（年轻人）和摔倒（老年人）。
3. 枪伤越来越常见（图 28-1）。
4. 性别：男性 > 女性。
5. 非相邻椎体损伤：占 5%～15%。

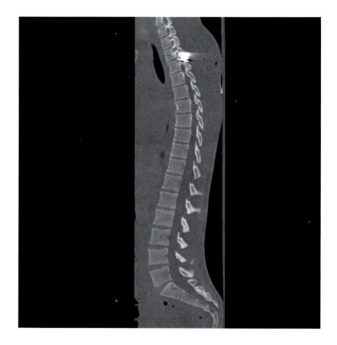

图 28-1 矢状断层（CT）图像显示投射物（GSW）卡在 $T_{3～4}$ 椎管右侧。患者具有 Brown-Sequard 综合征，异物经椎板切除

6. 其他损伤：肺损伤（占 20%），腹膜和腹膜后出血（肝出血或脾出血占 10%）。

### （三）损伤机制

1. 轴向压缩 轴向载荷导致椎体压缩。在一定的力量作用下，最初损伤发生在终板（终板压缩骨折——可能是通过椎间盘传递到终板）。常见的椎体压缩性骨折（楔形骨折，图 28-2、图 28-3）发生在椎体前方，而中、后部分保持完整。爆裂骨折的过程是（图 28-3 和图 28-4）进一步的轴向负载，随后屈曲负载。钳形骨折（图 28-5）是独特的椎体骨折，与前面的骨折一样是轴向压缩，损伤包括经椎体椎间盘破裂形成前方张开，后方裂开的冠状位夹板。椎间盘的上方和下方包括椎体是完整的。椎间盘和椎体损伤造成愈合不良。

2. 屈曲 拉伸力产生作用在椎体的向后压缩力。当压缩大于椎体高度的 50% 时，需要仔细评估后部韧带的完整性。在骨韧带复合体完整的情况下，这种损伤模式被认为是"稳定"的。诊断和治疗韧带损伤不当可导致成角畸形、失稳和潜在的神经损伤。

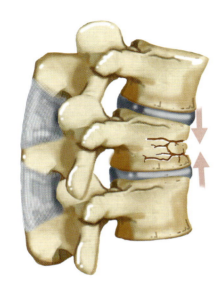

图 28-2 椎体压缩骨折

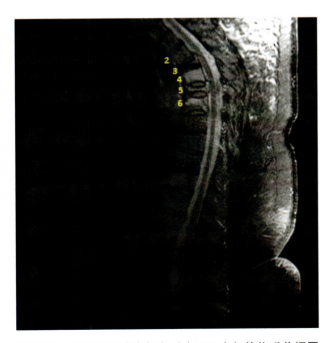

图 28-3 短时间反转恢复序列（STIR）矢状位磁共振图像显示一个 70 岁肥胖的白种人女性的多节段急性和慢性骨质疏松压缩骨折和爆裂骨折，这个患者既往应用类固醇治疗慢性肺疾病。陈旧性 $T_3$ 爆裂骨折、新鲜 $T_4$ 压缩（轻度）骨折、新鲜 $T_5$ 爆裂骨折和新鲜 $T_6$ 压缩骨折伴水肿，提示有新鲜骨折（信号强度增加）

MRI 作为首选来直接评估这些结构的完整性（$T_2$ 像和 STIR 图像）。

3. 横向压缩 横向压缩造成侧方椎体骨折，伴或不伴有对侧或后方韧带断裂。前后（AP）位的 X 线最容易看到。没有诊断出这些损伤将导致亚急性畸形、疼痛综合征和神经功能恶化。

4. 屈曲旋转 屈伸旋转力量通常导致椎体前方的骨损伤，并伴有后纵韧带和关节囊损伤的可能。由此产生的前、后柱受累，是典型的脊柱不稳定损伤。胸腰段单纯脱位很罕见，当它发生时，通常伴有明显的脊髓损伤。

5. 屈曲牵张（FDI） 又称"Chance 骨折"（图 28-6，图 28-7）或"安全带损伤"，多见于在车祸时仅系安全带的患者。其一般机制是，轴位屈曲损伤，然后对脊柱施加向前的旋转，造成完全经过脊柱节段的后向前的牵拉（分离）力量，因而出现后方韧带或椎体后方的撕裂损伤。力量继续向前造成椎间盘、椎体或两者都有的损伤。椎体损伤通常经过相邻终板的椎间隙（"骨韧带"Chance 骨折）或通过椎体的前皮质，造成单纯的"骨性"Chance 骨折。孤立的骨性 Chance 骨折在 $L_{1\sim3}$ 最常见，可通过制动而得到愈合；而骨韧带 Chance 骨折通常发生在胸、腰椎交界处，愈合较差。此外，如 Court Brown 和 Court Brown 描述的，继发的轴向负载被认为与瞬间轴向旋转移位减速相关，这将产生从压缩性骨折到爆裂骨折的椎体骨折，Court Brown 和 Court Brown 还建议屈曲牵张分类应基于包括椎间盘软组织和（或）骨质结构的前或后方骨折。

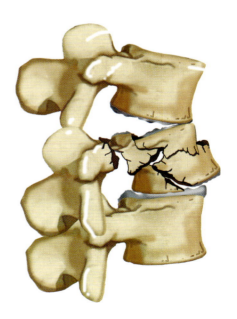

图 28-4 椎体爆裂骨折

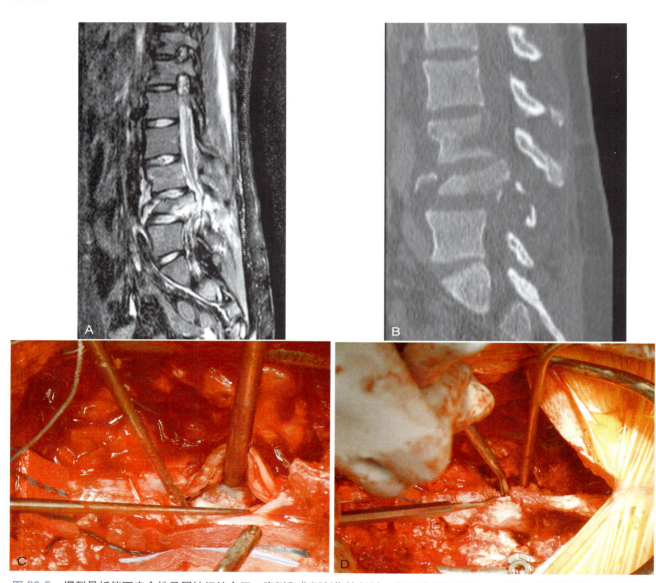

图 28-5 爆裂骨折伴不完全性马尾神经综合征、腹侧和背侧创伤性断裂，应用后路切开复位、减压、硬脑膜修复、融合手术 MRI（A）和 CT（B）显示爆裂骨折，骨折呈向后的钳状形态，严重的椎管和马尾受压，韧带损伤，椎板骨折。手术照片显示硬脊膜修补术后的硬脊膜碎片（C、D），这些碎片从神经结构向前移开并填充而修复。图 28-12B 复位术后 CT 显示充分复位，无须前路减压植骨

　　6. 伸展——罕见的剪切伤（"伐木工人"损伤）伸展和分离（ED）与屈曲型损伤的模式和机制相反。前方结构的拉伸破坏和后方结构的压缩引起后方结构的骨折，包括椎板、小关节和（或）棘突（图 28-8）。头侧椎体相对尾侧椎体向后滑脱和前方椎间盘损伤（由于拉伸）引起成角畸形。必须意识到这些损伤模式与脊柱僵硬相关，如弥漫性特发性骨肥厚（盘）或强直性脊柱炎（AS）。

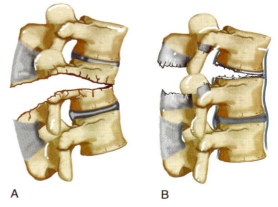

图 28-6 屈曲牵张损伤（Chance）损伤

A. 通过骨节段损伤；B. 通过软组织损伤

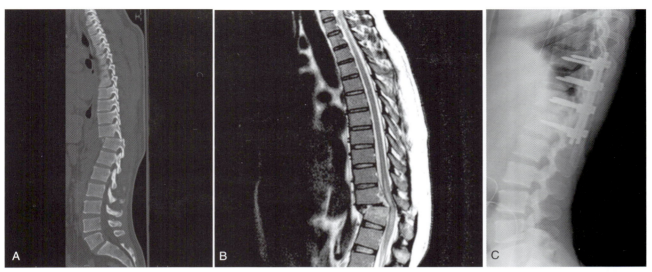

图 28-7　旁矢状位 CT( A )图像显示屈曲牵张损伤并伴有上关节突骨折脱位。正中矢状位 MRI( B )显示脊髓严重受压伴脊髓水肿。患者在 T₉ 椎体 ASIA B 损伤（ 表 25–3 ），只有骶神经功能存在。经后路切开复位加压固定（ C ）与自体髂骨植骨治疗

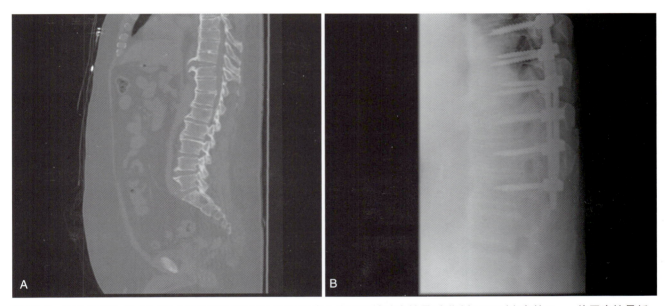

图 28-8　正中矢状位 CT( A )和术后的侧位 X 线片( B )显示发生在弥漫性特发性骨质增生( DISH )患者的 T₉₋₁₀ 伸展牵拉骨折。MRI 未显示硬膜外血肿。患者俯卧于 Jackson 手术桌上有助于通过后方加压内固定来复位屈曲畸形

## 二、诊断

### （一）合并损伤

50 % 的胸腰椎骨折无脊髓损伤。40% 的屈曲牵张损伤伴有腹腔脏器损伤（即脾破裂或肝破裂），20% 是不连续的损伤。从高处跌落常见头部损伤和肢体损伤。

### （二）概述

损伤后应首先明确危及生命的损伤、血氧和低血压，并进行相应的"ABCs"（气道、呼吸、循环）和高级创伤生命支持（ATLS）。然后进行颈托保护和全脊柱固定。

1. 病史　明确相关损伤的可能机制。通过见证人可以了解机动车事故的全部细节（速度、碰撞位置、应用的保护措施）。评估神经症状可以知道脊髓或神经元病变。

2. 体格检查　"圆木滚动"对全脊柱进行视诊和触诊，如棘突忽然下沉、软组织缺损和捻发音。伴随直肠检查应注意肠鸣音、肛周感觉、肛门反射和球海绵体肌反射。初步诊断中，脊髓损伤具有 50% 的漏诊率。系统的神经检查包括运动和感觉以及生理和病理反射。休克创伤患者应仔细评估并确定致使脊髓休

克的病因。腹部压痛、瘀斑应怀疑"安全带"的损伤。

### （三）临床诊断和类固醇使用

1. 脊髓休克和完全性损伤与不完全性损伤　脊髓休克是一种生理性脊髓功能障碍，它发生在损伤节段下面的弛缓性麻痹、反射消失和感觉消失，99%的患者在48小时后恢复。重新检查显示球海绵体肌反射恢复表示脊髓休克结束。损伤节段以下所有运动（Frankel等级从0到5）和感觉消失表示神经完全损伤，损伤水平以下存在部分脊髓或神经功能为不完全损伤。美国脊髓损伤协会（ASIA）提出脊髓损伤的标准是根据运动和感觉水平以及骶尾神经的存在或缺失来确定。

2. 不完全脊髓损伤的类型　见第25章。

### （四）激素

见第25章。

### （五）影像学检查

有多种方式可有效地显示胸、腰椎骨折。一旦发现脊柱骨折，影像学资料需包括整个脊柱以避免不相连脊柱骨折的漏诊（通常是CT）。

1. X线片　有时需要摄正侧位及游泳体位的X线片来观察和明确颈胸段脊柱解剖。侧位X线片可评估椎体、关节突、棘突椎间孔。椎体丧失高度（50%）和皮质边缘丢失也表示压缩的脊柱损伤类型。应注意后椎体线或角度，因为这可以区分爆裂骨折（与压缩性骨折区分）与椎管受累情况。前后位X线片可显示侧位压缩性骨折、棘突与椎弓根列线增宽，从而可诊断后方结构损伤和继发的脊柱后方韧带复合体（PLC）失稳（30°后凸）。侧位X线片还可进行矢状后凸畸形、前方或后方移位（2.5mm）测量。在前后位X线片上观察终板，可明确在侧位X线片漏诊的细微损伤。由于灵敏度低和CT对胸部、腹部和骨盆的扫描作用，X线片越来越不受欢迎。然而，稳定骨折非手术治疗应行支具保护下的站立侧位X线片检查，从而确保没有塌陷或后凸畸形的初始X线片。

2. 计算机断层扫描（CT）　CT可在矢状位、冠状位与三维重建显示骨折类型。在多发伤中，CT扫描能显示内脏和骨损伤，如Inaba等的研究表明，与X线片相比，CT重建扫描对定位、分类和描述胸腰段损伤上表现出更优的灵敏度，不同观察者间一致性更强（单独X线片对爆裂性椎管受压总体低估了25%）。怀疑FDI并为了评估腹腔内损伤时，建议行腹部CT检查。

3. 磁共振成像（MRI）　MRI作为首选对椎间盘突出、硬膜外血肿、韧带损伤和脊髓损伤的诊断。韧带和神经结构损伤的特征和分类都可显示，如撕裂、水肿、血肿、外伤性椎间盘突出和囊肿或瘘管的存在。"黑色条纹"（黄韧带经典的表现）的不连续性伴有$T_2$液体向表面延伸的局部条纹表明伴张力带的撕裂和不稳。$T_2$或$T_1$加权图像很容易看到脊髓水肿或出血。GSW患者使用MRI有争议。

### （六）脊柱稳定性

1. 损伤的分类一般涉及脊柱稳定性的概念。White和Panjabi对临床不稳定做了定义，"在生理载荷下丧失保持脊柱椎骨之间关系的能力，在这样一种方式下，既没有损害也没有继发对脊髓或神经根的刺激和没有不适的畸形发展或疼痛"。

2. Holdsworth主要明确了后方韧带复合体是稳定胸腰段的关键结构。他将骨折脱位和剪切损伤看作不稳定，而所有其他的骨折被认为是稳定的。两柱理论源于椎体和椎间盘作为承重柱，比后方起张力带作用的结构（小关节囊、棘间韧带）更重要。

3. 1994年，James等证实后柱生物力学的重要性（而不是中柱），并强调在神经功能完整和没有后柱受累的患者中应采取非手术治疗。体外研究表明，除了后方韧带复合体（PLC）的破坏，旋转扭矩或前柱的后方（后环）的分离也产生不稳。

4. Denis提出的三柱理论认为中柱损伤为不稳定损伤，需要手术干预。中柱是骨韧带结构，包括椎体后半、髓核、纤维环和后纵韧带（PLL）。

5. Denis把胸、腰椎骨折分为4类：①压缩性骨折；②爆裂骨折；③屈曲牵张损伤；④骨折脱位。

6. 机械不稳定性被定义三柱中有2个或2个以上的损伤，并引起损伤的脊柱节段的运动异常。然而，爆裂骨折累及前、中柱可有一个完整的PLC，保持足够的韧带完整性允许非手术治疗。这表明三柱理论的不足。

7. 其他如Panjabi和White保持模糊而又务实的方法定义临床稳定即在正常生理负荷下脊柱能保持无位移的正常活动，也没有出现神经功能缺损、不能忍受的疼痛或畸形。

## 三、损伤的分类

### （一）Holdsworth分类

早期的分类系统认为脊柱由两柱（前柱、后柱）组成。Holdsworth认为每节段的PLC最终确定稳定性。

因此，所有的后柱损伤是不稳定的。

### （二）Denis 分类

三柱分类涉及的前柱结构（ALL、前方 1/2 椎体 / 椎间盘 / 纤维环）、中柱（后方 1/2 椎体 / 椎间盘 / 纤维环、PLL）和后柱（所有后方骨结构和韧带结构，包括椎弓根 / 椎板 / 关节面 / 棘突、黄韧带、棘突韧带）。未成年人（15% ～ 20% 棘突和横突、峡部及小关节的骨折）被认为较小的损伤，而（压缩性骨折、爆裂骨折、屈曲牵张损伤和骨折脱位）被认为较大的损伤。前面已对稳定性损伤与不稳定性损伤的定义进行描述。中柱损伤为稳定性损伤。由于现代生物力学研究质疑中柱的重要性、影像学模式发展和无法直接处理骨折，它们对缺乏稳定性损伤或不稳定损伤的认识提出了批评。

### （三）McAfee 分类

McAfee 分类（楔形压缩性骨折、稳定性爆裂骨折和不稳定性爆裂骨折、Chance 骨折、屈曲牵张损伤和移位）批判了 Denis 分类，McAfee 应用 CT 描述中柱的破坏模式和强调稳定或不稳定的各种损伤分类以及强调 PLC 的重要性。McAfee 创造了"稳定的爆裂骨折"一词，即前柱和中柱压缩性骨折但 PLC 完整，而不稳定性爆裂骨折涉及 PLC 断裂。Chance 骨折包括水平椎体撕脱伤与轴向旋转并损伤到前面的 ALL。其他两种模式包括屈曲牵张损伤和移位。

### （四）AO/ASIF 和 OTA 分类（Magerl et al.）

AO/ASIF 分类基于作用于脊柱的 3 个主要力量。A 型损伤是由压缩载荷引起的损伤，B 型是牵张损伤，C 型损伤是旋转和多向损伤。根据载荷和累及的结构（骨与软组织）的严重程度，每个骨折类型分为 3 个亚类。分类提供了治疗和预后的确定理论基础，但由于其复杂的方案而在观察者间产生较低的信度而受到限制。

### （五）McCormack "负载分配"

评估椎体粉碎、碎片的移位及后凸畸形来预测损伤，从而决定是非手术治疗、短节段椎弓根螺钉固定或额外的前柱支撑。总分 > 6 分需要额外的前柱支撑。生物力学和临床报告验证了其应用。

### （六）胸腰段损伤严重程度评分（TLICS）

Vaccaro 等开发的 TLICS 临床综合系统来辅助对不稳定性损伤采取手术治疗与非手术治疗。TLICS 基于 3 种损伤特点：①损伤的 X 线表现；②后部韧带复合体的完整性；③患者的神经功能状态。对每一个特征进行打分，如果总分 < 3 分应非手术治疗。

如果总分 > 5 分，建议外科干预。如果得分是 4 分，可以手术治疗或非手术治疗。此外，表 28-1 列出了 TLICS 指导的手术方法。一般原则包括：①脊柱前方结构对神经的压迫导致不完全损伤应行前路手术；② PLC 后路撕裂行后路手术；③和合并不完全性神经功能损伤和 PLC 撕裂的联合入路。

1．损伤形态　骨折类型与 AO 分类类似并描述为压缩、移位 / 旋转和分离。

**表 28-1　胸腰段损伤严重程度评分（TLICS）**

| 参数 | 得分 |
| --- | --- |
| 形态 | |
| 　压缩 | 1 |
| 　爆裂 | 2 |
| 　移位 / 旋转 | 3 |
| 　分离 | 4 |
| 神经情况 | |
| 　完整 | 0 |
| 　神经根损伤 | 2 |
| 脊髓 / 脊髓圆锥损伤 | |
| 　完全 | 2 |
| 　不完全 | 3 |
| 　马尾神经 | 3 |
| 后方韧带复合体 | |
| 　完整 | 0 |
| 　不明确 | 2 |
| 　撕裂 | 3 |
| **推荐治疗** | |

| 总分 | 治疗 |
| --- | --- |
| ≤ 3 | 非手术治疗 |
| 4 | 不明确（非手术治疗或手术） |
| ≥ 5 | 手术 |

（经许可，摘自 Vaccaro AR，Lehman RA Jr，Hurlbert RJ，et al. A new classification of thoracolumbar injuries: the importance of injury morphology, the integrity of the posterior ligamentous complex, and neurologic status. Spine，2005，30:2325–2333.）

（1）压缩性骨折（1分，2分为爆裂骨折）：压缩骨折包括轴向、屈曲和侧向压缩或继发椎体破坏的轴向载荷的爆裂骨折。

（2）旋转/移位（3分）：这些骨折包括移位/旋转压缩性骨折或爆裂骨折和单侧或双侧小关节突脱位，伴或不伴有压缩性骨折或爆裂骨折。这些损伤通常发生扭转和剪切力作用下。

（3）牵张损伤（4分）：牵张损伤亚分类为屈曲或伸展损伤，伴或不伴有压缩性骨折或爆裂骨折。牵张损伤一般是脊椎的一部分与另一部分分离。

2. 后韧带复合体的完整性　PLC或"后张力带"防止脊柱屈曲、旋转/平移和分离力量，愈合不良一般需要手术治疗。X线片、CT和MRI检查有助于确定PLC是否完整（0分）、怀疑/不确定（2分）或撕裂（3分）。

3. 神经功能状态　神经损伤表示是严重的脊柱损伤和逐渐加重的神经系统状况，可被分为完整（0分）、神经根完全（ASIA A）或脊髓损伤（2分）或不完全（ASIA B、C和D）脊髓或马尾神经损伤（3分）。

## 四、非手术治疗

### （一）概述

TL骨折的治疗目的是恢复脊柱稳定性，矫正冠状面或矢状面畸形，尽可能促进神经功能的恢复，减少疼痛并允许早期康复。

### （二）非手术治疗的指征

一般情况下，无神经压迫或不稳定骨折。同时，神经和韧带完整的爆裂骨折和一些骨性FDI（骨性Chance）骨折。

### （三）非手术治疗的禁忌证

韧带FDI、骨折脱位和神经功能损伤的骨折。应注意的是出现一些微小的伸展分离骨折的大部分AS或DISH患者实际上是需要稳定的三柱损伤。住院后晚期神经功能减退并不少见，除硬膜外血肿外，不稳也可引起神经损伤。

### （四）一般准则

1. 通常穿矫形器12周。

2. 非手术治疗后出现渐进的畸形、骨不连、后期神经受压和慢性疼痛，则需要后期手术治疗。

3. 穿矫形器后的站立侧位X线片显示不稳定提示骨折需要手术稳定。

4. 矫形器：矫形石膏或夹克式矫形器已被替代。

5. Jewett（过伸器材）：抵抗弯曲，但对抗旋转或侧弯不太有效。

6. 胸腰支具（TLSO）："翻盖"矫形器。

（1）预制或定制贴合器：TLSO减少各平面的活动。

（2）限制在$T_6$椎体以下。

7. 腿部伸展：当需要$L_5 \sim S_1$椎体固定时，要增加腿部伸展。

8. 颈胸矫形器（CTO）：带有伸展作用CTO的TLSO应用在$T_5$椎体以上。

## 五、椎管减压——决策、时机、技术

### （一）一般外科治疗简述

1. 目标：脊柱稳定性、矫正畸形、神经减压、早期康复、减少医疗并发症（肺炎、深静脉血栓形成、压疮）。

2. 适应证：渐进性后凸畸形或移位、持续脊髓压迫的不完全性神经功能损伤或PLC撕裂的不稳定骨折需手术治疗。

3. 早期手术：早期手术（＜72小时）已被证明能减少呼吸机使用和ICU住院天数，以及最大限度地提高呼吸功能。

4. 肥胖患者（无法容忍支具）和多发伤患者经常受益于手术治疗获得早期活动和康复。

5. 韧带修复：对于后方纤维环完整伴骨性骨折的椎管受压达2/3以上的患者，撑开内固定可以恢复椎管容积。术后CT扫描与术后神经功能的评估有助于确定是否需额外的前路减压。

### （二）制订决策

手术治疗取决于骨折的力学稳定性/序列、神经系统的状态和一般的医疗条件。胸、腰椎骨折治疗的一般外科原则倾向于最大限度恢复功能、缩短住院时间、提高护理质量和防止脊柱畸形、不稳及疼痛。具体的手术目标重点放在重建脊柱序列和不稳定骨折的稳定以及损伤神经的减压。TLICS分类有助于选择手术治疗与非手术治疗及手术入路。

1. 手术治疗与非手术治疗

（1）TLICS得分＜4分：采取非手术治疗（AS、DISH和神经功能受损者除外）。

（2）TLICS得分等于4分：采取手术或非手术治疗，取决于手术医师的经验。

（3）TLICS 得分 > 4 分：采取手术治疗。

2. 前路手术与后路手术

（1）后侧入路

1）骨折复位、纠正错位、清除硬膜外血肿减压和生物力学增强（增加轴向、旋转和抗拔出强度）的后路椎弓根螺钉内固定是后侧入路的主要优点。

2）PLC 断裂：张力带的修复最好是后侧入路（见图 28-7C 和 28-8B）。

3）FDI、小关节脱位、移位损伤。

4）除了损伤性硬膜撕裂，爆裂骨折中的椎板骨折引起的神经根损伤需后路减压（图 28-5C 和 D，图 28-9）。

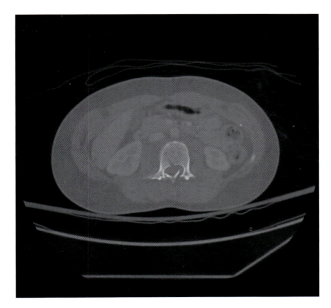

**图 28-9** CT 轴位图像显示爆裂骨折合并椎板骨折

这个患者神经根受压并伴有硬脑膜撕裂，需行开放后路修复

5）后凸畸形：最好在损伤后 3～5 天（骨折愈合前）采用后路的加压内固定（撑开增加骨不愈合率）。

6）骨质疏松患者用骨水泥增强或经椎弓根骨植骨的长节段内固定可以减少内固定失败。

7）完全性 SCI，最好通过后方入路来减少将来的畸形，获得可靠的融合和允许早期康复。

（2）前侧入路（图 28-10）

1）大部分其他神经受压的患者需要采取前路手术减压。

2）前路减压与重建可以在非骨质疏松的爆裂骨折合并神经损害而后方韧带保持完整（TLICS 4 或 5）的患者中进行。

3）有严重畸形或前柱支撑丧失的患者需前路

支撑植骨或放置支架。

4）亚急性骨折（5～7 天）往往需要前侧入路来复位，此时不可能修复韧带。

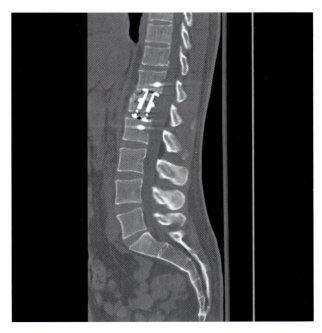

**图 28-10** 术后 CT 矢状图像，PLC 完整的爆裂骨折伴神经损伤行 L1 前路椎体次全切除、可膨胀椎间融合器置入和前路双皮质钉棒内固定手术

（3）后外侧入路：近年来，经椎弓根、肋骨横突切除术和外侧入路可以同时达到较好的后方复位、前路减压内固定，这些均可通过后路重建。

### （三）手术时机

急诊减压手术指征是进行性神经功能障碍和伴脊髓压迫的不稳定骨折。

1. 动物实验表明，在损伤后 1～3 小时行脊髓减压后电生理功能恢复，表明损伤后 1～3 小时可能是关键时机，但没有在人类的研究中证实。

2. Gaebler 等的回顾性研究中发现，损伤后 8 小时内进行手术治疗具有明显的神经功能恢复。

3. McLain 和 Benson 发现当有进行性的神经功能损伤、胸腹联合伤或不稳定骨折时，在严重多发伤（在他们的研究中 ISS > 26）中行急诊（< 24 小时）脊柱稳定手术是安全和适合的。他们认为没有静脉血栓、肺栓塞、神经损伤、压疮、深部伤口感染或败血症发生的患者应行急诊或早期（24～72 小时）处理。Chipman 等发现在损伤后 72 小时内治疗同样可减少并发症，缩短住院时间。

4. Bohlman 等发现，慢性疼痛和脊髓及马尾神经受压患者晚期（平均是损伤后 4.5 年）行前路减压仍会有疼痛缓解和神经功能改善（Franke 分级 1）。

### （四）技术——间接复位、前侧入路、后外侧入路、联合入路

1. 间接复位（图 28-11） 间接复位可进行后路韧带修复和节段内固定的撑开。单纯椎板切除已被证明对缓解前方压迫是无效的，除非一个孤立的椎板骨折伴有疑似骨折导致的神经功能损伤。间接复位要求纤维环完整，能从椎管内去除骨折碎片，预计骨折碎片能减少到受伤前的状态，手术能在 2 天内进行。如果后期（10～14 天）复位效果将减少。Gertzbein 等发现在初始椎管受压 34%～66% 在 4 天内行后路行撑开手术，可增加有效的椎管容积。如果初始椎管容积受压＜34% 或＞66% 时以及损伤后 4 天才进行手术的患者，椎管容积扩展将明显减少。

2. 前侧入路（图 28-10） 前路减压是最直接和最成功的方法。通常行椎体次全切除直接去除压迫的骨碎片或软组织碎片。主要的优点是最小的神经组织骚扰和优良的负载分担重建。由于脏器和大血管的位置靠近左胸腹脏器（下腔静脉、肝），$T_6$ 椎体以上从右侧入路。从胸外侧（$T_{4～9}$ 椎体）、胸腹（$T_{10}～L_1$ 椎体）或腹膜后（$T_{12}～L_5$ 椎体）的前外侧入路通常包括伤椎的上方 1～2 个节段的肋骨切除。肋骨切除后，影像学证实的节段椎体上切开壁胸膜。骨膜下暴露椎体时，如果需要可结扎节段血管。切除椎弓根和确认神经根后行上方和下方椎间盘摘除。沿着神经根可找到硬膜囊。应用钳、刮匙和钻去除椎体、PLL 和对侧椎弓根的内侧缘，从而完成前路减压。留下一部分前壁防止植骨块移位。随后进行重建。

3. 后外侧入路（图 28-12） 可以进行节段后路减压内固定而无须行前侧入路手术。术前 CT 轴位图像可对椎管受压的侧别和程度进行定位。由于不侵扰脊髓，无法对腹侧硬膜进行减压，直接后侧入路具有较高的医源性神经损伤的发生率。正中或旁正中切开皮肤后，内固定需要固定损伤节段的上和下 2～3 个节段，并辅助撑开复位。椎弓根的边界确定后，损伤椎体切除半椎板及小关节后行经椎弓根减压。应用 Penfield 保护神经根，髓核钳和刮匙依次去除上方、外内方、下方和内侧骨皮质从而进入椎体后侧方。骨碎片即可以切除或移到椎体前方。虽然胸腔经常被侵犯，肋骨横突切除术和侧入路有助于显露侧方从而具有更多的空间进行前路减压与重建。主要的缺点是难以评估术中减压。可以从后面应用超声确定椎管和神经结构。有或无脊髓造影的术后 CT 扫描（或 MRI，由于内固定的伪影使高分辨率的 MRI 检查减少）评估充足减压和是否需要行前路椎体次全切除。在前柱明显不稳定下可采用后外侧入路行可膨胀支架置入重建。

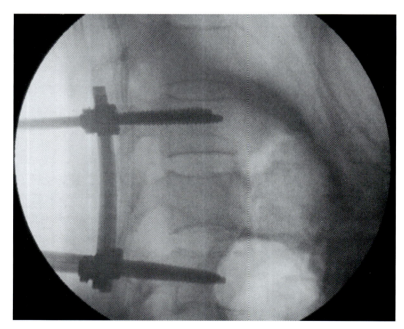
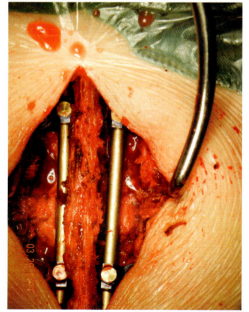

图 28-11 术前有 35° 畸形的无神经损伤的爆裂骨折应用后侧入路修复撕裂韧带和内固定而不融合

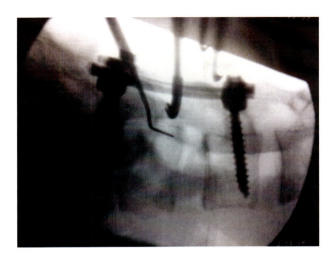

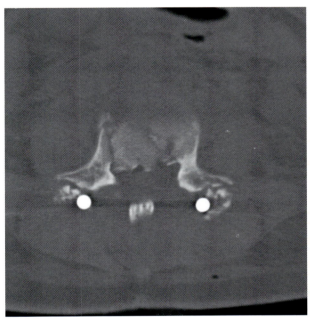

**图 28-12** 术中透视显示直接后路复位和图 28-5 中的术后 CT（B）

4. 联合入路 前后路联合入路可治疗不完全损伤的移位骨折 – 脱位，即先行后路完全复位后前路减压和融合。联合入路应用在后路复位和固定后仍无法充分减压或存在开放性脊柱骨折、强直性脊柱炎或弥漫性特发性骨肥厚时。

## 六、脊柱重建和内固定

### （一）前路手术和内固定

**适应证** 前路手术适应证包括前柱明显压缩（＞50%）的不稳定骨折、骨碎片或椎间盘压迫脊髓、神经功能损伤的不稳定爆裂骨折和需保留运动节段。

（1）优势：解除脊髓压迫的最安全和最有效的方法。前路手术可以达到理想的生物力学重建（约80% 的轴向载荷通过椎体传递）。支架或椎体间装置具有较大尺寸和匹配度，可直接放置，具有较少的移位率和续发的损伤或畸形。

（2）重建器械：填充有自体骨或异体骨的金属或聚醚醚酮（PEEK）支架或椎体垫片来重建前柱。同种异体骨移植包括髂骨、股骨或肱骨。一般情况下，自体骨融合率较高，而同种异体骨能增加初始结构稳定性而没有相关的供区并发症。附加钢板螺钉或双棒内固定能减少骨不连、畸形和植骨块脱出发生率。目前，移植物并发症发生率低，大血管损伤率下降。

### （二）后路手术和内固定

**适应证** 后路手术重建脊柱序列和通过韧带修补而间接复位。长节段内固定提供最佳的固定。McCormack 等认为，对屈曲牵张损伤和 < 2mm 的骨折移位的下腰椎爆裂骨折、< 10° 畸形和 < 30% 的椎体粉碎性骨折，短节段的椎弓根螺钉固定是最佳的（损伤的上或下一个节段）。

（1）优势：通过后路内固定可获得较大的复位强度。相对早期的钩杆或椎板下钢丝，椎弓根螺钉系统更有利于恢复列线。

（2）缺点：应用椎弓根螺钉固定必须融合多个脊柱运动节段来保证结构稳定。对于骨质疏松、前方粉碎或后凸畸形的患者，短节段固定具有较高的内固定失败率。

### （三）微创技术

1. 一般原则

（1）没有前瞻性证据显示其有效性超过开放手术。

（2）理论上是降低组织损伤、更少的失血、缩短住院时间，提高远期效果。

（3）较长的学习曲线。

（4）相对禁忌证：明显椎管受压的不完全性神经功能损伤。

2. 内镜辅助胸腔镜切除术。

3. 侧入路：侧入路（远外侧经胸或经腹膜后入路）可通过小切口置入可扩展或管状牵开器（图28-13）。

4. 骨水泥强化（图 28-13 和图 28-14）

（1）设想：骨水泥浸润到骨折椎体内，从而恢复前柱并提高承重能力，带或不带辅助固定。

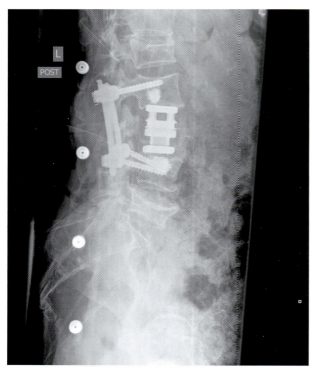

图 28-13　一位 65 岁的妇女，依靠类固醇治疗重度类风湿关节炎，多个慢性骨质疏松压缩性骨折，伴韧带撕裂的 $L_2$ 椎体压缩性骨折，行前路微创下直接侧路 $L_3$ 椎体切除，置入可扩大的支架，$L_2$ 椎体和 $L_4$ 椎体成形（用骨水泥）来加强终板力量，前路和经皮后路固定

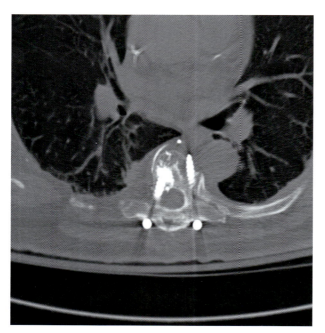

图 28-14　骨水泥强化的椎弓根螺钉固定

注意左侧椎弓根螺钉侧方掠过胸降主动脉

（2）关注：骨水泥通过椎体后壁缺损外渗，可引起医源性神经损伤和低血压及血流中断的肺栓塞。

（3）椎体成形术：经椎弓根注入骨水泥。

（4）球囊辅助椎体后凸成形术：应用气囊来恢复椎体高度和角度，然后注入骨水泥。

## 七、并发症

### （一）医疗

1. 胃肠道相关并发症：肠梗阻、胃食管反流、便秘。

2. 血栓栓塞性疾病：深静脉血栓和肺栓塞（2% 的脊髓损伤患者有症状）。

考虑机械加压设备、TED 休克、化学抗凝血治疗或在 SCI 患者中放置下腔静脉过滤器。

3. 住院时间延长、肺炎、压疮、营养不良。

### （二）手术

1. 医源性神经损伤　1% 的后路手术可致医源性神经损伤。

2. 内固定位置欠佳（图 28-15）　可致内脏、血管、神经和硬脊膜损伤。

3. 感染　占 10%。

4. 脑脊液漏　最初的修复最好是腰蛛网膜下腔引流并卧床休息 5 天，通常可以痊愈。

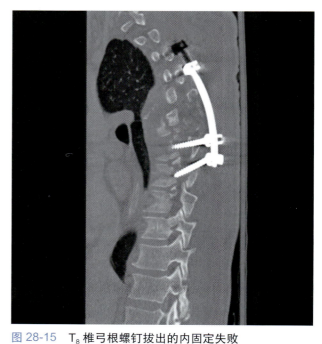

图 28-15　$T_8$ 椎弓根螺钉拔出的内固定失败

这个伴有韧带损伤的无神经症状的患者，侧向 $T_{7\sim8}$ 椎体螺钉无法充分稳定 $T_{5\sim6}$ 椎体爆裂骨折。随后进行扩展的后路固定附加前柱的支撑植骨的翻修术

5. 假关节形成　内固定结构拔出或失败（图28-15）的假关节、畸形复发、持续的疼痛。通常需要手术。

6. 前路手术相关的并发症　气胸、呼吸功能差、肋间神经痛。

## 八、特殊胸、腰椎损伤的治疗

### （一）结果

1. 经典的测量　融合率、矢状面列线、工作恢复。

2. 以患者为中心的结果

（1）总体健康：SF-12、SF-36，效用值/成本效益分析。

（2）特定疾病：Oswestry 功能障碍指数（ODI），腰椎功能及伤残鉴定。

### （二）压缩性骨折

椎体压缩性骨折是前柱骨折而中柱完整。损伤机制是伴或不伴有屈曲和横向弯矩的轴向负荷。PLC完整性决定治疗方案，但通常是完整的。50% 的前柱高度丢失或后凸 > 30° 的压缩性骨折可能伴有PLC 损伤（拉伤、变细或断裂）。一般治疗原则推荐使用以下标准。

1. 非手术治疗　< 50% 的椎体高度损失和< 30° 的畸形建议采用非手术治疗。矫形器治疗通常包括使用胸腰支具矫形器（TLSO）或 Jewett型伸展矫形器。如果头侧达到 $T_7$ 椎体位置，应加入颈部伸展支具。戴支架治疗一般需要 3 个月，期间可以进行活动。去除支具后进行运动疗法（PT）。间隔 12 周摄正、侧位 X 线片以确定运动节段的稳定性和后凸畸形存在与否。如果早期随访显示成角畸形增加或患者有持续的疼痛，应考虑手术治疗。

2. 手术治疗　无 PLC 损伤的压缩性骨折通常不考虑手术治疗，而明显前柱压缩或存在不完全性神经损伤需前减压与重建。伴 PLC 损伤的压缩性骨折的治疗主要结合椎弓根钉棒的后路节段内固定。内固定结构跨度通常是损伤的运动节段的上和下 2个或 3 个节段，而短节段内固定通常具有较高的内固定丢失率和术后畸形发生率。内固定后，可选用伸展矫形器或躯干石膏保护 3 个月，但应注意骨质量缺陷。

3. 高能量与低能量的压缩性骨折　低能量骨质疏松性骨折（老年）和高能量骨折的区分是低能量骨折因 PLC 完整很少需要手术治疗。

4. 连续的压缩性骨折　连续压缩性骨折与单一的骨折相比"表现不同"。应测量连续节段畸形的前柱高度总损失率，连续节段畸形应通过手术干预损伤，即使单个损伤畸形可以用支具治疗。

### （三）爆裂骨折

PLC 和神经功能状态的完整性是胸腰椎爆裂骨折治疗的决定因素。在无神经功能障碍的患者中，即使出现突入椎管的骨碎块，治疗与压缩性骨折近乎相同。< 20° 后凸畸形、< 50% 椎体前缘高度丢失、无小关节半脱位或后路棘突间扩大和无神经症状的患者，可穿全接触矫形器 12 周并早期下床活动。在下床活动及应用支具治疗前，卧床休息对初始疼痛的缓解可能是必要的。

1. 神经功能状态　PLC 完整的爆裂骨折和无神经症状的个体可采用非手术治疗。神经损伤是决定胸腰椎爆裂骨折治疗的关键因素。神经症状可表现为轻微的肠或膀胱功能的改变和障碍，而不是感觉运动障碍。肛门括约肌功能丧失、直肠或会阴感觉丧失或残余尿量（50ml，是正常的）仅提示轻微的神经（脊髓）损伤。影像学检查结果显示脊髓受压的不完全性神经功能损伤，应进行手术治疗。对没有 PLC 损伤的患者应用前路减压与内固定重建手术即可。PLC 中断患者应行前方减压和固定，并强烈建议附加后方稳定。Sasso 和 McGuire 认为前路减压、重建和稳定可以成功地处理不稳定骨折，同时恢复矢状面列线。对于没有急诊行脊髓或马尾神经减压的不完全损伤的患者行晚期的前路减压（伤后长达 4.5 年）（Bohlman et al, 1994），可提高神经功能（50%）和缓解慢性疼痛（90%）。

2. 后方韧带复合体　PLC 是胸腰椎爆裂骨折治疗的第二关键因素。无神经症状而 PLC 完全损伤是相对手术指征。无神经症状而 < 50% 的椎体高度通常通过后侧入路重建，脊柱可恢复到损伤前的矢状面外形。无神经症状而明显前柱损伤( 50% 高度丢失 )伴更严重的 PLC 损伤可以通过前路或前后路联合重建治疗（通常后路短节段内固定）。

3. 治疗　支具非手术治疗（不顺从患者的石膏支具）或各种入路的手术干预已经在上面描述。Cantor 和 Reid 等的研究（前瞻性）分别对 18 例和21 例患者进行平均 19 个月的随访，发现胸腰椎爆裂骨折经 TLSO 支具治疗后，脊柱的矢状面力线没有明显改变。后凸畸形进展 $1° \sim 4.6°$，而椎体高度丢失 6%。疼痛很轻，绝大多数患者恢复到病前的活动。Nicholl、McAfee、Mumford 和 Weinstein 的研究表明，残留的矢状面畸形和椎管受压与功能结果、疼痛评分和工作能力不相关。在尸体研究中，Oda 和 Panjabi 发现通过应用后路椎弓根钉棒撑开（5mm）和前凸 / 扩展（6°）可达到基本解剖复位。对神经完全损伤的爆裂骨折减压的最佳治疗仍存在争议。

### （四）屈曲牵张损伤

这些损伤被称为"安全带损伤"，它通常涉及 1 个或 2 个节段。该机制意味着涉及后柱破坏，完整的前柱结构作为铰链或支点而使脊柱向前旋转。然而，随后轴向负载经常出现减速，而体内仍存在轴向旋转。屈曲牵张损伤可发生在骨、软组织或通过骨和韧带或间盘的多结构损伤。对于单纯的骨损伤只需非手术治疗（通常愈合良好），韧带或多结构损伤由于愈合率较慢和无法预测预后常需手术治疗。可通过包括损伤上、下节段的后路内固定来稳定。

1. 非手术治疗　骨屈曲牵张损伤的非手术治疗包括卧床休息，随后应用过伸位的 TLSO 支具制动。手术后早期，应注意安全带损伤与腹膜后脏器损伤的重要关联；因此，应常规进行腹部检查和普通外科会诊。腹部损伤决定支具保护下下床活动的时间。在急性期过后，标准的非手术随访采取系列的站立正、侧位 X 线片。3 个月后，应用站立位正、侧位 X 线片以及动力位 X 线片重新评估损伤。如果节段不愈合，如上所述需行后路短节段加压内固定手术来稳定。

2. 手术治疗　屈曲牵张损伤的治疗主要集中在识别受损柱和抵消的损伤力。后路短节段（通常损伤节段的上方和下方）的加压内固定即可满足损伤椎体的稳定。中柱和硬膜外间隙的评估很重要，椎间盘突出或爆裂骨折可能加剧脊髓或马尾受压而使脊髓或马尾进一步后移。爆裂骨折时，中立的内固定结构对列线恢复更合适，但对中柱不加压。椎间盘突出时，在复位和后路内固定前行椎间盘切除和减压。在这个损伤机制中，很少需要行前路手术。

### （五）骨折脱位

从定义上说，这是三柱受累的严重损伤，具有较高的神经症状发生机会。几乎所有的患者需要手术治疗。由于合并不稳定，有必要行后路复位和稳定，还需根据特定的损伤情况附加前路手术。与骨折脱位相关的不完全性神经功能损伤需行急诊手术来恢复列线、减压和稳定脊柱。清醒患者置于手术台后，需要插管时的安全监测和麻醉前在俯卧位密切监测神经功能。识别剪切损伤很有必要，治疗不包括牵引。

（陈旭琼　译，夏　虹　尹庆水　审）

下　篇

儿童创伤

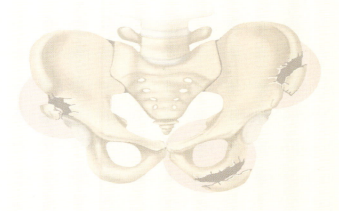

# 第 29 章

# 儿童创伤治疗的一般原则

William D. Murrell，Michael W. Wolfe，Fredric H. Warren，Howard R. Epps

## 一、儿童多发伤

### (一) 伤害发生率

1. 创伤　创伤是美国儿童和青少年死亡的最常见原因，每年因此耗费约 10 亿美金。每年创伤造成 2 万人死亡，60 万人住院，1600 万人次看急诊。损伤机制包括虐待、坠落以及机动车事故（无论是在车内或车外）。颅脑损伤是最常见的儿童创伤死亡原因，男、女比例为 2：1。死亡最常发生于钝性损伤。乙醇(酒精)在青少年伤害中起着越来越重要的作用。

2. 骨折　骨折最常见于儿童多发伤。约 9% 为开放性骨折。

3. 虐待儿童　虐待儿童在美国的年发生率是 15‰～ 42‰；发病率还在增加（或因案件正被更好地认识）。每年有超过 200 万的儿童遭受虐待或疏忽，超过 15 万的儿童受到严重伤害或伤残（疏忽比身体上的虐待更常见）。所有社会经济背景的儿童均可能遭受身体虐待或疏忽。然而，发病率确实与家庭收入相关（家庭年收入低于 15 000 美元的儿童与家庭年收入超过 3 万美元的儿童相比，前者遭受虐待的可能性是后者的 25 倍）。

遭受虐待风险最高的儿童包括第一个出生的孩子、计划外子女、早产儿及继子女。相对受虐待风险增加的儿童包括单亲家庭的孩子、滥用毒品父母的子女、自身曾被虐待的父母的子女、失业父母的子女，以及家庭经济状况差的儿童。

约有 1/3 受虐待儿童最终被送到骨科就诊。应当清晰、全面地了解病史和进行体格检查。孩子生长的社会环境、年龄、受伤的方式和描述伤害的机制都是病情评估的重要因素。

获悉儿童受伤的方式必须先排除非意外创伤。在没有明显目击创伤原因的情况下，所有＜ 2 岁的多发伤患儿都应当怀疑遭受虐待。受虐待儿童高特

异性骨骼损伤包括后肋骨折、胸骨骨折、棘突撕脱骨折和肩胛骨骨折。具有中度虐待特异性的骨骼损伤包括多处骨折、愈合期的骨折、椎体压缩性骨折、骨骺分离。长骨骨折常见于受虐待儿童案件，但特异性较低。有些学者认为，受虐待儿童最常见的骨折为股骨或肱骨简单横形骨折（其他一些学者不同意此观点）。

疑似受虐待儿童患者的鉴别诊断包括真正的意外伤害、成骨不全症和代谢性骨病。

骨骼检查是有用的初始影像学检查，并可以在初次症状后 2 ～ 3 周重复检查。当骨骼检查是阴性时，核医学骨扫描可能有益。

治疗最重要的方面是确定虐待儿童的诊断（伤害史必须明确、具体，记录下来并容易理解）。一项检测非意外创伤的儿童身体虐待筛选指标（SCIPA）已经被验证，它可以协助诊断。根据法律规定，虐待儿童的所有疑似病例，必须报儿童保护服务组织。

### (二) 初次复苏

普通的一级创伤中心就能充分提供经济的复苏治疗。创伤治疗的 ABC 原则与成年人相同。

1. 颈椎　颈椎必须固定。6 岁以下的患儿建议采用特殊的脊柱转运板。其他（易引起注意）外伤，如长骨骨折、腹部外伤、挤压伤等，可能会掩盖颈椎外伤。

2. 建立静脉通道　在儿童，静脉通道的建立可能比较困难；可以考虑采用骨内输液。

3. 血压　儿童的血压必须保持在一个适当的水平，倘若低血容量休克没有迅速纠正，儿童较成年人更容易死亡（通常是内部受伤）。注意输入量对有严重头部外伤的儿童是最重要的，除非低血压是由明确的内部或外部损伤所致。在创伤性休克中，青

春期的女孩较男孩具有显著低的死亡风险。

4.侵袭性体液置换 侵袭性体液置换可能导致体内液体的转移，导致间质性肺水肿，并继发血液中的氧合水平降低。

### （三）检查与评估

经过初步的复苏和稳定，将启动其他损伤的全面检查。

1.损伤严重程度评分（ISS）：ISS 是儿科多发伤一个有效的、可重复的评价方法。它将五大身体系统的损伤分为中度、重度、严重、极重和致命。每个级别的严重性被赋予一个数字代码（1～5）。身体系统包括全身性、头颈部、胸部、腹部和四肢。损伤严重程度评分是 3 个受伤最严重的身体系统分数的平方和。分值的范围是从 0～75 分。新损伤严重程度评分（NISS）已被证明在严重受伤的患者中能更好地预测结果。

2.格拉斯哥昏迷量表（GCS）：头部受伤是使用 GCS 评级。有关详细信息，请参阅第 1 章。

3.腹部检查。

4.四肢检查：对每一个关节进行触诊并检查关节活动度。进行血管、神经检查。

5.开放性骨折

（1）评估：对开放性伤口的性质和范围进行评估，而不需要探查。不应对患者进行太多的检查。伤势会暂时稳定。稳定后再进行神经、血管状况检查。

（2）治疗：如果有大出血，应使用加压敷料或止血带。给予破伤风抗毒素预防和初始剂量广谱抗生素静脉注射以预防早期创面感染。在经过适当的影像学检查及其他救生措施完成后，应将患者迅速推入手术室进行开放性骨折的冲洗和清创以及骨骼的稳定。

6.影像学检查

（1）X 线片：指颈椎创伤系列片（$C_1$～$T_1$ 椎体的侧位、前后位、开口位 X 线片），临床医师应注意有无 $C_{2～3}$ 椎体和 $C_{3～4}$ 椎体的假性半脱位，这可能是正常变异。前后位 X 线胸片、骨盆的前后位 X 线片，以及合适的四肢 X 线片也应该进行检查。

（2）计算机断层扫描（CT）：必要时进行头部 CT 平扫。

（3）逆行尿道造影：如果有尿道梗阻，需进行逆行尿道造影。尿道损伤常见于骨盆骨折。

（4）磁共振成像（MRI）：如果怀疑脊髓损伤，

MRI 检查最有价值，尤其对于有症状和体征而在一般影像学检查中无异常的儿童。

（5）超声检查：超声是一种快速、准确检测腹腔积血的方法。在一些中心，它已经取代腹腔镜检查和诊断性腹腔穿刺，但准确性取决于操作者的经验。

### （四）非骨科情况

1.脑外伤

（1）恢复：颅脑损伤是儿童创伤患者发病和死亡的首要原因。但对于严重颅脑损伤而言，儿童的恢复比成年人好很多。即使患儿头部严重受伤，也有可能完全恢复功能。在抵达急诊室时低氧合度，头部受伤后 72 小时低 GCS 值与较差的功能结果和更严重的神经功能缺损相关。头部受伤的患儿如果不治疗骨科损伤是不恰当的。必须假定患儿将获得全面的功能恢复，当其能够接受手术时应当给予恰当的骨科治疗。

（2）并发症：颅脑外伤患者骨折部位均有丰富的骨痂形成。其他并发症包括痉挛、挛缩、异位骨化。

2.胸部损伤 5 岁以下儿童的胸外伤死亡率达 25%。当伴随头部外伤时，儿童胸外伤的发病率和死亡率显著升高。肋骨骨折并不常见，由于其内在的柔韧性，胸部挫伤可发生在无明显可见外部损伤的情况下。

3.腹腔脏器损伤 实心和空心腹腔脏器损伤往往伴发多发骨骼损伤。肝、脾损伤占儿童腹部损伤的 75%。骨盆骨折与腹部或泌尿生殖系统损伤有强相关性（80%）。如果患者病情平稳，腹部外伤不应延误骨折的治疗。

4.脂肪栓塞综合征 脂肪栓塞综合征在儿童中并不常见，但其表现与成年人相同。出现长骨骨折几小时内，肺部浸润的影像学改变，腋窝瘀斑和低氧血症可提示诊断。

5.营养需求 可以根据患者的体重和年龄来确定营养需求。受伤儿童急性期每日氮需求量约为 250mg/kg。

### （五）骨科处理

在儿童中骨损伤很少危及生命，骨骼的初步稳定由夹板完成。

1.闭合性骨折 早期稳定骨骼可降低多发伤患儿发生急性呼吸窘迫综合征的风险。手术内固定（如髓内固定、加压接骨板内固定、外固定）具体准则超出了本章的范围。骨骼损伤应稳定骨折，有利于搬动患儿和治疗。

2. 开放性骨折

（1）分类：见表29-1。

表 29-1　开放骨折分型

| 类型 | 描　述 |
| --- | --- |
| Ⅰ | 单一伤口，长度＜1cm，清洁开放性骨折（通常自内而外） |
| Ⅱ | 伤口＞1cm，没有广泛的软组织损伤、皮瓣或撕脱裂伤的开放性骨折 |
| Ⅲ | 大面积软组织损伤，血管受损，严重伤口污染，合并明显不稳定性骨折 |
| Ⅲ A | 尽管有广泛的软组织裂伤或皮瓣撕脱，仍有足够的软组织覆盖；高能创伤则不论伤口大小（如枪伤） |
| Ⅲ B | 广泛的软组织损伤或骨膜剥离及骨外露（通常伴有大范围的污染）（例如，农场损伤） |
| Ⅲ C | 伴有需要修复的血管损伤的开放性骨折 |

（经许可，摘自 Beaty J，Kasser J，eds. Rockwood and Wilkins' Fractures in Children. 6th ed. Philadelphia, PA: Lippincott Williams & Wilkins，2006.）

（2）治疗

1）阶段治疗

①急诊治疗：急诊治疗包括破伤风预防措施、合适的抗生素、加压包扎止血，并应用夹板固定。

②初步手术室治疗（OR）：初步手术室治疗包括清除失活组织和脉冲清洗，有或无抗生素的盐溶液充分清创。如果伤口受到严重污染或大块软组织缺损，需要保持伤口开放；如果有可存活的软组织覆盖，可在充分的清创后一期闭合伤口。

③确定性治疗：伤口培养在第2次清创中获得。局部软组织用于覆盖神经血管束、肌腱、暴露的骨皮质。伤口重复清创是在48～72小时，直至可以采用中厚皮瓣或局部游离皮瓣关闭或覆盖伤口。

2）抗生素治疗：见表29-2。

3）一般治疗原则：开放性骨折治疗的一般原则包括早期的骨骼稳定从而允许进行伤口清创，适当负重，并允许周围关节全范围的运动。夹板和支具，可用于大多数Ⅰ型和稳定的Ⅱ型开放性骨折并轻度软组织损伤者。外固定，通常是Ⅱ型和Ⅲ型开放性

骨折儿童的治疗选择（可以方便地进行伤口清创、皮瓣重建，并保留伤肢的长度，同时允许活动和负重）。切开复位内固定通常适用于开放性关节内骨折。混合外固定可用于涉及骨骺和干骺端的骨折。

表 29-2　儿童开放性骨折抗生素治疗指南

| 类型 | 描　述 |
| --- | --- |
| Ⅰ | 第一代头孢菌素48～72小时 |
| Ⅱ | 第一代头孢菌素与氨基糖苷类联合72小时 |
| Ⅲ | 第一代头孢菌素与氨基糖苷类联合72小时；农场损伤（Ⅲ B型）加用青霉素 |

（经许可，摘自 Beaty J，Kasser J，eds. Rockwood and Wilkins' Fractures in Children. 6th ed. Philadelphia, PA: Lippincott Williams & Wilkins，2006.）

4）骨丢失：可通过立即或延迟骨移植进行治疗。

5）游离皮瓣：儿童行游离皮瓣手术比成年人更加棘手。

## 二、儿童骨折

因为存在诸如文化、气候和年龄等方面的差异，试图在全球范围内定义儿童骨折的发生率相当困难。

### （一）儿童骨折的发病率

儿童骨折的发病率见表29-3。

表 29-3　儿童骨折的发病率

| 类　型 | 百分比（%） |
| --- | --- |
| 16岁以内的儿童至少骨折1次 | |
| 　男孩 | 42 |
| 　女孩 | 27 |
| 1年内发生1次骨折的儿童 | 1.6～2.1 |
| 因为骨折住院患儿 | |
| 　在整个儿童期（16岁以内） | 6.8 |
| 　每年 | 0.43 |
| 　损伤并骨折的患儿（所有类型） | 17.8 |

（经许可，摘自 Beaty J，Kasser J，eds. Rockwood and Wilkins' Fractures in Children. 6th ed. Philadelphia, PA: Lippincott Williams & Wilkins，2006.）

## （二）年龄组

骨折年发病率随着年龄增长呈线性上升。儿童骨折发病的高峰值年龄为 12 岁，此后至 16 岁一直下降。

## （三）虐待儿童

非意外的创伤（如受虐儿童综合征）导致儿童骨折的发病率很高。非意外创伤是人生第 1 年骨折的首要原因。这种高发病率一直延续到 3 岁。

## （四）性别

更多的男孩比女孩易发生骨折。各组男、女孩的比例为 2.7 ：1。女孩骨折的发生率高峰在青春期，然后下降。行人与机动车事故的骨折发生率的峰值在男孩和女孩均是从 5 ～ 8 岁。同样，这些伤害的发生率是男生更高。

## （五）身体侧别

左侧骨折比较常见，与右侧的比率为 1.3 ：1。

## （六）季节规律

骨折较常发生于夏季。最稳定的气候相关因素是日照时间。

## （七）长期趋势

1. 轻微外伤病例数增加（由医师见到的） 轻微外伤病例数的增加，可归因于医疗补贴的引入。费用不再是问题时，家长们更倾向于病例不太严重的问题求医。

2. 虐待儿童增加 一项研究表明，虐待骨折的人数从 1984 年到 1989 年几乎增加了 150 倍。这一增长可以归因于加强了对该问题的认识，更好的社会资源，受虐待儿童数量的增加。

## （八）特殊骨折

1. 肱骨髁上骨折 肱骨髁上骨折是 10 岁以内最常见的骨折，并且在 7 岁时达到发病高峰。

2. 股骨骨折 股骨骨折是 3 岁以内最常见的骨折。

3. 骨骺骨折 骨骺骨折在骨骼成熟前最常见。涉及骨骺骨折的百分比为 21.7%。

4. 长骨骨折 见表 29-4。

5. 特殊骨折的解剖部位 见表 29-5。

6. 开放性骨折 开放性骨折占儿童骨折百分比为 2.9%。

7. 多处骨折 儿童多处骨折比例为 3.6%。

表 29-4 长骨骨折的相对概率

| 长骨 | 比率（%） |
| --- | --- |
| 桡骨 | 45.1 |
| 肱骨 | 18.4 |
| 胫骨 | 15.1 |
| 锁骨 | 13.8 |
| 股骨 | 7.6 |

（经许可，摘自 Beaty J, Kasser J, eds. Rockwood and Wilkins' Fractures in Children. 6th ed. Philadelphia, PA: Lippincott Williams & Wilkins，2006.）

表 29-5 特殊骨折的解剖部位相关概率

| 解剖部位 | 比率（%） |
| --- | --- |
| 桡骨远端（包括骨骺） | 23.4 |
| 手部 | 20.1 |
| 肘部 | 12 |
| 桡骨干 | 6.4 |
| 胫骨干 | 6.2 |
| 其他 | 32 |

（经许可，摘自 Beaty J, Kasser J, eds. Rockwood and Wilkins' Fractures in Children. 6th ed. Philadelphia, PA: Lippincott Williams & Wilkins，2006.）

## （九）儿童骨折的常见环境

在家里发生骨折的比例是 37%，在运动时发生的是 18% ～ 20%，而发生在学校为 5% ～ 10%，发生在机动车事故中的骨折人数非常少。

# 三、骨折的一般处理

## （一）解剖特征

1. 骨 与成年人的骨骼相比，儿童骨骼更加多孔化，没那么致密（因为无机矿物质更少），并且拥有更多的血管通道。

2. 骨膜 儿童骨膜比成年人的骨膜更厚，也更坚韧。在干骺端 - 骨骺区，骨骺由于骨膜的坚强附着而非常稳定。

3. 其他方面的不同 干骺端（生长板）和二次骨化中心（骨骺）是与成年人骨骼的不同之处。

### （二）生物力学特征

1. 骨 未成熟骨的弹性模量低于成年人骨。不成熟的骨骼弹性更大。不成熟的骨骼骨折需要更少的能量。儿童的骨骼可在拉伸或压缩时骨折。青枝骨折或不完全性骨折只发生在不成熟的骨骼。其他骨折方式包括纵向骨折、弯曲骨折、环形（压缩性）骨折和应力性骨折。粉碎性骨折不太常见，因为儿童骨折一般承受少得多的能量。

2. 骨骺和骺板 骨骺骨折在年幼患儿中罕见，倘若发生骨化，骨骺骨折将变得更加普遍。关节内骨折、关节脱位以及韧带断裂在儿童很少发生。在软组织受损之前，通常已经发生了骨性损伤。涉及骨骺分离或干骺区骨折很常见，因为这些区域比周围的韧带相对薄弱。

### （三）生理学特征

1. 愈合 由于儿童的血流量丰富，细胞活性增加，儿童骨折的愈合比成年人更快。有些骨折可允许重叠位置愈合，因为在儿童中有巨大的重塑潜力。

2. 骨膜 骨膜具有诱导快速愈合的成骨活性。一个完整的骨膜管可再生缺失的骨。骨膜损伤或缺失可导致儿童骨折愈合显著延迟。

3. 愈合率和时间 年幼的孩子骨折愈合比青少年和成年人更快。愈合速率与骨的受伤区域相关。骺板愈合比干骺端更快，干骺端愈合比骨干快。骨不连在儿童中非常罕见。

4. 重塑 关节外骨折的完全对线对好的预后来说没有必要，因为其具有良好的重塑能力。重塑潜力取决于生长剩余时间（有更多的时间进行重塑）和骨折的位置。重塑形的能力大小如下：骨骺优于干骺端，干骺端优于骨干。发生于相邻关节运动平面的畸形易被接受。重塑潜力最大的区域是在骨两端，有助于最大纵向生长。显著的重塑可以预期发生于肱骨近端（纵向生长的 80%）、股骨远端（纵向生长的 70%）、桡骨远端（纵向生长的 75%）和肘部骨折（其显示较少重塑，所以对线必须限定在一个较窄的阈值内）。一般情况下，10 岁以下的儿童比 10 岁以上的儿童具有更大的重塑潜力。在许多解剖部位，完全移位、合并严重成角畸形骨折可以愈合而无功能缺陷。然而，接受儿童骨折移位必须

与其父母能够接受外观畸形的程度取得一致。

## 四、骺板损伤

### （一）骺板解剖

1. 生长 骺板位于长骨的骨端，含有长骨生长的细胞。这些细胞排列垂直于长骨轴线。纵向生长是骺板的主要功能，并通过软骨内成骨过程形成。骺板的外围也产生横向生长。

2. 与关节囊的关系 股骨近端、肱骨近端、桡骨颈和腓骨远端的骺板和干骺端位于各自的关节囊内。在其他部位，骺板和干骺端位于关节囊外。

3. 显微结构 骺板有 3 个不同的区域（图 29-1）。

（1）第一区：第一区具有丰富的软骨基质，相对比较坚强。它包含生发细胞或生长细胞，被称为储备区。

（2）第二区：第二区是增殖区，在此处软骨细胞的堆叠引起纵向生长。

（3）第三区：在该区（肥大区），软骨细胞过度增生，开始将软骨基质转变为骨基质（抵抗剪切负荷能力下降）。肥大区可被划分为成熟区、退变区、临时钙化区。肥大区由矿化过程强化（临时钙化区），但强度仍比前两个区域弱。骺板骨折往往发生在第三区。

### （二）统计学

骺板损伤的高峰年龄在 11～12 岁。男孩损伤骺板的概率为女孩的 2 倍，但只有 20% 的儿童骨折伤及骺板。

### （三）骺板骨折

1. 分类 Salter-Harris 分型（图 29-2）。

2. 治疗注意事项

（1）评估：必须正确识别骨折类型。通常需要手术干预的骨折（如 Tillaux 骨折、三平面骨折）也必须被确认。

（2）技术：反复尝试复位可能增加骺板扰动的发生率。只要有可能，内固定不应穿过骺板。通过骨骺骨折块放置加压螺钉并平行于骺板是恢复稳定的关节一致性的有效手段。当置入物必须穿过骺板时，应使用最细的针进行固定。

### （四）骺板阻滞（图 29-3）

外伤是骺板阻滞的最常见的原因。阻滞发生时，干骺端与骨骺之间形成骨桥（"骨条"）。最终畸形的

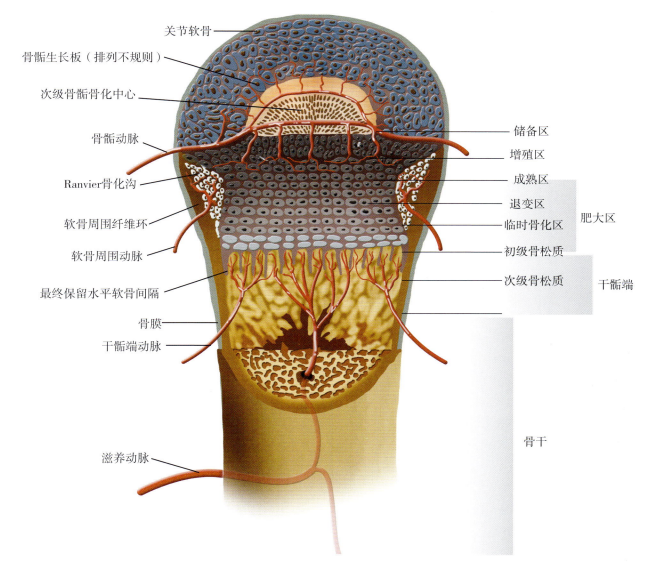

关节软骨

骨骺生长板（排列不规则）

次级骨骺骨化中心

骨骺动脉

Ranvier骨化沟

软骨周围纤维环

软骨周围动脉

最终保留水平软骨间隔

骨膜

干骺端动脉

滋养动脉

储备区

增殖区

成熟区

退变区 ┐
临时骨化区 ┘ 肥大区

初级骨松质

次级骨松质 ┐ 干骺端

骨干

**图 29-1 典型骺板的结构和血供**

（经许可，摘自 The CIBA Collection of Medical Illustrations，Vol 8，part 1，1987. Illustrated by Frank H. Netter. ）

程度由患儿剩余的生长潜力及骨桥的位置来确定。

1. 类型

（1）部分阻滞：可能会出现 3 种不同形式的部分骺板阻滞。部分阻滞最常见于骺板损伤 3～6 个月后在 X 线片上发现。可能出现骺板模糊和变窄，或出现反应性骨致密区域。

1）周围型骨条：导致成角畸形，这是最常见的形式。

2）中央型骨条：导致骺板和骨骺隆起，引起关节面变形。

3）直线型骨条：混合型阻滞（直线型）往往是 Salter-Harris Ⅳ 型损伤，在移位处愈合的结果。混合型阻滞导致关节不一致和成角畸形。

（2）完全阻滞：完全阻滞常见于骺板挤压式损伤（Salter Harris Ⅴ型损伤）。

2. 常见生长阻滞区域 最常见的生长阻滞区域是股骨远端、胫骨远端、胫骨近端、桡骨远端。

3. 诊断 MRI 和 CT 对于骺板阻滞诊断有意义。

4. 治疗

（1）部分阻滞转变为完全阻滞：部分阻滞可以变成一个完全阻滞，以防止进一步的成角畸形，如果骨骼仍有很大的生长潜力，就可能出现肢体不等长。

（2）对侧肢体骨骺阻滞：进行对侧肢体骨骺阻滞，以防止可能发生的肢体不等长或避免缩短肢体（阻滞肢体）延长。

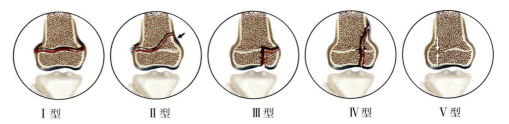

Ⅰ型　　　　Ⅱ型　　　　Ⅲ型　　　　Ⅳ型　　　　Ⅴ型

图 29-2　骺板骨折 Salter–Harris 分型

Ⅰ型，穿过骺板横形骨折；Ⅱ型，骨折经过骺板并带有一块干骺端骨块（Thurston–Holland 分型），如箭头；Ⅲ型，骨折经过骺板并进入骨骺（关节内）；Ⅳ型，骨折经过骺板、骨骺和干骺端；Ⅴ型，骺板压缩性损伤

（经许可，摘自 Salter RB, Harris WR. J Bone Joint Surg. 1963；45A:587–622. From Tachdjian MO. Pediatric Orthopedics. 2nd ed. Vol 4. Philadelphia, PA: WB Saunders；1990.）

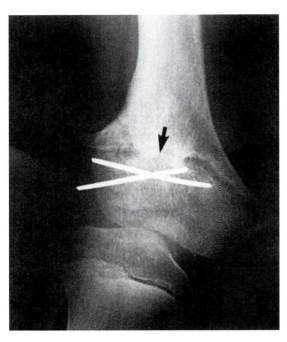

图 29-3　骺板阻滞（箭头）

（经许可，摘自 Courtesy Gary T. Brock MD. For children Orthopedic Group LLP, Texas Orthopedic Hospital, Houston. From Brinker MR, Miller MD. Fundamentals of Orthopaedics. Philadelphia, PA: WB Saunders，1990.）

（3）骨条切除：如果骨骺仍有超过 2 年的生长期，且骺板受损区域＜30%～50%，可以考虑骨条切除术。

（4）手术入路

1）周围型骨条：覆盖的骨膜直接切除，去除异常骨直到正常骺板软骨显露。置入材料如脂肪或 Cranioplast 可用于防止复发。成角畸形超过 15°～20° 时应进行截骨矫形。

2）中央型骨条：通过一个干骺端窗口，保留骺板的周边以维持纵向生长。

（5）治疗结果：不幸的是，受伤的骨骺板有较正常侧更早闭合的趋势，尽管能够成功恢复增长。骨条复发和不完全切除已被证明是导致结果不佳的因素。

（杨　涛　译，王　非　夏远军　审）

# 第 30 章

# 儿童下肢创伤

Howard R. Epps

## 一、引言

儿童下肢创伤较上肢创伤更少见。儿童长骨骨折多发生在如车祸或运动损伤等高能量创伤后，或单纯跌倒所致。不幸的是，虐待儿童也可能是病因之一，特别是在幼儿当中，临床医师接诊时必须考虑到这一可能性。骨折后遗症，如生长抑制、下肢长度差异、畸形愈合、神经血管损伤以及骨筋膜隔室综合征，会严重影响儿童的运动功能。处理下肢创伤时，注意细节可以减少上述不良后果的发生。

因下肢骨折可由高能量创伤所致，所以对患者必须要有一个系统的评估。初步筛查是为了排除危及生命的损伤，然后才进行第二次筛查。特定的骨骼、肌肉损伤的处理很大程度上取决于患者的年龄以及合并的损伤。

开放性骨折在骨折固定前就应在手术室里进行冲洗和仔细清创。预防性抗生素应在适当的剂量下使用。如有必要可进行破伤风预防。根据不同的机械稳定性和软组织损伤程度，一些骨折可以在石膏窗中进行处理，以便于伤口护理。外固定、内固定或牵引则可用于其他更严重的创伤。与成年人一样，外科（骨骼）的稳定性更多出现在儿童多发伤和头颅损伤的案例中。

## 二、髋关节骨折

### （一）概述

髋关节骨折，指股骨头近端到小粗隆之间的骨折，比较少见。这种骨折在所有儿童骨折中所占比例 < 1%。约 85% 的儿童髋部骨折由高能量创伤所致，剩余的 15% 主要是病理性骨折所致，通常为肿瘤。股骨头骨骺在儿童 4 ~ 6 个月大时出现，在 14 ~ 16 岁闭合。股骨近端每年增长约占下肢长度的 13% 或增长 3 ~ 4mm。此部分缺乏血供，所以容易受伤。

### （二）诊断

儿童通常会因为髋部疼痛而拒绝行走。如果骨折移位，下肢则可能出现短缩和外旋畸形。X 线片是最好的早期检查。如果 X 线片检查呈阴性，则骨扫描或磁共振成像（MRI）可以检测出隐匿性骨折。

### （三）分型

Delbet 分型是最常用的类型（图 30-1）。

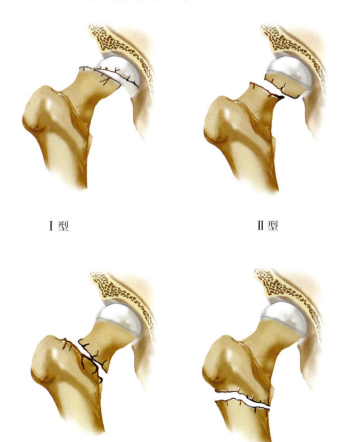

Ⅰ 型　　　　　　　　Ⅱ 型

Ⅲ 型　　　　　　　　Ⅳ 型

图 30-1　儿童髋关节骨折的 Delbet 分型

Ⅰ 型，经骨骺骨折；Ⅱ 型，经股骨颈骨折；Ⅲ 型，同时涉及转子和股骨颈的骨折；Ⅳ 型，转子间骨折

1. Ⅰ型　Ⅰ型骨折[经骨骺骨折（骨骺分离）]多发于幼儿。约有50%合并髋关节脱位。这种骨折易发生缺血性坏死（avascular necrosis，AVN），特别是伴有脱位。

2. Ⅱ型　Ⅱ型骨折（经股骨颈型）是最常见的类型，46%的儿童髋关节骨折属于这种类型。发生缺血性坏死的概率与最初骨折移位的程度有关。

3. Ⅲ型　Ⅲ型骨折（同时涉及转子和股骨颈型）占髋关节骨折的34%。如果骨折端没有移位，则预后良好。缺血性坏死（AVN）与骨折的严重性和最初骨折移位的程度都有关系。

4. Ⅳ型　Ⅳ型骨折（转子间型）预后最佳，并发症并不常见。

### （四）治疗

髋关节骨折，特别是伴有骨折移位的一类，需要迅速的治疗。一般来说，除内固定之外，所有年龄 < 10岁的儿童此类骨折都需用石膏外固定至少维持6周。

1. Ⅰ型骨折　Ⅰ型骨折宜行轻度闭合复位内固定。年龄稍大的儿童可通过骨皮质螺钉或空心螺钉进行固定。如果儿童年龄 < 2岁，对于稳定骨折来说，通过复位后髋部人字石膏外固定而不用内固定是一个合理的治疗。伴有脱位的情况下，简单的闭合复位尝试也是允许的。如果闭合复位失败，应从脱位的方向进行切开复位。

2. Ⅱ型骨折　Ⅱ型骨折要求解剖复位和牢靠的固定。可以尝试轻度闭合复位。如果闭合复位失败，则需要通过前外侧入路进行切开复位。稳定的固定是必要的。虽然应避免伤害骨骺，但牢靠的固定比保护骨骺更重要。对于需要固定的儿童，石膏固定至少维持6～12周。

3. Ⅲ型骨折　Ⅲ型骨折也要求解剖复位和牢靠的固定。为达到解剖复位，必要时可采取前外侧切开复位。解除骨折囊内血肿压迫的益处有争议，但这一程序被认为是一个可能减少发生缺血性坏死风险的方法。

4. Ⅳ型骨折　Ⅳ型骨折通常可行闭合复位。在麻醉或牵引下复位，并伴随着外展型髋人字石膏的运用，往往可达到目的。如果骨折不易复位或在石膏固定下仍不稳定，则需采取儿童钢板螺钉系统的内固定。在伴有多发伤的患者中，Ⅳ型骨折必须行切开复位内固定术。

### （五）并发症

1. 缺血性坏死（AVN）　缺血性坏死是最常见的并发症，发生率达6%～47%。它通常发生在受伤后的前12～24周，与最初骨折的移位所导致的血供受损有关。缺血性坏死也被认为与年龄的增长、复位的时间和复位的质量有关。儿童髋关节缺血性坏死的治疗主要在限制负重、卧床休息、软组织松解和控制活动等方面。缺血性坏死有3种类型（图30-2）。

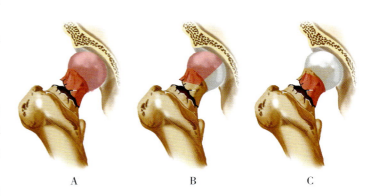

**图30-2　儿童髋关节缺血性坏死的类型**
A. 涉及股骨头骨骺、骨骺和干骺端（Ⅰ型）；B. 涉及前外侧（Ⅱ型）；C. 涉及干骺端（Ⅲ型）

（1）Ⅰ型涉及整个股骨头，预后最差。

（2）Ⅱ型涉及部分股骨头，预后一般。

（3）Ⅲ型骨折线在骨骺端，预后良好。

2. 髋内翻　儿童髋关节骨折后发生髋内翻的概率在14%～30%，但在使用内固定的患者中发生的概率更小，甚至不发生。髋内翻多由畸形愈合、缺血性坏死、固定不牢靠或部分骨骺闭合所导致。由于畸形常随着时间而重塑，合理的观察时间为2年。如果颈干角 < 110° 或儿童 > 8岁，则可进行粗隆下外翻截骨术。

3. 生长停滞　生长停滞并发于缺血性坏死发生后或当内固定跨过骨骺时。Ⅱ型和Ⅲ型缺血性坏死常导致生长停滞。应该考虑下肢的长度测量值和骨龄。如果下肢的长度差异过大则可进行生长板融合术或延长术。

4. 骨不连　骨不连是一种罕见的并发症，发生率为6%～10%。复位不完全是其发生原因。一旦确诊为骨不连，则应该采取粗隆下截骨术，可植骨或不植骨。

## （六）进一步思考

1. 病理性骨折（图 30-3）　由良性或恶性肿瘤导致的骨折处理是很大的难题。应在可能的情况下处理伴有潜在问题的骨折。在某些情况下，在治疗肿瘤前必须使骨折愈合。表 30-1 列出了处理这一问题的指南。

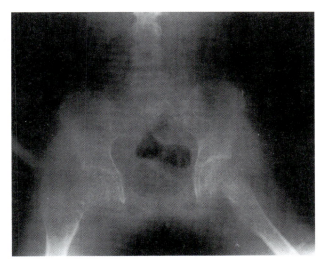

图 30-3　一个 10 岁小女孩的骨盆前后位 X 线片显示其右股骨近端有一低信号影（动脉瘤样骨囊肿），伴有股骨颈病理性骨折

表 30-1　治疗与肿瘤或肿瘤样变相关的骨折

| 优先治疗 | 肿瘤或肿瘤样变 |
| --- | --- |
| 骨折（病变会自行愈合） | 非骨化性纤维瘤 |
| | 单纯性骨囊肿 |
| | 嗜酸性肉芽肿 |
| 骨折，然后病变（如需治疗） | 单纯性骨囊肿 |
| | 动脉瘤样骨囊肿 |
| | 嗜酸性肉芽肿 |
| | 非骨化性纤维瘤 |
| | 骨纤维结构不良 |
| | 内生软骨瘤 |
| | 软骨黏液样纤维瘤 |
| 骨折和病变同时治疗 | 骨血管瘤 |
| | 骨巨细胞瘤 |
| | 恶性骨肿瘤 |
| 病变（骨折会随着病变的好转而愈合） | 转移性神经母细胞瘤 |
| | 白血病 |
| | 选择恶性骨肿瘤（敏感） |

（经许可，摘自 Green NE, Swiontkowski MF, eds. Skeletal Trauma in Children. 2nd ed. Philadelphia, PA: WB Saunders, 1998.）

2. 应力性骨折　应力性骨折罕见，但在过多进行循环重复加载活动的儿童中易发生。鉴别诊断包括股骨头骨骺滑脱、滑膜炎、Perthes 病（股骨头缺血性坏死）、撕脱骨折与肿瘤。发病前几周的 X 线片检查可能是阴性的，因此骨扫描和磁共振检查有助于早期诊断。应力性骨折多为两种类型：发生在股骨颈上端的张力性骨折和发生在股骨颈下端的压缩性骨折。张力性骨折有发生骨折端移位的危险，因此需行内固定治疗。而压缩性骨折显得更稳定，所以在较配合的患者中可以选择限制负重或人字髋关节石膏固定来治疗。

3. 股骨头骨骺滑脱　不稳定的急性股骨头骨骺滑脱类似于经骨骺的骨折。通过问诊可以了解到患者有慢性髋关节痛、膝关节痛或跛行的病史。髋关节 X 线片可以显示股骨颈骨折长期稳定后的重塑。稳定的骨折可通过经皮置入空心螺钉进行固定。不稳定移位的骨折则应通过牵引轻度复位或在麻醉下进行，股骨头随之稳定在一个长期固定的位置。另一种选择是由有经验的外科医师进行外科髋关节脱位后解剖复位内固定。

## 三、股骨干骨折

### （一）概述

儿童股骨干骨折是指发生在股骨小粗隆和股骨髁上干骺端之间的骨折，多为并发性的。实现骨折端以可接受的长度、角度和旋转度下愈合绝非易事。股骨干骨折占所有儿童骨折的 1.6%，占所有儿童长骨骨折的 7.6%。在发生股骨骨折的儿童当中，虐待儿童案的发生在不会走路的婴儿中占 80%，而在 < 4 岁的儿童中占 30%。年龄较小的儿童多因为单纯跌倒而致股骨骨折，而年龄稍大的儿童多因为例如车祸等高能量创伤所致。

### （二）诊断

大多数患儿表现为疼痛且无法行走，会出现明显的畸形、肿胀、压痛和骨擦音。单纯骨折不会造成血压过低，倘若儿童出现血容量减少则需仔细检查有无其他合并损伤。X 线片适用于早期检查，但必须包括膝关节和髋关节以排除其他骨折。

### （三）分型

对于此骨折并无正式的分型系统，常用横形骨折、旋转骨折、斜行骨折、青枝骨折、粉碎性骨折、闭合性骨折或开放性骨折等来描述。

### （四）治疗

儿童股骨干骨折的治疗需考虑多种因素，包括年龄、损伤机制、伴随损伤、经济状况和社会心理等。治疗目的是达到骨性愈合而没有过度的短缩畸形或旋转畸形与成角畸形。目前的趋势是避免长期住院治疗。骨折并发神经血管损伤、开放性骨折、多发伤、头颅损伤等都需手术重建其稳定性。一般来说，儿童单纯骨折可以通过快速髋人字石膏固定来处理；接近成年的儿童则可以通过交锁髓内钉来治疗。至于 6 ～ 12 岁的儿童，治疗方法则有较大的争议。所有上述技术在相关文献中都有倡导和支持。

1. 快速人字石膏固定 ＜ 6 岁或体重 ＜ 27.2kg 的儿童如单纯发生闭合性骨折，可以通过快速髋人字石膏固定。已有运用单腿、一条半腿和双腿人字石膏固定的报道。如果下肢有超过 2cm 的短缩，有学者建议在行石膏固定前需进行简单的皮肤牵引或骨牵引。对细节高度关注是快速进行髋人字石膏固定的关键。下肢长度必须恢复，石膏必须仔细塑形以免造成迟发的内翻或畸形成角。前 2 ～ 3 周需每周进行影像学检查以排除复位的失败和过度的短缩畸形，其出现概率约为 20%。复位失败可能与石膏楔形塑形或重新用石膏固定相关。儿童如果出现不可接受的短缩畸形则应行骨牵引至长度恢复，然后重新进行石膏固定。此石膏固定应维持 6 周。

2. 牵引后延期的髋人字石膏固定 牵引后延期的髋人字石膏固定可有比较好的效果。儿童可通过皮肤牵引或骨牵引 2 ～ 3 周直到骨折变得较稳定。必须每隔几天行 X 线检查以防过度短缩或骨折端过度分离。牵引后再运用延期的髋人字石膏固定。此项技术会因延长住院时间而带来社会（或经济）上的问题。

3. 交锁髓内钉 接近成年的青少年，损伤后可像成年人一样通过坚固的交锁髓内钉来治疗。如果股骨头骨骺尚未闭合，则插入髓内钉时应注意避开梨状窝。损伤在梨状窝的侧上动脉可导致股骨头的缺血性坏死，因此建议在稍前方或转子间进钉。目前有已设计的儿科髓内钉可以避开梨状窝和大粗隆的隆起。髓内钉也不能破坏股骨远端骨骺。

4. 外固定 单侧外固定允许早期活动。外固定器通常安置于腿的一侧，并且必须在手术时确保全膝关节的正常活动。因外固定针道有很高的感染概率，所以患儿家属必须注意对外固定针的护理。再

次，骨折是其另外的并发症，因足够桥式骨痂的生成总共需要 12 周的时间。动态化处理重要且需从早期开始。

5. 弹性髓内钉 弹性髓内钉（Enders，Nancy）允许早期活动，从而避免长期牵引和石膏固定带来的问题。此髓内钉可以通过逆行的方式置入，其进钉点是股骨远端骨骺的近端。也可以通过顺行的方式置入，进钉点在大粗隆的远端。在骨折愈合后需通过第二次手术将髓内钉拆除。如用的是钛钉，不良的结果则与年龄 ＞ 11 岁、体重 ＞ 49kg 或属于粉碎性骨折或长斜形骨折有关。同系列的不锈钢钉比钛钉的并发症少。

6. 加压钢板 加压钢板技术较简单，方便患儿家属的护理，并且有利于患儿早期活动。其需要较大的切口和广泛的解剖剥离，在置入加压钢板后也要避免负重。钢板必须拆除，而且需持续避免负重 6 周。

7. 经皮桥接钢板 经皮钢板除具备加压钢板的所有优点外，还有解剖剥离少、瘢痕组织生成和血供破坏少、愈合较快等优点。此项技术尤其适用于其他类型固定效果不佳的粉碎性骨折。在经皮置入钢板前必须有一个较好的复位。钢板可以通过普通螺钉或锁定螺钉加固，后者将提供更大的稳定性。

### （五）并发症

1. 下肢长度偏差 下肢长度偏差是最常见的并发症，继发于骨折愈合在短缩的位置或肢体过度生长。人们对肢体过度生长了解得较少，它多发于 2 ～ 10 岁儿童在损伤后的前 2 年。过度生长的范围往往在 0.5 ～ 2.5cm。下肢的长度在儿童股骨干骨折愈合后至少要随访 2 年。短缩差异 ＞ 6cm 或具有明显畸形的患儿通过延长和（或）畸形纠正来治疗。较小的没有畸形的投影差异可通过骨骺阻滞术来治疗（同侧肢体过度生长和对侧肢体缩短的情况下）。

2. 成角畸形 成角畸形经常发生，关于可接受的成角畸形有几点要求。幼龄儿童股骨干骨折后重塑能力较强。侧面成角 30° 在 ＜ 2 岁的儿童中可以接受，而在 ≥ 11 岁的儿童，则范围减小到 10°。在冠状面上，外翻成角畸形比内翻成角畸形的耐受性更好。前后位成角畸形在婴儿期可接受的最大值为 20° ～ 30°，＜ 5 岁的儿童为 15°，5 ～ 10 岁为 10°，≥ 11 岁为 5°。

3. 旋转畸形 旋转畸形在此类型骨折的儿童中发生率达 1/3 以上。相比较成角畸形，儿童发生旋

转畸形后重塑的可能较小。30° 以内的旋转畸形耐受性良好。当旋转畸形需要手术干预时，可选用旋转截骨术。

4. 神经、血管损伤　股骨干骨折后神经、血管损伤较罕见，发生率< 2%。合并血管损伤的骨折应及时固定，并随之行血管修复。大多数骨折所合并的神经损伤都能自我恢复。

5. 骨筋膜隔室综合征　骨筋膜隔室综合征可发生在运用 90/90 髋人字石膏固定后。使用短腿石膏固定后再牵引的运用被认为是其发病原因。

### （六）特别注意事项

1. 浮膝伤　定义为同侧股骨和胫骨的骨折，通常为高能量创伤。大多数学者认为其中至少一种骨折需要外科手术处理。

2. 应力骨折　股骨干的应力骨折在儿童中比较罕见。可能存在没有逐渐增加活动强度的病史。X 线检查也可能正常或提示有肿瘤的骨膜新生骨现象。MRI 检查有助于确诊。

## 四、股骨远端干骺端与骨骺骨折

### （一）概述

股骨远端骨骺是人体中最大和生长速度最快的骨骺，股骨 70% 的长度和下肢 37% 的长度都与其相关。其每年约增长 1cm，女性在 14 ～ 16 岁闭合，男性在 16 ～ 18 岁闭合。因为骨骺的生长，在有移位的骨折中，准确复位对预防生长抑制至关重要。涉及股骨远端骨骺的骨折则相对少见，只占全身骨骺骨折的 7%。此损伤多由运动或交通事故所导致。骨折通常发生于青少年所处的身体快速生长期。在儿童会走路之前，完全性骨折和虐待儿童有密切关系。

### （二）诊断

儿童通常因为急性发作的疼痛而不能走路。大腿可有短缩或成角畸形。膝关节疼痛，伴有积液和瘀斑。仔细检查神经、血管对排除合并损伤至关重要。摄正、侧位 X 线片是早期最好的检查。如早期 X 线片示无异常，斜位 X 线片可能有助于发现骨折。对于疑难病例，则可在轻微应力下摄 X 线片或直接行磁共振检查。

### （三）分型

Salter-Harris 分型虽没有涉及预后，但是最常用的。Salter-Harris Ⅰ型和Ⅱ型骨折易影响骨的生长。

最重要的影响预后的因素包括骨折端移位的程度、年龄、复位充分度和创伤的严重性。

### （四）治疗

无移位的骨折应通过经皮置入骨圆针来固定以防骨折移位的高风险。移位的 Salter-Harris Ⅰ型和Ⅱ型骨折需要复位和经皮内固定。复位方法主要为牵引用轻柔手法。经皮内固定通过置入骨圆针或螺钉进行，随后用石膏固定膝关节于屈曲 10° 位 6 周最希望得到。解剖复位 5° 以内的内翻或外翻畸形在接近发育成熟的儿童中可以接受；而对于年龄< 10 岁的儿童，20° 的后倾成角畸形也可以接受。移位的 Salter-Harris Ⅲ型和Ⅳ型骨折需闭合或切开解剖复位内固定，内固定通过螺钉完成，并行石膏固定 6 周。由良性病变引起的病理性骨折应按常规骨折处理，待骨折愈合后再对肿瘤进行治疗。

### （五）并发症

1. 下肢长度差异　下肢长度差异是最常见的并发症（占 32%）。受伤年龄是最重要的原因，下肢长度差异通常发生在经受高能量创伤的年幼儿童。如果骨折移位大于骨骼宽度的 50%，则发生此并发症的风险更大。治疗的选择以下肢长度差异的标准而定。

2. 成角畸形　成角畸形（发生率为 24%）多发于 Salter-Harris Ⅱ型骨折。通常由与干骺端相对的骨骺骺板的直接损伤所致。治疗方法包括依据儿童年龄而定的骨骺阻滞术或截骨术。前者适用于处于生长终末期的儿童。

3. 骺板损伤　骺板损伤可通过 X 线断层照片或计算机 X 线断层（CT）检查来评价和明确其范围。损伤部位如小于骺板区域的 50% 则可以将其切除并植入脂肪组织；如患者仅剩< 2 年的生长期，则禁止将损伤部位切除。接近骨骼成熟期的儿童如有大量损伤，可以通过健侧肢体的骨骺阻滞术来治疗。

4. 神经、血管损伤　神经、血管损伤（发生率为 2%）较罕见，通常由过伸性损伤所致。前后移位易损伤腘动脉，而内翻成角畸形易损伤腓总神经。怀疑有神经、血管损伤的骨折应急诊复位并及时评价血管情况。如血供受影响，则应观察患者 48 ～ 72 小时以排除血管内膜撕裂并发血栓的形成。

5. 膝关节伸直挛缩　膝关节伸直挛缩少见并发于严重的股骨髁上骨折。行康复治疗失败的患者可通过 Judet 股四头肌成形术来治疗。

## 五、髁间隆起骨折

### （一）概述

髁间隆起位于半月板前角之间。此处骨折通常发生于 8～14 岁的儿童。损伤可发生于从自行车或摩托车上摔倒膝关节过伸位骨折或直接打击膝关节所致。

### （二）诊断

受伤儿童的典型表现为疼痛、膝关节肿胀和患侧不能负重。在行影像学检查前应避免过度的物理检查，以防骨折碎片移位。正位和侧位 X 线片检查是最好的诊断方式，最有用的信息往往由侧位 X 线片中得到。摄应力位 X 线片可用于怀疑涉及骨骺或韧带的损伤。

### （三）分型

标准分型为 Myers 和 McKeever 分型（图 30-4）。

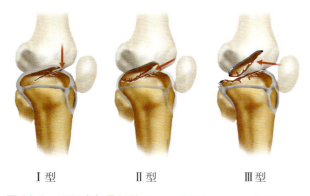

Ⅰ型　　　　Ⅱ型　　　　Ⅲ型

图 30-4　髁间隆起骨折的 Myers 和 McKeever 分型
Ⅰ型，无移位的骨折；Ⅱ型，骨折伴后方铰锁；Ⅲ型，完全移位的骨折

1. Ⅰ型骨折　没有移位的骨折。
2. Ⅱ型骨折　髁间隆起 1/3～1/2 的骨折伴有铰锁。
3. Ⅲ型骨折　完全移位的骨折。

### （四）治疗

对于Ⅰ型和Ⅱ型骨折，首先要吸掉关节的血肿。通过膝关节过伸以使骨折碎块复位，然后用长腿石膏固定下肢于 10°～15° 的屈曲位 4～6 周。难以复位的Ⅱ型和Ⅲ型骨折可能因为半月板的阻碍所致，可通过切开复位或关节镜协助下复位。幼龄儿童的骨折碎片需用可吸收缝线进行固定。在年龄稍大的儿童，则可运用不可吸收缝线或骺内螺钉来固定。

### （五）并发症

伸膝功能受限发生于 60% 以上的患者，但几乎不是一个功能性的问题。而膝关节前方松弛发生率为 75%，可能是前纵韧带在骨折前的塑形性变所导致。尽管可能残留松弛，患者通常预后良好。

## 六、半月板损伤

### （一）概述

半月板是位于膝关节内侧和外侧的半月形软骨垫，在出生时完全血管化，到成熟期时其内 2/3 的血供消失。盘状半月板是不常见的先天畸形，在人群中的发病率为 3%～5%。除非是先天性的原因，半月板撕裂在青春期之前的儿童较罕见。此损伤主要发生在青少年。

### （二）诊断

儿童典型症状为活动时疼痛，可能是机械性症状。膝关节会剧烈肿胀，但通常发生在损伤后几小时。体征多为关节间隙压痛，并且 MuMurray 试验呈阳性。摄 X 线片检查可用于排除骨软骨炎或关节游离体。MRI 也是可选择的检查之一。

### （三）分型

常根据撕裂的解剖形态分为放射型、断裂型、纵型、水平型和桶柄样撕裂型。

### （四）合并损伤

合并损伤包括交叉韧带撕裂。

### （五）治疗

在儿童期，某些半月板撕裂可通过非手术治疗。非手术治疗的适应证包括在半月板外周 10mm 或以下的撕裂、< 3mm 的放射型撕裂或稳定的部分撕裂。主要方法为石膏固定 6～8 周。手术治疗半月板撕裂的方法多为半月板部分切除或修复。如撕裂位于半月板外部的 10%～30%、移位< 3mm 的非复合裂伤则可考虑修复。

## 七、膝关节韧带损伤

### （一）概述

膝关节韧带撕裂在儿童的准确发生率虽然还不是很清楚，但至少在增加中。研究表明，约 4% 的前交叉韧带完全撕裂发生在骨骼未成熟的患者。后交叉韧带（PCL）和侧副韧带的损伤则较为少见。前交叉韧带和后交叉韧带都起自胫骨髁间隆起。前交叉韧带附着在胫骨髁间隆起的前方，而后交叉韧带附着于胫骨骨骺的后方。内侧副韧带（MCL）和外侧副韧带（LCL）起自股骨远端骨骺，然后分别止于胫骨近端骨骺与干骺端和腓骨骨骺。前交叉韧带撕裂由单足踏地时膝关节过伸、突然减速或外翻和旋转暴力同时作用所致。后交叉韧带断裂由膝关节过伸或足落地时胫骨向后强力移位所导致。儿童的韧带损伤通常因多发性创伤引起。

### （二）诊断

患者受伤后常无法走路。除非是关节囊已经破裂，膝关节通常有大量积液，并且有显著的肌肉痉挛。尽管在急性期因疼痛很难进行，前交叉韧带撕裂一般 Lachman 试验呈阳性。检查急性后交叉韧带撕裂最好的方法是股四头肌收缩试验（图 30-5）。检查侧副韧带时应触及其起点和止点。检查内翻和外翻稳定性应在膝关节充分伸直和屈曲 30° 情况进行，并且要和健侧对比。如有半月板损伤，则在膝关节间隙处可有压痛。

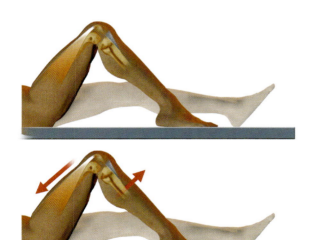

**图 30-5　股四头肌收缩试验**

先将膝关节屈曲 90°，施加轻微阻力到足部；然后患者再收缩股四头肌，将胫骨向前伸直，可使关节后半脱位变成中立位而不是向前方移位

### （三）分型

1. 一级损伤　一级损伤有压痛而无不稳定性。

2. 二级损伤　二级损伤会有较多功能损失而无不稳定性。

3. 三级损伤　三级损伤为韧带完全断裂伴不稳定性。

### （四）合并损伤

合并损伤主要包括其他韧带撕裂。

### （五）治疗

1. 前交叉韧带撕裂　在决定治疗计划之前需考虑一些因素：患者年龄、骨骼的成熟程度，还有治疗后的预期功能。研究表明，儿童非手术治疗更不易恢复到受伤前的功能水平，并且有较高的半月板损伤、软骨损伤和关节不稳定发生率。关节内重建术需侵犯到骨骺，特别是手术医师试图实现移植物等距离放置。关节外重建术能避免伤及骨骺，但此技术不能实现等距离植入。非手术治疗包括支撑、康复和活动限制。这些方法尤其适合年幼的儿童，在骨骼成熟前用来作为推迟手术的一种方法。关节内手术包括腘绳肌腱或髌韧带中 1/3 重建术。利用髌腱来进行前交叉韧带重建只适用于接近成年的青少年，以避免行骨骺阻滞术。几种关节外技术已经被描述过，但没有一种是等距离的。青少年前交叉韧带撕裂合并内侧副韧带撕裂可通过铰链式膝关节支具治疗后再行前交叉韧带重建。

2. 后交叉韧带撕裂　后交叉韧带撕裂可以通过铰链式膝关节支具固定 6 周来治疗。通过手术来处理儿童后交叉韧带撕裂具有争议。无长期存在的数据可以证明重建手术优于康复。后交叉韧带断裂伴有骨碎片可用螺钉固定。

3. 侧副韧带损伤　一级和二级侧副韧带损伤可通过铰链式膝关节支具固定 1～3 周来治疗，而完全性损伤要求固定 6 周。三级损伤合并前交叉韧带损伤则应手术修复。损伤伴有从胫骨或股骨上断裂的骨碎块可通过螺钉固定。

### （六）并发症

膝关节不稳定、半月板损伤和神经血管损伤是最常见的膝关节韧带损伤并发症。

### （七）特别注意事项

膝关节脱位的特点是广泛的韧带损伤。通常情况下，两条交叉韧带损伤也会涉及侧副韧带的损伤，腘动脉也可能损伤。幸运的是，此损伤在儿童不常见，因为此类创伤更易导致骨骺骨折。儿童膝关节脱位应行仔细的神经血管检查，随之尽快复位。血供情况应在复位后密切随访 48～72 小时。幼儿膝关节脱位可在急性肿胀消退后用长腿石膏固定 6 周。接近成年的儿童此类损伤和成年人的处理方法相同：行侧副韧带的修复和交叉韧带的重建。

## 八、髌骨骨折

### （一）概述

髌骨是人体最大的籽骨。次级骨化中心出现在3～6岁。最多可出现6个骨化中心，并且通常会合并。二分髌骨是一个正常的变异（发生率为0.2%～6%），多由骨化中心不完全合并所致。分界线通常位于上外侧，骨折可能由这个连接处发生。髌骨中软骨比例较多，增加了髌骨的活动性及软组织的弹性，因此儿童髌骨骨折较罕见。骨折由直接打击髌骨或由强有力的伸肌结构收缩所致。超过50%的儿童髌骨骨折由车祸引起。

### （二）诊断

受伤儿童的膝关节因积液而疼痛、肿胀。如果骨折端有移位，则不能主动伸膝。膝关节X线片检查可以诊断大多数骨折。

### （三）分型

髌骨骨折根据骨折类型分为横向型、纵向型和粉碎型。套状骨折是（图30-6）另一种分型，它是一种小的、可见的附着有一大块软骨关节面的骨碎块。

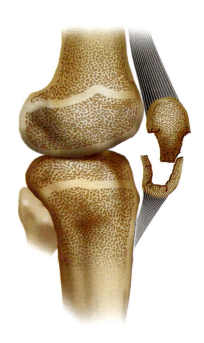

图 30-6　髌骨套状骨折

### （四）治疗

治疗的目的是恢复膝关节的伸肌结构和关节面。如儿童骨折移位<3mm，并且能够主动伸膝，则可用管形石膏固定4～6周。移位的骨折需要切开复位内固定。几种技术已经用来固定，包括钢丝圈、钢丝张力带、通过钻孔的不可吸收缝线和螺钉。边缘移位的骨折可以切除。

### （五）并发症

大多数并发症由正常解剖关系未恢复所致。已经报道过伸肌滞后、高位髌骨、股四头肌萎缩等并发症。

## 九、髌骨脱位

### （一）概述

髌骨脱位在儿童中是相对常见的损伤，并且多发于女孩中。超过60%的患者会出现复发性脱位。Q角是指从髂前上棘到髌骨中心的连线和髌骨中心到胫骨结节的连线之间的夹角。复发性脱位的患者典型表现为Q角大于正常值。此损伤通常发生于运动时，因下肢负重遭受扭转暴力所致。

### （二）诊断

很多脱位在儿童就医前能自动复位或通过膝关节伸直而复位。脱位后可出现膝关节肿胀和髌骨周围广泛压痛，膝关节也可出现大量积液。应排除韧带损伤和骨骺骨折。应通过X线片检查识别可能的髌骨软骨骨折或股骨髁上软骨骨折。如怀疑软骨骨折但仅看到一小块骨化碎片，磁共振检查可协助显示其实际大小。

### （三）分型

髌骨脱位以移位的方向分为外侧型、内侧型和关节内型。大多数是外侧型。

### （四）合并损伤

髌骨脱位合并损伤包括髌骨和股骨的骨软骨骨折。

### （五）治疗

应清除关节内血肿以缓解疼痛和检查是否有脂肪滴。后者提示有骨软骨骨折，因其主要成分为软骨，并且在X线片上显示不出来。简单的脱位可以通过管形石膏或膝关节固定器固定4周，随后进行康复治疗。骨软骨碎片可以通过关节内镜移除。特别大的碎片可切开修复，并用Herbert螺钉或微型碎片用埋头螺钉固定。

### （六）并发症

复发性脱位和膝关节不稳定是最常见的并发症。股内侧肌、髌股关节发育不良缺陷和增大的 Q 角可导致患者膝关节的不稳定。积极进行股内侧肌和股四头肌康复是第一步。非手术治疗失败可选择下列方式进行手术治疗：外侧支持带松解伴或不伴内侧支持带重叠术、半腱肌腱固定术、髌腱外侧半内移术（RouxGoldthwait）、胫骨结节内移术（Elmslie-Trillat）。后者只有在骨骺闭合后才可选择。

### （七）特别注意事项

习惯性髌骨脱位是一种无创伤性的状态，以膝关节屈曲时无痛性脱位为特征。治疗需要股四头肌近髌骨端的延长和粘连松解。

## 十、胫骨结节骨折

### （一）概述

胫骨结节是髌腱的止点，是胫骨近端骨骺最前和最远端的部分。＞8 岁好动的儿童经常因此损伤而引起疼痛，称为 Osgood-Schlatter 病。疼痛的肌腱止点表面软骨的微小骨折引起症状。深达次级骨化中心的软骨骨折可导致胫骨结节骨折。此损伤通常是跳跃或股四头肌快速收缩对抗屈曲的膝关节所致。此骨折在青少年中最常见。

### （二）诊断

儿童的胫骨结节处疼痛、肿胀和压痛。如果骨折没有移位，可不出现肿胀，并且能有限地进行主动伸膝。如果骨折移位，则不能主动伸膝和出现肿胀，并且往往能触及明显的骨碎块。X 线片，特别是侧位 X 线片，可显示损伤的情况。

### （三）分型

Ogden 基于骨折线的位置提出一种分型系统（图 30-7）。在Ⅰ型骨折中，骨折线经过胫骨结节次级骨化中心。骨折线在Ⅱ型骨折中更位于近端，在胫骨结节骨化中心和胫骨近端骨骺之间。Ⅲ型骨折涉及关节内。

### （四）治疗

无移位的Ⅰ型骨折可以通过长腿石膏固定于伸直位 4 ～ 6 周。移位的Ⅰ型骨折和Ⅱ、Ⅲ型骨折需要切开复位，并且用螺钉和垫圈内固定。术后需固定 4 ～ 6 周。

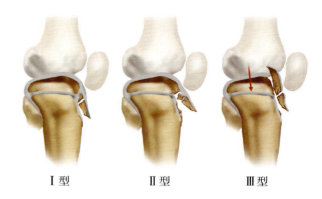

Ⅰ 型　　　　Ⅱ 型　　　　Ⅲ 型

图 30-7　儿童胫骨结节骨折分型

Ⅰ型，骨折通过次级骨化中心；Ⅱ型，骨折通过初级骨化中心和次级骨化中心；Ⅲ型，关节内骨折

### （五）并发症

可因损伤导致前方生长抑制而发生膝反张。骨筋膜隔室综合征发生的原因为胫前血管返支撕裂后血液流入前间室。

## 十一、胫骨近端骨骺骨折

### （一）概述

此类骨折不常见，只占下肢骨骺损伤的 3%。因很少有韧带附着于骨骺之上，所以骺板损伤不经常发生。胫骨近端骨骺在出生后的前 3 个月出现，而胫骨结节次级骨化中心在 8 岁时出现。髁间隆起的骨化自青少年时期才开始。胫骨近端骺板提供胫骨长度的 55%，约占整个下肢长度的 25% 或每年约生长 0.6cm。腘动脉在腘窝处邻近骨骺，并于此移行为胫前动脉进入小腿筋膜前间室。如胫骨近端骨折移位，则有损伤该动脉的危险。

### （二）诊断

患儿局部疼痛、肿胀，膝关节活动度减少，有时可见畸形。应进行仔细的神经、血管检查，尤其是有移位的骨折。正位和侧位 X 线片检查被认为是最初的检查手段，如有必要可再加摄斜位或应力位 X 线片检查。如怀疑血管损伤则应行动脉造影检查。

### （三）分型

多运用 Salter-Harris 分型。

### （四）合并损伤

合并损伤包括腘动脉和腓神经损伤。

### （五）治疗

Salter-Harris Ⅰ型和Ⅱ型骨折要求闭合复位后固

定 4 ~ 6 周。而 Salter-Harris Ⅲ 型和 Ⅳ 型骨折则建议闭合复位并用经皮螺钉或空心螺钉来固定。移位的骨折附近有血管伴随的，应立即复位并评估血管的状态。如骨折难以复位或有血管损伤，则绝对需要切开复位。复位之后，最安全的做法是将腿用夹板固定在屈曲 10° ~ 20° 位；当发生骨筋膜隔室综合征的风险减小后才可以用石膏固定。

### （六）并发症

并发症包括膝关节稳定性、下肢长度差异、血管损伤和神经损伤（腓总神经损伤最常见）。

## 十二、胫骨和腓骨骨干骨折

### （一）概述

胫骨干定义为胫骨近端和远端骺板之间的部分，排在儿童最常见长骨骨折的第 3 位。骨折可能由直接或间接创伤所致。损伤可出现在幼儿低能量跌倒或高能量创伤之后。约 10% 的胫骨骨折是开放性骨折。小腿 4 个筋膜隔室（前间室、外侧间室、后浅间室、后深间室）在此损伤后有发生急性骨筋膜隔室综合征的危险。

### （二）诊断

患儿可有疼痛和肿胀，因腓骨多无损伤，故畸形较少见。幼儿受伤后可能简单表现为不能行走。此种情况下压痛点可能是唯一的体格检查结果。应仔细检查皮肤伤口，并需要对下肢神经、血管的状态做记录。正位 X 线片很适合于初期检查，但斜位 X 线片对于初期 X 线片检查无异常的幼儿来说很有帮助。此类骨折在幼儿和婴儿中较难看出。当诊断不明确时可运用骨扫描技术。

### （三）分型

此类骨折无正式的分型系统。通过损伤的解剖位置分为近端干骺端骨折、骨干骨折和远端干骺端骨折。

### （四）治疗

1. 近端干骺端骨折 因为对迟发外翻并发症知之甚少，近端干骺端骨折的治疗有潜在的危险性，外翻畸形的发病机制有几种理论（表 30-2）。畸形在受伤后 6 个月内出现，在 2 年后畸形最明显。骨折后，在用石膏固定前任何外翻角都应被矫正。如果因软组织的干扰阻碍外翻的矫正，则有必要行切开复位。长腿石膏应塑成内翻形并维持 4 ~ 6 周。复位后的

前几周要每周行摄 X 线检查，任何复位的偏差应被及时矫正。一些学者也认为应限制早期负重。

**表 30-2 关于儿童胫骨近端骨折后外翻畸形发病机制的几种理论**

不对称的骨骺生长
腓骨的约束作用
复位效果差
软组织的干扰
过早负重
肥大性骨痂
外侧骨骺损伤
动态肌肉作用

2. 闭合性骨干骨折 闭合性骨干骨折几乎都可以通过非手术方法来治疗。成角畸形和旋转畸形应纠正并用长腿石膏固定，如同时伴有腓骨骨折移位也应同时复位以防胫骨骨折的再移位。复位后的前几周应每周行影像学检查以监测复位的情况，如有必要的话可应用石膏矫形。可接受的骨折对位应大于断端面积的 50%、在正、侧位 X 线片中 < 10° 的成角、< 20° 的旋转，并且 < 1cm 的短缩。单纯的胫骨骨折倾向于内翻位固定。闭合复位失败的骨折应通过手术固定。

3. 开放性骨折 开放性骨折应根据开放性骨折的治疗原则来治疗。在稳定的低能量损伤中，可以用开窗石膏来固定。骨折伴广泛软组织损伤的可用外固定、克氏针或有限内固定来处理。软组织覆盖应在 7 天内完成。负压敷料的使用可以减少游离组织瓣覆盖的需要。

4. 远端干骺端骨折 远端干骺端骨折经常因为前侧皮质的嵌插而成反屈对线不齐。闭合复位后，运用长腿石膏时应将足固定在跖屈位以保持对线一致。短腿石膏固定足于中立位可在骨折愈合后期运用，以允许伤肢负重。

### （五）并发症

1. 骨筋膜隔室综合征 骨筋膜隔室综合征是一种潜在的破坏性较大的并发症，可伴随于闭合性骨折或开放性骨折。此并发症因小腿骨筋膜隔室压力升高所导致，如错失早期治疗的时机，会导致不可逆的神经和肌肉损伤。对此并发症应有高度的警惕

性，尤其是在患者难以表述其症状的情况下。难以控制的疼痛是最早期的症状，当被动伸展涉及筋膜隔室的肌肉时，会伴随着不适感的加重。剖开管形石膏和底层垫敷料可以减少 50% 的压力。应测量筋膜隔室的压力，如显示压力过大则可行筋膜切开术。推荐一种两切口切开 4 个筋膜隔室的筋膜切开术。部分腓骨切除术已被描述为小腿 4 个筋膜隔室减压的方法，但在儿童中会导致外翻畸形，所以不能运用。

2. 延迟愈合或不愈合　延迟愈合或不愈合定义为骨折在超过 6 个月后仍不愈合，较为少见。闭合性骨折的平均愈合时间为 10 周，而开放性骨折为 5 个月。严重的开放性骨折是最容易发生延迟愈合和不愈合的。髂骨移植术在治疗儿童骨不连中通常有很好的效果。

3. 成角畸形　成角畸形可能由对线不良和过度生长所致。胫骨近端干骺端骨折所导致的外翻畸形通常经过几年后可自发纠正，所以需要定期观察。接近成年的儿童有严重外翻畸形不能纠正的话，可以选择内翻截骨术。

4. 旋转畸形　旋转畸形多由骨折复位不充分且不能自发纠正所致。如果畸形 > 20°，则必须行旋转截骨术。

5. 胫骨近端骨骺闭合　胫骨近端骨骺闭合是一种罕见的并发症，可导致膝反屈畸形。此并发症在损伤后的几年内逐渐发生，可以通过开放式楔形截骨术来纠正。

6. 下肢长度差异　下肢长度差异可能发生，但与股骨骨折相比是一个小问题。病因通常为过度生长。治疗的选择是那些下肢长度差异的标准治疗方法。

### （六）特别注意事项

1. 蹒跚学步的骨折　蹒跚学步的骨折是胫骨远端孤立的斜形骨折，多发生在幼儿遭受低能量创伤之后。摔倒的原因常被忽略，儿童可能简单表现为停止行走。通常检查不出肿胀、畸形和瘀斑，有压痛点可能是唯一的体征。摄 X 线片检查的结果也可能正常。骨折的第一证据可能是损伤 10 天后行 X 线检查看到骨膜成骨。充分的治疗方法为应用短腿石膏固定 4 周。

2. 自行车辐条伤　自行车辐条伤发生于坐在自行车后的儿童的足被自行车辐条卡压后，损伤看起来似乎不严重，但是在最初的 48 小时内广泛的软组织损伤可显示出来。受伤儿童应卧床休息、抬高患

肢，并且行一系列的软组织检查。当损伤区域明确时，必须行清创术。

3. 应力骨折　应力骨折发生在儿童参加其不经常参加的活动时。最常发生的部位是胫骨近端后内侧和后外侧部分。可有压痛点，并且在 X 线片上可以看到皮质光亮的表现。如 X 线片检查未见异常，那么 MRI 或骨扫描则更有诊断意义。通常限制活动或石膏固定 2 ～ 4 周就已足够。

4. 虐待儿童　儿童被虐待的因素必须经常考虑到。胫骨是儿童被虐待后第三常见的长骨骨折。小块状或斗柄状的干骺端骨折是儿童受虐的特征（图 30-8）。

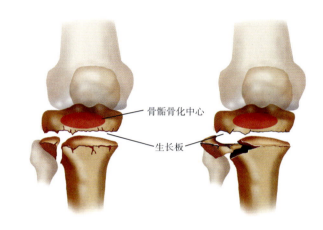
骨骺骨化中心
生长板

图 30-8　儿童受虐待后的干骺端撕裂骨折发生在干骺端和生长板的联合点之间。损伤多因肢体突然屈曲所致。骨折可以是简单的小块状骨折（左边）或者是所谓的斗柄状骨折（右边）

5. 先天性胫骨假关节　先天性胫骨假关节是一种罕见的疾病，以有高骨折风险的异常骨质为特征。此疾病经常并发神经性纤维瘤病。胫骨通常是锥形的，有硬化和囊肿。前外侧弓形变是典型的表现。如果儿童在骨折前就医，建议长时间地应用支具保护。当骨折发生后，则很难愈合。已有报道说通过髓内固定并骨移植、带血管蒂腓骨移植或骨搬运术等来治疗。

6. 单纯腓骨骨干骨折　单纯腓骨骨干骨折发生于小腿的直接损伤。固定是所必需的治疗。

7. 近端胫腓联合脱位　近端胫腓联合脱位是罕见的损伤，最初超过 30% 的诊断会被忽略。移位的方向为前外侧、后内侧或浅表，可能伴随胫骨近端骨折或膝关节韧带损伤。通常建议复位后应用管形石膏固定。

## 十三、踝部骨折

### (一) 概述

10% ～ 25% 的骨骺骨折发生在踝部。生长板比三角韧带和 3 条外侧副韧带更易受累及。损伤通常由间接暴力所致。女孩胫骨远端骨骺闭合的时间为 12 岁，男孩则在 13 岁。闭合需 18 个月的时间。骨骺中央部闭合得最早，其次是内侧部，最后是外侧部。这个过程解释了青少年中独特的 Tillaux 骨折与三平面损伤的发生原因。

### (二) 诊断

受伤儿童往往很难描述准确的损伤形式。此损伤以疼痛、肿胀、压痛为典型表现，有时会有畸形。行正位、侧位及 Mortise 位 X 线检查足以诊断大多数损伤。CT 扫描可准确描述复杂的损伤形式及关节内骨折。

### (三) 分型

踝部骨折通常根据解剖特点及损伤机制分型。Salter-Harris 分型充分描述了损伤的解剖模式。Lauge-Hansen 损伤机制系统主要是描述成年人的损伤。Tachdjian 和 Dias 在此基础上改良以针对儿童损伤（图 30-9）。

### (四) 治疗

踝部骨折的治疗，依据患者的年龄以及损伤的程度而定。大多数学者认为理想情况下应恢复关节面的解剖形态，但关节内骨折最大不超过 2mm 的移位可以接受。损伤机制的分型便于复位方法的调整。因损伤涉及骨骺，故应避免重复剧烈复位的尝试。如闭合复位失败，则可行切开复位。依据骨折稳定性、有无运用内固定以及患者和家属的依从性，从而选择应用短腿石膏或长腿石膏固定。

1. Salter-Harris Ⅰ 型胫骨远端骨折　Salter-Harris Ⅰ 型胫骨远端骨折如果骨折端不移位，可以通过短腿行走石膏固定 4 ～ 6 周。此类型损伤足的旋转不良情况经常被忽视。有移位的骨折需要复位并用长腿石膏固定 3 周，随后再用短腿行走石膏固定。

2. Salter-Harris Ⅱ 型胫骨远端骨折　Salter-Harris Ⅱ 型胫骨远端骨折是最常见的类型，通常伴有腓骨的骨折。应进行闭合复位，并且要尝试实现 < 5° 的内翻或外翻成角畸形。复位后用长腿石膏固定 2 周，随后用短腿行走石膏固定至骨折愈合。

3. Salter-Harris Ⅲ 型和 Ⅳ 型胫骨远端骨折　Salter-Harris Ⅲ 型和 Ⅳ 型胫骨远端骨折如骨折端无移位，则可通过闭合的手段来治疗。能复位到移位 < 2mm 的骨折也应该运用闭合的手段治疗。经皮置入钢针或空心钉可作为应用石膏固定的补充。难以复位的骨折则要求切开复位内固定。

4. Salter-Harris Ⅴ 型胫骨远端骨折　Salter-Harris

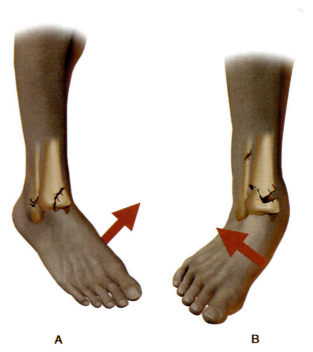
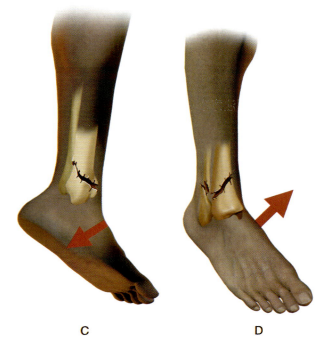

**A**　　**B**　　**C**　　**D**

图 30-9　儿童踝部骨折的 Tachdjian-Dias 分型

A. 旋后翻转型；B. 旋前外翻外旋型；C. 旋后跖屈型；D. 旋后外旋型

Ⅴ型胫骨远端骨折极其罕见，通过回顾性分析诊断。此型骨折的治疗无正规建议方式。

5. Tillaux 骨折（图 30-10） 是指接近成年的儿童被外旋转暴力所导致的 Salter-Harris Ⅲ 型骨折。少数患者，可通过足的内旋并直接挤压骨折块来实现闭合复位。复位的充分程度应通过 CT 扫描来确认。6 周的固定时间应平均分为长腿石膏固定和短腿石膏固定。难以复位的骨折要求切开复位内固定，以恢复关节的完整性。

6. 三平面骨折 三平面骨折（图 30-10）是多平面的 Salter-Harris Ⅳ 型损伤，也发生在接近成年的儿童。准确的解剖结构往往难以识别；CT 扫描可以评估移位情况，如有必要可帮助制订手术计划。< 2mm 的移位可以通过闭合复位或切开复位的方法来治疗。切开复位可能需两种显露途径或经腓骨显露途径。通常情况下，后内侧骨碎片需先复位，随后是关节内的骨碎片复位。

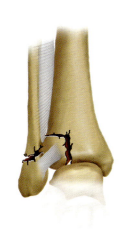 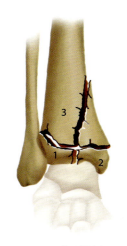

青少年Tillaux骨折　　　　　三平面骨折

**图 30-10　青少年踝部骨折的特殊类型包括青少年 Tillaux 骨折和三平面骨折**
注意三平面骨折涉及的三部分：1. 前外侧骨骺（Salter-Harris Ⅲ 型）；2. 剩余的骨骺（Salter-Harris Ⅳ 型）；3. 胫骨干骺端

7. Salter-Harris Ⅰ 型腓骨远端骨折 Salter-Harris Ⅰ 型腓骨远端骨折在儿童中很常见。超过 50% 的移位可以接受。用短腿行走石膏或可拆卸的踝部支架固定 4 周就已足够。已有报道可拆卸的踝部支架对加快功能恢复有作用，并且对患者家庭来说更容易承受。

### （五）并发症

1. 畸形愈合：畸形愈合发生在踝部骨折复位不充分的情况下。如在发育末期有明显的畸形，则需进行踝上截骨术。

2. 生长停滞：生长停滞是 Salter-Harris Ⅲ 型和Ⅳ型骨折最常见的并发症。至于 Salter-Harris Ⅰ 型和Ⅱ型骨折，骨骺过早闭合可能与骨膜的介入有关。骺板骨桥可以通过脂肪介入合并截骨矫形术来切除。

3. 关节炎。

## 十四、足部骨折

足部骨折通常由直接损伤所导致。年幼儿童的骨质多为软骨，因此较柔韧和不易骨折。骨化是模式中的变量，随着发育而进展，使得骨折风险随年龄增长而增加。足部加上籽骨共由 26 块骨头组成。距骨和跟骨组成后足；舟骨、楔状骨和骰骨组成中足；距骨和趾骨组成前足。整个足部 50% 的长度超过在 2 岁时就已经确定，只剩少数潜在的会随着生长发育而重塑。

### （一）距骨骨折

1. 概述 距骨骨折通常由足的背伸暴力所致，有时合并内翻或外翻。此损伤在儿童中罕见。儿童此处的血液供应和成年人一样不足，故移位的骨折可能发生缺血性坏死。在年龄较小的儿童中，血供很少只依赖一个单纯的系统，但这种情况会随着发育而改变。

2. 诊断 受伤儿童可有疼痛、肿胀、压痛和难以负重等表现。足部的 X 线检查可以证实此损伤。

3. 分型 儿童距骨骨折和成年人一样根据 Hawkins 分型系统来分型。

4. 治疗 无移位的骨折可以通过无负重石膏固定 6 ~ 8 周来治疗，随后换可负重石膏固定 2 周。移位的骨折可以尝试闭合复位；若移位 < 5mm 则可以接受。否则，应行切开复位并内固定。术后的固定方法和无移位的骨折相似。所有的距骨骨折应定期行 X 线检查以排除缺血性坏死。

5. 并发症 缺血性坏死是距骨骨折最严重的并发症。其通常发生在损伤后的前 6 个月。Hawkins 标志，X 线片上显示软骨下的透亮影，提示距骨体有完整的血液供应。然而，无 Hawkins 标志，也不是提示儿童距骨的缺血性坏死。因此，学者建议进行 MRI 检查来判断。缺血性坏死治疗起来困难，通常建议运用髌韧带承重关节矫形器使患足不负重固定直到血管重生，可能需要数年的时间。

6. 特别注意事项

（1）距骨外突和内突骨折：距骨外突和内突骨

折在检查时可有内、外踝下压痛。通常都建议固定并避免负重。

（2）骨软骨骨折：骨软骨骨折由足跖屈或背屈合并足内旋所致。后内侧骨碎块比后外侧骨碎块更常见。MRI 可以提供大多数的信息。无移位骨折的治疗可以单纯固定。

此骨折可分为 4 个阶段。

1）第一阶段：软骨下的压缩。

2）第二阶段：部分碎块的分离。

3）第三阶段：一个完全分离的骨碎块残留在其缺损处。

4）第四阶段：病变应通过缺损处钻孔或刮除来进行手术治疗。

### （二）跟骨骨折

1. 概述　跟骨是足部最大的骨，且最早骨化。此骨折较常见，但诊断比较困难，且经常延迟。大多数学者报道的临床案例预后良好，尤其是幼年儿童。

2. 诊断　常有高处坠落的病史。足部可有肿胀和压痛，而准确的压痛点则经常较难定位。X 线检查常表现为正常。最初的检查应包括侧位、轴位及足背屈视角。最能判断关节内凹陷的是侧位视角。如有严重的关节内损伤，也应进行 CT 扫描。

3. 分型　正如 Rowe 对此损伤进行分型（表 30-3）。

**表 30-3　跟骨骨折的模式**

| 类型 | 描　述 |
| --- | --- |
| 1 | 跟骨结节骨折 |
| | 载距突骨折 |
| | 前突骨折 |
| 2 | "鸟嘴形"骨折 |
| | 跟腱止点的撕脱骨折 |
| 3 | 跟骨后部不累及距下关节的斜形骨折（对应纵向的干骺端骨折） |
| 4 | 累及距下关节的骨折，伴或不伴实际关节的累及 |
| 5 | 中央凹陷，并伴不同程度的粉碎 |
| 6 | 累及次级骨化中心 |

（经许可，摘自 Rowe CR，Sakellandes HT，Freeman AT，et al. JAMA，1963，184：920－923.）

4. 治疗　大多数儿童跟骨骨折可以用石膏固定来治疗。关节外骨折的预后通常良好。关节内的移位可随着时间而重塑，尤其在幼年儿童。是否在石膏固定下负重取决于医师的偏好。年龄偏大的儿童和青少年重塑的可能性较小。严重移位的关节内骨折应通过经皮或切开的方法来复位并进行固定。移位的关节内骨折通常需禁止负重至少 6 周。

5. 合并损伤　跟骨骨折常合并腰椎损伤，尤其是从高处坠落所致。有学者建议所有移位的关节内骨折患者都需行腰椎系列 X 线检查。

### （三）足舟骨损伤

足舟骨损伤不常见，但足舟骨背缘骨折是最常见的类型。治疗用石膏固定即可。发生在青少年的足舟骨应力骨折是一个难题，建议用非负重性石膏固定 6 ~ 8 周。副足舟骨是一个正常的变异，人群中的发生率为 15%。纤维软骨交界处的联合断裂而导致中足的疼痛，需要为期 4 周的短腿石膏固定。只有在非手术治疗失败后才考虑手术。

### （四）跖跗关节损伤

1. 概述　跖跗关节或 Lisfranc 关节损伤由直接创伤或间接创伤所致。损伤常由踮起足尖时足跟对足趾的压迫或当足固定时向后的跌倒等引起。第二跖跗关节是一个真正的榫眼关节，可为其他跖跗关节提供稳定。

2. 诊断　患者有疼痛、肿胀和负重困难等表现。累及的关节有压痛。建议行 X 线片检查。斜位 X 线片可评估关节，而侧位 X 线片可排除背侧脱位。

3. 分型　和成年人一样，根据 Hardcastle 分型系统分型。

4. 治疗　无移位的骨折可以通过短腿石膏来处理。移位的骨折可以闭合复位，也可以切开复位并用螺钉固定。

5. 并发症　成角畸形可为一种并发症。

### （五）跖骨骨折

1. 概述　跖骨骨折是直接创伤或间接创伤所致的常见损伤。由于跖骨颈的直径最小，故损伤经常发生在此处。从相同的高处摔下，< 5 岁的儿童通常是第一跖骨骨折，> 5 岁的儿童则最常见是第五跖骨骨折。

2. 诊断　患者有疼痛、肿胀、负重困难和压痛等表现。临床医师借助正位和斜位 X 线检查可以诊断。侧位 X 线片对排除远端骨碎块的跖屈至关重要。第二跖骨、第三跖骨和第四跖骨骨折经常伴有其他跖骨的骨折。

3. 分型　此骨折无明确的分型系统。

4. 治疗　大多数跖骨骨折在短腿负重石膏固定下会顺利愈合。侧位成角畸形或平移并不会影响结果。足底移位会继发跖骨痛,应予以纠正。如需复位,则可运用足趾牵引或切开复位。如有需要,克氏针也可用于固定。在有明显肿胀的患者中,应考虑是否有骨筋膜隔室综合征的可能性。

5. 特别注意事项

(1)撕脱骨折:常见第五跖骨基底部撕脱骨折。此损伤被猜测是因为腓骨短肌或小趾展肌的牵拉所致。通常会有局部疼痛或压痛,但 X 线检查的表现可能正常。跖骨的突起或籽骨,多在 8 ～ 15 岁出现,不要与骨折混淆。治疗是采取短腿行走石膏固定 3 ～ 6 周。

(2)Jones 骨折:第五跖骨骨干与干骺端交界的骨折,或称 Jones 骨折,是个较为棘手的问题。大多数属慢性应力骨折,必须积极处理。Jones 骨折可能会有前期疼痛。X 线检查显示骨髓腔硬化。最好的结果是用髓内钉固定或切开骨移植。

### (六)趾骨骨折

1. 概述 趾骨骨折在儿童中相当常见,通常由直接创伤导致。近节趾骨经常受伤。大多数此类骨折能够愈合而无并发症。

2. 诊断 患者可有疼痛和肿胀,可能也有明显的畸形。X 线检查就足以明确诊断。

3. 分型 尚无此类骨折的分型系统,但 Salter-Harris 分型系统也运用于趾骨的骨骺骨折。

4. 治疗 无移位的骨折可以运用并指贴扎和穿硬底鞋来处理。有移位的骨折可先进行牵引复位,然后再行并指贴扎。有移位的第一趾骨 Salter-Harris 骨折则应仔细评估。通常情况下如果甲床被破坏,则骨折是开放性的,必须进行冲洗、清创、使用抗生素和修复甲床。有时运用钢针来抵消远端骨块因长屈肌牵拉而发生的屈曲。

### (七)特别注意事项

1. 割草机损伤 割草机损伤是下肢的严重损伤,且常伴有严重感染。必须每 2 ～ 3 天进行 1 次积极的清创和冲洗,直到伤口干净和显现有生命力的软组织。预防性使用抗生素要求用头孢菌素类、氨基糖苷类和青霉素类。面临的挑战是在决定截肢和抢救之间,等到伤口充分清创几天后再决定是一个明智的方法。救治需要通过植皮或游离肌瓣来进行软组织覆盖。大多数患者中截肢率接近 70%。

2. 肌腱撕裂伤 肌腱撕裂伤在儿童中通常遵循一个良性的过程。跟腱、胫前肌腱和胫后肌腱的损

伤应修复,以防止继发畸形的发生。较小的肌腱可以通过石膏固定在对受伤肌腱应力最小的位置上。

3. 骨筋膜隔室综合征 如儿童足部出现广泛的肿胀,尤其是在受严重损伤之后,则应考虑是否有骨筋膜隔室综合征。骨筋膜隔室综合征可出现未知原因的爪形足。骨筋膜隔室综合征的一个表现是累及间室的肌肉疼痛可随着被动挤压而加重。应测量骨筋膜隔室内压,如显示压力过大则需行筋膜切开术。足部有 9 个筋膜隔室,但所有隔室都可通过两个背侧切口再加上一个内侧切口达到。

4. 足部穿刺伤 足部穿刺伤多发生在好动的儿童中。需要考虑的是蜂窝织炎、骨髓炎或化脓性关节炎的潜在可能性。金黄色葡萄球菌和铜绿假单胞菌感染是最常见的感染菌,后者最明显的特点是发生在当钉刺穿整个鞋底造成损伤时。受伤后最初的处理包括皮肤清创、冲洗和预防破伤风。无相关数据支持常规预防性使用抗生素。如疼痛在 2 或 3 天后仍没消退,则应开始运用热敷、抬高患肢和口服抗金黄色葡萄球菌的抗生素。对于此方法无效的损伤,则需要外科清创和静脉注射抗生素。铜绿假单胞菌引起的骨髓炎要求积极的外科清创和肠外使用杀灭细菌的抗生素。有时在伤口清创时可发现一些鞋的碎片。

5. 跖趾关节和指间关节脱位 跖趾关节和指间关节脱位非常罕见。复位后再用并指贴扎 3 周即可。

6. 骰骨和楔骨骨折 骰骨和楔骨骨折通常运用石膏固定来治疗。

7. 跟痛症 Sever 病是好动儿童足部疼痛最常见的原因,指跟骨隆起过度使用的综合征。治疗包括足部固定、跟腱的拉伸、冰的运用、积极调整和非甾体抗炎药的运用。

## 十五、外伤性截肢

外伤性截肢常发生在儿童在火车、农场设备和其他重型机械周围玩耍时。ⅢC 型开放性骨折合并神经和血管的不可修复性损伤需要急诊手术截肢。应冲洗受伤肢体,并且清除所有坏死的组织。截肢需谨慎对待,尽可能保留多的长度。当软组织床生长良好时才可进行软组织覆盖。足部截肢后,残余的肌肉不平衡需行肌腱转移来防止迟发畸形。外伤性截肢的一个常见并发症为残端的过度生长。膝下截肢残端过度生长的频率较膝上截肢高。

(李知玻 译,章 莹 李宝丰 审)

# 第31章

# 儿童上肢创伤

Brian E Grottkau，Umesh S.Metkar

## 一、肩胛骨骨折

儿童肩胛骨骨折发病率低，大多数由高能量损伤造成，且往往合并有胸部和胸腔损伤。除开放性骨折外，一般采取非手术治疗，上肢吊带悬吊上肢并减少肩关节的活动范围即可。

## 二、锁骨和胸锁关节及肩锁关节的损伤

### （一）锁骨

锁骨是人类胚胎第一个发生骨化的骨骼，但也是最后一个由骨骺融合成骨干的骨骼。内侧骨骺骨化时间在 12～19 岁，22～25 岁时融合成骨干。外侧骨骺一般在 19 岁骨化成骨干，但比较薄，很难在普通 X 线片上看到。

1. 受伤机制　锁骨骨折是儿童骨折中最常见的骨折。骨折通常是由直接的暴力打击或肩部直接着地、投掷以及分娩过程中的牵拉引起。

2. 诊断

（1）体格检查：在新生儿，锁骨骨折可能会以上肢的假性麻痹呈现，此时需与臂丛神经损伤相鉴别。在受伤当时的 X 线片上可能难以看清骨折线，但是在伤后 1～2 周长了骨痂后能发现。在幼儿或儿童期的患者可能扪及骨擦感，局部压痛、肿胀、畸形，不敢活动肩部，头偏离患侧。

（2）影像学检查：前后位或头部倾斜 30° 位 X 线片通常可以发现骨折位置。如果 X 线检查不确定，可以行 CT 断层扫描。应力位 X 线检查有助于可疑锁骨外侧骨折的诊断。

3. 合并伤　合并伤少见，主要是神经和血管的损伤。需检查有无静脉怒张、无脉及麻木，以发现合并伤。伴随产科的臂丛神经牵拉损伤麻痹可发生在新生儿。

4. 治疗　锁骨的主要作用是连接躯干和肩胛带。

由于儿童的愈合能力和重塑潜力较好，儿童锁骨骨折很少采取开放性手术治疗。但是，开放性损伤或严重的皮肤损伤导致的开放性骨折、合并神经和血管损伤的骨折常需手术干预。应告知家长的是：由于骨痂的生长，在骨折部位可能会在未来长时间内都可见残留的肿块畸形。大多数锁骨骨折只需要简单的肩部固定带固定。不管是儿童还是青少年，都可以通过锁骨带固定来完成。在新生儿中，可以将受伤的锁骨侧肢体使用弹性织物绑定于同侧躯干上或使用背心支具固定。

5. 并发症　局部外观凹凸。

6. 鉴别诊断

（1）锁骨先天性假关节：无外伤史。除非是发生于内脏反位的，先天性锁骨假关节通常发生在右侧。

（2）锁骨及颅骨发育不全：影响锁骨和其他部位骨质的膜内成骨并骨化，包括头骨、下颌骨和椎体。

### （二）胸锁关节

锁骨近端与胸骨及第一肋骨相关节。在儿童的这个区域损伤通常是 Salter-Harris Ⅰ型或Ⅱ型骨骺损伤，而不是真正的胸锁关节脱位。锁骨近端向后方移位可损伤无名动脉和静脉、迷走神经和膈神经、气管、食管和（或）臂丛神经。但前移位较为常见。

1. 诊断

（1）体格检查：在胸锁关节处可扪及肿块，局部有明显的压痛，如有合并伤可出现声音嘶哑、呼吸困难，吞咽困难、上肢动脉搏动减弱或上肢静脉怒张。

（2）影像学检查：头部倾斜 30° 位 X 线片有助于诊断。向头侧倾斜时能发现胸锁关节的前移位。向尾侧倾斜时能发现后方的移位。在 19 岁前内侧骨骺还未完全骨化，行 CT 断层扫描检查可以更直观地观察解剖形态。

2. 治疗　由于儿童优良的重塑潜力，胸锁关节

向前移位的损伤，一般只需要用吊带或绷带对症治疗。无症状的向后移位损伤，一般采取全身麻醉下闭合复位。手术方法：在肩胛骨后方垫硬板，将锁骨远端往后挤压，同时向外侧牵引，同时在内侧经皮使用点状复位钳或布巾钳夹住锁骨近端复位。当向后移位的锁骨近端对血管造成压迫时，需要儿科或血管外科医师提供帮助。有症状的难复性后脱位者常需手术切开复位，但这种情况少见。

### （三）肩锁关节

儿童的肩锁关节损伤通常是骨折，很少发生脱位。因为喙锁韧带和肩锁韧带仍套接在厚的骨膜中。

1. 分型（Dameron 和 Rockwood 分型）（图 31-1）

（1）Ⅰ型：轻度损伤，无骨膜中断。

（2）Ⅱ型：背侧的部分骨膜中断，伴有锁骨远端不稳。

（3）Ⅲ型：大部分骨外膜裂开，明显不稳。

（4）Ⅳ型：类似于Ⅲ型，但锁骨远端向后移位。

（5）Ⅴ型：骨膜完全分裂并向皮下移位，通过三角肌和斜方肌的牵拉向背侧移位。

（6）Ⅵ型：锁骨远端完全脱位并位于喙突下方。

2. 诊断　头部倾斜30°位和前后位的X线片以及CT检查可以明确诊断。在前后位X线片上由于骨的重叠，可能需要行应力位X线检查。

3. 治疗　对于Ⅰ型和Ⅱ型损伤，予以悬吊非手术治疗即可。在青少年，Ⅲ～Ⅵ型损伤可考虑切开复位。

## 三、肱骨和盂肱关节损伤

### （一）盂肱关节脱位

盂肱关节脱位在儿童少见，但随着体育运动参与的增加，发病率也随之增加。其治疗类似于成年人。复发性脱位与两个基本因素有关：①既往脱位次数；②初次脱位的年龄。复发性盂肱关节脱位在儿童中很常见。

### （二）肱骨近端骨折

青少年的肱骨近端骺骨折最常继发于高能量的运动损伤以及缘于其薄弱的软骨膜环；这种损伤多发生在复杂分娩后的婴儿以及被虐待的幼儿。由于后内侧强大的骨膜牵拉，骨折远端通常向前外侧移位；骨折近端屈曲、外展和外旋移位。Salter Ⅰ型和Ⅱ型骨折及肱骨近端干骺端骨折最常发生于5～12岁的儿童。病理性骨折可继发于肱骨近端以及干骺端单腔的骨囊肿。

1. 损伤机制　肱骨近端损伤机制包括产伤（通常为Salter Ⅰ型骨折）和摔伤时臂外展着地损伤（通常为Salter Ⅰ型和Ⅱ型骨折或干骺端骨折）。

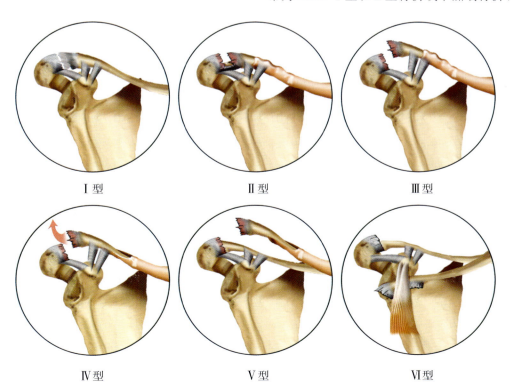

Ⅰ型　　Ⅱ型　　Ⅲ型　　Ⅳ型　　Ⅴ型　　Ⅵ型

图 31-1　儿童肩锁关节分离（Dameron 和 Rockwood 分型）

2. 分类

（1）Neer 和 Horwitz 分类，主要是基于移位程度来分。

1）Ⅰ级：移位＜5mm。

2）Ⅱ级：至少＞1/3 的髓腔宽度。

3）Ⅲ级：至少有 2/3 的髓腔宽度。

4）Ⅳ级：移位超过＞2/3 的髓腔宽度。

（2）病理性骨折：通常发生于近侧干骺端，按骨囊肿的位置分为：①活动性囊肿，距离骨骺＜1cm，②静止性囊肿，距离骨骺＞1cm。

3. 诊断

（1）体格检查：可能存在假性麻痹、压痛、肿胀。

（2）影像学检查：骨折及是否移位，常在普通 X 线片即可发现。由于 6 个月以内的婴幼儿近端骨化中心未骨化，新生儿骨骺分离在 X 线片上常被当作肩胛骨和肱骨之间的异常连接，对于这些患者超声检查是有益的。骨囊肿导致的病理性骨折可以通过 MRI 检查得到证实。

4. 治疗　大多数肱骨近端骨折可以通过闭合的方式进行处理。80% 的肱骨纵向生长来自近端骨骺的潜在重塑。由于肩关节本身具有很大的运动范围，即使非解剖复位会导致少量运动度的丢失，但对功能没有大的影响。青少年肱骨近端骨折可接受 35° 以内的成角畸形。如果移位超过这个范围，应尝试闭合复位。复位后，肩部应固定，人字石膏将其固定在"礼炮位置"或经皮穿针固定。严重骨折移位和开放性骨折需要切开复位。常见的闭合复位障碍包括肱二头肌肌腱和骨膜的阻挡。不需要复位的肢体应用吊带固定，或如前文所诉产伤致锁骨骨折那样使用弹性织物固定。轻度移位的病理性骨折用三角巾固定并对症治疗即可。静止性和活动性的骨囊肿可用类固醇注射或骨髓注射液治疗，直到它们完全修复。刮除植骨手术可得到可靠的愈合，但也可能会导致生长停滞。

5. 并发症　包括生长停滞、肩关节活动范围减少、畸形愈合、囊肿复发、再骨折。

### （三）肱骨干骨折

儿童肱骨干骨折较少见，但大部分的肱骨干骨折可波及近端和远端的干骺端。

1. 发病情况　肱骨干骨折多见于婴幼儿和＞12 岁的青少年。

2. 受伤机制　骨折可能是由于产伤、扭转力（虐待儿童）、直接外伤、跌倒或投掷活动引起。

3. 诊断　在新生儿或婴儿，易激怒和假性麻痹可能是早期骨折的唯一表现。在损伤后 7～10 天的体格检查，唯一的发现可能就是局部触及肿块。在儿童或幼儿，可出现疼痛、肿胀及患肢活动受限。虽然大多数骨折是意外创伤导致，如果有非意外创伤的嫌疑，虐待儿童的证据也应被追踪。导致骨强度改变的疾病也可导致骨折，如骨囊肿、骨纤维结构不良或其他病变。De novo 肱骨远端螺旋形骨折可发生于青少年投掷运动员。骨折线通常较长，但因为有较厚骨膜的约束而移位不大。

4. 治疗

（1）婴儿和儿童：通常用悬吊石膏、肩带固定就足够了，一般不需要骨牵引。所有的州县都强制要求医护人员报告虐待儿童现象。

（2）青少年：在允许的情况下，包括由投掷造成的骨折在内的绝大多数患者均可接受非手术治疗。非手术治疗包括功能支具、悬吊石膏或接骨夹板。除非难以实现理想的闭合复位或全身多发伤的患者，一般很少使用钢板或髓内钉固定的开放式处理方案。通常情况下，不可接受的成角畸形或骨折移位，在经过 1 周的重力牵引、悬吊及夹板固定后，肌肉痉挛变松弛，可以重新复位固定。

5. 并发症

（1）过度生长：80% 的肱骨干骨折的孩子可能会出现轻度的过度生长，但很少是显著的过度生长。

（2）桡神经损伤：桡神经的损伤多出现在肱骨的中间 1/3 和远端 1/3 骨折处，但很少发生。伴随骨折的桡神经功能障碍应密切观察，仔细查体，很多损伤（如牵拉伤）可自行恢复。闭合复位下发生的桡神经损伤导致的功能障碍，因为有可能出现卡压，可考虑手术探查桡神经。然而，这个观点目前仍存在争议。

## 四、肘部损伤

肘部损伤见图 31-2～图 31-10。

### （一）经骨骺骨折（肱骨远端骨骺分离）（见图 31-6）

1. 发病情况　经骨骺骨折一般发生在 ≤3 岁的儿童。

2. 发生机制　摔伤时手掌撑地或产伤引起，但高达 50%＜2 岁的患者继发于虐待伤。

3. 分类（DeLee 分类）

（1）A 型：在肱骨外髁骨骺骨化前发生，多在 1 岁前，是 Salter-Harris Ⅰ 型骨折。

（2）B 型：Salter-Harris Ⅰ 型或Ⅱ型骨折，外髁骨骺二次骨化中心已经出现，多发生在 7 个月和 3 岁。

（3）C 型：在内侧或外侧均可见大型的干骺端骨块，通常发生于 3 ～ 7 岁，属于 Salter-Harris Ⅱ 型骨折。

4. 诊断

（1）体格检查：肘部肿胀明显且患儿易怒，都应怀疑是否有经肱骨骨骺的骨折。此类型骨折的碎骨块比肱骨髁上骨折更大，旋转畸形和成角畸形相对较小。这种损伤必须和肘关节脱位相鉴别。

（2）影像学检查：在 3 岁以下的儿童，肱骨远端骨骺骨化中心尚未出现，X 线诊断相对困难，超声波、磁共振成像或关节造影有助于鉴别诊断。肱骨远端骨骺可通过桡骨近端骨化部分和尺骨来确定位置。与肘关节脱位相鉴别的关键是看桡骨小头与肱骨小头的关系（见图 31-5）。

5. 治疗　已经证实闭合复位经皮光滑克氏针内固定（见肱骨髁上骨折复位技术）可以减少闭合复位后石膏固定治疗的肘内翻畸形的发生概率，尤其是在年龄＜ 2 岁的患者，但术后仍需应用长臂石膏固定。很少需要切开复位。正常愈合通常需 3 周时间。

6. 并发症　神经和血管的损伤较肱骨髁上骨折少见。肘内翻经常出现在闭合复位以及应用长臂石膏固定后，经皮穿针固定可以减少肘内翻畸形的发生。肱骨小头缺血性坏死也有报道。

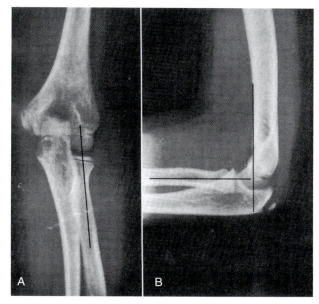

图 31-3　儿童肘部损伤的 X 线诊断

沿桡骨近端长轴画一条线，应平分前后位（A）和侧位（B）X 线上的肱骨小头。在侧位 X 线片上沿肱骨远端的前皮质画一条线（B）（前肱骨线）应平分肱骨小头。影像学表现如不正常则提示损伤

（经许可，摘自 Brinker MR，Miller MD.Fundamentals of Orthopaedics. Philadelphia，PA:WB Saunders，1999.）

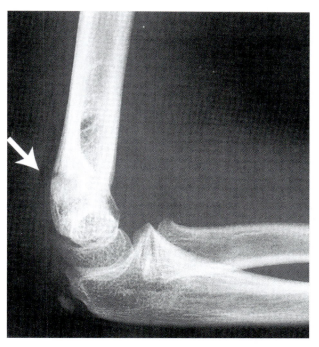

图 31-4　后侧脂肪垫符号（箭头）提示肘部关节内积液和骨折的存在

（经许可，摘自 Brinker MR，Miller MD. Fundamentals of orthopaedics. Philadelphia，PA:WB Saunders，1999.）

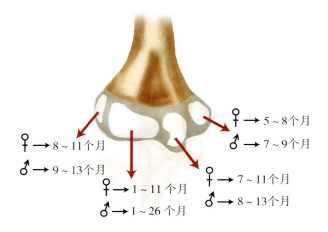

图 31-2　肘部周围骨化中心出现的年龄（♂ 表示男性、♀ 表示女性）

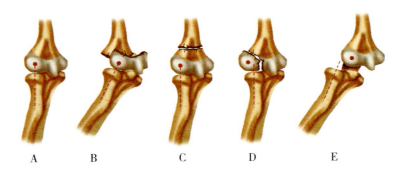

**图 31-5　肱桡关系**

A. 正常肘关节，其中经桡骨近端中点的长轴线延伸进入肱骨小头的中心；B. 整个肱骨远端的骨骺分离，其中肱桡关系保持不变，但肱骨小头的骨化中心位于肱骨远端干骺端的后内侧；C. 髁上骨折，其中肱桡关系得以维持；D. 肱骨外侧髁骨折，其中肱骨小头是位于桡骨中线长轴的外侧；E. 肘关节脱位，其中经桡骨近端中点的长轴位于肱骨小头外侧

### （二）肱骨髁上骨折（见图 31-5）

1. **发病率**　肱骨髁上骨折最常发生在 3 ～ 10 岁的儿童，占儿童骨折的 50% ～ 70%，男孩多于女孩。左侧的比右侧更常见。该骨折并发神经及血管损伤和后遗症多，占肘部损伤的首位。

2. **发病机制**　伸直型损伤占肱骨髁上骨折的 95% 左右。多为手掌着地肘部伸直位摔倒所致。骨折后骨折远端往后内侧移位的约占 75%，而往后外侧移位的约占 25%。肱骨远端的关节面通过肱骨内侧柱和外侧柱与肱骨干相连接。该双柱在冠突窝和鹰嘴窝重叠处形成肱骨髁上骨薄弱区，也是力学的薄弱点，在肘关节屈伸活动时容易作为一个支点产生应力，从而导致肱骨髁上骨折。

3. **分类（Gartland 分型）**

（1）Ⅰ型：无移位或轻度移位。

（2）Ⅱ型：移位，但有后侧骨皮质连接。

（3）Ⅲ型：完全移位，无骨皮质连续。

4. **诊断**

（1）体格检查：对于Ⅰ型或Ⅱ型骨折，患者诉肘部疼痛，尤其在尝试屈伸肘关节时。肿胀通常是显而易见的，但一般为轻度。在Ⅲ型骨折，有可能出现明显的 "S" 形畸形，并显著肿胀及瘀斑。肘前的皮肤起皱通常表示严重移位骨折，骨折尖端插入皮下组织，可能演变成开放性骨折。因此处神经损伤的发生率高达 10% ～ 15%，详细的神经系统检查是必需的。另外，通常有 5% 的患者会伴发同侧桡骨远端骨折。

（2）影像学检查：标准的正位和侧位 X 线片都需要，侧位 X 线片应在外旋位获得，因在内旋位时骨折断端往往不稳定。在侧位的 X 线片中，前肱线（肱骨前皮质远侧的延伸线）应相交于肱骨小头的中间 1/3。同时，应和健侧的 X 线片对比。有创伤病史的，且肘关节活动时疼痛，但 X 线片仍不能轻易发现骨折者可行多层 CT（MDCT）扫描。MDCT 较 X 线片能更清晰地显示石膏中的肘关节影像，甚至可显示后侧脂肪垫征（见图 31-3）。在俯卧位时，头部稍倾斜，伸出上臂，可以在最小辐射剂量的 CT 下投照。利用 MDCT 的快速扫描技术，可使更小的孩子接受检查时也无须镇静。

5. **合并伤**

（1）血管：肱动脉可撕裂，更常见的是在Ⅲ型伸直型骨折中出现血管痉挛。移位的肱骨髁上骨折合并患肢冰凉、苍白、无脉时，首要的措施是骨折复位并重建肢体远端的血供。在这种情况下，禁忌术前动脉造影，因为它们只延误治疗，而不能改变治疗方案。毛细血管再充盈试验和脉搏血氧饱和度也不可靠。应对桡动脉和尺动脉进行触诊及彩色多普勒超声检查。如果闭合复位不能解决缺血，就应行开放的手术探查，应由儿童外科或血管外科的医师及时修复肱动脉裂伤。动脉痉挛通常可以通过使用罂粟碱或 20% 利多卡因直视下直接滴到痉挛的区域来缓解。

（2）神经系统：远端肢体的运动及感觉功能均应检查。这项评估应包括骨间背侧神经（AIN）功能（示指远端指间关节和拇指的指间关节的弯曲能力，记住这是一个运动支，所以没有感觉丧失）。这类骨折合并神经损伤的概率在 7% ～ 15%。AIN 麻痹是伸直型肱骨髁上骨折中最常出现的神经损伤。有报道桡神经损伤常出现在后外侧移位的骨折中，而正中神经损伤多出现在外侧移位的骨折。尺神经损伤可出现在屈曲型肱骨髁上骨折，但更常见的是医源性损伤，多为内侧置入钢针固定时损伤。

6. 治疗 对于肱骨髁上骨折能接受的移位和成角是多少，至今没有一个标准。

（1）伸直型损伤

1）Ⅰ型骨折：无移位或轻度移位的骨折，在上肢屈肘位 90° 下应用石膏固定 3～4 周即可。

2）Ⅱ型骨折：骨折的治疗有相当多的争论，具有完整骨膜相连的骨折传统的做法是闭合复位、屈肘长臂石膏固定。有学者提出为避免骨折再移位，120° 的屈肘位固定是必要的。不幸的是，由于肿胀，可能会导致前臂远端和手部缺血，并可能增加骨筋膜隔室综合征的发生率。此外，闭合复位治疗Ⅱ型骨折常可导致畸形愈合和肘内翻，现在许多医师更喜欢对所有的肱骨髁上骨折采取闭合复位经皮穿针（CRPP）固定。其优点是，穿针固定后可以在屈曲 90° 或更少角度的情况下加快静脉回流。笔者更倾向于先进行闭合复位，屈肘 120° 固定，然后评估远端血管的回流情况。如果有血管回流不好时再选择经皮穿针内固定（见下文）。

3）Ⅲ型骨折：闭合复位经皮穿针（CRPP）固定是治疗Ⅲ型骨折的现代标准，许多研究认为在没有合并神经和血管损伤的患者不需要急诊处理。

①闭合复位经皮穿针技术（CRPP）：患者在全身麻醉下被放置在标准手术台上，用铅衣保护患者的睾丸或卵巢、乳房和甲状腺。两手臂沿手术台的术侧纵向放置，将图像增强器垂直放置，X 线收集器放置在下方，并略低于两个手臂板之间的空间。然后将患儿移动到手术台的边缘，以便使肘关节位于图像增强器的中心。闭合复位后首先通过纵向牵引纠正内翻或外翻成角畸形，然后纠正旋转畸形，术者的拇指置于鹰嘴处，使肘部屈曲然后前臂旋前。通过摄侧位及斜位的 X 线片来评估内侧柱和外侧柱的复位情况。一旦复位成功，在屈肘约 120° 时评估手的血供及复位稳定性。如果患侧的手变苍白或摸不到脉搏时，术者进行经皮穿针固定并逐渐伸直肘关节。如果可接受的复位难以达到时，应进行切开复位。笔者用无菌单将整个受累及的上肢（包括腋下、三角肌区域）包裹，图像增强器作为手术台的一部分，然后医师进行重复闭合复位。一旦达到解剖复位，将患侧前臂旋前，用无菌自粘绑带将肘

关节最大屈曲位固定。适合肘部的光滑的克氏针（通常为 0.062in），在双平面透视下经皮从外上髁进针跨越骨折部位，并穿透对侧肱骨近端皮质。同等大小的另一枚光滑克氏针与第一枚针间隔约 1cm，以同样的方式平行置入。然后松开无菌包，允许肘关节伸直，并获取真正的前后位和侧位图像。假设这些都是令人满意的，医师再向外旋转肘关节并实时透视监测，弯曲和伸展肘关节以评估其稳定性。如果仍有不稳运动存在时，可在内侧补充 1 根克氏针，置入钢针时需注意尺神经，可将尺神经往尺神经沟中推挤，在肱骨内上髁切一个小切口并向下直达骨质表面，在侧位图像上重新评估其稳定性。然后剪断钢针并折弯，使之处于石膏或夹板下面。使用后侧石膏托固定 1 周期或者肘关节屈曲 70° 位用石膏固定上臂，以促进静脉回流，能这样固定的原因是克氏针实现了基本的稳定性。如果担心术后肿胀加重，可以单独使用掌侧石膏托或前后各一个石膏托固定。克氏针一般需固定 3～4 周，可在门诊予以拔除，之后无须进一步固定。肱骨髁上骨折的交叉克氏针（一个内侧和一个外侧）是生物力学最稳定的，其次是外侧髁 2 枚平行针，随后是 2 枚在外侧髁骨折附近交叉的克氏针。内侧克氏针在置入时可能会损伤尺神经，同时在后续的锻炼过程中，屈曲肘关节时也有伤及尺神经的风险。直视下置入克氏针或肘关节伸直位时置入克氏针可降低尺神经损伤的风险。

②切开复位：切开复位的指征包括开放性骨折、血管损伤或断裂、闭合复位失败者。手术入路的选择应结合医师自己的经验以及预判是什么阻挡骨折复位。该手术切口可以是内侧、外侧或内外侧结合，或单纯前侧切口。后侧劈开三头肌入路是伸直型肱骨髁上骨折的禁忌证。

③牵引：牵引的指征包括无法复位或无法稳定骨折断端和严重的肿胀。其优点是能够检查血管状态。缺点包括难以控制患儿在手术台上的位置、前后位 X 线片获取困难，无法实现骨折复位，增加住院费用。一般情况下，仍需要在全身麻醉下复位。

（2）屈曲型损伤：和伸直型骨折有相类似的治疗原则，不同的是屈曲型肱骨髁上骨折复位应在肘关节伸直位进行，复位成功后以伸直位石膏固定。由于得到满意的复位往往较困难，常需手术干预。

7. 并发症

（1）神经系统并发症：大多数神经损伤有失神

经性麻痹表现，且在数周到数月内能自行恢复。如果伤后 3 个月仍无改善的迹象，可以考虑神经探查。骨间前臂神经（AIN）是正中神经的一个分支，该神经仅支配运动功能而无感觉功能，支配的肌肉为拇长屈肌和示指指深屈肌。AIN 的功能应在复位前后都需检查。因为它是伸直型肱骨髁上骨折中最常见的神经损伤。

（2）血管并发症

1）如果肢体远端无脉搏，需急诊行骨折复位和固定。通过复位和固定后，如果桡动脉搏动仍不明显，应行术中动脉造影或直接探查。在复位及骨折稳定后，如果桡动脉脉搏不存在，但肢体末梢的灌注显示正常（粉红色，无脉手），此时该采取何种处理措施是有争议。治疗措施包括非手术治疗、立即探查、延迟动脉造影。

2）骨筋膜隔室综合征：Volkmann 缺血性挛缩最早于 1881 年被描述，被认为是治疗上肢骨折（包括肱骨髁上骨折）的结果。这种破坏性的后果，后来被发现是当时未识别出的前臂隔室综合征导致的后遗症。骨筋膜隔室综合征的症状和体征包括疼痛与损伤不成比例，被动活动时疼痛加重，手指活动功能减弱等。经典的 5 "P" 征（包括疼痛、苍白、无脉、感觉异常、麻痹）已作为诊断的标准；然而，在疾病进展到这些情况时，造成的损害大部分已经不可挽回。因此，在高度怀疑时就需要及时做出诊断。当怀疑有骨筋膜隔室综合征时，应拆除所有的敷料，包括放置在石膏或夹板下面的衬垫。根据肌肉隔室的压力测定和临床检查结果确定是否需要紧急行前臂筋膜切开术。通常，一个掌侧隔室的切开减压即可使前臂隔室都充分减压。

（3）肘内翻（枪托畸形）：肘内翻畸形是肱骨髁上骨折畸形愈合的结果，而不是后天获得的生长畸形。虽然这种畸形主要影响美观，但最近的一些研究表明，它可能会带来功能性的问题，包括远期出现的尺神经麻痹。尽管如此，短期而言，肱骨髁上截骨术矫正肘内翻畸形的主要目的是改善外观，而不是改进功能。闭合复位经皮穿针（CRPP）固定肱骨髁上骨折可以降低肘内翻的发生率。

（4）关节僵硬：在肱骨髁上骨折愈合后，几乎所有的孩子最终都能恢复到正常的肘关节活动度。在去除外固定后，若关节僵硬显著，并持续超过 3 周，可以加强伸屈功能锻炼。在极少数患儿，特别是在显著移位的骨折中，治疗后可能会出现永久的僵硬，

主要原因包括肌肉纤维化、骨化性肌炎、肘关节囊挛缩。

### （三）肱骨内上髁骨折

1. 发病率　肱骨内上髁骨折常发生在 9 ～ 14 岁的儿童。约 50% 的肱骨内上髁骨折合并有肘关节脱位，往往能自行复位。但这种类型的骨折常导致肘关节僵硬，肱骨内上髁或许是肘关节僵硬的触动点。

2. 受伤机制　肱骨内上髁骨折的受伤机制包括肘内侧遭受直接打击、肘部的外翻压力，以及前臂肌肉的突然屈曲内旋收缩造成内上髁的撕脱骨折。肘关节尺侧副韧带与前臂的屈肌腱止于肱骨内上髁，屈曲内旋的力常导致骨折块的移位畸形。

3. 诊断

（1）体格检查：肘内侧可有触痛和肿胀，并可能有瘀斑。如果合并肘关节脱位，在矢状位平面上可见明显的畸形。另外，可在麻醉或镇静下，将肘关节屈曲 15°（为了消除鹰嘴的稳定作用）并外翻应力下评估内侧结构的稳定性。

（2）影像学检查：如果骨折移位不容易看到，可能需要和健侧的 X 线片做比较，以确定正常的骨化中心，并评估肱骨内上髁的位置。肱骨内上髁很容易和多骨化的滑车中心相混淆。应进行一个标准的侧位 X 线片对比，以防漏诊嵌入关节间隙的碎骨块。

4. 合并伤　合并伤包括肘关节脱位、桡骨颈骨折、尺骨鹰嘴骨折、尺骨冠突骨折和尺神经的牵拉伤（神经失用症）。

5. 治疗　目前，有关肱骨内上髁骨折的正确治疗仍存在争议。肱骨内上髁骨折只是涉及一个骨突（伸展时的生长板），而不是骨骺（在压缩下的生长板），即使有成角畸形也不会影响纵向的生长。轻度移位也可接受，除非肘部需要长时间使用肘外翻的力，如从事投掷运动或体操。如果肱骨内上髁往前方移位，尺侧副韧带在伸展时仍会处于松弛状态。而切开复位可能带来肘部的僵硬。Ogden 建议切开复位内固定的指征为：> 5mm 的移位和骨折块发生 90° 旋转或合并肘部外翻不稳定。切开复位的绝对适应证包括骨折块卡压在肘关节内尺神经功能障碍或证实有明显的肘关节不稳定。长期的研究已经证明孤立的内侧髁骨折移位在 5 ～ 15mm，单纯使用长臂石膏固定 2 周即可达到满意的骨愈合。

6. 鉴别诊断

（1）肱骨内侧髁骨折：肱骨内侧髁骨折非常罕见。肱骨内侧髁骨折是关节内骨折，可导致肘关节积血。

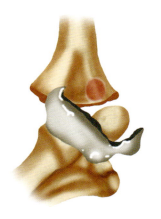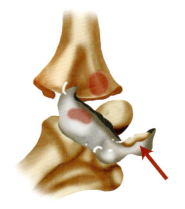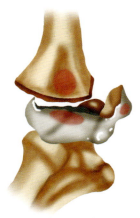

A型：0~12个月　　　　　B型：1~3岁　　　　　C型：3~7岁

图 31-6　肱骨远端经骨骺的骨折分类（DeLee 分型）

A 型 . 外侧髁没有骨化，通常为 Salter Ⅰ型骨折；B 型 . 外侧髁有骨化，通常合并有一小的干骺端碎骨块，可为 Salter Ⅰ型或Ⅱ型骨折；
C 型 . 肱骨外侧髁有骨化，通常合并有大的干骺端碎骨块，多为 Salter Ⅱ型骨折

内上髁骨折是关节外骨折，很少产生关节积血（后侧脂肪垫征）。滑车骨化中心一般出现在 9 岁时，在此年龄之前发生的肱骨内上髁骨折，往往很难和肱骨内侧髁骨折相鉴别。干骺端骨折累及肱骨内侧髁。

（2）需要和滑车的多个骨化中心相鉴别。

7. 并发症　肱骨内上髁骨折并发症包括肘关节外翻不稳定和尺神经失用症 。

### （四）肱骨外侧髁骨折（见图 31-7）

1. 发病情况　肱骨外侧髁骨折多发生在 5 ~ 10 岁的儿童。

2. 受伤机制　多为摔倒时手掌着地，前臂外展，肘关节伸直位受力，从桡骨小头向上传导而发生骨折；也可因肘关节突然内翻使外侧副韧带产生牵引力而发生骨折。

3. 分类

（1）Milch Ⅰ型：骨折线通过肱骨小头的继发骨化中心点并延伸至滑车的外侧沟，属稳定骨折（Salter Ⅳ型骨折）。

（2）Milch Ⅱ型：骨折线通过滑车中部（Salter Ⅱ型骨折），属于不稳定骨折（完整的内侧关节铰链是稳定性和一致性的关键）。

4. 诊断

（1）体格检查：肘外侧明显疼痛、迅速肿胀，局限性压痛。

（2）影像学检查：正、侧位 X 线片可以发现肘关节伸直位时平行于肱骨小头骨骺的细微的骨折线。侧位 X 线片显示接近干骺端的细微骨折块，但往往难以发现轻度移位的骨折块。肘关节造影、斜位 X 线以及超声检查有助于识别轻度移位的骨折。磁共振成像已有利用，但需要镇静下长时间扫描，因此是不切实际的。MDCT 技术（其辐射量相当于一个标准的 X 线片照射）可快速扫描，能帮助识别轻度移位的骨折，但不推荐常规使用。

5. 合并伤　合并伤包括肘关节脱位、尺骨干骨折和肱骨内上髁骨折。

6. 治疗　治疗方案的选择取决于骨折移位的程度。稳定的无移位骨折可非手术治疗，肘上石膏固定 4 ~ 5 周。然后每周随访复查 X 线片，直到 X 线线提示有骨愈合。对于不稳定的轻度移位骨折和移位的骨折需要行切开复位内固定术。移位的骨折包

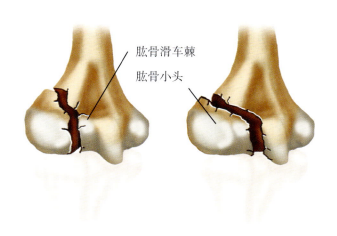

肱骨滑车棘
肱骨小头

图 31-7　Milch 肱骨外侧髁骨折分型：Milch Ⅰ型和Ⅱ型骨折

括移位 ≥ 2mm 的骨折。通过一个前外侧入路进行切开复位，由于肱骨外侧髁的血液供应由后侧的软组织提供，术中应避免去除后方的软组织。避免破坏肱骨外侧髁的血供，以免造成该骨折块坏死。前外侧入路可直视外侧髁、外侧干骺端及关节面。在应用克氏针内固定前，所有这些结构都必须解剖复位。闭合复位经皮穿针固定的作用仍存在争议，但在轻度移位骨折或预期非手术治疗固定不牢靠的无移位骨折可以使用。

7. 并发症

（1）不愈合或延迟愈合：儿童外侧髁骨折有较高的不愈合率。解剖复位与稳定的内固定可以减少骨不连的发生。因骨折靠近关节且有限的血液供应是此并发症的危险因素。骨折复位后需定期复查，直至确定骨折愈合。对于晚期就诊的肱骨外侧髁骨折的治疗仍存在争议，最近的研究还是倾向于手术治疗。

（2）骨坏死：肱骨外侧髁的血液供应是由后侧的关节外肌肉组织和软组织提供。在切开复位内固定过程中需谨慎保护血供。

（3）骨骺阻滞：在这些患者，即使出现骨骺阻滞，临床意义也不大。

（4）肘内翻：这是最常见的并发症，高达 40% 的发生率，临床很少需要干预。但是，患儿父母应明白在外观上肘外侧会有隆起。

（5）外侧骨刺：外侧骨刺的形成是手术和非手术治疗这些骨折遗留的结果。它表现为明显的肘内翻畸形，不影响功能。

（6）鱼尾畸形：肱骨远端鱼尾畸形的病因尚不清楚，可能与骨折畸形愈合、骨坏死、骨骺早闭或多因素的组合有关。

### （五）肱骨内侧髁骨折（见图 31-8）

1. 发病特点　肱骨内侧髁骨折最常见于 8 ～ 14 岁的儿童。

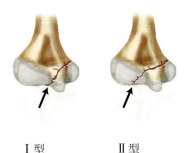

Ⅰ 型　　　　Ⅱ 型

图 31-8　Milch 描述的肱骨内侧髁骨折类型

2. 受伤机制　受伤机制与肱骨内上髁骨折相同，包括直接打击、外翻应力和突然的前臂屈曲和旋前收缩暴力。

3. 分类

（1）Milch 分型：是基于骨折线的位置（见图 31-8）。

1）Ⅰ 型骨折：骨折线通过滑车的顶点，是较常见的类型。

2）Ⅱ 型骨折：骨折线通过肱骨滑车沟，此类型不太常见。

（2）Kilfoyle 分型：基于骨折的位置和移位的程度。

1）Ⅰ 型骨折：骨折线通过干骺端的内侧髁骨折。

2）Ⅱ 型骨折：骨折线延伸到内侧髁的骺板。

3）Ⅲ 型骨折：骨块有旋转并有移位。

4. 诊断

（1）体格检查：肱骨内侧髁骨折是关节内的骨折，可有关节内积血、局部压痛；肱骨内上髁骨折是关节外的骨折。

（2）影像学检查：肱骨滑车的骨化一般在 9 岁左右，在此之前的肱骨内侧髁骨折难以诊断；关节造影或磁共振成像有助于诊断。

5. 治疗

（1）长臂石膏：对于无移位的骨折，应用长臂石膏固定 3 ～ 4 周即可，但需要与肱骨外侧髁骨折一样，每 5 ～ 7 天复查 1 次 X 线片以检查骨折移位情况，直到证实骨折愈合。

（2）闭合复位经皮穿针固定：无移位或轻度移位的骨折可以尝试，但必须解剖复位。

（3）切开复位内固定：对于移位的骨折，需切开复位并用克氏针或可吸收螺钉固定。

6. 并发症　并发症包括生长阻滞、骨缺血性坏死、运动丧失和肘关节不稳定。

### （六）尺骨鹰嘴骨折

1. 发病特点　儿童尺骨鹰嘴骨折少见，骨折同时伴肘部骨折的高达 50%（通常是肱骨内上髁骨折）。

2. 受伤机制　过伸或过度屈曲，剪切或直接打击均可导致尺骨鹰嘴骨折。

3. 分类　儿童尺骨鹰嘴骨折没有公认的分类系统，Wilkins 根据受伤机制进行分类。

（1）A 型：屈曲性损伤。

（2）B 型：伸展性损伤。

1）外翻型：伴有桡骨颈骨折。

2）内翻型：伴有桡骨小头脱位，骨间背神经损伤。

（3）C 型：剪切性损伤。

4. 合并伤 20%～50% 的尺骨鹰嘴骨折合并肘关节骨折，其中包括肱骨内上髁骨折、肱骨外上髁骨折和桡骨颈骨折。

5. 治疗原则 在治疗中需要考虑的最重要的因素包括移位程度（< 3mm 视为轻度移位）、关节内还是关节外骨折、稳定性。由于骨膜较厚，大部分轻度移位的尺骨鹰嘴骨折可以用长臂管形石膏或石膏托固定 3～4 周。剪切性损伤（罕见）通常在屈曲位是稳定的，而屈曲性损伤需伸直位固定。对于关节内移位的骨折，可能需要切开复位、张力带或可吸收螺钉内固定。

### （七）"保姆"肘（"牵拉肘"，桡骨小头半脱位）

1. 发病特点 发病高峰为 1～3 岁，在 5 岁以后少见。女孩多发，左侧常见。

2. 受伤机制 儿童前臂处于旋前、肘关节伸直位受到牵拉时，桡骨小头向远端滑移，而恢复原位时，环状韧带的上半部来不及退缩、卡压在肱桡关节内，呈半脱位状态（图 31-9）。

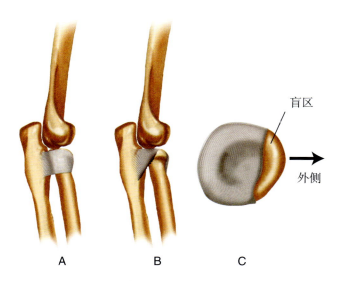

图 31-9 A. 正常的肘关节环状韧带；B. 保姆肘：远端的部分环状韧带撕裂，部分卡压在肱桡关节处；C. 环状韧带的轴向视图

3. 诊断

（1）体格检查：儿童诉肘部疼痛，拒绝别人触碰；肘关节略屈曲、前臂旋前，健侧手握住手臂。

（2）影像学检查：X 线检查并不能提示前臂旋前牵拉的病史。X 线片显示正常，没有积液的证据。

4. 治疗 术者一手握住儿童腕部，另一手托住

肘部，以拇指压在桡骨小头部位，肘关节屈曲 90°，轻柔的前臂旋前、旋后活动。当患儿肯用患手取物时，说明已经复位。通常儿童不愿意立即做取物动作，但数分钟内可恢复常态。

5. 鉴别诊断 其他伤害，包括脓毒性肘关节炎、桡骨颈骨折或肘部的其他骨折都可有类似的症状。通常情况下，如脱位持续超过 1 天，儿童肘部会有假性麻痹出现。因为在未被发现的情况下，由于大人的牵拉，桡骨小头无意识中尝试过自行复位，既往反复尝试的复位可能导致儿童来医院后难以立即复位，故即使复位也需前臂旋后位长臂石膏固定 2 周。

6. 并发症 复发是主要的并发症。正确的家庭教育可以避免大部分患者的复发。对于复发的患者，治疗方法一样。有些儿童的环状韧带拉伸后可能遭受多次复发，在这些情况下需要应用长臂石膏固定 2 周。随着时间的推移，适当的家庭教育与骨骼生长相结合将恢复正常的骨韧带关系。

### （八）肘关节脱位（见图 31-5）

1. 发病特点 肘关节脱位罕见于幼儿。发病高峰为 13 岁，男孩多于女孩。幼儿明显的肘关节脱位应高度怀疑经骨骺骨折的可能性。

2. 受伤机制 常是在前臂旋后、手掌着地而肘关节伸直或部分屈曲位摔倒所致。肘关节脱位通常位于后侧或后外侧，前侧、内侧、外侧脱位不常见，但发散的脱位有可能发生。发散的脱位相当罕见，主要是由于桡骨和尺骨向相反方向的移位所致。

3. 分类 Wilkins 分类是根据儿童肘关节脱位的方向与相对肱骨的移位程度进行分类。

（1）Ⅰ型：近端桡尺关节关系正常。

1）后脱位：分为后内侧脱位和后外侧脱位。

2）前侧脱位。

3）内侧脱位。

4）外侧脱位。

（2）Ⅱ型：近端桡尺关节打乱。

1）发散：前后发散和内外发散。

2）尺桡骨易位。

4. 诊断

（1）体格检查：肘关节疼痛，肿胀；患儿常用健侧手扶托；肘关节屈曲可见"S"形畸形。因为脱位后肱骨远端的位置关系，肘前窝明显加宽加深。

（2）影像学检查：X 线检查可以发现尺桡骨相

对于肱骨远端的移位；肱骨小头与桡骨头颈部之间的匹配关系丢失，在婴幼儿需注意鉴别经骨骺的骨折。特别需要注意的是肘部相关损伤，包括肱骨内上髁骨折。肱骨内上髁复位前的位置和复位后的位置必须进行仔细的审查。

5. 合并伤　肘关节脱位常合并其他肘关节的骨折，如肱骨内上髁骨折、桡骨近端骨折、冠突骨折、尺骨鹰嘴骨折，以及肱动脉损伤、正中神经损伤和肱肌损伤。

6. 治疗

（1）闭合复位：急性后脱位通常可以闭合复位治疗，无须全身麻醉，通过纵向的过伸牵引，然后迅速屈肘、前臂旋后完成复位。在过伸牵引时必须小心，以免进一步损伤正中神经或肱动脉。复位后应用长臂石膏托固定2周，然后积极的主动肘关节屈伸功能锻炼。前脱位通常需在全身麻醉下复位，在肘关节屈曲位下牵引前臂，并施加前臂向后的力，然后再缓慢地将肘关节伸直即可复位。

（2）切开治疗：切开治疗主要用于不可复性肘关节脱位，通常是由于肱骨内上髁骨折块卡压在关节内。另外，对于开放性肘关节损伤及合并肱动脉损伤的也需切开复位。

7. 并发症

（1）关节僵硬。

（2）复发性脱位：复发性脱位罕见且难以治疗。常发生在青春后期的后脱位及后外侧脱位，由于该区域肱骨远端大块的软骨，导致后关节囊难以牢固地附着在肱骨上。

（3）神经损伤

1）尺神经损伤：尺神经可被卡压在肱骨内上髁撕脱的碎骨片处。开放复位并牵开肱骨内上髁骨块，尺神经的功能往往能完全恢复。

2）正中神经损伤：由肘关节脱位导致的正中神经损伤相对尺神经损伤少见，倘若发生，则预后较差。在复位过程中，正中神经可被卡压在滑车和尺骨鹰嘴之间，也可困在肱骨内上髁骨折块与肱骨之间，还可卡压在内侧髁嵴与肱骨远端或尺骨鹰嘴之间。肘关节脱位时，如怀疑正中神经功能损伤，应做彻底的检查评估。

（4）肱动脉损伤：在闭合性肘关节脱位中，肱动脉损伤非常罕见；主要发生在开放性肘关节脱位中，如有损伤需行血管修复术。

## （九）桡骨近端（桡骨头和桡骨颈）骨折

1. 发病特点　桡骨头主要由软骨组织，儿童的桡骨近端骨折多为桡骨颈骨折。约有50%的桡骨颈骨折合并其他损伤。桡骨近端骨折的发病高峰为4～14岁。

2. 受伤机制　桡骨头和桡骨颈骨折多由于肘关节伸直、手掌伸直、前臂旋后位摔倒，产生外翻应力所致。也可出现在肘关节脱位时。桡骨颈骨折的同时可合并尺骨近端骨折，如孟氏骨折。

3. 分类（O'Brien分类）（图31-10）

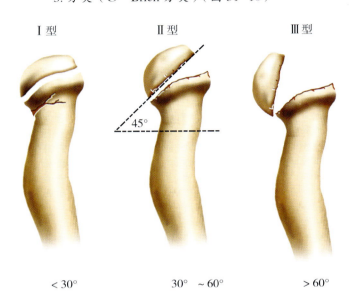

Ⅰ型　　Ⅱ型　　Ⅲ型

45°

< 30°　　　30°～60°　　　> 60°

图31-10　儿童的桡骨颈骨折（O'Brien分类方法），分别为Ⅰ型、Ⅱ型、Ⅲ型骨折

（1）Ⅰ型：关节面倾斜角度 < 30°。

（2）Ⅱ型：关节面倾斜角度为30°～60°。

（3）Ⅲ型：关节面倾斜角度 > 60°。

4. 诊断

（1）体格检查：患者肘关节呈半屈曲位，前臂呈中立位，肘外侧肿胀，可有瘀斑，前臂旋前及旋后受限。触诊时桡骨小头处有压痛，特别是在前臂旋前、旋后位时明显。

（2）影像学检查：一般的前后位及侧位X线片如不能确诊时，最好在肘关节半屈曲和前臂旋后位摄片。也可以采用几种不同旋转角度进行X线摄片。或者如前文所述，采用MDCT检查。

5. 合并伤　桡骨颈或桡骨头骨折可合并尺骨骨折、肱骨内上髁骨折、肱骨外侧髁骨折、尺骨鹰嘴骨折或内侧副韧带断裂。

6. 治疗 治疗过程中考虑的两个主要因素是成角和位移情况。Wilkins 建议成角 < 30° 及移位 < 5mm 的应尽早行肘关节功能锻炼。成角在 30° ～ 60° 的采用闭合复位；成角 > 60° 且移位 > 5mm 的行切开复位内固定。Ogden 认为，在 10 岁以上的儿童如成角超过 10° ～ 15° 是不可接受的，因为其重塑能力有限。其治疗可以通过闭合复位、经皮克氏针固定或髓内固定，或通过切开复位来实现。

7. 并发症 30% ～ 50% 的儿童桡骨近端骨折治疗后会遗留肘关节活动功能下降。此外，还可能出现骨骺早闭、缺血性坏死、肘外翻、异位骨化、尺桡骨骨性连接、桡骨头过度生长等。

### （十）冠突骨折

1. 发病特点 冠突骨折在儿童中相当罕见，主要与肘关节脱位相关。常伴有肱骨内上髁骨折、桡骨近端骨折、肱骨外侧髁骨折和尺骨近端骨折。

2. 分类（Regan 和 Morrey 分类）

（1）Ⅰ型：涉及冠突尖的骨折。

（2）Ⅱ型：涉及冠突的骨折 < 50%。

（3）Ⅲ型：涉及冠突的骨折 > 50%。

3. 治疗 儿童的这些骨折很少移位，一般采取闭合复位。

## 五、尺骨和桡骨损伤

### （一）前臂骨干骨折

1. 受伤机制 前臂尺骨和桡骨骨干的骨折通常是前臂伸直位摔倒所致。

2. 诊断

（1）体格检查：前臂有压痛，骨折部位有轻微或明显畸形。前臂旋前、旋后受限并可导致疼痛。

（2）影像学检查：必须包括腕关节及肘关节的正侧位 X 线片。为了正确评估前臂的旋转对线，正常时肱二头肌结节与桡骨茎突呈对角位，冠突在前，也与后方尺骨茎突呈对角位。

3. 分类 目前还没有被普遍接受的前臂骨折分类系统。

（1）按照骨折的程度，常分为 3 种类型。

1）完全骨折：在不同的放射线片上，骨折断端双侧骨皮质均可看到不连续，并且有移位。

2）青枝骨折（图 31-11）：在放射线片上可看到一侧骨皮质断裂，而对侧骨皮质则保持完整。青枝骨折有移位的倾向。

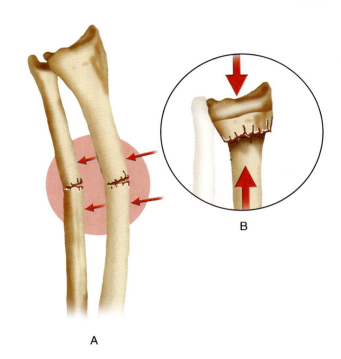

图 31-11 A. 儿童前臂的青枝骨折；B. 儿童桡骨小头的压缩嵌插骨折，箭头所指的为损伤受力方向

3）可塑性骨折（创伤性弯曲）：这些骨折在影像学检查时看不到骨皮质的断裂，但表现出成角畸形。这些骨折仅出现在儿童。可发生在尺骨和桡骨的任一骨或两者同时出现可塑性变形。

（2）基于骨折的位置分类，这些骨折可以分为以下几种。

1）近端 1/3 骨折。

2）中 1/3 骨折。

3）远端 1/3 骨折。

（3）根据移位的方向分为以下几种。

1）背侧移位。

2）掌侧移位。

3）桡侧移位。

4）尺侧移位。

4. 合并伤 常合并肘关节骨折、孟氏骨折和盖氏骨折。正是由于这个原因，行前臂 X 线检查时必须包括肘关节和腕关节。

5. 可接受的复位极限 许多文献都致力于制定儿童前臂双骨折复位需达到的标准。目前的观点是复位后能接受的极限包括：成角 10°，45° 的旋转不良，完全移位，桡侧弓丢失。尤其是在年龄 < 10 岁的儿童，因其有较强的重塑能力，部分畸形可在生长发育过程中重塑。成角移位的重塑性比旋转移位更好。儿童的前臂尺桡骨双骨折畸形愈合常见。

尽管如此，这些孩子的功能还是相当不错的。因此，在放射线片上观察到的畸形愈合，并不一定都有功能缺陷。虽然每个患者的骨折都应个性化治疗，但在原则范围内治疗是相当合理的。只要功能好，即使有畸形愈合也能被接受。笔者认为复位后的满意度主要取决于前臂的外观，相比其他因素更加重要。尤其是在复位尺骨时，需注意其弯曲的程度，因其位于皮下，如出现外观上的畸形并影响美观，对于患儿及家长来讲都是难以接受的。

6. 治疗　尺桡骨近端 1/3 骨折相比更远端的骨折治疗难度大，预后相对差。因为其有强大的软组织包绕及牵拉作用，外固定的塑形相对较难。需要特别注意的是，良好的外固定塑形才能对抗骨间膜的牵拉作用。在复位后前 3 周，所有这些骨折应遵循每隔 1 周复查 1 次正、侧位的 X 线片，以及时发现骨折是否有移位。

（1）无移位骨折：无移位的前臂双骨折应根据患者的年龄，应用长臂石膏固定 5～6 周。对于中 1/3 和远端 1/3 的骨折通常可以在 4 周左右将长臂石膏更换为短臂石膏，但要确保有足够的骨痂生长。

（2）青枝骨折：前臂青枝骨折尽管成角畸形较小，但可有一个令人惊讶的明显的旋转畸形。这些骨折通常建议先复位再固定。复位时常用"拇指规则"，它要求完全充分的复位。对于背侧成角并内旋畸形的骨折，拇指应放在骨折断端顶点并挤压使其旋后才能复位骨折断端。同样，骨折向掌侧成角并有旋后畸形的前臂骨折在复位时必须旋前以矫正畸形（拇指移动到骨折的顶点的方向上）。一旦复位完成后，一个良好塑形的模具，包括尺侧及骨间、背部和手掌侧都合适的模具来稳定复位的位置。一般来说，在急性期，使用石膏固定要优于纤维材料的模具。石膏可以让外科医师更好塑形和维持稳定。

（3）移位骨折：大部分的骨骼未成熟儿童的前臂移位骨折可以采用闭合复位、石膏固定治疗。复位时通常可以纵向牵引，校正成角畸形及旋转畸形，控制轴线。上述的"拇指法则"也可在此通用。换言之，即原本掌侧成角的骨折可以在轻微旋前位固定；那些原本背侧成角的可在轻微的旋后位固定。更重要的是，必须注意远端骨折段旋转后紧靠近侧骨折段，这时必须通过肱二头肌结节与桡骨茎突的相对关系来评估复位效果。如果有任何疑问，前臂应置于中立位置。所有这些骨折不管是长臂管形石膏或塑形良好的石膏托，还是小夹板及前后石膏夹固定的，

与所有其他的前臂骨折一样，都需要在前 3 周每隔 1 周仔细复查 X 线片，以确保不会发生移位。

（4）可塑性畸形：为了避免远期前臂旋前、旋后功能丧失，正确识别可塑性骨折非常重要。当前臂的其中一根骨发生移位骨折，而另一根骨出现可塑性骨折，在复位前必须先复位好可塑性骨折，再处理移位的骨折。当桡骨头骨折移位合并尺骨中上段可塑性骨折时，必须仔细检查肘关节的功能。

（5）开放治疗适应证：儿童尺骨和（或）桡骨骨干骨折切开复位治疗适应证包括开放性骨折、不可复性骨折、骨折合并骨筋膜隔室综合征、上肢血管损伤、骨折断端有肌腱或神经的卡压。骨骼的固定方式和成年人一样，可以利用接骨板和螺钉，髓内固定或外固定。外固定一般用于前臂骨折合并有明显的软组织损伤或烧伤。

7. 并发症

（1）再骨折：青枝骨折和开放性骨折的再骨折发生率高达 5%。

（2）复位丢失：前臂尺骨和桡骨骨干双骨折复位后有较高的复位丢失率。复位后应每周复查 X 线。虽然成角畸形可以重塑，但旋转畸形很难再塑形。

（3）畸形愈合：畸形愈合通常不会导致患肢的功能缺失。截骨矫正手术应在明确有功能缺失时才考虑。Ogden 等认为桡骨的成角畸形比尺骨成角畸形更容易影响前臂的旋转功能（图 31-12）。

（4）交叉愈合：前臂尺骨和桡骨双骨折出现交叉愈合非常罕见，通常发生在手术干预、反复手法复位、高能量损伤、合并脑外伤的情况下。在儿童期切除交叉愈合的效果不如成年后切除。

（5）骨筋膜隔室综合征：儿童发生骨筋膜隔室综合征的频率比成年人低。常出现在开放性骨折或由于外固定石膏太紧压迫所致。在前臂双骨折复位后需高度警惕骨筋膜隔室综合征的发生。

（6）神经、肌肉卡压：外周神经和肌肉可卡压在骨折断端，可能会导致功能的部分丢失。

### （二）孟氏骨折脱位

孟氏骨折脱位指尺骨干骨折合并桡骨小头脱位。

1. 发病特点　孟氏骨折好发于 7～10 岁的儿童。

2. 分型（图 31-13）

（1）Bado 根据桡骨小头脱位的方向将这些骨折分型。桡骨小头脱位的方向基本上都是在尺骨骨折成角的方向。

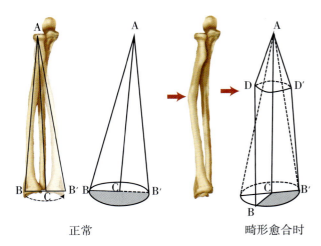

正常　　　　　　　　　畸形愈合时

图 31-12　桡骨相对于尺骨的旋转

正常情况下，旋转三角（ABC）的轴心通过桡骨小头（A）至尺骨茎突（C），桡骨茎突沿着轴线从 B 旋前至 B′ 的位置，可作为圆锥形的一半。当骨折畸形愈合时，多了一个旋转点及轴线，以致旋前时偏离原来的圆锥。由于畸形导致的桡骨远端旋前畸形，限制其完全旋后

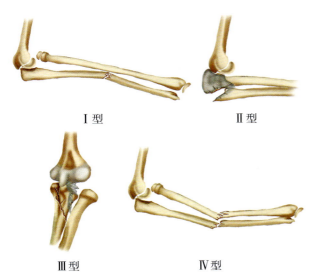

Ⅰ型　　　　　　　　　　Ⅱ型

Ⅲ型　　　　　　　　　　Ⅳ型

图 31-13　儿童孟氏骨折脱位（Bado Ⅰ型、Ⅱ型、Ⅲ型、Ⅳ型骨折脱位）

1）Ⅰ型孟氏骨折：桡骨小头前脱位（占 70%～85%）。

2）Ⅱ型孟氏骨折：桡骨小头后脱位（5%）。

3）Ⅲ型孟氏骨折：桡骨小头侧方脱位（15%～25%）。

4）Ⅳ型孟氏骨折：同时涉及桡骨近端和尺骨近端骨折并桡骨小头前脱位（罕见）。

（2）Letts 及其同事改良 Bado 分类方法应用于儿童患者，他们把儿童的孟氏骨折分为 5 个类型。Letts 的 A 型、B 型和 C 型骨折类似于 Bado Ⅰ型骨折。

1）A 型骨折：是桡骨小头前脱位合并尺骨的可塑性骨折、弯曲弧度朝前（Bado Ⅰ型）。

2）B 型骨折：是尺骨的青枝骨折合并桡骨小头前脱位（Bado Ⅰ型）。

3）C 型骨折：是尺骨完全骨折合并桡骨小头前脱位（Bado Ⅰ型和Ⅳ型）。

4）D 型骨折：是桡骨小头后脱位（Bado Ⅱ型）。

5）E 型骨折：是桡骨小头的侧方脱位（Bado Ⅲ型）。

3. 孟氏骨折脱位特殊类型　特殊类型包括单纯的桡骨小头脱位、尺骨骨折合并桡骨颈骨折、前臂双骨折表现为桡骨近端骨折合并尺骨骨折、尺骨可塑性骨折合并桡骨小头脱位。这些儿童特殊的类型骨折都包括在上述的 Letts 分型中。

4. 受伤机制（Bado）

（1）Ⅰ型：有 3 种说法。

1）前臂伸直位摔倒、前臂旋前导致尺骨骨折，随后出现桡骨小头脱位。

2）直接打击尺骨后侧致尺骨骨折合并桡骨小头前脱位。

3）前臂伸直并过伸，肱二头肌的强有力收缩，致尺骨骨折合并桡骨小头前脱位。

（2）Ⅱ型：为肘关节屈曲损伤的结果。

（3）Ⅲ型：最有可能是肘关节过伸并内翻的结果。

（4）Ⅳ型：受伤机制不详。

5. 诊断

（1）体格检查：儿童孟氏骨折脱位常有肘部和前臂畸形。局部有疼痛，前臂主动活动及被动旋转活动受限；在桡骨小头脱位的位置可扪及肿块。

（2）影像学检查：标准的正、侧位 X 线片对孟氏骨折脱位的诊断至关重要。正常的桡骨头 – 肱骨小头的匹配关系，一般经过桡骨近端长轴的线与肱骨小头的中心相交，而这种关系不因拍摄角度及拍摄时肘关节屈曲程度而改变（图 31-3）。轻微的桡骨小头脱位容易被漏诊。

6. 鉴别诊断　先天性桡骨头脱位几乎总是后脱位、双侧脱位。桡骨头通常增大并呈椭圆形。

7. 治疗

闭合复位

1）Ⅰ型：纵向牵引并三点用力方式集中在成角顶点即可复位尺骨骨折。直接复位桡骨小头。复位后最好维持屈肘至 120°，前臂中立位固定。

2）Ⅱ型：纵向牵引并三点用力方式集中在成角

顶点即可复位尺骨骨折。直接复位桡骨小头。复位后肘关节伸直，前臂中立位固定。

3）Ⅲ型：肘关节伸直时纵向牵引，直接按压复位桡骨头和尺骨骨折。复位后前臂旋后，肘关节屈曲90°固定。

8. 并发症　Bado Ⅱ型孟氏骨折脱位经常合并有同侧肢体骨折。桡骨头再脱位的概率很大。因此，闭合复位治疗的患者每周应密切随访影像学检查以确保没有发生再移位。

### （三）尺桡骨远端骨折

1. 发病特点　尺桡骨远端骨折是儿童极为常见的伤害。这些伤害发生在整个的童年期，相比在年幼的儿童更可能发生在青少年期。

2. 损伤机制　通常由手撑地摔伤所致。着地时，如果腕关节是在伸直位，患者很可能会出现掌侧成角畸形。如果腕关节是屈曲的，患者很可能会出现背侧成角骨折。

3. 分类　这些骨折包括嵌插骨折（图 31-11）、生长板骨折（通常是 Salter Ⅰ 型或者Ⅱ型）、干骺端骨折或青枝骨折。

4. 诊断

（1）体格检查：在移位或成角的骨折，可见明显的"餐叉"畸形。触诊和运动手腕时会有不适感。

（2）影像学检查：必须摄高质量的前后位和侧位的桡骨远端 X 线片。与其他前臂骨折一样，肘关节的 X 线片不可忽视，除非体格检查明确只是单纯的桡骨远端骨折。

5. 治疗　治疗方式取决于特定的患者所能接受的成角度数。由于手腕的运动通常与骨折移位成角是在同一平面上，重塑可发生在骨骼接近成熟的个体。即使像"刺刀样"畸形也可以接受，因为它通常可以重塑。在 ≤ 10 岁的患者，高达 40° 矢状面成角和冠状面的 20° 成角可以接受。因为桡骨远端骨折畸形重塑可每年达 10°，骨骼发育成熟后 1 年内骨折成角的，成角在 10° 内也可接受。如其他前臂骨折一样，即使在重塑过程中临床上明显的成角畸形应及时纠正，以减少家长的担心。

（1）嵌插骨折：最近的研究表明，嵌插骨折可应用可移动调节的腕夹板固定治疗。大多数医师还是喜欢用短臂石膏托固定 3 周。3 周后，去除外固定即可，无须进一步的 X 线检查。

（2）无移位骨折：无移位的骨折可用短臂石膏固定 5 周。如果在旋前旋后位时有疼痛的，可先用长臂石膏固定 2 ~ 3 周，再更换短臂石膏。

（3）青枝骨折：骨折后凸侧的骨膜断裂，向凹侧成角畸形，成角畸形有进一步进展的可能。成角可导致永久的旋转畸形，因此凹侧完全复位很有必要。复位后用良好塑形的长臂石膏固定 5 ~ 6 周。

（4）远端干骺端骨折：前臂远端干骺端骨折很少单一出现，通常桡骨远端干骺端骨折常合并一个完整的尺骨骨折或尺骨茎突骨折，或尺骨可塑形骨折，或尺骨的青枝骨折。桡骨采用闭合复位，而尺骨骨折通常不需要特别的重视。良好塑形的石膏可以维持其稳定。在手腕过度屈曲时，需注意避免急性腕管综合征的发生。一般固定 4 ~ 5 周即可骨愈合。

（5）远端骨骺骨折：桡骨远端骨骺骨折常见。其治疗类似于移位的干骺端骨折，一般可快速愈合。应在急诊室镇静条件下尝试一次闭合复位，如果复位不成功，应在手术室全身麻醉下、肌肉完全松弛后再尝试复位。切忌尝试反复的复位，以免对生长板的二次创伤。如在复位后 10 ~ 14 天出现渐进的对线对位不良，则可能需进行强有力的操作来改善对位对线，但增加骨骺生长停滞的风险。尺骨远端骨骺骨折较罕见，但有相当高的骨骺生长停滞的发病率。

（6）手术适应证：包括尺桡骨远端的开放性骨折、闭合复位失败、骨筋膜隔室综合征、闭合复位后急性腕管症状不缓解、合并患侧上肢其他部位的骨折、闭合复位后复位再丢失。在有良好塑形石膏固定的初次复位后的第 1 周出现复位丢失时，需到手术室行再次复位。在这种情况下，为了避免再次移位，可以考虑经皮克氏针固定。在 10 岁左右的患儿出现远端前臂双骨折，当尺骨为青枝骨折而桡骨远端骨折短缩并背侧移位时，因骨膜的牵拉作用难以闭合复位，常需在背侧做一小切口松解软组织后再复位骨折块。

6. 并发症　并发症并不常见，但包括骨骺生长停滞、正中神经麻痹、再骨折及畸形愈合。

### （四）盖氏骨折

盖氏骨折是指桡骨干的骨折合并下尺桡关节的脱位。儿童的特殊类型为桡骨远端骨骺或干骺端骨折伴尺骨远端骨骺骨折。

1. 发病特点　相比成年人，盖氏骨折在儿童中不多见。

2. 受伤机制　摔倒时手掌撑地是导致此类型骨折的常见因素。

3. 分类

（1）A 型：骨折线为长斜形，方向为从近端向远端外侧延伸。这种骨折不稳定，通常需要切开复位内固定。

（2）B 型：骨折线的方向为从近侧到远侧的内侧，多为横形骨折。

4. 诊断　标准的腕关节正、侧位 X 线检查。如果 X 线片无法发现骨折，可行 CT 扫描。

5. 治疗　复位桡骨骨折后一般下尺桡关节关系即可恢复。很少需要切开复位内固定，但在复位失败时可考虑。

## 六、腕骨骨折

### （一）手舟骨骨折

在骨骼未发育成熟的患者，手舟骨骨折通常为远极的撕脱伤。主要表现为"鼻烟壶"压痛。受伤机制为摔倒时手掌伸直位着地。治疗方法为经拇指人字形绷带固定 4～8 周。儿童手舟骨腰部骨折可导致骨缺血性坏死或不愈合。如果怀疑有手舟骨骨折，在普通的 X 线片上并不明显时，应行 CT 扫描。

### （二）其他腕骨损伤

腕骨其他损伤罕见于儿童，治疗标准同成年人。

## 七、掌骨和指骨骨折

儿童掌骨及指骨骨折多见于轻微外伤，经常涉及骨骺但很少引起生长障碍，且愈合较快。治疗方法同成年人，完整的骨膜有助于复位。儿童常见的和独特的掌指骨骨折，描述特征如下。

### （一）Boxer 拳击者骨折（第五掌骨骨折）

1. 发病特点　Boxer 拳击者骨折发生在青春期前和青春期拥有足够产生骨骼断裂之时。

2. 受伤机制　多为握拳后直接击打硬物所致。

3. 治疗　通常用尺侧夹板或石膏固定 4～6 周即可愈合。由于高达 70° 的成角都可以重塑而不遗留功能障碍，一般无须复位。常见的残留畸形是在受累的掌指关节处有不太明显的突起。旋转畸形必须纠正，因为它不会重塑。如果需要复位，先屈曲近端指间关节和掌指关节，通过直接施压在骨折远端骨块的背侧即可。为了防止再移位，可用克氏针固定以稳定骨折块。检查者必须认真识别那些"打

咬伤"，这类伤接触有另一个人的口腔或牙齿。在这种情况下，可适当预防性地使用抗生素治疗。

### （二）第一掌骨骨折

1. 分类

（1）A 型：是干骺端骨折，通常是嵌插骨折。

（2）B 型：多表现为 Salter-Harris Ⅱ 型骨折，内侧成角畸形。

（3）C 型：多为 Salter-Harris Ⅱ 型骨折，外侧成角畸形。

（4）D 型：为 Salter-Harris Ⅳ 型骨折，是一个真正的 Bennett 骨折脱位。

2. 治疗

（1）A 型：闭合复位和拇指人字石膏固定。

（2）B 型和 C 型：大部分闭合复位并拇指人字石膏固定。偶尔需经皮穿针固定。

（3）D 型：这是一种关节内骨折，需要切开复位内固定，解剖复位关节面。

### （三）近节指骨骨折

1. 受伤机制　通常这种损伤是摔伤或被击打所致。

2. 分类　大部分为近节指骨的基底部骨折，属于 Salter-Harris Ⅱ 型骨折，但指骨骨干骨折也可见。

3. 诊断

（1）体格检查：当小指近节指骨受累时，有可能会出现外展明显增大（"外八字"骨折）。局部触诊疼痛和肿胀及明显的畸形。

（2）影像学检查：由于骨折经常只能在某一方位的 X 线上看到，故应摄手的正侧位、斜位 X 线片。

4. 治疗

（1）无移位骨折：可将骨折的手指与相邻的手指固定在一起 3～4 周，直到骨折愈合。

（2）移位或成角骨折：通过在移位的骨折顶点掌侧放置一支铅笔来辅助复位，可为近侧干骺端骨折的复位提供有效的手段。复位后使用短臂的尺侧或桡侧 U 形石膏固定（取决于所涉及的骨折手指）3～4 周，直到骨折愈合。在除去石膏后的 3～4 周，建议在参加运动锻炼时继续使用指套将患指与邻近手指固定在一起。

### （四）末节指骨骨折（图 31-14）

1. 受伤机制　通常为直接打击（通常是被弹射物击打）或过度屈曲远侧指间关节所致。

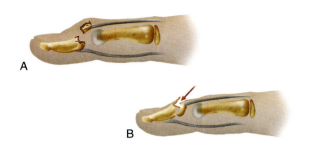

图 31-14　A 型 . 伸肌腱止点的撕脱损伤常表现为 Salter-Harris Ⅲ 型骨折，典型的"槌状指"。B.Salter-Harris Ⅰ 型或 Ⅱ 型骨折，往往表现为一个开放的骨折，有背部皮肤损伤（箭头所指）

2. 分类　伸肌腱止点的撕脱伤常表现为 Salter-Harris Ⅲ 型骨折，外观可见"槌状指"。Salter-Harris Ⅰ 型或 Ⅱ 型骨折可见于儿童和青少年，往往表现为开放骨折，有背部皮肤损伤。

3. 治疗

（1）Salter-Harris Ⅲ 型骨折可用小铝板在轻度的过伸位固定。若过伸较多则有可能导致皮肤坏死。如果伸肌腱止点的骨块不能牢靠固定或近关节软骨的骨折块较大（在 1/3 以上），或伴有掌侧半脱位时需行切开复位内固定。

（2）Salter-Harris Ⅰ 型或 Ⅱ 型骨折应注意是否为开放性骨折，尤其是在有明显出血的患儿。治疗原则同其他开放性骨折，应彻底冲洗和清创。同样需在轻度过伸位固定，可预防性使用抗生素。

4. 并发症　包括骨髓炎、生长停滞、伸肌滞后、指甲生长障碍和皮肤坏死等。

（朱昌荣　译，章　莹　李宝丰　审）

# 第 32 章

# 儿童脊柱与骨盆损伤

Scott Rosenfeld

## 一、儿童脊柱损伤

### （一）流行病学

脊柱损伤在儿童中比成人少见。15 岁以下的患者占脊髓损伤患者总数不到 10%。儿童脊髓损伤最常见的原因是机动车碰撞、高处坠落和运动损伤。一个非常年幼的脊髓损伤患儿应以非意外损伤评估。儿童中多平面脊柱损伤很常见。

### （二）儿童和成年人脊柱损伤之间的差异

由于两者有生理和解剖学上的差异，使得损伤类型有所不同且需要不同的治疗方法。

1. 头型尺寸　儿科患者的头部比例比成年人要大。这提高了运动支点，使之更接近头的位置（儿童的 $C_{2\sim3}$ 椎体等同于成年人 $C_{5\sim6}$ 椎体位置）。这增加了儿童上颈椎损伤的发生率。儿童的上颈椎小关节面更加水平，允许上颈椎有更大范围的运动。当患儿置于背板摄片时，这些特点使颈椎曲度更大，对影像的解读更困难，可能表现出假性半脱位。为了适应这一特点，儿科患儿应置于儿科背板（枕部保护器）来评估或在肩部支撑的情况下使用标准的背板。

2. 脊柱解剖　儿童脊柱可能有开放生长和发育中的骨化中心。这可能使医师不习惯查看儿童脊柱X 线片而难以做出评估。例如，齿突软骨结合可能被误认为是骨折。此外，骨折可能发生在这些软骨区域，造成独特的儿童脊柱骨折模式，如椎骨终板损伤。这些骨折可能只产生细微的影像学改变，如椎间盘间隙变宽。

3. 儿童脊柱　儿童脊柱比脊髓更具弹性，因为椎旁肌肉组织和韧带欠发达。脊柱可以耐受 2in 的伸展，而脊髓只能耐受约 0.25in 的伸展。这使得儿童脊柱损伤存在影像学异常的风险（无放射学影像异常的脊髓损伤）。

4. 长期治疗　儿童脊柱损伤的长期治疗不同于成年人。由于神经元的可塑性更大，患儿的神经损伤更有可能恢复。在儿童脊柱骨折中，骨骺损伤可能会导致脊柱畸形的发生。另外，脊柱生长可允许轻度畸形的重塑。

### （三）类似儿童脊柱损伤

1. 假性半脱位（图 32-1）　由于相对较大的头部尺寸和较水平的颈椎小关节面，假性半脱位是儿

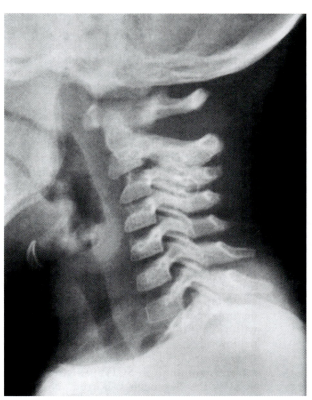

图 32-1　$C_2$ 椎体在 $C_3$ 椎体上的假性半脱位

过度活动在 < 8 岁的儿童较为普遍。椎体运动的具体测量是不可靠的，然而椎体的运动与后方结构的关系更为一致。在屈曲位，$C_2$ 椎体的后弓位于 $C_1$ 椎体和 $C_3$ 椎体的相对连线上。应注意小关节面的相对水平性质，它允许更大的活动度

（经许可，摘自 Capen DA, Haye W. Comprehensive Management of Spine Trauma. St Louis, MO: Mosby, 1998.）

童颈椎正常的生理变异。在 X 线片上，它表现为头侧椎体相对于尾侧椎体前移，最常见于 $C_{2\sim3}$ 椎体。在 $C_{2\sim3}$ 椎体和 $C_{3\sim4}$ 椎体水平，假性半脱位可能分别有 4mm、3mm。假性半脱位在 8 岁以下的儿童最常见，将患儿置于标准的背板（无肩部支撑或枕部保护器）摄仰卧侧位颈椎 X 线片可以用来评估。诊断（已排除真性半脱位）依靠侧位 X 线片上的后路棘突椎板线（Swischuk 线）。这条线连接 $C_1$ 椎体和 $C_3$ 椎体的后弓，与 $C_2$ 椎体的距离 < 2mm。

2. 齿突骨化　齿突骨化在不同阶段的表现与损伤相似。顶端骨化中心类似撕脱性骨折。至 6 岁时软骨结合部融合，但直到 12 岁仍可见，这可能使诊断变得困难。齿突底部的软骨联合持续存在，其表现与骨折相似。齿突的不完全骨化则类似于寰枢关节不稳定。

3. 轻微创伤后类似性压缩性骨折　嗜酸性肉芽肿、黏多糖症、戈谢病、成骨不全症、肺结核、肿瘤。

### （四）儿童脊柱损伤的检查

1. 临床检查　由于脊柱骨折通常是一个重大创伤的结果，检查应首先评估患儿的气道、呼吸和循环。患儿应被转移和评估，利用带枕部保护器的儿童背板或有肩部支撑的标准背板使之与头部大小相适应。初步检查应包括视觉和触诊头部、颈部、背部和骨盆。腹部应评估安全带征象，这将增加对脊椎和内脏损伤的怀疑。应进行完整的神经测试。

2. 影像学检查　经受高能量创伤的患儿应摄颈椎侧位、骨盆前后位、胸部前后位 X 线片。任何部位压痛、肿胀或瘀斑都应专门进行前后位与侧位 X 线片检查。任何一个确定脊柱骨折的患儿都应接受全脊柱的前后位与侧位的 X 线片检查，因为脊柱的非连续多发损伤十分常见。24% 的儿童颈椎损伤有第二处脊柱损伤。CT 扫描和 MRI 可用于增加骨和软组织的细节检查。MRI 还可以用来检查不合作患儿的颈椎。

### （五）针对儿童脊柱的影像学检查

颈椎　Powers 比率被用来评估寰枕关节，大小应该在 0.7 ～ 1.0。正常寰齿间距可能高达 4.5mm。在 $C_1$ 椎体水平，齿突占 1/3，脊髓占 1/3，另 1/3 为脊髓的可用空间。$C_{2\sim3}$ 椎体水平上的多达 4mm 的假性半脱位是生理性的。椎间盘高度的细微变化可能是椎体终板骨折的迹象。

### （六）解剖发展（图 32-2 和图 32-3）

掌握儿童脊柱独特的骨化模式知识对于正确评估损伤很有必要。

1. 寰椎（$C_1$ 椎体）

（1）骨化中心：寰椎有 3 个初级骨化中心。左、右椎弓在出生时即骨化，椎体则在 1 岁时骨化。

（2）融合：寰椎椎体和椎弓软骨联合在 7 岁时融合。棘突（椎弓）软骨联合在 3 岁时融合。

2. 枢椎（$C_2$ 椎体）

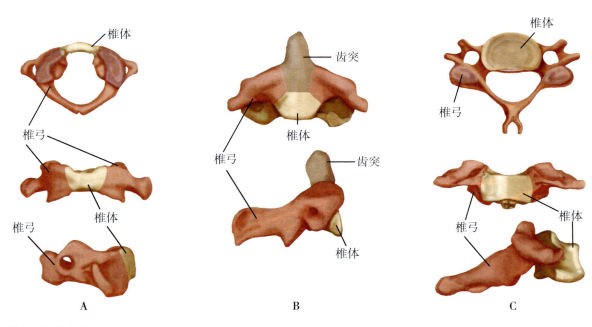

图 32-2　骨化中心
A 为寰椎；B 为枢椎；C：经典的 $C_3$ ～ $L_5$ 椎体

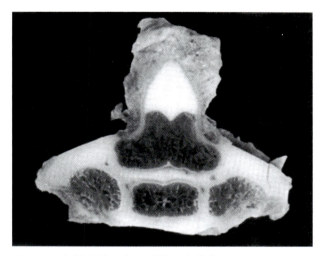

**图 32-3　枢椎在第 3 个月时的形态学发育**
齿突的骨化中心已愈合。神经髓－椎体－软骨联合将椎体与后外侧成分分开
（经许可，摘自 Cgden JA. In: Ogden JA, ed. Skeletal Injury in the Child. 2nd ed. Philadelphia, PA: WB Saunders, 1990.）

（1）骨化中心：枢椎在出生时有 4 个初级骨化中心。在胚胎第 7 个月时 2 个齿突的骨化中心在中线融合。出生时椎体和 2 个椎弓已经骨化。在出生后第 3 年次级骨化中心在齿突的顶端出现。在青春期时次级的骺环骨化。

（2）融合：6 岁时椎体和齿突间的软骨联合融合。融合线直至 12 岁仍可见。椎弓与椎体在 6 岁时融合，棘突在 3 岁时融合。齿突顶端的次级骨化中心及次级骺环上的骨化中心在 25 岁时融合。

3. $C_{3\sim7}$ 椎体

（1）骨化中心：在出生时 5 个骨化中心就已形成。它们分别是椎体、2 个椎弓和 2 个横突。

（2）融合：横突与椎体在 6 岁时融合。与此同时，椎体与神经弓也融合。棘突在 3 岁时融合。裂成两半的棘突在青春期时出现并在 25 岁时融合。高级与低级的骺环在 25 岁时融合。

4. 胸椎和腰椎　10 岁时除了开放的骨骺，胸椎和腰椎已具有成年人胸、腰椎的特征和尺寸。

（1）概述：胸椎和腰椎骨化与融合的方式相似。

（2）腰椎骨化中心：腰椎额外的骨化中心出现在泌乳期。它们出现于青春期，在 25 岁时融合。

### （七）固定技术

在初步评估中，患儿应被固定于儿童背板或标准的带肩部支撑的背板。不应使用牵引。

1. 硬颈围制动　应使用咽和颈部的硬颈围固定。硬的颈围允许多达 17° 屈曲、19° 伸展、4° 旋转、6° 侧弯运动。加用沙袋和咬带后，在每个方向运动范围可减少至 3° 。

2. 头胸背心固定　头胸背心固定可以在 1 岁的患儿身上应用。儿童颅骨的厚度多变，因而固定钉穿透是一个潜在的并发症。颅骨 CT 扫描可用来预测拟进钉处骨骼的厚度。用 2 ～ 4in/lb 的力矩来放置 8 ～ 12 针。头胸背心限制 $C_{1\sim2}$ 椎体 75% 的运动。

### （八）无放射学影像异常的脊髓损伤

无放射学影像异常的脊髓损伤在儿童中比成年人更常见，因为儿童脊柱的弹性较大，关节面较浅，钩突不明显，和支点的颈椎运动更靠近端。这个术语是在 MRI 出现以前创造的，尽管没有 X 线异常，实际上大部分都存在 MRI 异常。20% ～ 30% 的儿童脊髓损伤存在无放射学影像异常的脊髓损伤。有两个发病高峰。

1. 8 ～ 10 岁　最常见的是发生在颈胸结合部近端的损伤。这组神经损伤通常是永久性的。

2. 青少年　一般是胸椎中段损伤，可能伴有内脏损伤。这组神经损伤，神经功能恢复预后较好。

无放射学影像异常的脊髓损伤经常有迟发性神经功能缺陷，这可能需要长达 4 天才表现出来。脊柱的预防措施应保持，直到排除不稳定。神经功能缺陷复发曾被报道，但目前尚不清楚支具能否防止复发。结果与 MRI 表现和神经功能缺陷的严重程度相关。

### （九）颈椎骨折

颈椎骨折约占儿童骨折的 1%。年发病率估计为 7.41/10 万。颈椎骨折的死亡率为 16%。60% 的损伤发生在男孩，且 27% 发生在体育活动中。其他的受伤机制包括机动车碰撞、高处坠落、非意外创伤。8 岁以下的儿童上颈椎损伤最常见，而年龄较大的儿童颈椎损伤的位置较低。面部撕裂和挫伤及明显的后颈缺陷等临床表现可能提示颈椎损伤。

1. 寰枕关节脱位（图 32-4）

（1）发病率：寰枕关节脱位占颈椎损伤死亡患者的 1/3，往往伴有严重的脊髓和脑干损伤，从而导致呼吸抑制。在儿童中寰枕关节是一个髁关节，几乎是水平的，能提供极少的骨性稳定性。损伤机制通常是突然减速导致枕颈过伸。

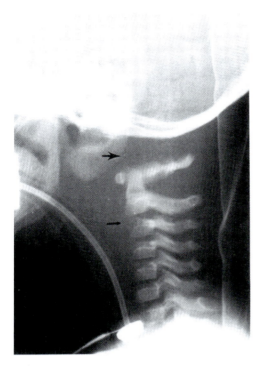

**图 32-4　寰枕关节脱位（大箭头）**

这个 3 岁的孩子被一辆汽车撞倒。注意咽下的软组织肿胀，寰枕关节脱位，其他的损伤在 $C_{2\sim3}$ 椎体水平（小箭头）。这个患者死亡

（Courtesy Dr. Tim Tyler. 经许可，摘自 Sullivan JA. In: Green NE, Swiontkowski ME, eds. Skeletal Trauma in Children. 2nd Vol 3. Philadelphia，PA: WB Saunders，1998.）

（2）评估：可以通过侧位颈椎 X 线片来测量 Powers 比率。比值＞ 1.0 代表前脱位，＜ 0.7 则提示后脱位。

（3）治疗：相关的损伤通常包括严重的头部、胸部和内脏损伤。最初的颈椎稳定应通过穿头胸背心获得。禁忌牵引。确定的治疗需要融合枕骨至枢椎。

2. $C_{1\sim2}$ 椎体骨折

（1）$C_1$ 椎体和 $C_2$ 椎体环形骨折：单独的 $C_1$ 椎体或 $C_2$ 椎体环形骨折很少见，通常是由一个类似于成年人 Jefferson 骨折的轴向负荷引起。齿突开口位 X 线片可显示侧块对线。神经损伤罕见，因为脊髓活动的空间得以保留。治疗可以用头胸背心或颈围固定。应避免牵引。

（2）创伤性寰枢椎不稳定：急性的横韧带破裂导致寰枢椎不稳，只发生在＜ 10% 的儿童颈椎外伤中。成年人正常的寰齿间距为 3mm，儿童为 4.5mm；＞ 4.5mm 提示不稳定，建议用 Minerva 支具或颈椎矫形器固定 8 ～ 12 周以减少过伸。

（3）齿突骨折：齿突骨折的发生率在儿童颈椎损伤中高达 75%。在年幼的儿童，骨折通常发生在齿突基底部软骨结合处。神经损伤很罕见。最大位移出现在前侧，可通过伸展以获得至少 50% 的对位。通常应用 Minerva 支具或颈椎矫正器治疗 6 ～ 8 周。在获得骨性稳定后应摄屈伸位 X 线片。

3. $C_{3\sim7}$ 椎体骨折脱位　下颈椎损伤在 8 岁以上的患儿中更常见。损伤类型包括脱位 – 骨折、爆裂骨折、简单的压缩性骨折、小关节面紊乱、终板骨折、后韧带损伤，常合并头部外伤。治疗应包括重整椎管和用头胸背心固定，用椎板切除术来进行减压治疗几乎没有作用。小关节面脱位需要复位并用头胸背心固定。小关节骨折脱位更不稳定，更有可能需要后方的内固定及融合。终板骨折通常与神经损伤有关，并且非常不稳定，但经适当的固定后愈合会很好。

**（十）胸腰椎脊柱骨折和脱位（图 32-5 和图 32-6）**

1. 概述　儿童胸、腰椎损伤的发生率估计为 1/1700 万。常见的损伤机制包括机动车碰撞、跌倒、运动损伤、非意外创伤。伴随损伤很常见，可能掩盖脊柱损伤。大多数的胸、腰椎损伤发生于胸椎与腰椎交界处，并与安全带损伤有关。损伤的机制决定骨折的类型。

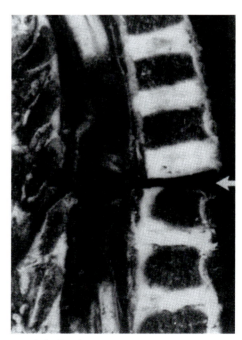

**图 32-5　致命的胸椎终板损伤（箭头所指）**

注意脊髓出血延伸至上方和下方的数个节段

（经许可，摘自 Ogden JA. In: Ogden JA, ed. Skeletal Injury in the child. 2nd ed. Philadelphia，PA: WB Saunders，1990.）

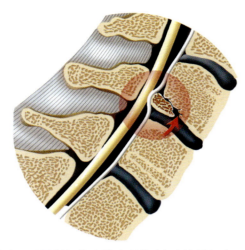

图 32-6 后骨骺损伤（箭头所指）（边缘骨折），可能类似椎间盘髓核脱出

2. 压缩性骨折 压缩性骨折通常是低能量屈曲损伤导致多个平面的椎体前方骨折。上位的终板最常受累，后皮质及韧带复合体通常保持完整。压缩 > 50% 应仔细评估后韧带损伤的情况。神经损伤很罕见，这些损伤可以通过制动、物理治疗、胸腰椎矫形器来治疗。

3. 爆裂骨折 爆裂骨折在儿童人群中较为罕见。这些骨折神经损伤的发生率低，稳定的损伤可用胸腰椎矫形器治疗。前方椎体的生长可以重塑残留的后凸畸形。如果损伤是不稳定的（后路结构损伤）或有神经损伤时，建议使用后方内固定术并融合术。

4. 边缘骨折（图 32-6） 边缘骨折是后方脊椎骨骺骨折，通常发生在腰椎。这类损伤可能被误认为椎间盘髓核脱出，如果症状顽固，可以通过切除骨折碎块来治疗。

5. 屈曲分离损伤（汽车安全带损伤） 最初由 Chance 提出，这类损伤发生在机动车碰撞时带安全带的儿童。三点式安全带的约束不能保护儿童免于这种损伤。患儿可能有腹部安全带造成带状磨损和明显的后方凹陷。伴随损伤很常见，包括小肠穿孔、空肠横断和主动脉夹层。这些损伤可能出现高达 30% 的截瘫。脊柱损伤可能是骨性损伤、软组织性损伤或两者的结合。CT 扫描矢状面重建有助于检查

横形骨折。单纯的骨损伤可通过制动治疗。软组织损伤增加可能会导致长期稳定性较差和进行性驼背，这就需要后方脊柱融合术和内固定术。多发伤的患儿应尽快手术以保持稳定。

6. 骨折脱位 胸、腰椎骨折脱位是高能量损伤，通常神经损伤的发生率很高，同时伴有危及生命的胸、腹部外伤。多发伤患儿的治疗应包括早期手术、后路长节段固定。

### （十一）儿童脊柱损伤并发症

1. 脊髓损伤 相比于年龄较大的儿童和成年人，脊髓损伤在幼儿中不太常见。> 14 岁则脊髓损伤的发病率增加 10 倍。在脊柱损伤的患者中，儿童比成年人脊髓损伤的发生率更高。儿童中神经完全损伤的发生率高于成年人。相比于较大的儿童与成年人，脊髓损伤造成死亡的通常发生于较年幼的患儿。

2. 创伤后脊柱畸形 儿童脊柱损伤后拥有强大的重塑能力。< 10 岁的儿童，< 30° 的楔形变通常可以重塑。在骨骼发育成熟的患者中进展的畸形不太可能得到重建。此外，固定不足、未发现后韧带损伤、骨骺损伤、曲轴现象、融合长度不足、脊髓损伤等因素可导致创伤后脊髓畸形进一步加重。10 岁以下的患儿脊髓损伤后，发生脊柱畸形的患病率接近 100%。

### （十二）小结（表 32-1）

儿童脊柱损伤的发生率低于成年人。然而，儿童脊髓损伤更可能发生完全的神经障碍。非连续多水平脊柱损伤在儿童常见，对骨折的诊断应包括全脊柱的体格检查和影像学检查。儿童有不成比例的大的头部比例，应将其置于枕部保护器或有肩部支撑的背板上进行评估。大多数儿童脊柱损伤可能需要固定治疗。对儿童应恰当使用头胸背心，应于较低力矩下置入 8 ～ 12 枚针固定。无放射学影像异常的脊髓损伤在儿童中很常见，通常在 MRI 上有些改变。安全带损伤往往伴有严重的腹部伤害，普通外科医师应早期参与治疗。应避免用牵引来治疗儿童脊柱损伤。

表 32-1 8 岁及以下儿童的脊柱损伤

| 损伤类型 | 特殊表现 | 治 疗 | 更多的常见并发症 |
| --- | --- | --- | --- |
| 寰枕关节脱位 | 髁间距 < 5mm | 固定及融合 | 神经损害 |
| 寰椎骨折 | 较低发生率 | 固定 | — |
| 枢椎环骨折 | — | 固定 | — |
| 寰 – 枢椎骨折 | 齿突骨骺分离 | 固定 | — |
| $C_{3\sim7}$ 椎体骨折 | 牵拉 | 固定 | 自发性的融合（常见） |
| 胸、腰椎骨折 | 棘突损伤和多节段骨折 | 由病理决定 | 神经损害 |

## 二、儿童骨盆损伤

### （一）概述

骨盆骨折只占儿童骨折的 1% ～ 2%。最常见于高能量的创伤机制如汽车 – 行人碰撞、机动车碰撞和高处坠落等。骨盆损伤在体育活动中较少见。评估和治疗儿童骨盆骨折最重要的考虑因素是识别可能危及生命的损伤。不成熟的骨盆骨弹性模量较低，骶髂关节和耻骨联合增加弹性，这会使骨盆在发生骨折之前吸收更多的能量。因此，儿童骨盆骨折的机制是超高能量造成的，应高度怀疑其他损伤的可能。总的来说，58% ～ 87% 的儿童骨盆骨折会伤及其他系统，如泌尿生殖系统、神经系统、腹部、心肺功能。儿童骨盆骨折是合并其他损伤最多的骨科损伤类型（合并 5.2 种其他系统的损伤）。儿童骨盆骨折患者的死亡率是 2% ～ 14%，最常见的死亡病因是头部外伤。骨盆骨折因出血导致死亡占非常小的比例。预后一般与伴发的损伤有关，一旦解决这些问题，儿童骨盆骨折通常需要最低程度的治疗且预后良好。

### （二）骨盆骨化中心

鉴别骨盆骨化中心的位置和出现年龄有助于更好地理解儿童骨盆骨折分型。骨突和髋软骨较韧带强度更弱，更容易发生骨折。这就使得儿童骨盆损伤的类型不同于成年人。

1. 初级骨化中心　有 3 个初级骨化中心：髂骨、坐骨和耻骨。它们汇合成三叶形软骨，在 15 ～ 18 岁时融合。在 6 ～ 7 岁时，坐骨和耻骨在低位的耻骨支上汇集并融合。

2. 次级骨化中心　有数个次级骨化中心：髂嵴、坐骨突、髂前下棘、耻骨结节、耻骨角、坐骨棘、骶骨侧翼。髂嵴骨化中心出现于 12 ～ 14 岁，并在 16 ～ 18 岁时融合。坐骨突出现在 16 岁时，在 19 岁融合。髂前下棘出现于 14 岁并在 16 岁时融合。

3. 髋臼的次级骨化中心　髋臼的次级骨化中心是髋臼骨、骨骺，以及坐骨的次级骨化中心。

### （三）检查

1. 临床检查　因为骨盆骨折通常由严重创伤造成，所以应首先评估患儿的气道、呼吸和循环。随后是基于身体系统的全面评估，来确定头部、胸部、腹部、泌尿生殖道、四肢骨骼的损伤。髂嵴、耻骨和骶骨上方的瘀斑和捻发音、血尿、直肠或阴道出血都可能是骨盆骨折的征象。

2. 影像学检查　涉及高能量创伤或怀疑骨盆损伤的患儿都应摄骨盆的前后位 X 线片。一旦患儿稳定且危及生命的损伤得以治疗，Judet 认为应摄骨盆的入口位和出口位 X 线片，可以考虑 CT 扫描。若发现骨盆骨折的影像学证据，治疗团队应高度怀疑合并损伤的可能。

### （四）儿童骨盆骨折的分类

儿童骨盆骨折可以根据伴随损伤类型、骨折严重程度、预后或骨骼成熟度来进行分类。

1. Quinby 和 Rang 分类　是基于软组织损伤的程度来判断预后。它包括简单的骨折、需要手术探查的伴内脏损伤的骨折，以及立即出现大出血的骨折。

2. Torode 和 Zieg 分类　是基于骨折的严重程度和稳定性分类。

（1）撕脱骨折。

（2）髂翼骨折。

（3）单纯骨盆环骨折。

（4）骨盆环分离：产生不稳定骨折块。

3. Silber 和 Flynn 分类　是基于骨骼成熟度，能预测不需要手术干预的骨折的重塑能力进行分类。

（1）不成熟：开放的三叶形软骨。

（2）成熟：闭合的三叶形软骨。

### （五）儿童骨盆骨折的治疗

危及生命的损伤必须优先考虑。在多发伤患儿抢救过程中，骨盆骨折不必急于处理，可留待全身情况稳定后再进行。如果排除了血流动力学不稳定或其他原因导致的大出血，可以采用骨盆夹、悬吊带或外固定以稳定骨盆并减小盆腔容积。随后可以进行动脉造影或栓塞治疗。儿童骨盆骨折造成的血流动力学不稳定比成年人较少发生。由于儿童的骨盆未发育成熟，重塑能力强，因此儿童骨盆骨折的确定性治疗不同于成年人。一般来说，大多数的儿童骨盆损伤可以在保护下逐渐负重。但是，有些研究建议对下列特殊损伤应予以复位：①关节或三叶形软骨移位＞2mm；②骨盆环破坏，导致双下肢不等长＞2cm；③骨折致骨盆不对称＞1.1cm。

### （六）撕脱骨折

撕脱骨折（图32-7）多发生于次级骨化中心，由低能量损伤造成，比如肌肉附着部强力同心或离心性收缩。坐骨（占38%）、髂前上棘（占32%）、髂前下棘（占18%）是最常见的部位。治疗包括休息和保护性负重。开放复位和内固定术效果不明显。

### （七）耻骨或坐骨骨折

耻骨支骨折（图32-8）系高速损伤引起，可伴有其他系统严重损伤。死亡率为2%，占儿童骨盆骨折的38%。最常见的致伤原因是机动车碰撞或机动车撞击行人。与成年人不同，儿童的骨盆未发育成熟，单纯耻骨和坐骨骨折后有着持续重塑的能力。此类骨折未破坏骨盆环的稳定性，治疗包括卧床休息、逐渐负重。

### （八）髂骨翼骨折

髂骨翼骨折（髂前上棘骨折）约占儿童骨盆骨折的16%。可以是单独发生（46%）或伴随其他部位骨盆骨折。最常见的致伤原因是机动车碰撞行人造成骨盆侧位压缩（88%）。伴随损伤很常见，应加以鉴别。死亡率为4%。移位通常很轻微，不必复位，因此类骨折多无后遗症。治疗包括卧床休息，逐渐负重。

### （九）骶骨骨折

约占儿童骨盆骨折的6%。可以是单独发生，也可能合并骨盆前部骨折。CT 扫描可用于评估骶髂关节半脱位或脱位。罕见的伴发损伤是伤及骶神经导致的直肠或膀胱功能障碍。治疗措施是逐渐负重。

### （十）尾骨骨折

尾骨骨折通常源于跌倒时臀部着地。伴发损伤则极罕见。不必特殊处理，一般没有后遗症。治疗措施是逐渐负重。

### （十一）骨盆环单处破裂

在骨骼发育不成熟的患儿，由于骶髂关节和耻骨联合有一定的变形能力，且骨的弹性较大，有可能发生骨盆环单处骨折。骨盆环单处骨折可以表现为同侧耻骨上、下支骨折或发生在耻骨联合及骶髂关节附近的骨折或半脱位。考虑到未成熟的骨盆能承受较大的暴力，一旦发现此类损伤，即提示创伤相当严重，很可能有危及生命的合并伤存在。

1. 同侧耻骨支骨折　占儿童骨盆骨折的8%～16%。骨折本身通常稳定，但往往合并其他危及生

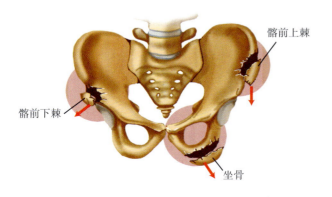

图 32-7　髂骨和坐骨撕脱骨折分型（箭头），通常发生于次级骨化中心

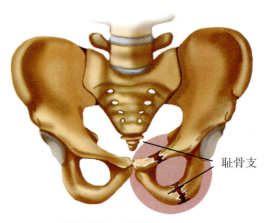

图 32-8　耻骨支的稳定性骨折

命的严重损伤，如头部、泌尿生殖系统、腹部、心血管系统等损伤。最常见的受伤机制是机动车撞击行人。治疗建议渐进性负重。

2. 耻骨联合骨折或半脱位　约占儿童骨盆损伤的 3%，常与骨盆后环损伤同时发生。必须排除泌尿生殖系统损伤。侧方压缩位 X 线片上＞ 1cm 的不匹配提示耻骨联合半脱位。一份报道指出，若耻骨联合分离＞ 2.5cm 或旋转＞ 15° 提示不稳定，需要牵引复位外固定或内固定。稳定骨折的治疗只需要逐渐负重即可。

3. 骶髂关节骨折或半脱位　骶髂关节骨折或半脱位极少是孤立性损伤。经常伴发于骨盆前路骨折或脱位导致的力学不稳定。明显的骶髂关节半脱位，CT 扫描可能发现实际上是通过软骨下骨骺的骨折。孤立且稳定的骨折或半脱位可通过逐步负重进行治疗。不稳定骨折可能需行内固定或人字石膏固定。

### （十二）骨盆环两处破裂

骨盆环两处破裂由高能量创伤所致，与单处损伤不同，骨盆环两处破裂后骨盆不稳定。极可能并发软组织损伤或内脏损伤。

1. 耻骨上、下支双侧骨折（骑跨骨折）　骑跨骨折指耻骨联合两侧耻骨上、下支均发生垂直方向的骨折。另一种形式是单侧耻骨上、下支骨折并耻骨联合脱位。两种方式均导致前方结构漂浮不稳定。这类损伤是由于患儿摔倒时跨坐在某一物体上或侧方压缩暴力所致，常合并膀胱或尿道断裂。骨折可经非手术治疗治愈，脱位可靠自身的重塑能力得以矫正。禁用骨盆悬吊以免漂浮结构脱位加重。治疗包括半坐卧位卧床休息，继以逐渐负重。

2. 马尔盖涅骨盆骨折（图 32-9）　马尔盖涅骨盆骨折包括所有合并前弓骨折或脱位的骨盆后弓骨折，约占所有儿童骨盆骨折的 17%，绝大多数是机动车撞击行人的后果。此类不稳定骨折除了其他常见的合并损伤，也经常伴发腹膜后或腹腔内出血。血流动力学不稳定可能需要骨盆悬吊或外固定以稳定骨折并减小骨盆容积。骨折的初期治疗取决于移位的程度，如果出现垂直不稳定或双下肢不等长，应当行下肢牵引。骨骼发育不成熟的患儿通常不需要手术治疗。非手术治疗失败或骨骼已发育成熟的患儿，与成年人一样，通常要求行开放复位内固定术。骨折愈合后，若遗留骨盆不对称或双下肢不等长，则长期结果很差。

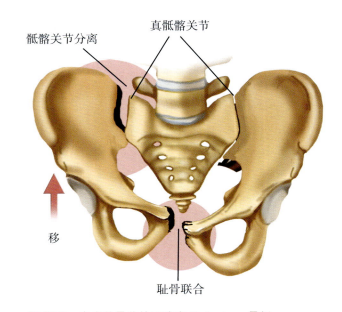

图 32-9　未成熟骨盆的不稳定 Malgaigne 骨折

真正的骶髂关节是完整的，但骨软骨分离发生于髂骨侧，类似骶髂关节破坏的 X 线表现

3. 骨盆挤压伤或开放性损伤　挤压伤引起骨盆明显变形及大出血。报道发现，一系列骨盆开放性挤压伤的致死率为 20%。移动的骨折块可能损伤内脏或动脉丛。初始治疗应关注伴发损伤，必要时行外固定或栓塞术以控制大出血。待患者全身情况稳定后，再考虑内固定或外固定术处理骨折引起的力学不稳。

### （十三）髋臼骨折

儿童髋臼骨折的发生率低于成年人，约占儿童骨盆骨折的 9%。与成年人相似，损伤机制是暴力通过股骨头传递至髋臼导致骨折和脱位。高能量损伤通常造成严重的伴发损伤。

1. 伴髋关节脱位的小碎片髋臼骨折　小碎片髋臼骨折均伴有髋关节脱位。儿童髋关节脱位多为后脱位，伴有髋臼后壁骨折和前方盂唇关节囊撕裂。治疗目标是完全复位并防止脱位复发。复位后应进行 CT 扫描以确定关节的一致性。如果骨折碎片嵌顿阻挡复位，需行关节切开复位术。切开复位通常在脱位处进行。术后处理包括保护性负重及预防髋关节脱位 6 ～ 8 周。

2. 无移位的稳定线性髋臼骨折　稳定的线性髋臼骨折由骨盆压缩损伤引起，常伴发于骨盆骨折。治疗考虑非手术治疗，保护性负重。

3. 三叶形软骨骨折（图 32-10）　三叶形软骨

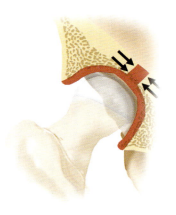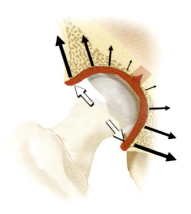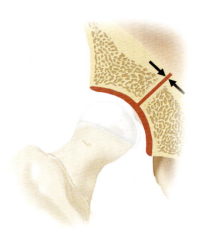

图 32-10 三叶形软骨生长阻滞导致髋臼变浅
黑色箭头代表生长，白色箭头代表髋臼大小

骨折可能干扰生长，导致髋臼发育不良。10 岁以下的患儿在受伤时仍有生长潜力，因此更容易发育不良。三叶形软骨损伤表现为 Salter-Harris Ⅰ 型、Ⅱ型或Ⅴ型骨折。Ⅰ型和Ⅱ型骨折髋臼生长正常，通常预后良好。Ⅴ型粉碎性损伤预后差，常形成内侧骨桥，可引起髋臼畸形。若三叶形软骨移位＞ 2mm 应切开复位。无移位骨折的治疗应保护性负重，早期全范围关节活动。

4. 伴髋关节不稳定的线性骨折 伴髋关节不稳定的线性骨折容易导致关节不匹配或伤及三叶形软骨。早期治疗包括恢复髋关节的适配性和稳定性。若移位＞ 2mm 应开放复位。晚期后遗症包括关节不稳、关节炎、髋臼发育不良。

5. 髋关节中心性骨折脱位 髋关节中心性骨折脱位可导致严重的关节损伤和三叶形软骨破坏。可能伴有危及生命的软组织或内脏损伤。无论采取何种治疗，中心性骨折的预后均很差。关节或骨骺表面移位＞ 2mm 应接受闭合复位或开放复位。开放复位往往引起异位骨化。晚期后遗症包括股骨头坏死、髋臼发育不良、双下肢不等长、关节炎及坐骨神经损伤。

### （十四）骨盆骨折并发症

骨盆骨折常见的并发症包括骶髂关节和耻骨联合疼痛、骨折不愈合、畸形愈合、股骨头坏死、复位丢失、关节炎和坐骨神经损伤。若骨折愈合后双下肢不等长将引起下腰痛。三叶形软骨损伤将导致髋臼发育不良。骨折的开放复位可能造成异位骨化。

### （十五）小结（表 32-2）

考虑到儿童骨盆在受伤前能吸收极大的能量，因此一旦骨盆发生骨折，表明患儿承受了猛烈的高能量创伤，临床医师应警惕有无伴有危及生命的损伤。此类损伤应当先被识别并治疗。一旦病情稳定，大多数的儿童骨盆骨折只需要最低限度的治疗。未发育成熟的骨盆具有强大的重塑能力，治疗决策应基于患儿的年龄和骨折或骨盆的稳定性来制定。稳定性损伤，如撕脱性骨折、骨盆环单处骨折、无移位的髋臼骨折只需要保护性负重。不稳定及广泛移位的骨折则要求行开放复位或闭合复位，固定或不固定。

**表 32-2　儿童骨盆骨折损伤**

| 骨　折 | 类　型 | 相关损伤 | 治　疗 | 备　注 |
|---|---|---|---|---|
| 撕脱 | 次级骨化中心损伤 | — | 休息或制动 | 愈伤组织或撕脱隆起很少有症状 |
| 耻骨或坐骨 | 稳定的高能量骨折 | 显著的 | 卧床休息或进行性负重 | — |
| 髂骨翼（单纯髂骨翼骨折） | — | 一般 | 卧床休息或进行性负重 | — |
| 骶骨 | — | 可能联合骨盆环的前份损伤（双骨折） | 卧床休息 | 没有报道过相关的神经损伤 |
| 尾骨 | — | 无相关损伤 | 不治疗 | 修复较快 |
| 骨盆环的单一骨折 | 同侧的耻骨支损伤 | 一般 | 卧床休息 | — |
| | 耻骨联合附近的骨折 | 一般 | 牵引、骨盆吊索或石膏固定 | 侧位压缩 X 线片提示半脱位 |
| | 骶髂关节附近的骨折 | 一般 | 避免更多的移位 | 应注意有无骨盆的前份骨折 |
| 骨盆环的双骨折 | 跨越骨折 | 膀胱或尿道撕裂 | 半卧位卧床休息，避免横向压缩 | 儿童骨盆骨折最危险的一型 |
| | 马尔盖涅骨折 | 一般 | 卧床休息、牵引、切开复位内固定或外固定 | — |
| | 骨盆多重挤压伤 | 内脏、动脉撕裂 | 急性损伤用外固定 | 极少存活 |
| 髋臼骨折 | 小碎片骨折 | 髋关节脱位 | 如果关节不协调，应开放复位 | — |
| | 无移位的稳定性线性骨折 | 可能累及三叶形软骨 | 卧床休息 | 可能发生髋臼发育不良 |
| | 髋关节不稳定的线性骨折 | 可能累及三叶形软骨 | 恢复髋臼的一致性 | 可能发生髋臼发育不良 |
| | 中心性骨折脱位 | 累及三叶形软骨 | 如果不能闭合复位，应选用开放复位 | 大多数患者预后差 |

（陈育岳　译，王　非　李宝丰　审）